Giovanni Maio / Claudia Bozzaro /
Tobias Eichinger (Hg.)

Leid und Schmerz

VERLAG KARL ALBER

Schmerz und Leid sind allgegenwärtige Erfahrungen. Sie zermürben das physische und psychische Wohlbefinden, stören soziale Beziehungen, gefährden die gesamte Existenz der leidenden Person. Heute werden Erwartungen der Schmerz- und Leidenslinderung vor allem an die Medizin gerichtet. Dabei wirft dieser Trend zu einer Fokussierung auf einen rein medizinisch-technischen Umgang mit Schmerz und Leiden Fragen auf: Können alle Formen von Leiderfahrung vom physischen Schmerz über psychische Traumata bis hin zu existentieller Verzweiflung angemessen mit medizinischen Mitteln behandelt werden? Wie kann im medizinischen Kontext mit der Frage nach dem Sinn von Schmerz und Leid umgegangen werden? Welche Bedeutung hat dabei der gesellschaftliche Umgang mit Schmerz und Leiden? Welche Rolle spielen diese Erfahrungen für unser Verständnis eines guten Lebens bzw. eines guten Sterbens?

Die Herausgeber:

Giovanni Maio, Dr. med. M.A., ist Professor für Bioethik und Direktor des Instituts für Ethik und Geschichte der Medizin der Albert-Ludwigs-Universität Freiburg.

Claudia Bozzaro, Dr. phil., ist wissenschaftliche Mitarbeiterin am Institut für Ethik und Geschichte der Medizin der Albert-Ludwigs-Universität Freiburg.

Tobias Eichinger, Dr. phil., ist wissenschaftlicher Mitarbeiter am Institut für Ethik und Geschichte der Medizin der Albert-Ludwigs-Universität Freiburg.

Giovanni Maio / Claudia Bozzaro / Tobias Eichinger (Hg.)

Leid und Schmerz

Konzeptionelle Annäherungen und medizinethische Implikationen

Verlag Karl Alber Freiburg / München

MIX
Papier aus verantwortungsvollen Quellen
FSC
www.fsc.org
FSC® C083411

Originalausgabe

www.verlag-alber.de

Satz: SatzWeise GmbH, Trier
Herstellung: CPI books GmbH, Leck

Printed in Germany

ISBN 978-3-495-48738-9

Vorwort

Dieser Sammelband dokumentiert die vom Bundesministerium für Bildung und Forschung geförderte interdisziplinäre Klausurwoche »Schmerz und Leid als normative Konzepte in der Medizin« (Förderkennzeichen: 01GP1380), die vom 16.–21. März 2014 in Freiburg stattgefunden hat. Der Großteil der Beiträge geht auf Vorträge zurück, die im Rahmen der Klausurwoche von Nachwuchswissenschaftlerinnen und Nachwuchswissenschaftlern sowie geladenen Expertinnen und Experten gehalten und diskutiert wurden. Daneben konnten weitere renommierte Autorinnen und Autoren dafür gewonnen werden, den Band mit auf die Fragestellung der Veranstaltung zugeschnittenen Texten zu ergänzen.

Unser Dank gilt dem BMBF für die großzügige Unterstützung, die diese umfassende und intensive Beschäftigung mit dem Thema überhaupt erst möglich gemacht hat. Ein besonderer Dank für die konstruktive Zusammenarbeit und Unterstützung sowie die Abwicklung des Projekts geht an Frau Dr. Schindel und Frau Frohberg beim Projektträger DLR. Der Katholischen Akademie Freiburg, die mit ihren Räumlichkeiten und der Verpflegung der Teilnehmer beste Bedingungen für die Durchführung der Projektwoche und der öffentlichen Abendveranstaltung bereitgestellt hat, sei ebenfalls gedankt – hier namentlich Frau Dr. Verena Wetzstein. Allen Autorinnen und Autoren danken wir für die fruchtbare Zusammenarbeit während der Klausurwoche und bei der Fertigstellung der Beiträge. Herrn Lukas Trabert vom Verlag Karl Alber danken wir für die Aufnahme und die Betreuung des Bandes. Ein besonderer Dank gilt schließlich Herrn Dr. Raphael Rau, Ann-Kathrin Rauch und Jonas Christoph, die sämtliche Manuskripte zuverlässig für die Veröffentlichung redaktionell bearbeitet haben.

Die Herausgeber
Prof. Giovanni Maio, Dr. Claudia Bozzaro, Dr. Tobias Eichinger

Inhalt

II. Schmerz und Leiden im medizinischen Kontext

III. Schmerz, Leid und Sprache

I. Philosophische, anthropologische und theologische Annäherungen an die Phänomene des Schmerzes und des Leidens

Schmerz und Leiden als anthropologische Grundkonstanten und als normative Konzepte in der Medizin

Claudia Bozzaro

»Ich habe Schmerzen« ruft die Schülerin in einem Theaterstück von Eugène Ionesco. »Ich habe Schmerzen« ruft sie erneut und immer wieder. Doch der Lehrer führt unbeeindruckt seinen Unterricht fort. Sie wiederholt »ich habe Schmerzen, ich habe Schmerzen [...]«. Er doziert stur weiter. Plötzlich fängt sie an, auf ihrem Stuhl hin und her zu wippen und vor Schmerzen zu stöhnen. Der Lehrer führt unbekümmert seinen Unterricht weiter. Schließlich schreit es aus ihr heraus: ihr Kopf, der Hals, der Bauch, die Glieder – alles tue ihr weh! Der Lehrer, der zuerst leichtfertig, dann immer mühsamer und ungeduldiger ihre Klage überhört hatte, geht auf die Schülerin zu, zieht ein Messer aus der Tasche und erdolcht sie.

Diese Szene stellt in zusammengefasster Weise die Handlung eines Theaterstückes von Eugène Ionesco dar, das den Titel »La Leçon«, also »Die Unterrichtsstunde« (1951), trägt. Ionesco ist ein Vertreter des sogenannten Theaters des Absurden und in der Tat erscheint diese Szene zunächst einmal absurd. Doch bei einer genaueren Betrachtung erschließt dieses Stück in einer sehr direkten und unverblümten Weise, was Schmerzen und Leiden in einem hervorrufen: nämlich den Wunsch, sie sollen aufhören. Schmerzen und Leiden sollen aufhören zu stören und zu verstören. Sie sollen weggemacht werden. Wie Isabelle Azoulay zu Recht bemerkt, ist das Dreiste an diesem Stück, dass Ionesco keineswegs das Mitleiden, das Mitgefühl mit der schmerzleidenden Schülerin thematisiert, sondern vielmehr das Unbequeme und Störende, das mit dem Schmerz und dem Leiden verbunden ist.[1] Ionesco trifft mit eben dieser Provokation den Nerv der Sache: Die bohrenden, sich immer wiederholenden Schmerzäußerungen der Schülerin treiben den Lehrer und auch den Zuschauer im Theater in den Wahnsinn. Der Lehrer reagiert schließ-

[1] Vgl. Azoulay (2000).

lich in der konsequentesten Weise: er liquidiert den Schmerz, indem er die schmerzleidende und unbequeme Person selbst liquidiert. Als Zuschauer[2] ist man über seine unerwartete Reaktion erschrocken und erleichtert zugleich.

Schmerz und Leiden sind eine Provokation. Es sind Erlebnisse, die immer – wenn auch in unterschiedlichem Maße – betroffen machen und dazu auffordern, auf sie zu reagieren, etwas zu unternehmen, damit sie aufhören. Die Vorstellung, dass man Schmerzen und Leiden nach Bedarf lindern, wenn nicht gar »weg machen« könne, ist in der westlichen abendländischen Kultur weit verbreitet und ist nicht zuletzt den medizinischen Fortschritten in der Behandlung von Schmerzen und Leiden zu verdanken, die erfreulicherweise in den vergangenen Jahrzehnten erzielt wurden. Heute ist eine Narkose bei operativen Eingriffen ebenso selbstverständlich wie die Einnahme einer Schmerztablette bei aufkommender Migräne, und ob eine Frau die Geburt ihres Kindes unter Schmerzen erleben will oder nicht, ist häufig lediglich eine Frage der persönlichen Vorliebe und Wahl. Diese Erfahrungen bekräftigen den Wunsch nach Schmerz- und Leidfreiheit und die Annahme, dass man diese von Seite der Medizin einfordern könne, schließlich stellt das Lindern von Schmerz und Leiden eine der Kernaufgaben der Medizin dar.[3] Im medizinischen Kontext kommt deshalb den Begriffen »Schmerz« und »Leiden« in besonderem Maße eine normative Bedeutung zu. Dies wird in verschiedenen Anwendungsfällen deutlich. So kann beispielsweise das Ziel der Schmerz- und Leidenslinderung Entscheidungen zur Therapiebegrenzung und eine dadurch bedingte Lebensverkürzung rechtfertigen.[4] Auch beim Einsatz von vorgeburtlich-präventiven Diagnoseverfahren (wie PND, PID, NIPD) ist der Rekurs auf das Argument der Schmerz- und Leidensfreiheit selbstverständlich. Hier ist vornehmlich von »vermeidbarem« und »unnötigem« Leid die Rede – gemeint ist dabei das zukünftige Leid des Ungeborenen.[5] In der aktuellen Debatte um ein menschenwürdiges Sterben spielt das Argument der Leidfreiheit ebenfalls eine zentrale Rolle. Speziell Befürworter des ärztlich assistierten Suizids verweisen auf das »unerträgliche«, »un-

---

[2] Aus stilistischen Gründen wurde im gesamten Text darauf verzichtet sowohl die männliche als auch die weibliche Form zu verwenden.

[3] Vgl. Callahan et al. (1996).

[4] Vgl. Bundesärztekammer (2011), S. 347.

[5] Vgl. Kurz (2009).

stillbare« oder »aussichtslose« Leid von Patienten, das durch den ärztlich assistierten Suizid behoben werden sollte[6].

Während die Vorstellung eines Zustands der Schmerz- und Leidensfreiheit sowohl innerhalb als auch außerhalb medizinischer Kontexte mit großer Plausibilität und Selbstverständlichkeit als positiv und erstrebenswert erfahren und eingeschätzt wird, ist gleichzeitig aber kaum geklärt, was mit den Begriffen Schmerz und Leid in den jeweiligen Kontexten gemeint ist. Dabei sind Schmerz und Leid äußerst diffuse Begriffe, die alltagssprachlich ein sehr heterogenes Spektrum unterschiedlicher Erfahrungen und Zustände bezeichnen können. Die Palette reicht von akuten Schmerzen über chronische Schmerzkrankheiten, Behinderungen, psychische Beeinträchtigungen, soziale Ungerechtigkeiten bis hin zu existentiellen Leiderlebnissen wie Verzweiflung, Angst und Trauer. In Anbetracht dieser Heterogenität ist es offensichtlich, dass die Medizin erstens auf eine Systematisierung und Differenzierung dieser Zustände und Erfahrungen angewiesen ist; zweitens auf eine Einschätzung der Schmerz- und Leidphänomene, um so deren jeweilige spezifische Normativität zu bestimmen. Wenn dies nicht erfolgt, ergeben sich Probleme in der medizinischen Praxis, die im letzten Teil dieses Aufsatzes aufgezeigt werden. Bevor auf spezielle Probleme und Herausforderungen im Umgang mit Schmerz und Leid in der Medizin näher eingegangen wird, möchte dieser Beitrag zunächst ein umfassenderes Verständnis dieser Erfahrungen in folgenden drei Schritten eröffnen:

1. Zunächst soll anhand einer kurzen Phänomenologie einer exemplarischen Leiderfahrung des chronischen Schmerzes ein Zugang zu diesen Erlebnissen ermöglicht werden.
2. Als zweites soll die anthropologische und existentielle Bedeutung von Schmerz und Leiden aufgezeigt werden.
3. Schließlich sollen vor diesem Hintergrund einige Überlegungen zum Umgang mit Schmerz und Leiden in der Medizin angeschlossen werden.

---

[6] Vgl. dazu Bozzaro (2015a) sowie den Beitrag von Wenninger in diesem Band.

1. Phänomenologische Annäherungen[7]

Über Schmerzen und Leiden als abstrakte Entität zu sprechen, macht nur bedingt Sinn und kann unter Umständen gar ein gefährliches Unterfangen werden.[8] Schmerzen und Leiden gibt es nicht losgelöst von einem Lebewesen, welches diese erleidet und erfährt. Natürlich ist es möglich, in einem metaphorischen Sinne auch von einem »Weltschmerz« oder einem »Menschheitsleiden« zu sprechen. Dabei handelt es sich aber um eine Übertragung, die im Folgenden nicht berücksichtigt werden soll. Wer über den Schmerz und das Leiden etwas aussagen will, muss stets vor Augen haben, dass Schmerzen und Leiden immer die individuellen, besonderen Schmerzen und Leiden einer bestimmten Person sind[9]. Um dem Rechnung zu tragen, werden sich die folgenden Ausführungen, in denen exemplarisch das Erleben chronischer Schmerzpatienten phänomenologisch dargestellt werden soll, nicht nur auf theoretische, wissenschaftlich fundierte Beschreibungen des Schmerzes und des Leidens stützen, sondern ebenso direkte Aussagen von chronischen Schmerzpatienten einbeziehen. Diese Zeugnisse werden den Text immer wieder auf- und unterbrechen. Sie dienen nicht nur der Selbstvergewisserung und Untermauerung des Gesagten. Vielmehr gewähren sie unmittelbare Einblicke in eine Realität, die sich ein relativ gesunder, weitgehend schmerz- und leidfreier Mensch nur schwer vorstellen kann und die letztlich keine Theorie gebührend zu erfassen vermag. Darunter sind Dokumente des persönlich Erlebten, die chronisch leidende Schmerzpatienten dankenswerterweise zur Verfügung gestellt haben.[10] Der Grund, weshalb der chronische Schmerz hier als Beispiel gewählt wird, ist, dass bei dieser Erkrankung die Grenzen zwischen Schmerz und Leiden verschwinden. Der chronische Schmerz ist ein komplexes Leiderlebnis, das neben der körperlichen Schmerzkomponente viele weitere Dimensionen aufweist[11].

---

[7] Vgl. zu diesem Kapitel auch Bozzaro (2015c).
[8] Vgl. Wils (2007).
[9] Vgl. Cassell (1991).
[10] Vgl. www.krankheitserfahrungen.de (zuletzt abgerufen am 20.07.2015). Die Interviews, die auf der genannten Homepage frei zugänglich sind, wurden im Rahmen eines Projekts der Universitäten Freiburg und Göttingen in Kooperation mit der Berlin School of Public Health, Charité durchgeführt.
[11] Vgl. dazu auch den Beitrag von Maio in diesem Band.

Leiblichkeit

Das Erleben eines kurzen, am Körper lokalisierbaren Schmerzes, der nach einer gewissen Dauer verschwindet, ist eine Erfahrung, die jedem Menschen schon mehrmals im Leben widerfahren ist. Die Erfahrung von chronischen Schmerzen ist hingegen keine Erfahrung, die sich ohne weiteres verallgemeinern lässt. Chronische Schmerzpatienten erleben Schmerzen, die eine massive Veränderung in allen Bereichen ihrer Existenz bewirken, angefangen beim Erleben der eigenen Leiblichkeit.

Für die meisten Menschen ist die Tatsache, dass sie über den eigenen Körper verfügen können, eine Selbstverständlichkeit. Kranke, schmerzgeplagte oder alte, gebrechliche Menschen machen hingegen die leidvolle Erfahrung, dass sich dieses als normal angenommene Leibverhältnis radikal umkehren kann, dass man selbst zum Sklaven des eigenen Körpers und dessen Launen werden kann.

Patientin Andrea Müller:
»Gut, es war dann im Laufe der Jahre einfach so. Es war halt eine deutliche Progredienz und ich musste eigentlich so eins nach dem anderen von den Dingen, die für mich wichtig waren, die mir Spaß gemacht haben, ja – die gingen dann nicht mehr. Also Sport musste ich aufhören, Gitarre spielen, Musik machen und diese ganzen Dinge. [...] Was dazu kam, war eben das Berufliche. Ich habe dann nur noch halbtags arbeiten können. [...] Und nach zwei Jahren war das aber so, dass der Arbeitgeber mir dann gekündigt hat. Was auch noch einmal ein ziemlicher Einschnitt war.«

Der schmerzgeplagte Körper ist nicht mehr das Medium, durch das ein Mensch mit der Welt interagieren, Arbeiten verrichten oder auf andere Menschen zugehen kann.

Der eigene Körper wird zu einem Hindernis, das einen einsperrt und von all dem, was bisher das Leben ausgemacht hat, fern hält, auch von einem selbst. Der Schmerz entfremdet. Wenn nicht nur ein Teil des Körpers schmerzt, sondern der gesamte Körper – wie es bei Fibromyalgiepatienten, aber auch bei älteren Menschen der Fall sein kann –, so ist es möglich, dass dieser Entfremdungsprozess zu einer völligen Ablehnung des eigenen Leibes führt, die in einem Ekelgefühl vor sich selbst mündet. Der Schmerz kann aber auch in genau entgegengesetzter Richtung wirken und die Übermacht über das gesamte Ich ergreifen. Die Erfahrung eines totalen Schmerzes ist die Erfahrung eines kompletten Zusammenbruchs: Die Sinne schwinden dann, die Wahrnehmung der äußeren Welt löst sich auf, bis zuletzt das Ich überwältigt wird und ebenfalls verschwindet, indem es in Ohnmacht fällt.[12]

Zeitlichkeit

Der Schmerz verändert nicht nur das leibliche Erleben, sondern auch das Erleben der Zeit. Normalerweise wird die Zeit als solche im alltäglichen Leben nicht bewusst wahrgenommen. Am ehesten wird die Zeit als Zeitfluss (Bergson) erlebt, als eine kontinuierliche Bewegung, die selbst gerade nicht Gegenstand der eigenen Wahrnehmung ist. Dieses »Nicht-Erleben« der Zeit ändert sich massiv durch den Schmerz, vor allem durch den chronischen, nicht vergehenden Schmerz.[13] Der chronische Schmerz ist nicht nur ein Schmerz, der etwas länger dauert. Er ist gerade aufgrund der Zeitkomponente etwas völlig anderes, nämlich ein komplexes Leiderlebnis.

Im chronischen Schmerz, wie auch bei anderen chronischen Erkrankungen, ist der Impuls des ›vergehe!‹, die Forderung nach sofortiger Beendigung des Schmerzes schlichtweg sinnlos: Er vergeht nicht und wird auch nie vergehen.[14] Die Forderung nach Erlösung, die Schmerz- und Leiderfahrungen als solchen inhärent ist, wird im chronischen Schmerz *ad absurdum* geführt. Während bei einem kurzen Schmerz der Gedanke an eine schmerzfreie Zukunft gerechtfertigt ist und dem Leidenden eine Perspektive und Hoffnung gibt, ist der chronisch Schmerzleidende lebenslänglich dazu verurteilt, in einer Gegenwart zu verharren, aus der heraus keine leidfreie Zukunft möglich ist. Seine Zukunft ist versperrt. Er muss lernen, am Schmerz vorbei zu leben, um noch ein Stück Freiheit zu bewahren. »Der Leidende wird«, so schildert es Boris Wandruszka, »von etwas getroffen, was ihn bindet und an seiner freien und natürlichen Weiterentfaltung [...] hindert: Wie eine Eisenkugel hängt ein Widerfahrnis an ihm, das nicht vergehen will, sondern weiter seine Gegenwart und Zukunft in Beschlag nimmt.«[15]

Besonders tückisch ist bei chronischen Schmerzen die Tatsache, dass sie in ihrer Intensität ständig variieren, so dass jeglicher Versuch,

---

[12] Vgl. Grüny (2004).
[13] Vgl. Schmitz (1992).
[14] Vgl. Fuchs (2002), S. 35f.
[15] Wandruszka (2009), S. 150.

ein möglichst strukturiertes Leben jenseits des Schmerzes zu führen, immer wieder aufs Neue zum Scheitern verurteilt ist.

Patientin Monika Roth:
»Also, ich kann nicht so drauflos wirtschaften oder wurschteln oder sagen: »Mensch, morgen machen wir das und dann machen wir das.« Oder mich treffen, mit anderen Leuten. Schon spontan, also eher noch spontan, weil ich dann sagen kann: Jetzt kann ich diese Wanderung gerade mitmachen oder ich könnte jetzt auch anderthalb Stunden laufen. Oder: Jetzt habe ich gerade so Schmerzen mit den Knien und mit der Hüfte und mit dem Rücken, dass ich also nicht so viel laufe …«

Zusammenfassend kann festgehalten werden, dass, während normalerweise die eigene Leiblichkeit und Zeitlichkeit im Modus der Verborgenheit erlebt werden, sie im Schmerz – dasselbe gilt aber auch für andere Krankheits- und Leiderfahrungen – aus dieser Verborgenheit heraustreten. Der Schmerz verursacht einen Bruch und reißt den Leidenden aus seiner Leib- und Zeitvergessenheit heraus; er zerreißt dadurch gewohnte Zusammenhänge und durchbricht die Kontinuität von Lebensabläufen.

Intersubjektivität und Selbstverhältnis

Der Schmerz, vor allem der chronische, ist eine totalisierende Erfahrung.[16] Je nach Intensität und Dauer kann er zu einem mehr oder weniger drastischen Zusammenbruch zwischenmenschlicher Beziehungen und zur völligen Isolation des Leidenden führen.

Patientin Petra Andresen:
»Es beginnt ja damit, dass Sie vorrangig über Ihre Schmerzen sprechen. Sie merken, Sie haben nichts anderes mehr im Kopf. Dann kommt es, dass Sie sich zurückziehen, weil Sie nicht mehr viel machen können. […] und eigentlich ist das dann ein klassischer Werdegang, dass ein Schmerzpatient sich eben total zurückzieht.«

Die Leidenden müssen über ihren Schmerz reden können, denn es ist für sie die einzige Möglichkeit einer Objektivierung und dadurch einer Distanzierung von ihren Schmerzen.[17] Es ist leicht nachvollziehbar, dass dabei die Geduld und das Verständnis der Anderen –

---

[16] Vgl. Grüny (2004), S. 34f.
[17] Vgl. Scarry (1992); Vgl. Dietrich in diesem Band.

oftmals auch der behandelnden Ärzte – an Grenzen stößt, da sie sich keine Vorstellung davon machen können, was es bedeutet, einem kontinuierlichen Schmerz ausgesetzt zu sein. Oft sind nicht die Schmerzen als solche das Schlimmste, sondern die Isolation, in die sie die Betroffenen führen.

Patientin Petra Andresen:
»Und – also das ist schon, also wie das soziale – das ganze Umfeld, im Arbeitsfeld und auch privat sich total verändert. Also Schmerzen, ein chronischer Schmerzpatient muss schon sehr auf sich aufpassen, weil da droht eine ganz große Isolation.«

Der Schmerzgeplagte kann keinen normalen Lebensrhythmus mehr einhalten. Er muss seinen Beruf, seine Freizeitaktivitäten aufgeben. Er kann Erwartungen nicht mehr erfüllen. Er kann die verschiedenen Rollen, die jemand im privatem sowie im öffentlichen Leben einnimmt, nicht mehr oder nur noch in einer stark reduzierten Weise erfüllen. Das führt zu Rollenverschiebungen, unter Umständen zur Neustrukturierung des gesamten Familien- und Privatlebens. Durch den Verlust von Aufgaben, dem erzwungenen Rückzug aus der Arbeit und aus sonstigen Aktivitäten machen sich bei vielen chronischen Schmerzleidenden ein Gefühl von Nutzlosigkeit breit und die Angst, den Anderen nur noch zur Last zu fallen.

Patientin Daniela Klein:
»Das ist dann schon schlimm, wenn du dann so denkst: Menschenskinder, so alt bist du gar nicht und auf einmal hat die Welt keine Verwendung mehr für dich. Und ich weiß dann echt nicht, was ich machen soll. Ich weiß es wirklich nicht. Mir fehlt mein Platz in dieser Welt.«

Währenddessen nimmt das Leben der Anderen den gewohnten Lauf: Sie erfüllen ihre Aufgaben, ihre Pläne und Wünsche, genießen das Leben und wollen dabei nicht gestört werden. Vor allem in Gesellschaften, in denen alles immer schneller und besser gehen soll, die auf Funktionalität und Leistungsfähigkeit ausgerichtet sind, macht sich das Gefälle zwischen sozialen Erwartungen und dem, was ein chronisch Schmerzleidender leisten kann, für die Betroffenen schmerzlich bemerkbar.

Patientin Anna Wagner:
»Ein Aspekt […] das trifft wahrscheinlich zu für jede Art von chronischer Krankheit – so doch die Erfahrung, dass Gesunde und Kranke doch in verschiedenen Welten leben. […] Und das ist auch niemandes Schuld oder das will auch niemand so, das hängt in der Natur der Situation einfach. – […]

Weil bestimmte Erfahrungen kann man so auch gar nicht teilen dass, kann man auch nicht erwarten, weil ja einfach der gesunde Mensch in einem völlig anderen Rhythmus auch lebt dann. Und eben der chronisch Kranke oder der – jetzt in dem Fall der chronisch Schmerzkranke – er stirbt nicht, er wird aber auch nicht gesund. […] – Und das hört nicht auf …«

Die Isolation, die Frustration, das Gefühl von Verlorenheit in einer Welt, in der chronische Schmerzpatienten keine Aufgabe mehr erfüllen, keine Bedeutung mehr zu haben scheinen, führen zur Hoffnungslosigkeit und treiben sie nicht selten an den Rand der Verzweiflung. Der chronische Schmerzpatient »stirbt noch nicht mal«! Es ist kein Ende, keine Erlösung in Sicht.

Sinnhaftigkeit?

Gefangen in seiner Einsamkeit und Verzweiflung kann ein leidender Mensch kaum umhin, sich der Frage nach dem Warum zu stellen.

Patientin Christa Schumacher:
»Und dann kommen eben noch die Gedanken dazu: Warum eigentlich? Warum habe ich das alles? Das ist manchmal gar nicht so einfach, das zu verstehen. […] Was habe ich bloß verbrochen, dass man so leben muss, wie ich lebe? Ich würde auch gerne noch auf die grüne Wiese gehen.«

Die Frage nach dem Warum drängt sich unweigerlich auf, denn Menschen orientieren sich gewöhnlich an plausiblen Erklärungen bei dem, was sie tun und erleben und bedürfen stimmiger Sinnzusammenhänge.[18] Der chronische, nicht enden wollende Schmerz, wie andere Leiderfahrungen auch, sprengt jedoch jede Form von Erklärung und Sinngebung. Medizinisch gesehen erfüllt der chronische Schmerz in den meisten Fällen keine Funktion – anders als der akute Schmerz, der eine Warnfunktion hat. Er schützt das Leben nicht, er zehrt es lediglich auf.

Und so hinterfragt ein betroffener Mensch sich pausenlos, analysiert akribisch die eigene Biographie, das eigene Verhalten und die Umgebung auf der Suche nach einer Erklärung. Dieses zutiefst menschliche Bedürfnis nach einer schlüssigen Erklärung für das Sinnwidrige kann sich allerdings als fatal herausstellen, vor allem

---

[18] Vgl. Piepmeier (1986). Vgl. dazu auch die Beiträge von Grüny und Wandruszka in diesem Band.

dann, wenn jemand zur Überzeugung gelangt, er habe tatsächlich etwas falsch gemacht und dadurch den Schmerz selbst verursacht. Dann geht es um die eigene Verantwortung und letztlich um die Schuld für die eigene Misere.[19]

Dem anscheinend Sinnwidrigen und Absurden dennoch einen Sinn abzugewinnen ist die erstaunliche Leistung, die einigen Schmerzleidenden dennoch gelingt. Den Schmerz im Sinne einer Reifung der eigenen Persönlichkeit, als Anstoß zu einer von Demut und Dankbarkeit geprägten Grundhaltung zu erleben und zu deuten, wie es Maria Schmitz beschreibt:

Patientin Maria Schmitz:
»Und Sinn des Schmerzes: es lehrt im gewissen Sinne eine Reue, dass man nicht so hochnäsig wird [lacht]. Weiß ich nicht, ich betrachte das dabei nicht als Strafe vom lieben Gott, dass er mich bestraft hat, dass das jetzt – warum ich und sonst keiner, sondern ich denke, es mäßigt einen auch. Dass man, dass jeder ein Maß im Leben bekommt, und mit meinem kann ich dann gut umgehen, da möchte ich nicht mit vielen anderen tauschen.«

Anhand dieser kurzen Phänomenologie des chronischen Schmerzes sollte exemplarisch die Vielschichtigkeit und Komplexität, die Schmerz- und Leidenserlebnisse ausmacht, sowie der subjektive Charakter dieser Erfahrungen, aufgezeigt werden. Es sollte vor allem deutlich gemacht werden, dass ein Leiden, unabhängig von dessen Ursprung, also unabhängig davon, ob es zunächst ein am Körper lokalisierbares Leiden ist oder ein Leiden psychischer, existentieller oder sozialer Natur ist, letztlich immer die Person als Ganze betrifft und auf die verschiedenen Dimensionen ihres Lebens Auswirkungen hat. Natürlich führt nicht jede Form von Schmerz oder Leid gleichermaßen zu den beschriebenen Veränderungen. Zumal, und diese Tatsache kann nicht oft genug unterstrichen werden, Schmerz und Leid subjektive Erfahrungen sind, es sind immer die Erlebnisse eines bestimmten Individuums und somit stets unterschiedlich. Menschen erleben Schmerz und Leiden jeweils in einer persönlichen, besonderen Weise, die von ihrer Empfindsamkeit, ihren Widerstandsressourcen, aber auch von ihren Vorstellungen eines guten Lebens und nicht zuletzt von ihrem kulturellen Hintergrund abhängig sind.[20]

---

[19] Vgl. Frede (2009).

[20] Vgl. dazu: Hoffmaster (2014). Zu den kulturellen Aspekten im Umgang mit Schmerz und Leiden vgl. Azoulay (2000) und Zborowski (1952).

2. Anthropologische und existentielle Bedeutung von Schmerz und Leiden

Die Tatsache, dass Schmerz und Leiden äußerst komplexe und subjektive Erlebnisse sind, macht es schwierig, eindeutige Definitionen dieser Erlebnisse zu finden, die nicht reduktionistisch oder einseitig sind. An dieser Stelle soll daher auch nicht der Versuch einer Definition der Begriffe Schmerz und Leiden unternommen werden. Vielmehr sollen drei Aspekte dargestellt werden, die, bei aller Heterogenität und bei aller Individualität, den Erlebnissen, die umgangssprachlich als schmerzhaft oder als leidvoll bezeichnet werden, gemeinsam sind und die in Anlehnung an Emil Angehrn als Passivität, Negativität und Reflexivität bezeichnet werden sollen.[21]

Mit der Passivität ist die Tatsache gemeint, dass Schmerz und Leiden Erlebnisse sind, die Menschen meistens ungewollt zustoßen, denen sie ungewollt ausgeliefert sind und die sie über sich ergehen lassen müssen. Diese Passivität, aufgrund derer Menschen diesen Erfahrungen ausgeliefert sind, ist letztlich in der Vulnerabilität, der Kontingenz der menschlichen Natur verankert. Aufgrund ihrer leiblichen Konstitution sind Menschen angewiesene, potentiell verletzbare und letztlich vernichtbare, sterbliche Wesen. Die Möglichkeit, Schmerz und Leiden zu erleben, ist also intrinsisch in den unverfügbaren Bedingungen des Lebendigen verankert. Frederik Buytendijk bringt diesen Aspekt folgendermaßen auf den Punkt: »Während wir unser eigenes Dasein und alles Leben als Äußerung von Selbstbewegung, Selbsterhaltung und Selbstverwirklichung erfahren, lehrt uns der Schmerz, wie unfrei, vergänglich, ohnmächtig wir sind, wie das Leben in sich die Möglichkeit birgt, zum Feinde unserer selbst zu werden.«[22]

Die zweite Eigenschaft, die jedem Schmerz und Leiden zukommt – mit Ausnahme jener Situationen, wo Schmerz und Leiden als luststeigernde Erfahrungen erlebt werden –, ist dessen Negativität. Schmerzen und Leiden sind Erlebnisse, die eine negative Konnotation haben, schlicht deswegen, weil sie einem »weh tun«, weil man unter ihnen leidet und diese Zustände als nicht erstrebenswert beurteilt werden. Schmerzen und Leid rufen daher immer von sich aus unmittelbar den Impuls hervor, etwas gegen ihr Bestehen zu unternehmen.

---

[21] Angehrn (2003); vgl. auch Bozzaro (2014).

[22] Buytendijk (1948), S. 26.

Und genau dieser Impuls ist es, der, wie gezeigt wurde, in Leiderfahrungen wie dem chronischen Schmerz ständig frustriert wird.

Der Aspekt der Reflexivität zeichnet das menschliche Erleben von Schmerzen und Leiden in spezieller Weise aus. Menschen empfinden nicht lediglich etwas Negatives, wenn ihnen Schmerz oder Leid widerfahren, sie setzen sich zwangsläufig mit diesen Erfahrungen in ein Verhältnis. Menschliches Leiden, so beschreibt es Max Scheler, »transzendiert das subjektive Selbst, sofern es den Bezug zur Wirklichkeit, ja das Sein der Welt selbst betrifft, und es geht über das unmittelbare Erleben hinaus, sofern es ein Verstehen, eine bestimmte Interpretation einschließt.«[23] Die spezielle Form des menschlichen Leidens ist in der Unterscheidung zwischen Möglichem und Wirklichem begründet. Der leidende Mensch erlebt nicht nur etwas Negatives, vielmehr erleidet er etwas was er als Nicht-sein-Sollendes beurteilt. Er kann ein solches Urteil fällen weil er weiß, dass dieses negative Ereignis ebenso gut hätte nicht eintreten können. Der leidende Mensch weiß, anders als das leidende Tier, dass prinzipiell die Möglichkeit eines wenigstens zeitweise leidfreien Lebens denkbar ist, und kann daher nicht umhin, die Frage nach dem Wozu des Leidens zu stellen. Scheler verdeutlicht dies am Beispiel des Schmerzes:

»Ich habe jetzt hier einen Schmerz im Arm – wie ist er entstanden, wie kann er beseitigt werden? Das festzustellen ist ein Problem der positiven Wissenschaft, der Physiologie, der Psychologie, der Medizin. Ich kann denselben Schmerz in einer distanzierteren, besinnlichen, kontemplativen Haltung zu diesem selben Erlebnis auch als *Beispiel* fassen für den höchst seltsamen und höchst verwunderlichen *Wesens*verhalt, dass die Welt überhaupt schmerz-, übel- und leidbefleckt ist; dann werde ich anders fragen: Was ist denn eigentlich der *Schmerz selbst,* [...] und wie muß der Grund der Dinge beschaffen sein, daß so etwas wie Schmerz überhaupt möglich ist?«[24]

Die Schmerzerfahrung ist also nicht lediglich eine negativ konnotierte Empfindung, von der man nicht will, dass sie sei, sondern eine Erfahrung, die Fragen aufwirft nach dem Warum oder nach dem Wozu des Leidens. Menschliches Leiden ist daher immer reflexiv, weil der Betroffene stets die Leiderfahrung in das eigene Selbst- und Weltverständnis, in den eigenen Lebensentwurf auf irgendeine Weise integrieren muss. In diesem Sinne meint Bernhard Waldenfels, dass

---

[23] Scheler (1995), S. 47.
[24] Scheler (1995), S. 46 (Hervorhebung im Text).

menschliches Leiden »immer schon auf bestimmte Weise erlebt, gestaltet, aufgefasst, gedeutet, behandelt und zurechtgemacht« ist.[25] Es besteht also nicht nur im unmittelbaren Betroffensein, sondern »ist ein Erleben im Medium des Sinns«,[26] welches auf die Sinnhaftigkeit oder Sinnlosigkeit des Lebens gerichtet ist, und zwar dergestalt, dass man darum bemüht ist, die Leiderfahrung in ein sinnvolles Ganzes zu integrieren.

Misslingt der Versuch der Sinnstiftung, so wird die empfundene Sinnlosigkeit des Leidens nun ihrerseits Quelle von weiterem Leiden. Hierauf bezieht sich das oft zitierte Wort Friedrich Nietzsches: »Die Sinnlosigkeit des Leidens, nicht das Leiden, war der Fluch, der bisher über der Menschheit ausgebreitet lag.«[27]

Diese Sinnlosigkeit kann selbst zum Ursprung typisch menschlicher Leidenserlebnisse werden, wie die Verzweiflung. In dieser, so Blaise Pascal, »erfährt er [der Mensch] seine Nichtigkeit, seine Verlassenheit, [...] seine Abhängigkeit, seine Ohnmacht, seine Leere. Er wird der Langeweile, der Düsternis, der Trauer, dem Kummer, der Verdrießlichkeit und der Verzweiflung haltlos ausgeliefert sein.«[28] Tiefe Verzweiflung bedeutet absolute Sinnlosigkeit. Sören Kierkegaard zufolge ist sie das Korrelat des Nichts,[29] gleichbedeutend also mit dem Zustand, keinen Sinn mehr im Hier und Jetzt erblicken zu können, aber auch keinen Sinn mehr in der Zukunft zu sehen oder zu erhoffen. Auf den Gipfel getriebene Sinnlosigkeit kennt letztlich nur noch einen Ausweg: den Suizid als radikalste Form von Nichtakzeptanz einer Realität, die so ist, wie sie ist, obwohl sie doch anders sein sollte und könnte.

Doch gerade auf dieser reflexiven Ebene verbirgt sich auch eine eigentümliche Chance, die dem menschlichen Erleben von Schmerz und Leiden zumindest als Möglichkeit inhärent ist. Es ist der seit der Antike bekannte Zusammenhang zwischen *pathein-mathein*, also zwischen dem Leiden und der Erkenntnis.[30] In der Vorrede zur »Fröhlichen Wissenschaft« schreibt Nietzsche:

---

[25] Waldenfels (1986), S. 129.
[26] Angehrn (2003), S. 33.
[27] Nietzsche (1999a), S. 411.
[28] Pascal (1978), S. 184.
[29] Vgl. dazu Kierkegaard (2003).
[30] Vgl. Angehrn (2003).

»Erst der große Schmerz, jener langsame Schmerz, der sich Zeit nimmt, in dem wir gleichsam wie mit grünem Holze verbrannt werden, zwingt uns Philosophen, in unsre letzte Tiefe zu steigen und alles Vertrauen, alles Gutmütige, Verschleiernde, Milde, Mittlere, wohinein wir vielleicht vordem unsre Menschlichkeit gesetzt haben, von uns zu thun. Ich zweifle, ob ein solcher Schmerz verbessert. Aber ich weiß, dass er uns vertieft.«[31]

Schmerz ernüchtert, macht hellsichtig und verleiht den Dingen eine schärfere Kontur. Nietzsche weist in diesem Zitat auf den Zusammenhang zwischen dem Schmerz und einer durch den Schmerz möglichen tiefen Veränderung bzw. Verwandlung der eigenen Menschlichkeit und Persönlichkeit hin. Wer durch den Schmerz, wer durch Leiderlebnisse aus dem unmittelbaren, ungestörten, ja vielleicht gar naiven oder oberflächlichen Verhältnis zur Umwelt, zu den Mitmenschen, zur eigenen Existenz gerissen wurde, der kann dadurch die Chance auf einen desillusionierten, unverfälschten Blick auf die Welt und die eigene Existenz erhalten und somit zu einer Form philosophisch sowie existentiell bedeutsamer Erkenntnis. Was Nietzsche hier beschreibt, ist eine Erfahrung, die in der Tat immer wieder von Kranken, von alten Menschen oder auch von Sterbenden beschrieben wird: nämlich dass sie gerade durch ihren Schmerz und durch ihr Leiden, die Erkenntnis erlangt haben, was für ihr Leben wesentlich und wichtig ist. Der Zusammenhang zwischen Leiden und Reifung wird auch durch die empirische Forschung bestätigt.[32] Den Preis, den man für eine solche Erkenntnis zahlen muss, ist und bleibt dennoch hoch. Daher darf der Zusammenhang zwischen Schmerz oder Leiden und der persönlichen Reifung, die sich durch diese Erlebnisse vollziehen kann, niemals als Automatismus verstanden werden und darf nicht zu einer Hypostasierung oder einer Positivierung des Schmerzes und des Leidens führen.

Zusammenfassend kann festgehalten werden, dass die Bedingungen für das Erleben von Schmerz und Leiden intrinsisch mit den unverfügbaren Strukturen des Lebendigen und im Speziellen des menschlichen Lebens verknüpft sind. Darüber hinaus ist das menschliche Erleben von Schmerz und Leid im Wesentlichen durch Deutung, durch Sinnhaftigkeit vermittelt.[33]

---

31 Nietzsche (1999b), S. 350.
32 Vgl. dazu beispielsweise Tedeschi/Calhoun (2004); Büchi et al. (2007).
33 Vgl. Piepmeier (1986).

3. Zum Umgang mit Schmerz und Leiden in der Medizin

Die Frage nach der Sinnhaftigkeit negativer Erlebnisse wie Schmerzen und Leiden wurde im abendländischen Kulturkreis lange Zeit mit einer gewissen Selbstverständlichkeit an eine Instanz gerichtet, nämlich an Gott. Im Rahmen der so genannten Theodizee wurde Gott mit der Frage bzw. mit der Anklage konfrontiert, warum er, wenn er doch ein allgütiger, allmächtiger und allwissender Gott ist, eine Welt geschaffen hat, in der Schmerz und Leid vorkommen. Ganze Generationen an Philosophen und Theologen von Augustinus bis hin zu Hans Jonas haben sich darum bemüht, Gott zu verteidigen und Erklärungen für das Vorhandensein von Schmerz und Leiden zu geben. Schmerz und Leiden wurden als notwendige und gerechte Strafe Gottes wegen der Vergehen der Menschen gedeutet oder als eine Prüfung Gottes, als ein Weg, den eigenen Glauben zu bezeugen, als ein Weg der Läuterung usw.[34] Diese Erklärungsversuche und vor allem die Verortung von Schmerz und Leiden in einem primär moralischen und religiösen Kontext, sind über Jahrhunderte hinweg im christlich geprägtem europäischen Kontext äußerst wirksam gewesen. Mittlerweile haben sie jedoch an Gültigkeit und Plausibilität verloren. Gott wurde im Zuge der Moderne für tot erklärt und in der Folge scheint heute eine Instanz zu fehlen, an die sich Leidende mit ihrer Frage nach dem Warum, mit ihren Klagen und Anklagen wenden können. Die Instanz, an die sich der moderne schmerz- und leidgeplagte Mensch wendet, ist die Medizin. Sie soll Antworten auf das Vorhandensein von Schmerz und Leiden finden, sie soll vor allem Linderung verschaffen, Schmerz und Leiden »weg« therapieren.

Die Frage, die sich stellt, ist, wie die Medizin mit diesen Anforderungen sinnvollerweise umgehen kann. Diese Frage soll im Folgenden in Hinblick auf die drei oben genannten Aspekte des Schmerzes und Leidens – Passivität, Negativität und Reflexivität – beantwortet werden.

Der Aspekt der Passivität erinnert daran, dass Schmerzen und Leiden Widerfahrnisse sind, denen Menschen, analog zu anderen Lebewesen, aufgrund ihrer leiblichen und endlichen Konstitution ausgeliefert sind. Das bedeutet, dass eine Utopie dauerhafter und absoluter Schmerz- und Leidfreiheit, wie sie hin und wieder auch durch die

[34] Vgl. Hermanni (2002).

Medizin selbst propagiert und in Aussicht gestellt wird,[35] nicht nur praktisch nicht einholbar ist, sondern letztlich einen wesentlichen Grundzug der *conditio humana* und des Lebendig-Seins verkennt. Würden Menschen zum Beispiel einen Zustand dauerhafter und absoluter Schmerzfreiheit erlangen, wären sie gar nicht lebensfähig. Das zeigt die Tatsache, dass Menschen, die an Analgesie leiden, also kein Schmerzempfinden haben, eine sehr niedrige Lebenserwartung haben. Der Schmerz hat eine Schutzfunktion, die für das Leben essentiell ist. Eine umfassende Abschaffung von Schmerz und Leiden ist zudem auch noch insofern illusionär, als der technische, wissenschaftliche Fortschritt, der auf der einen Seite zur Linderung bestimmter Formen von Leiden beiträgt, auf der anderen Seite zum Entstehen neuer Formen von Leiden beitragen kann.[36] So haben beispielsweise die Entwicklung von Dialyse- und Beatmungsgeräten ohne Zweifel vielen Menschen Leid erspart. Gleichzeitig kann aber gerade der Einsatz dieser Geräte zur leidvollen Verlängerung des Lebens von Patienten und zu Entscheidungssituationen führen, die sowohl für die Patienten selbst als auch für die behandelnden Ärzte und Angehörigen äußerst belastend und schmerzvoll sein können.

Darüber hinaus muss auch deutlich gemacht werden, dass, wenn der Imperativ der Schmerz- und Leidenslinderung absolut verstanden werden würde, man auch die äußerste Konsequenz, die sich daraus ergibt, mittragen muss, nämlich dass absolute Schmerz- und Leidfreiheit letztlich nur durch die Abschaffung des Leidenden selbst zu erlangen ist, wie das Theaterstück von Ionesco folgerichtig zeigt. Insofern ist es nicht erstaunlich, dass gerade der Begriff des »unerträglichen« oder »aussichtslosen« Leidens eine so prominente Rolle spielt, sowohl in den bestehenden Gesetzestexten jener Länder, die bereits eine Regelung zur Euthanasie und/oder zum (ärztlich) assistierten Suizid verabschiedet haben, als auch in den Debatten in Ländern wie Deutschland, wo über eine entsprechende Regelung diskutiert wird.[37]

Der zweite Aspekt der Negativität bezieht sich auf den anthropologisch tief verankerten Anspruch des Menschen, keine Schmerzen

---

[35] Z.B. durch Projektbezeichnungen wie »Schmerzfreies-Krankenhaus« (www.schmerzfreies-krankenhaus.de) oder »Schmerzfreie Stadt Münster« (www.Schmerzfreie-stadt.de).

[36] Vgl. Amato (2014) und Piepmeier (1986).

[37] Vgl. Bozzaro (2015a), Mieth (2006).

und kein Leiden erleben zu müssen. Menschen sind nicht lediglich Natur-, sondern ebenso Kulturwesen und sie wissen, anders als Tiere, dass theoretisch die Möglichkeit des Nicht-Leidens besteht. Viele Erfahrungen von Schmerz und Leiden sind dem Leben, der Entwicklung der Person ebenso wie einer Gesellschaft nicht zuträglich. Daher sind die enormen Fortschritte, die in der Bekämpfung von Schmerzen und Leiden erzielt wurden, als eine der wichtigsten Errungenschaften der Menschheit anzuerkennen und es müssen weitere Anstrengungen vollbracht werden, um Schmerzen und Leiden zu lindern und zu beheben. Doch die Frage ist, mit welcher Haltung und mit welchem Anspruch diese Anstrengungen vollbracht werden. Der Umgang mit dem Negativen kann sicher nicht in einer bloßen Hinnahme des Schicksalhaften bestehen, aber genauso wenig in einem blinden Aktivismus, der Schmerzen und Leiden undifferenziert den Kampf ansagt. Die eigentliche Kunst müsste darin bestehen, vermeidbare Schmerz- und Leiderfahrungen zu verhindern und zu lindern und zugleich eine neue Kultur der Akzeptanz für das Kontingente und Unverfügbare zu etablieren.[38] Damit wäre bereits vielen chronischen Schmerzpatienten, vielen Alten und behinderten Menschen und auch vielen Sterbenden geholfen. Darüber hinaus darf nicht vergessen werden, dass gerade die Auseinandersetzung mit den Grenzen der eigenen Natur, der eigenen Existenz, Menschen in jeder Epoche zu schöpferischen Gestaltungen bewegt hat, welche die großen Werke der Kunst, Literatur und Musik hervorgebracht haben, die ebenso wesentlicher Teil der Kultur sind wie der wissenschaftliche Fortschritt.

Der Aspekt der Reflexivität erinnert daran, dass jeder Schmerz und jedes Leiden, unabhängig von deren Ursprung und Natur – also unabhängig davon, ob es sich um eine körperliche Krankheit, eine seelische Verletzung oder soziale Ungerechtigkeit handelt – immer eine Person als Ganzes betrifft, also eine psycho-physische Einheit, die eingebettet in sozialen, kulturellen und gesellschaftlichen Beziehungs- und Deutungsnetzen lebt. Im medizinischen Kontext ist dieser Tatsache lange Zeit nicht gebührend Rechnung getragen worden[39]: Das dualistische Menschenbild cartesianischer Prägung und die sich daraus ableitende Unterscheidung in körperliches Leiden bzw. Schmerz auf der einen und seelisches Leiden auf der anderen Seite

---

[38] Vgl. Maio (2011).
[39] Vgl. Cassell (2014).

war und ist bis heute in vielen Bereichen der modernen Medizin wirkmächtig. Die Aufteilung in körperliches und seelisches Leiden hat den Vorteil, den Kompetenzbereich der Medizin klar zu umreißen. Darüber hinaus haben körperliche Symptome den Vorteil, lokalisierbar, sichtbar, messbar und somit objektiv feststellbar zu sein. Allesamt Merkmale, welche den Kriterien einer sich stark an naturwissenschaftlichen Paradigmen orientierenden Medizin viel besser entsprechen als seelische, existentielle, spirituelle Leiden oder auch nur chronische Schmerzen, die oftmals kein objektivierbares, sichtbares, greifbares Korrelat aufweisen.[40] Durch das Aufkommen zunächst der Psychiatrie, dann der Psychosomatik und der medizinischen Anthropologie ist diese klare Aufteilung im Verlauf der ersten Hälfte des 20. Jahrhundert zunächst bezüglich psychischer Leiden aufgebrochen worden. Doch vor allem durch das Aufkommen der Hospizbewegung, der Palliativmedizin und der Schmerztherapie in der zweiten Hälfte des 20. Jahrhunderts ist dem reduktionistischen Charakter der Aufteilung in körperliche und seelische Leiderlebnisse eine Absage erteilt worden. Die Palliativmedizin beispielsweise orientiert sich – bewusst auch in kritischer Abgrenzung zu der leitenden dualistischen Anthropologie der modernen Medizin – an einem ganzheitlichen, holistischen Menschenbild und betont daher die Notwendigkeit einer ganzheitlichen, individuellen Behandlung nicht nur der körperlichen, sondern ebenso der psychischen, existentiellen, sozialen und spirituellen Nöte der Patienten.[41] Wie oben gezeigt wurde, sind z.B. chronische Schmerzen, selbst wenn diese zunächst einen klaren somatischen Ursprung haben, eine Erfahrung, die weit über die körperliche Dimension hinausreicht und alle weiteren Dimensionen, die das Leben und das Selbstverhältnis einer Person ausmachen, betrifft. Es ist zu begrüßen, dass in einigen Bereichen der Medizin ein Paradigmenwechsel bezüglich des Verständnisses von Schmerz und Leiden in Gang ist, da dieser tatsächlich dem Erleben von Schmerzen und Leiden besser entspricht.

Zugleich muss aber auch diesbezüglich vor einem Missverständnis gewarnt werden: Die Tatsache, dass Schmerz und Leiden ein komplex verwobenes Geschehen sind, das verschiedene Dimensionen des menschlichen Lebens berührt, bedeutet nicht, dass die Medizin glei-

---

[40] Vgl. Goldberg (2015).

[41] Vgl. Definition der Palliativmedizin der WHO und der Deutschen Gesellschaft für Palliativmedizin.

chermaßen für alle Dimensionen dieses Geschehens zuständig sein kann. Schlichtweg deshalb, weil medizinische Behandlungsmethoden und -mittel nicht für alle Dimensionen und für alle Formen von Schmerz- und Leiderfahrungen gleichermaßen sinnvoll und adäquat sind.

Die Gefahr, die mit einem solchen Missverständnis einhergeht, wird besonders deutlich am Beispiel der ethisch kontrovers diskutierten palliativmedizinischen Praxis der sogenannten tiefen und kontinuierlichen palliativen Sedierung am Lebensende.[42] Bei der Anwendung dieser Maßnahme werden Patienten bis zum Eintritt ihres Todes tief sediert. Als Indikation für diese Maßnahme ist das Vorhandensein eines unerträglichen Leidens vorgesehen. Es handelt sich um eine Maßnahme, die, laut Leitlinien, nur in extremen Fällen, wenn alle anderen Therapiemöglichkeiten ausgeschöpft wurden, genutzt werden sollte.[43] Seit mehreren Jahren ist nicht nur ein Trend zu einer verstärkten Inanspruchnahme der tiefen und kontinuierlichen palliativen Sedierung zu verzeichnen, sondern vor allem ein klarer Trend hin zu einer Erweiterung der Indikationsstellung für diese Maßnahmen. Während ursprünglich die tiefe, kontinuierliche palliative Sedierung zur Linderung von physischen Symptomen wie Schmerz, Dyspnoe und Fatigue genutzt wurde, wird sie aktuell immer häufiger zur Behebung psycho-existentieller und spiritueller Leiderfahrungen, wie ein Gefühl von Einsamkeit, der Angst, anderen zur Last zu fallen, oder der Angst vor dem Tod, eingesetzt.[44] Diese Verschiebung bei der Indikationsstellung ist zum einen auf praktischer Ebene problematisch, weil ein objektives Assessment von psycho-existentiellen und spirituellen Leiderlebnissen noch schwieriger ist als von körperlichen Symptomen. Doch vor allem wirft es auf theoretischer Ebene die Frage auf, ob hier nicht ein Reduktionismus stattfindet, bei dem völlig unterschiedliche Formen oder Aspekte von Leiden letztlich vermengt werden, um mit ein und derselben medizinisch-technischen Maßnahme »therapiert« zu werden, gemäß dem Diktum von Abraham Maslow: »I suppose it is tempting, if the only tod you have is a hammer, to treat everything as if it were a nail.«[45] Natürlich kann man durch eine solche Sedierung sowohl körperliche Symptome wie

[42] Vgl. dazu auch den Beitrag von Wirth in diesem Band.
[43] Vgl. Cherny et al. (2009).
[44] Vgl. Morita (2004), Swart et al. (2014).
[45] Maslow (1966), S. 15.

Schmerzen als auch existentielle Leiderfahrungen wie Einsamkeit beheben, dadurch, dass man die Person des Patienten faktisch »ausschaltet«. Eine angemessene Antwort auf letztlich doch sehr verschiedene Formen von Leiden kann nicht in einer Nivellierung der Komplexität und der Verschiedenheit von Schmerz- und Leiderlebnissen bestehen, die letztlich in einer Pathologisierung und Medikalisierung existentieller, psycho-sozialer und spiritueller Leiderfahrungen münden.[46] Das Risiko, das sich ergibt, wenn die Orientierung an einem holistischen, ganzheitlichen Menschenbild im medizinischem Kontext missverstanden wird, besteht letztlich darin, dass die Komplexität der Person des Patienten und seiner Leiderfahrungen letztlich reduziert wird auf die Ebene des Somatischen, die Ebene, auf der gerade die moderne, naturwissenschaftlich geprägte Medizin am effektivsten agieren kann.[47]

Was wäre also ein angemessener Umgang mit Schmerzen und Leiden im medizinischen Kontext? Einem holistischen Ansatz und der Komplexität und Verschiedenheit von Leiderlebnissen wird man am ehesten durch einen ernst gemeinten multidisziplinären Zugang angemessen Rechnung tragen können. Wenn die Medizin dem Anspruch genügen möchte, eine ganzheitliche Behandlung des Patienten zu gewährleisten, so muss sie sich selbst, ihren Blick auf den Menschen, ihre Methoden und zum Teil sogar den eigenen wissenschaftlichen Anspruch verändern. Ebenso setzt ein angemessener Umgang mit Schmerz und Leiden auch eine klare Benennung der Grenzen des medizinischen Leidenslinderungsauftrags voraus. Die Medizin kann nicht allen Formen von Schmerz und Leid gerecht werden, sie kann nicht in einem umfangreichen Sinne alle Formen von Leiden, speziell existentielle und spirituelle Leiderlebnisse, lindern, schlichtweg deshalb, weil sie die Möglichkeiten dazu nicht hat. Grenzen zu benennen ist keineswegs ein Eingeständnis einer Niederlage vor dem Schmerz oder dem Leiden, sondern schlicht die Anerkennung der Tatsache, dass Schmerzen und Leiden auch ein Teil des Lebens sind, dass es fundamental menschliche Erfahrungen sind und dass es eben Erlebnisse sind, die alle gleichermaßen, ob nun Arzt oder Patient, ob Pflegender oder Angehöriger, letztlich auf Fragen stoßen lässt, für die es keine einfachen und auch keine allgemeingültigen Antworten geben

---

[46] Vgl. Eichinger (2013). Zum Thema Medikalisierung vgl. die Beiträge von Assadi und Schiltenwolf in diesem Band.

[47] Vgl. Bozzaro (2015b).

kann. In einem post-metaphysischen Zeitalter stellt sich die allgemeine Frage nach dem Sinn des Leidens nicht mehr. Heute stellt sich die Frage nach dem Sinn oder vielleicht auch dem Unsinn des Leidens nur noch auf individueller Ebene und kann letztlich nur auf dieser beantwortet werden.

Die Grenzen des medizinischen Schmerz- und Leidenslinderungsauftrages zu benennen bedeutet aber noch lange nicht, den Leidenden auf seinem persönlichen Weg der Sinnsuche und womöglich in seiner Verzweiflung, weil er diesen Sinn nicht finden kann, alleine zu lassen. Das Leidenslinderungs-Gebot der Medizin kann nur in dem Sinne absolut verstanden werden, als es die Pflicht begründet, leidende Menschen in ihrem Leiden nicht alleine zu lassen, selbst wenn bzw. gerade dann, wenn man eben nicht in der Lage ist, sie gänzlich von ihren Schmerzen, von ihren Leiden oder ihrer Verzweiflung zu befreien. Das Leiden des Patienten mitzutragen setzt mindestens zwei Bedingungen voraus: erstens, dass man auch selbst bereit sein muss, sich auf das Leiden des Anderen einzulassen und dabei auch die eigene Konfrontation mit existentiellen Fragen nicht zu scheuen, denn das Leiden des Anderen spiegelt einem unmittelbar auch die eigene Verletzlichkeit und Endlichkeit wider. Zweitens setzt es Raum und Zeit voraus. Raum und Zeit für das Gespräch, für das Zuhören, für das Nachspüren, für das Mitleiden. Doch all das sind, bei genauer Betrachtung, keine rein medizinischen Aufgaben. Und diese Aufgabe obliegt nicht ausschließlich Ärzten und Pflegenden und sollte auch nicht einseitig auf sie abgewälzt werden. Leidenden Beistand zu leisten ist nicht primär eine medizinische Frage, sondern eine Frage der Menschlichkeit eines jeden Menschen und einer Gesellschaft sowie Ausdruck der gegenseitigen Verantwortung, die Menschen für einander haben.

Literatur

Amato, Joseph (2014): Suffering, and the Promise of a World without Pain. In: Ronals M. Green/Nathan J. Palpant: Suffering and Bioethics. Oxford: Oxford University Press, S. 61–88.

Angehrn, Emil (2003): Leiden und Erkenntnis. In: Martin Heinze/Christian Kupke/Christoph Kurth (Hrsg.): Das Maß des Leidens. Klinische und theoretische Aspekte seelischen Krankseins. Würzburg: Königshausen und Neumann, S. 25–43.

Azoulay, Isabelle (2000): Schmerz. Die Entzauberung eines Mythos. Berlin: Aufbau-Verlag.
Bozzaro, Claudia (2014): Das Leiden an der verrinnenden Zeit. Eine ethisch-philosophische Untersuchung zum Zusammenhang von Alter, Leid und Zeit am Beispiel der Anti-Aging-Medizin. Stuttgart-Bad Cannstatt: Frommann-Holzboog.
Bozzaro, Claudia (2015a): Ärztlich assistierter Suizid: Kann ›unerträgliches Leiden‹ ein Kriterium sein? In: Deutsche Medizinische Wochenschrift 140, S. 131–134.
Bozzaro, Claudia (2015b): Der Leidensbegriff im medizinischen Kontext. Ein Problemaufriss am Beispiel der tiefen palliativen Sedierung am Lebensende. In: Ethik Med. 27, S. 93–106.
Bozzaro, Claudia (2015): Eine Phänomenologie des Schmerzes. In: Imago Hominis. Die Sprache des Schmerzes verstehen II. 2015 Band 22(2), S. 113–122.
Breivik, Harald/Collet, Beverly/Ventafridda, Vittorio/Cohen, Rob/Gallacher, Derek (2006): Survey of chronic pain in Europe: prevalence, impact on daily life, and treatment. In: Eur J Pain 10 (4), S. 287–333.
Büchi, Stefan/Mörgeli, Hanspeter/Schnyder, Ulrich et al. (2007): Grief and Post-Traumatic Growth in Patents 2–6 Years after Death of Their Extremely Premature Baby. In: Psychother Psychosom 76, S. 106–114.
Bundesärztekammer (2011): Grundsätze der Bundesärztekammer zur ärztlichen Sterbebegleitung. In: Deutsches Ärzteblatt 108 (7), S. 346–348.
Buytendijk, Frederik (1948): Über den Schmerz. Bern: Huber.
Callahan, Daniel et al. (1996): The goals of medicine: Setting new priorities. In: Hastings Center Report 26 (6 Special Supplement), S. 28.
Cassell, Eric (1991): The Nature of Suffering and the Goals of Medicine. Oxford: Oxford University Press.
Cassell, Eric (2014): Suffering and Human Dignity. In: Ronals M. Green/Nathan J. Palpant: Suffering and Bioethics. Oxford: Oxford University Press, S. 15–30.
Cherny, Nathan I./Radbruch, Lukas (2009): European Association for Palliative Care (EAPC) recommended framework for the use of sedation in palliative care. In: Palliat Med 23 (7), S. 581–593.
Dietrich, Julia (2009): ›Ich habe Schmerzen.‹ Anthropologische Grundlagen des Verhältnisses von Schmerz und Sprache. In: Hans Werner Ingensiep/Theda Rehbock (Hrsg.): ›Die rechten Worte finden …‹ Sprache und Sinn in Grenzsituationen des Lebens. Würzburg: Königshausen und Neumann, S. 107–122.
Eichinger, Tobias (2013): Jenseits der Therapie: Philosophie und Ethik wunscherfüllender Medizin. Bielefeld: Transkript.
Frankl, Viktor (1979): Der Mensch vor der Frage nach dem Sinn. München: Piper.
Frede, Ursula (2009): Einsamkeit im Falle chronischer Schmerzen. In: Psychologie und Gesellschaftskritik, 33 (131/3), S. 69–90.
Grüny, Christian (2004): Zerstörte Erfahrung. Eine Phänomenologie des Schmerzes. Würzburg: Königshausen und Neumann.
Goldberg, Daniel S. (2015): The Bioethics of Pain Management. Beyond Opioids. New York/London: Taylor & Francis Group.

Hermanni, Friedrich (2002): Das Böse und die Theodizee. Eine philosophisch-theologische Grundlegung. Gütersloh: Gütersloher Verlagshaus.

Hofmaster Barry (2014): Understanding Suffering. In: Ronals M. Green/Nathan J. Palpant: Suffering and Bioethics. Oxford: Oxford University Press, S. 31–53.

Hooft, Stan van (1998): Suffering and the Goals of Medicine. In: Medicine, Health Care and Philosophy 1 (2), S. 125–131.

Kierkegaard, Sören (2003): Der Begriff Angst. In: Emanuel Hirsch/Hayo Geides/Hans-Martin Jungshans (Hrsg.): Gesammelte Werke und Tagebücher, Bd. 7, Simmerath.

Kurz, Katharina (2009): Leidvermeidung durch Pränataldiagnostik? Menschen mit Down-Syndrom sprechen über das Thema ›Leid‹ (Diplomarbeit). Abruf unter: http://othes.univie.ac.at/4365/1/2009-03-24_0106254.pdf [September 2015].

Jaspers, Karl (1973): Philosophie II. Existenzerhellung. Berlin/Heidelberg: Springer.

Maio, Giovanni (Hrsg.) (2011): Abschaffung des Schicksals? Menschsein zwischen Gegebenheit des Lebens und medizinisch-technischer Gestaltbarkeit. Freiburg: Herder.

Maslow, Abraham (1966): Psychology of Science. Maurice Basset.

Mieth, Dietmar (2006): Die Sehnsucht nach einem Leben ohne Leiden. Ein Recht auf Nicht-Leiden? In: Konrad Hilpert/Dietmar Mieth (Hrsg.): Kriterien Biomedizinischer Ethik, theologische Beiträge zum gesellschaftlichen Diskurs. Freiburg: Alber, S. 133–156.

Morita, Tatsuya (2004): Palliative sedation to relieve psycho-existential suffering of terminally ill cancer patients. In: J Pain Symptom Manage 28(5), S. 445–450.

Nietzsche, Friedrich (1999a): Zur Genealogie der Moral. In: Giorgio Colli/Mazzino Montinari (Hrsg.): KSA, Bd. 5. München: Deutscher Taschenbuch-Verlag.

Nietzsche, Friedrich (1999b): Die fröhliche Wissenschaft. In: Giorgio Colli/Mazzino Montinari (Hrsg.): KSA, Bd. 3. München: Deutscher Taschenbuch-Verlag.

Pascal, Blaise (1978): Gedanken. Stuttgart: Reclam.

Piepmeier, Reiner (1986): Philosophische Reflexionen zum Phänomen des Leidens. In: Wille Oelmüller (Hrsg.): Leiden. Paderborn: Schöningh, S. 66–82.

Scarry, Elaine (1992): Der Körper im Schmerz. Die Chiffren der Verletzlichkeit und die Erfindung der Kultur. Frankfurt: Fischer.

Scheler, Max (1995): Die Stellung des Menschen im Kosmos. Bonn: Bouvier.

Schmitz, Hermann (1992): Zeit als leibliche Dynamik und ihre Entfaltung in der Gegenwart. In: Forum Philosophie Bad Homburg (Hrsg.): Zeiterfahrung und Personalität. Frankfurt am Main: Suhrkamp, S. 231–246.

Swart, Siebe J./Van der Heide, Agnes/Van Zuylen, Lia/Perez R. S./Zuurmond, Wouter W. A./van der Maas, Paul J./van Delden, Johannes J./Rietjens, Judith A. C. (2014): Continuous palliative sedation: Not only a response to physical suffering. In: J Palliat Med 17(1), S. 27–36.

Tedeschi, Richard G./Calhoun, Lawrence G. (2004): Posttraumatic Growth: Conceptual Foundations and Empirical Evidence. Psychological Inquiry 15(1), S. 1–18.

Waldenfels, Bernhard (1986): Das überbewältigte Leiden. Eine pathologische Betrachtung. In Wille Oelmüller (Hrsg.): Leiden, Bd. 3. Paderborn: Schöningh, S. 129–166.

Wandruszka, Boris (2009): Philosophie des Leidens. Zur Seinsstruktur des pathischen Lebens. Alber: Freiburg.

Wils, Jean-Pierre (2007): Ars Moriendi: Über das Sterben. Frankfurt am Main: Insel.

Zborowski, Mark (1952): Cultural Components in Responses to Pain. In: Journal of Social Issues 8 (4), S. 6–30.

www.krankheitserfahrungen.de [Juli 2015].

Die Rolle der Empfindungsfähigkeit für die ethische Beurteilung des Schmerzes

Martin Hähnel

In der philosophischen Ethik wird die Eigenschaft lebendiger Wesen, Schmerz empfinden zu können, immer wieder als ein entscheidendes Kriterium angegeben, um Wesen moralische Rechte und moralisch einklagbare Interessen zuschreiben zu können. Erst seit Beginn der Neuzeit ist es allerdings geläufig geworden, den empfundenen Schmerz bzw. dessen Vermeidung ins Zentrum der moralischen Bewertung zu stellen. Insbesondere besteht aus heutiger Perspektive ein erheblicher Klärungsbedarf hinsichtlich der Frage, an welchem Ort eine exklusive und an welchem Ort eine selbstverständliche Behandlung des Schmerzthemas stattzufinden habe, da es bezüglich der letzteren Auffassung doch *wesentlich* zum menschlichen (und zum tierischen) Leben gehört, Schmerzen zu empfinden. Dass Schmerzen unaufhebbar zu unserem Leben gehören, zeigt allein die Tatsache, dass wir es gewohnt sind, bei bestimmten Behandlungen und Eingriffen entstehende Schmerzen zu erwarten bzw. in Kauf zu nehmen. Aufgrund dieser Tatsache würden wir das Auftreten solcher Schmerzen – obzwar jederzeit unerwünscht – auch nicht als »unnormal« bezeichnen. Woher kommt hingegen jene moderne Problematisierung des Selbstverständlichen, der zufolge Schmerzen und ihre Bedeutung aus den *natürlichen,* d.h. abwechselnd von Lust und Schmerz gekennzeichneten Lebenszusammenhängen von Menschen (und auch Tieren) herausgenommen werden, um eine Vorrangstellung in der Begründung der Moral zugewiesen zu bekommen?

Im Folgenden soll in mehreren Schritten gezeigt werden, dass dem Phänomen des Schmerzes im Laufe der Zeit eine immer stärker werdende ethische Bedeutung zugekommen ist. So wird zunächst dargestellt, inwiefern der Schmerz als erlebtes Phänomen überhaupt zu einem genuinen Problem der philosophischen Ethik werden konnte. Von da aus geht die Untersuchung weiter zu den Fragen, mit welcher Erlebnisqualität wir es beim Schmerz eigentlich zu tun haben und welche ethisch relevanten Formen der Schmerz(fremd-)erfahrung und -kommunikation wir kennen. Schließlich wird der Versuch unternommen, den »natürlichen Sitz« des Schmerzes im Leben des sich aus Anerkennungsbeziehungen zu seiner Mitwelt begründenden Menschen zu bestimmen und im Hinblick auf bioethische Fragestellungen zu diskutieren.

Sicherlich ist es zu einem großen Teil den Fortschritten der modernen Medizin zu verdanken, dass im Kampf gegen den Schmerz neue Hoffnungen auf eine vollständige »Schmerzfreiheit« gehegt werden. Gleichzeitig ist jedoch auch eine gesellschaftliche Devaluation der metaphysischen Dimension des Schmerzes, wie sie uns zuvörderst aus dem Christentum bekannt ist, zu beobachten, was meines Erachtens auch zur Folge hat, dass Schmerzen in ihrem Für-sich-Sein entweder bloß sinnlos ertragen oder an sich sinnvoll erlitten, nie aber um eines Transzendenten willen, das nicht an eine immanente Vorstellung zurückgebunden ist, erlebt werden wollen. Jeder oder niemand will schließlich – im ambivalenten Sinn des Wortes – *umsonst* leiden.[1] Somit sind individuell und gesamtgesellschaftlich die Bekämpfung des Schmerzes und damit einhergehend die Erhaltung bzw. Steigerung des Wohlbefindens nahezu unbemerkt zu ersten Geboten einer modernen Lebensgestaltung und -führung geworden. Doch wird man – so die zentrale Frage – dem Phänomen des Schmerzes dadurch deskriptiv gerecht, dass man es zu verdrängen bzw. zu ignorieren versucht oder den Schmerz bzw. seine Vermeidung durch unablässiges Thematisieren unfreiwillig im aktuellen Bewusstsein verankert?

Der große Schmerztheoretiker des letzten Jahrhunderts Frederik J. J. Buytendijk hat ausdrücklich hervorgehoben, dass eine Bekämpfung des Schmerzes »keinerlei Besinnung auf die Erscheinung selbst [erfordert].«[2] Durch die Verdrängung des Schmerzes vorrangig rein um der Lust willen wird das Wohlbefinden seiner konstitutiven »Gegensätzlichkeit enthoben«[3] und führt zu jenem von Max Scheler scharfsinnig beobachteten »metaphysischen Leichtsinn«[4], der zur Be-

---

[1] Das bedeutet, dass man entweder für die Inkaufnahme von Schmerzen irgendwie »entlohnt« werden möchte (funktionalistisches Verständnis) oder – in kritischer Hinsicht – dass man Schmerzen um keinen Preis der Welt, d. h. für keine »Belohnung«, in Kauf nehmen möchte (antiessentialistisches Verständnis). Zwischen diesen beiden Positionen changiert m. E. der gegenwärtige Common Sense.

[2] Buytendijk (1948), S. 13.

[3] A. a. O., S. 20.

[4] Scheler (1957), S. 28.

stätigung seiner lustvoll errungenen Freiheit glaubt, auf Schmerzen verzichten zu können. Hier ergibt sich sogleich ein erstes Missverständnis: Weil Schmerzen grundsätzlich negativ *sind* (nicht nur als negativ bewertet werden), folgt daraus nicht zwangsläufig, dass die Lust etwas rein Positives sein müsse. Wir flüchten daher vor dem Schmerz nicht selten »in die Arme der Lust«, wo uns indes der »verlassene« Schmerz bereits erwartet.[5] Das Ideal der »Schmerzfreiheit«, das gegenwärtig mitunter auf ideologische Weise propagiert wird,[6] bleibt somit eine Utopie, weil auch im Wunsch nach einem gesteigerten Wohlbefinden, das glaubt, die Schmerzfreiheit zu ihrer Voraussetzung haben zu müssen, der Schmerz im Schatten dieses sich verstärkenden Bedürfnisses mitwachsen kann.[7] So wird dieser Schmerz, gerade wenn er nicht spürbar ist, ständig als Bedrohung des persönlichen, zu steigernden Wohlbefindens wahrgenommen und erhält somit im Wunsch, ein gutes, d.h. schmerzfreies Leben zu führen, indirekt eine prioritäre Funktion. Das Erleben des Schmerzes steht dabei für ein kontingentes Ereignis, dessen Eintreten es unter allen Umständen zu vermeiden gilt; der Schmerz repräsentiert damit letztlich auch einen Aspekt des Schicksals, dessen Launen wir uns um der Sicherung der eigenen Lust willen nicht ausliefern wollen.

1. Der Schmerz – Vom reinen Erlebnis zum philosophischen Problem

Als genuin philosophisches Problem wird der Schmerz – mitunter noch sehr sporadisch und nicht vollumfänglich – gegenwärtig vor

---

[5] Von der inkommensurablen Negativität des Schmerzes wusste auch Friedrich Nietzsche: »Der Schmerz ist etwas anderes als die Lust – ich will sagen, er ist nicht deren Gegenteil.« Nietzsche (1973), S. 713.

[6] Dies beginnt bei dem In-Aussicht-stellen von schmerzfreien Behandlungen, die über das Ziel akuter Linderung hinausgehen, und erstreckt sich weiter auf teilweise nachvollziehbare, aber im Hinblick auf eine tatsächliche Realisierbarkeit letztlich überzogene Forderungen, wie der Forderung nach der Einrichtung von »schmerzfreien Krankenhäuern« (www.schmerzfreies-krankenhaus.de, Abruf: 15.3.2015) oder der Forderung nach der Schaffung von »schmerzfreien Städten« (z.B. Münster, www.schmerzfreie-stadt.de, Abruf: 15.3.2015). Nicht selten wird hierbei Anspruchs- mit Wunschdenken verwechselt.

[7] In einer ziemlich unpoetischen Abwandlung eines berühmten Hölderlin-Verses könnte man sagen: »Wo (mehr) Lust ist, da wächst das Schmerzende auch!«

allem in der Philosophie des Geistes[8] und in der Moralphilosophie behandelt.[9] Dabei geht es innerhalb dieser Disziplinen weniger um die Beschreibung dessen, was Schmerzen sind oder bedeuten, sondern vielmehr um die Bewertung der Ursachen, Wirkungen und Folgen für Wesen, die fähig sind, Schmerzen zu empfinden. Schon Descartes hat auf die Warnfunktion eines klar und deutlich erfassbaren Schmerzes, der als biologisches Ursache-Wirkungs-Prinzip beschrieben werden kann, hingewiesen und rückte ihn damit ins Zentrum eines vorwiegend pragmatischen, gegenüber moralischen Erwägungen noch indifferenten Interesses.[10] Hinsichtlich einer genuin qualitativen Bestimmung, um die sich nach Descartes erst wieder einzelne Phänomenologen und Anthropologen des 20. Jahrhunderts bemühen, wird der Schmerz jenseits der klassischen mechanistischen Einwirkungstheorie zumeist als negatives Phänomen, als *mystère sans analogue dans le monde de la vie,* bezeichnet. Was der Schmerz abzüglich seiner Folgen für Wesen ist, die ihn empfinden, muss dabei notwendig im Dunkeln bleiben. Seine außerordentliche Erfahrbarkeit kann uns hingegen teilweise zugänglich sein, da wir den Schmerz *leibhaftig erleben,* und das zumeist intensiver als alles andere. Der Schmerz ist nach Buytendijk daher auch originäres Kenn-

[8] Vgl. Artikel »Pain« in der *Stanford Encyclopedia of Philosophy* (http://plato.stanford.edu/entries/pain/; letzter Abruf 10.3.2015). Während der Schmerz für den einen Teil der Theoretiker keinen idiosynkratischen Erlebnisgehalt aufweist, plädieren diejenigen, welche sich in der Qualia-Frage enthalten, für die Untersuchung habitueller und sprachlicher Verhaltensmanifestationen von Schmerz. Diese behavioristische Fokussierung auf den Schmerzausdruck bietet übrigens auch die Grundlage für emotivistisch-expressivistische Interpretationsformen des Schmerzes, welche sich ihrerseits als kompatibel mit utilitaristischen Ansätzen erweisen. Über die genuin normative Rolle des Schmerzes für das Leben der Patienten sagen diese Beschreibungsmodelle jedoch sehr wenig aus.

[9] Zumeist finden sich Beiträge im Kontext der Diskussion hedonistischer Ethiken im Anschluss an Epikur. Über Jeremy Bentham und vor allem John Stuart Mill, der einige Ansichten Epikurs für sein Modell eines qualitativen Utilitarismus adaptiert hat, gelangt das Thema des Schmerzes bzw. Leides immer wieder in die moderne moralphilosophische Diskussion. Vor allem in konsequentialistischer Perspektive, wo die Gesamtnutzensumme möglichst nicht durch Abschläge wie Schmerz- und Leiderlebnisse geschmälert werden darf, finden wir eine indirekte, aber distinkte Thematisierung des Schmerzes: Vgl. Mill (2006), S. 18–21.

[10] Descartes (1969), S. 68. Diese Perspektive, die noch immer in weiten Teilen der Philosophie und der angrenzenden Wissenschaften akzeptiert ist, vermeidet es, auf die Mehrdimensionalität und subjektive Qualität des Schmerzes einzugehen.

zeichen einer »Aufhebung des normalen Verhältnisses zu unserem Körper.«[11]

Trotz oder ungeachtet dieser außerordentlichen »Störung« ist es uns Menschen bis zu einem gewissen Grad auch möglich, den Schmerz als Mittel zum Zweck zu betrachten und ihn – z. B. die Inkaufnahme von Schmerzen beim Bergsteigen im Hochgebirge um der Erreichung des Gipfels willen – funktionell zu eliminieren. Diesem Wunsch nach funktioneller Eliminierung wird jedoch meistens gerade dann nicht entsprochen, wenn man auf Schmerzen unmittelbar aufmerksam gemacht wird. In diesem Sinne setzt eine gewollte Bewusstwerdung des Schmerzes oft seine ungewollte Bewusstmachung durch den potentiellen Schmerzempfänger selbst oder durch andere voraus. Wenn der Arzt oder die Krankenschwester beispielsweise sagt: »Das tut jetzt mal kurz weh!«, mit dem Hinweis, dass es dem potentiellen Schmerzempfänger danach besser gehen wird, dann ändert das nichts daran, dass dieser den aktualen Schmerz nicht will bzw. diesen Schmerz jetzt und auch in Zukunft als schlecht und bedrohlich erachtet. Sicherlich kennt jeder das unerträgliche Gefühl des Schmerzes bei einer Zahnbehandlung, das er sich ohne Hinweise und Andeutungen von außen bereits selbst bewusstmachen kann, noch bevor der Bohrer den Zahnnerv berührt. Hier wird ein vollständiger kognitiver Kontrollverlust, der dann auch eintritt und damit eine funktionelle Eliminierbarkeit des Schmerzes unterbindet, antizipiert, was die Intensität der aktualen Schmerzerfahrung nicht selten erhöht.[12]

Wir haben bereits erwähnt, dass wir uns infolge der Schmerzerfahrung unserem Körper gegenüber gewissermaßen entfremden, allerdings erst, wenn dieser Schmerz auch in unser Bewusstsein gedrungen ist. Während der unsere ganze Aufmerksamkeit erschöpfenden Schmerzerfahrung ist uns nur an der Beendigung des Schmerzes, und an nichts anderem, gelegen. Nach Ansicht Elaine Scarrys habe

[11] Buytendijk (1948), S. 58.

[12] Schmerz trennt Ich und Körper und dissoziiert die ansonsten homogene Leiberfahrung: »Der Schmerz stellt auf eine besondere Weise den eigenen Körper dem Selbstbewußtsein entgegen« (a. a. O., S. 35). Der daraus ablesbare cartesische Dualismus wird so zum Diagnosekriterium und Ausweg aus einer allgemeinen Algophobie, die Kraft der »Unfassbarkeit« des Schmerzes hervorgerufen werden kann. Die Bestimmung des Verhältnisses von Schmerz und Leib ist in diesem Zusammengang zentral und bedürfte einer eigenen Untersuchung. Buytendijk bestätigt diesen Punkt, indem er bemerkt: »Zum Verständnis dieser fundamentalen Eigenschaft des Schmerzes ist eine Theorie der Leiblichkeit im Allgemeinen und der Art und Weise, wie sie erlebt wird, unerlässlich.« (Ebd.)

der Schmerz daher auch niemals ein Objekt, d. h. ein Substrat, an dem sich dieser Schmerz irgendwie zeigen könne bzw. bewusstmachen ließe.[13] Er bleibt eine subjektive Qualität oder »Disqualität«, die sich rein über inkommensurable Intensitäten mit sich selbst bekannt macht und über deren Herkunft wir nur spekulieren können. Die nun diesbezüglich aus einer gewissen Erklärungsverlegenheit hervorgehende These, der zufolge Schmerz dann entstünde, wenn der Organismus versuche, etwas zu tun, wozu er nicht fähig sei, scheint zwar auf den ersten Blick eingängig und verweist auf das »Sollen-impliziert-Können«-Prinzip, wonach niemand einen Marathon laufen sollte, der nicht dazu disponiert ist, weil er untrainiert und übergewichtig ist, bringt uns aber dem Phänomen in seiner Originarität kaum näher. Ähnlich ist es bei Problemfällen, die jenem »Sollen-impliziert-Können«-Prinzip dauerhaft zuwiderlaufen, z. B. dem sogenannten Burnout. Hier sind physische und seelische Beschwerden oft Grund und Folge unverhältnismäßiger Beanspruchungen, sagen aber dennoch nichts über den Schmerz als solchen aus. Wie sich also an diesen und anderen Beispielen zeigen lässt, entzieht sich der Schmerz in seiner Negativität – trotz der Tatsächlichkeit seines Erlebtwerdens – jeglicher Bedingungsforschung. Er ist als praktisches Paradigma des Unverfügbaren somit auch ein philosophisches Problem erstes Ranges. Im Folgenden wollen wir uns nun einigen mehr oder weniger erfolgreichen philosophischen Konzepten zuwenden, die sich ausdrücklich mit dem Phänomen des Schmerzes befassen.

2. Philosophische Konzepte zur qualitativen Bestimmung und interexistentiellen Übertragbarkeit von Schmerzempfindungen

In der modernen philosophischen Diskussion gibt es nun mehrere Ansätze, die von der Möglichkeit respektive Unmöglichkeit einer inhaltlichen Bestimmung und interexistentiellen Übertragbarkeit der Schmerzempfindung ausgehen. Um eine normative Dimension des Schmerzes für die aktuelle Ethik herausarbeiten zu können, müssen wir zunächst davon ausgehen, dass es sich beim Schmerz durchaus um ein verallgemeinerungsfähiges Phänomen handelt, sollten dabei aber auch in Rechnung stellen, dass wir den Schmerz nicht in eine

[13] Vgl. Scarry (1985).

objektive, d. h. naturwissenschaftlich hinlänglich beschreibbare Form überführen können.

Ich möchte im Folgenden einige Ansätze vorstellen, die mehr oder weniger von einer Irreduzibilität des Schmerzerlebens ausgehen: a) den *erlebnisphänomenologischen,* b) den *sprachpragmatisch-behavioristischen,* c) den *neurowissenschaftlich-reduktionistischen* Ansatz und schließlich d) den *antireduktionistisch-metaphysischen* Ansatz. Bevor wir uns aber den einzelnen Entwürfen zuwenden, sei noch vorausgeschickt, dass wir zum Zweck einer schlüssigen Darstellung die Existenz von fremdem Bewusstsein annehmen. Fremdpsychisches *existiert* deshalb, weil es irgendwie sein muss, eine Fledermaus, ein Elefant oder Angela Merkel etc. zu sein. Dagegen ist es nicht irgendwie, ein Computer oder ein Lampenschirm zu sein. Die Annahme der Realität von Fremdpsychischem ist demzufolge auch das entscheidende Kriterium für die Verallgemeinerbarkeit von subjektiven Erlebnisformen und spielt für die Ausprägung einer persönlichen Haltung gegenüber Lebewesen und Dingen der Welt – einschließlich der Anerkennung, dass einigen von diesen die Fähigkeit zukommt, Schmerzen zu empfinden – eine entscheidende Rolle. Aus dieser Haltung folgt – im Unterschied zur mechanistischen Auffassung der Cartesianer des 17. Jahrhunderts – auch eine erhöhte Sensibilität für den intrinsischen Wert dieser Lebensformen, woran sich letztlich auch eine ethische Bewertung und der moralische Umgang mit diesen Lebensformen auszurichten vermag.

a) Der erlebnisphänomenologische Ansatz

Ein bis heute in seiner Vortrefflichkeit kaum erreichter phänomenologischer Ansatz zur Beschreibung des Schmerzes stammt von Max Scheler. Scheler ist im Gegensatz zu seinem Lehrer Husserl, der das Schmerzphänomen als innere Anschauung qualifiziert, vornehmlich an der Frage interessiert, welche basale Erlebnisqualität bei der Schmerzerfahrung angesprochen werde. Anstatt sich mit der Analyse der Bewusstseinsstruktur im Zuge einer Schmerzempfindung zu befassen, konzentriert sich Scheler auf den Aspekt des intentionalen Fühlens von etwas. Im wertnehmenden Fühlen, das über bloße Gefühlsempfindungen hinausgeht, soll nach Scheler unter anderem deutlich werden, was Schmerzen auszeichne. So schreibt der Phänomenologe: »Was in der Funktionsqualität des Fühlens variiert, ist sicher nicht der Schmerzzustand [...]. Gefühlszustände und Fühlen sind also grundverschieden: Jene gehören zu den Inhalten und Erscheinungen, diese zu den Funktionen ihrer Aufnahme.«[14] Scheler vermeidet dabei eine Konfundierung von Gefühlsempfindung und geistigen Empfindungen (z. B. der Trauer), indem er bemerkt, dass im Gefühl »etwas spricht«,[15] während der Schmerz nur ein Getroffensein von nirgendwo markiere: »Darum ist alles ›Fühlen von‹ auch prinzipiell ›verständlich‹, wogegen pure Gefühlszustände nur konstatierbar und kausal erklärbar sind.«[16] Schmerzen als solche sind für Scheler daher qualitativ nicht bestimmbar, selbst wenn man sie rekursiv über bestimmte »Gefühlstöne« erschließen möchte. Die Aberkennung des Schmerzes als positivierbare Größe soll aber nicht bedeuten, dass diesem der realitätsverändernde metaphorische Sinn abgesprochen werden dürfe. So schreibt Scheler weiter:

»Man mag die Krümmungsbewegungen eines durchschnittenen Wurmes durchaus ›mechanisch‹ erklären und als Physiologe über die Rede lächeln, der Wurm ›krümme‹ sich vor ›Schmerz‹ (da sich dessen Teile ohne den Kopf gleichfalls krümmen). Aufgrund der Möglichkeit dieser mechanisch-kausalen Erklärung den Schluss zu ziehen, es sei diese Bewegung nicht gleichzeitig eine Ausdrucksbewegung eines Schmerzes (denn der Wurm empfinde keinen Schmerz da, wo der Kopf fehle), ist natürlich ganz unsinnig. Der Schluss ist so unsinnig, wie der Schluss unsinnig wäre, es könne das Erröten eines Menschen kein ›Ausdruck‹ der Scham sein, da es ein (sicher) mechanisch erklärbarer Blutzufluss in die Wange sei. Was hätten denn symboli-

---

[14] Scheler (1980), S. 270. So konzediert Lisa Tambornino in ihrer aktuellen Studie zum Thema Schmerz, dass es »seelischen Schmerz nicht gibt.« (Tambornino (2013), S. 3) Ich halte eine solche Aufhebung der fundamentalen Distinktion von seelischem und körperlichem Schmerz aber für hochproblematisch, nicht weil es sich hier letztlich um verschiedene Erfahrungsqualitäten handelt, sondern weil damit – und das ist moralisch äußerst relevant – jemand, der »seelischen Schmerz« verspürt und von diesem spricht (vielleicht darüber hinaus auf diesen seinen »seelischen Schmerz« ausdrücklich besteht), in seinem Anliegen nicht mehr ernst genommen wird und zusätzlich unter diesem Missverständnis auch zu leiden beginnen kann. Die unbegründete Annahme, dass »seelischer Schmerz« nicht existiere, beruht indes auf der irrigen Tatsache, dass Schmerzen nur als rein mentale und physische Zustände qualifiziert werden können und eine Extrapolation auf die eigenen Entstehungsbedingungen (z. B. bestimmte Stimmungslagen und charakterliche Dispositionen etc.) nicht zulassen.

[15] Scheler (1923), S. 41. Scheler entwickelt eine Rangfolge der Gefühle: a) sinnliche Gefühle (= Gefühlsempfindungen), die ichbezogen sind und ohne Personenbeziehung auskommen, b) Körpergefühle (Zustände) und Lebensgefühle (Funktionen), c) rein psychische Gefühle (Ichgefühle) und d) geistige Gefühle (z. B. Persönlichkeit).

[16] Scheler (1980), S. 272.

sche Funktionen, wie es Ausdruckserscheinungen sind, mit mechanisch-kausaler Erklärung zu tun?«[17]

Scheler ist – wie hier deutlich wird – nicht daran interessiert, den Schmerz als positive Qualität zu erfassen, sondern vielmehr liegt sein Interesse an der philosophischen Artikulation, ob und wie man Fremdpsychisches erfahren könne. In Bezug auf die Wahrnehmung des Schmerzes als Phänomen des Fremdpsychischen gibt er zu verstehen:

»Nie kann ich den Schmerz oder die sinnliche Lust an einer Speise, die ein anderer hat, wahrnehmen. Ich kann allein eine selbsterfahrene ähnliche Empfindung reproduzieren und schließen, dass der andere bei analogen Reizen ein Ähnliches wie ich selbst erlebe. Nicht aber kann ich es so nacherleben oder miterleben wie zum Beispiel ein geistiges Gefühl der Trauer. Die wechselnden Zustände des Leibes in Empfindung und Gefühl sind eben schlechthin gebunden an den bestimmten Leib des Individuums. Man kann daher streng dasselbe Leid (wenn auch auf individuell verschiedene Weise) ›fühlen‹, nie aber denselben Schmerz empfinden.«[18]

Die Möglichkeit zur intersubjektiven Übertragung von Erlebnissen besteht also nach Meinung Schelers nur für das (propriozeptive) Leid, nicht aber für den (protopathischen) Schmerz. Eine solche Übertragbarkeit von Leiderfahrungen ermöglicht schließlich auch das uns allen bekannte Mitleid (nicht den Mitschmerz).[19] Allerdings ist Scheler gegenüber einer Theorie des universalisierten Mitleides,[20] wie sie gegenwärtig unter anderem von Ursula Wolf vertreten wird, äußerst skeptisch. Mitleid habe Scheler zufolge in der Ethik zumeist den Vorrang vor der Mitfreude, weil durch letztere der Neid gehemmt werde und kein großer praktischer Effekt entstünde. Mitleid befindet sich dagegen auf der Ebene der geistigen Empfindungen, weil »das An-

[17] Scheler (1973), S. 256.

[18] A.a.O., S. 249.

[19] Die Unterscheidung in protopathische und propriozeptive bzw. epikritische Sensibilität geht auf Henry Heads Aufsatz *The afferent nervous system from a new aspect* (Head (1905), S. 99–115) zurück. Wenn wir nun im Anschluss an diese Überlegungen immer wieder von protopathischem Schmerz sprechen, dann reden wir über das *raw feel*, die reine Schmerzempfindung. Ist dagegen von propriozeptiver Sensibilität die Rede, dann beziehen wir uns zusätzlich auf alle psychologischen, sozialen und kulturellen »Abschattungen« jener protopathischen, mitunter leidinduzierenden Schmerzerlebnisse.

[20] Ursula Wolf kennt keine moralische Abstufung in der Schutzwürdigkeit empfindungsfähiger Wesen und damit auch keine natürliche Wertrangordnung im Sinne Schelers: Vgl. Wolf (1990).

wendungsgebiet des Mitleides größer durch die Tatsachen des Schmerzes sei, dem kein so steigerungsfähiges und allgemein über den ganzen Organismus verbreitetes sinnliches Lustgefühl entspräche.«[21] So verzeichne das Mitleid gegenüber der Mitfreude eine »höhere praktische Bedeutung«,[22] weil es oft »Ursache von hilfreichem Tun ist.«[23] Scheler nennt diese höhere Wertschätzung des Mitleids gegenüber der Mitfreude aber letztendlich eine »utilitarische Verkehrung der echten Wertverhältnisse.«[24]

In Bezug auf die von Descartes hervorgehobene Warnfunktion des Schmerzes äußert sich Scheler auch kritisch über das »gebrannte Kind, das das Feuer fürchtet«, weil hierbei oft vergessen werde, dass neben »räumlichen und zeitlichen Kontaktgefühlen« noch »Ferngefühle« wie Angst, Furcht, Appetit, Schwindelgefühl etc. existierten, deren Wert nicht im Vorhandenen, sondern im Kommenden bestehe.[25] So zeige nach Scheler

> »die biologische Auffassung des Schmerzes als Warnungszeichen wohl die Zweckmäßigkeit, die in der Verbindung von Schädigung und Schmerz der Art und Größe nach besteht; aber sie kann aus diesem teleologischen Gedanken heraus niemals die Notwendigkeit ableiten wollen, dass es Schmerz überhaupt gibt und warum die Evolution des Lebens sich keines anderen Warnungszeichens bediente.«[26]

Der prototypische Schmerz ist für Scheler daher in sittlicher Hinsicht nicht relevant. Schmerz und Leid befinden sich auf verschiedenen Stufen ein und derselben Wertrangordnung. Scheler geht es in der Leidbetrachtung folglich nicht um die Bewertung protopathischer Effekte, sondern um die Benennung der psychischen und geistigen Gefühle, die ›auf dem Rücken‹ der protopathischen Akte und Widerfahrnisse geschehen. So ist das Leid als geistiges Gefühl nur dem Menschen vorbehalten und ethisch in Rechnung zu stellen. Der Mensch kann sich zum Schmerz nur verhalten, indem er sich zum

---

21 Scheler (1973), S. 142.

22 Ebd.

23 Ebd.

24 Ebd. Scheler erkennt hier schon sehr genau die Bedeutung des Mitleides für eine pathozentristische Ethik, die jenes Mitleid mit den Geschöpfen dazu nutzt, um auf Kosten der exklusiven Bewertung menschlichen Lebens eigene, paradoxerweise ebenfalls menschliche Universalinteressen, wie die Verbesserung des allgemeinen Weltzustands, durchsetzen zu können.

25 Scheler (1980), S. 354.

26 A. a. O., S. 359.

Leid, das meist durch Schmerz hervorgerufen wird, verhalten kann. Scheler geht deshalb auch davon aus, dass eine Erlösung vom Schmerz grundlegend von einer Leiderlösung zu unterscheiden sei. Die Erlösung vom Schmerz ist jederzeit und ohne Abwägung gewünscht, wohingegen beim Leid die Erlösung einen bestimmten Weg gehen kann, der nicht auf Tilgung, sondern auf Verwandlung setzt: »Die Erlösung vom Leide [...] ist ihr (der christlichen Lehre) nicht – wie Buddha – die Seligkeit, sondern nur die Folge der Seligkeit.«[27] Das Leid wird aus diesem Grund nicht in der reduktiven Form des Schmerzes bekämpft, sondern positiv in eine bestimmte Lebensform eingebettet.

b) Der sprachpragmatisch-behavioristische Ansatz

Einen gänzlich anderen Ansatz als Max Scheler verfolgt dagegen Ludwig Wittgenstein.[28] Während Scheler großes Misstrauen gegenüber behavioristischen Modellen der Schmerzbeschreibung gehegt hätte, zeigt sich Wittgenstein diesen gegenüber aufgeschlossen. Das sogenannte *Privatsprachenargument* Wittgensteins soll verdeutlichen, dass Schmerzempfindungen zwar subjektiv, aber nicht privat sind, weil es eine grammatische Verbindung zwischen Schmerzempfindung und Schmerzausdruck gibt. Somit bezeichnen Empfindungswörter keine privaten Zustände, insofern sie als Verhaltensbeschreibungen über Sprache, deren Verstehbarkeit durch den notwendigen Gebrauch gesichert ist, vermittelbar sind. Daraus folgt, dass die Be-

---

[27] Ganz entscheidend für Scheler sind jene Konzepte des »seligen Leidens« (a. a. O., S. 358), die in asketischen Handlungen und selbstrelativierenden Akten der Hingabe zum Tragen kommen. Dieses »Leiden« stellt wohlgemerkt keine Bonisierung des Schmerzes als solchen bzw. auch keine funktionelle Eliminierung des Schmerzes um eines Höheren willen dar, sondern markiert einen Versuch, aus dem Schmerz Gutes hervorgehen zu lassen. Diese Methode der Integration des Schmerzes in das persönliche Leben bedeutet übrigens für den Urvater des pathozentrischen Denkens, Jeremy Bentham, eine Unmöglichkeit und ist ohne die Überschreitung bestimmter Zumutbarkeitsgrenzen (die der Hedonist übrigens für sich festlegt, was nicht heißt, dass diese Grenzen allgemein verbindlich wären) praktisch nicht umzusetzen. So schreibt Bentham über diesen Asketismus: »Let but one tenth part of the inhabitants of this earth pursue it consistently, and in a day's time they will have turned it into hell.« Bentham (1970), S. 21.

[28] Vgl. Wittgenstein (2003), § 283 ff., § 293. Siehe den Beitrag von Lukas Kaelin in diesem Band.

deutung geistiger Begriffe sich vollständig auf Verhaltensbeschreibungen zurückführen lässt: Wir wissen nicht, wie Robert Schmerzen erlebt, was wir aber wissen ist, dass sein Schmerzverhalten auf das tatsächliche Empfinden von Schmerzen hindeutet.

Wittgensteins Ansatz ist auf diese Weise zwar zunächst gegen Versuche immun, die eine Schmerzerfahrung als Erlebnis kennzeichnen, dem man physische Korrelate zuweisen kann, baut dabei entgegen seiner eigenen Absichten aber eine Brücke für die nachträgliche Mentalisierbarkeit des Phänomens. In Form des Gebrauchs von ausgewähltem Schmerzvokabular ist es nämlich möglich, jede Aussage der Form »Ich habe Schmerzen« als begriffliche Repräsentation eines Zustandes des Schmerzenhabens zu betrachten. Diese Konfundierung von Verhalten und Aussage hat wiederum zur Folge, dass von Schmerz zu sprechen noch nicht bedeuten kann, sich »schmerzgemäß« zu verhalten. Sich »schmerzgemäß« zu verhalten, kann jedoch nicht allein über Sprache kommuniziert werden, wie Babys, Taubstumme oder – im Falle eines Gedankenexperimentes – Außerirdische, denen ein solches Vokabular schlechterdings fehlt, beweisen. Noch problematischer wird es bei Personen (Demenzkranke, komatöse Patienten oder Patienten mit apallischem Syndrom), denen jede Möglichkeit fehlt, sich adäquat zu äußern. Jemandem, der das Schmerzvokabular (noch) nicht beherrscht bzw. niemals beherrschen wird, kann ich nicht erklären, was das ist, was ich gerade empfinde. Zwar wird durch Wittgensteins Analyse der Negativität des Schmerzes Rechnung getragen, indes scheint eine Übertragbarkeit der Schmerztatsache durch sprachpragmatische Beziehungen die subjektive Wirklichkeit des Schmerzes wieder zu überdecken.

c) *Der neurowissenschaftlich-reduktionistische Ansatz*

Gewiss ist der Erklärungsversuch Wittgensteins für eine zufriedenstellende Theorie der Schmerzübertragung unzureichend. Solange eine grammatische Beziehung zwischen Empfindung und Ausdruck, die ihrerseits nicht neurophysiologisch erklärt werden kann, angenommen wird, müssen wir uns in einem Zirkel bewegen. Der Versuch, die Fremdwahrnehmung des Schmerzes deshalb über die Theorie der Spiegelneuronen erklären zu wollen, scheint indes ebenso fragwürdig, da es keine »etikettierbaren« Zellen für Empathie gibt, deren Vorliegen beweisen könnte, wie ›dein Schmerz‹ zu ›meinem

Schmerz‹ (und umgekehrt) wird. Das intuitive Verstehen des Anderen, das durch die Aktivierung der Spiegelneuronen scheinbar sichtbar wird, hängt im Grunde genommen gar nicht mit der Tatsache zusammen, dass ich zu diesem Zweck über Zellen verfüge, die dem Forscher zu zeigen scheinen, dass ich mich in den Anderen einzufühlen verstehe. Viele Studien verdeutlichen, dass die Suche nach einem neuronalen Korrelat für die Schmerzempfindung aussichtslos ist, sodass die in philosophischen Fragen oft wenig beschlagenen Hirnforscher ihr Heil zwangsläufig in der Mentalisierung des Phänomens, über das die Suche nach einer materiellen Basis nur hinwegtäuschen möchte, zu finden glauben.[29] Gedanklicher Urheber dieser Betrachtung ist abermals Descartes, der in seinen *Meditationen* schreibt: »Ich würde jene Verletzung rein geistig wahrnehmen, wie das Auge des Schiffers wahrnimmt, wenn am Schiff etwas zerbricht.«[30] Eine solche Mentalisierung des Schmerzes geht bekanntlich mit einer Somatisierung des Phänomens nur deswegen einher, weil die Reduktion des einen auf das andere einem Missverständnis unterliegt, das Robert Spaemann wie folgt benennt:

> »Das moderne Bewußtsein [versteht] sich zwar gern als materialistisch […], [ist] aber eher spiritualistisch […], weil es sich zum eigenen Körper wie zu einem Objekt, einem Fremdkörper verhält, der einem Ich als Instrument für Produktion und Genuß zur Verfügung steht. Damit erst wird er zu ›bloßer Materie‹.«[31]

Dieser Mentalisierung des Schmerzphänomens im Zuge seiner vermeintlichen Somatisierbarkeit bzw. Materialisierbarkeit muss übrigens seine angebliche Lokalisierbarkeit (wie im Fall der Spiegelneu-

---

[29] Maurice Merleau-Ponty, der sich direkt mit den psychologischen und physiologischen Theorien seiner Zeit auseinandergesetzt hat, wird nicht selten als ein Vertreter vorgestellt, der den cartesischen Dualismus dadurch zu überwinden versucht, insofern er unter Rückgriff auf gestalttheoretische Gedanken den Empfindungsbegriff aufzuheben gedenkt, um ihn in Form der Idee eines »wahrnehmenden Leibes« zu restituieren. Merleau-Ponty ist aber trotz seiner luziden Ausführungen zur Leiblichkeit am Projekt einer fortschreitenden Mentalisierung des Schmerzes beteiligt. Die Verleiblichung des Bewusstseins, welche sich als ein Drittes hervorbringen möchte, ist bei ihm letztlich durch nichts anderes erfüllt als durch das Bewusstsein selbst.

[30] Descartes (1972), 6. Meditation, Punkt 13. Der französische Phänomenologe Michel Henry ist im Unterschied zu Descartes und Merleau-Ponty jemand, der diese Spaltung dadurch zu überwinden sucht, dass er auf die Selbstaffektion, z. B. des Auges während des Sehens, Bezug nimmt: Das Auge sieht sich selbst nicht, aber es lebt, weil es sehen kann.

[31] Spaemann (2002), S. 234.

ronen) vorausgehen: Ich kann zwar sagen, dass mein Schmerz bzw. dessen Quelle sich »ungefähr hier« befände, diese Diffusität ist aber bereits ein Kennzeichen dafür, dass es sich um Schmerz handelt, *der nur dort ist, wo er selbst sein will.*[32] Diese Beschreibung widerspricht dabei der gängig gewordenen physikalistischen Aufassung, dass der Schmerz (in Form seines neurophysiologischen Korrelats) raumzeitlich exakt zu bestimmen sei. Den damit unternommenen Versuch, abstrakte Kategorien auf konkrete Entitäten auszudehnen, hat Alfred North Whitehead bekanntlich als *fallacy of misplaced concreteness* bezeichnet. Vor diesem Hintergrund wird eine Unterscheidung zwischen dem Ort des Auftretens von Schmerzen und dem Ort der Schmerzentstehung aber hinfällig. Schon allein die Frage, *wo* sich der Schmerz befindet, wenn er sich doch nirgendwo aufhalten kann, d. h. keinen Ort (in der Bedeutung von ›Position‹) hat, führt in eine *contradictio in adiecto.*

Aus diesen Überlegungen geht demnach hervor, dass wir nur indirekt, d. h. *per analogiam,* vom Schmerz des Anderen zu sprechen in der Lage sind. Das gilt übrigens auch für das Tier. Die Empfindung des Schmerzes bei Mensch und Tier ist niemals eine Positivität, von der man ableiten könne, wie jeweilige Erlebnisformen im Menschen oder im Tier aussähen. Lisa Tambornino unterscheidet in ihrer Studie

---

[32] Demgegenüber behauptet Tambornino, dass wir wissen können, wo sich der Schmerz befindet, d. h. *wo er sein will:* »Schmerzen werden irgend*wo* (kursiv, M. H.) im Körper empfunden« Tambornino (2013), S. 78. Es ist zu vermuten, dass Tambornino von der eindeutigen Lokalisierbarkeit der Schmerzempfindung und Schmerzentstehung ausgeht. Zukünftige Forschungen werden einiges dafür tun müssen, den exakten Ort des Schmerzes ausfindig zu machen. Dass sie aber daran zwangsläufig scheitern werden, zeigt bereits die Problematik des Phantomschmerzes. Wo ist der »Ort« des Phantomschmerzes? An der »ehemaligen Stelle«, an dem sich das amputierte Körperteil befand? Das ist empirisch natürlich unhaltbar, da es bezüglich des Ortes der Schmerzempfindung kein eindeutig lokalisierbares physiologisches Korrelat geben kann. Natürlich kann diese Feststellung für den »Schuldscheinmaterialisten« auch ein Indiz dafür sein, dass sich der Phantomschmerz letztlich irgendwo »im Gehirn« befinden müsse. Wie der Phantomschmerz aber dann von Gehirnschmerzen, die es durchaus geben kann, zu unterscheiden sei, bleibt fraglich. Eine sich daraus ergebende, irrwitzige Rede von »Phantomgehirnschmerzen« vermag diesbezüglich die ganze Absurdität einer Jagd nach dem Wesen und nach dem Ort des Schmerzes aufzuzeigen. Vielmehr sollte man sich in dieser Frage deshalb an Max Scheler halten, der den Phantomschmerz wie folgt beschreibt: »Ich fühle es da, ›wo‹ ich die Organeinheit erlebe, deren Zustand es ist.« Scheler (1980), S. 346. Das ›Wesen‹ des Schmerzes besteht Scheler zufolge nämlich nicht in seiner raumzeitlichen Lokalisierbarkeit, sondern im »Wechsel seiner Örtlichkeit«. (A. a. O., S. 422)

zwar Empfinden von Erleben, aber nur um Erleben als spezifischen Bewusstseinszustand eines wie auch immer gearteten Selbst zu kennzeichnen: »Tiere und Menschen empfinden zwar gleichermaßen, erleben aber unterschiedlich.«[33] Tiere haben nach Tambornino demzufolge nur ein Zugriffsbewusstsein, das sich nicht zu einem Selbstbewusstsein erheben kann. Die ubiquitäre Rede vom immateriellen Bewusstsein ist hier abermals entscheidend, da es vorbewusste Empfindungen nicht geben kann, weil diese dann auch kein neuronales Korrelat hätten. Tambornino spricht deshalb auch von »Graden des Bewußtseins«,[34] was verdeutlichen soll, dass es Schmerz niemals außerhalb seiner Bewusstwerdung geben kann.

Nun wäre es aus diesen und anderen Gründen aber fatal, Tamborninos Untersuchungsergebnisse auf moralphilosophische Aspekte anzuwenden. Obwohl sie mit ihren Ausführungen das Terrain der Ethik bewusst nicht betreten möchte, zeigen ihre Überlegungen klar an, welche ethischen Schlussfolgerungen aus ihren Prämissen gezogen werden können: So ist ihr zufolge der Hirntod des Menschen gleichbedeutend mit der Beendigung des bewussten Schmerzerlebens, was gleichzeitig auch die Aberkennung des Personenstatus mit sich brächte. Diesbezüglich feststellen zu wollen, ob komatöse Patienten aktuales Bewusstsein besitzen, um daraus moralische Entscheidungen ableiten zu können, folgt m. E. einer spezifischen Ideologie, die starr am Bewusstseinsparadigma festhält. Komatöse Patienten sind indes auch unabhängig davon, ob sie aktuales Bewusstsein besitzen, Personen und gelten genau deshalb, d. h. aufgrund ihres Personseins, als Träger von Würde und damit als schutzbedürftig. Hinter dem von Tambornino vertretenen Bewusstseinsparadigma verbirgt sich demzufolge wahrscheinlich der fragwürdige Versuch, der materialen Herkunft bestimmter Empfindungen dadurch habhaft zu werden, dass eine Mentalisierung derselben versucht wird, die sich als Abbild einer naturalistischen Auffassung begreifen lassen soll. Dieses umfassende Reduktionsprogramm, welches vom Schmerzschrei »Aua« zur Aussage »Ich habe Schmerzen« übergeht, um daraus wiederum die Tatsache abzuleiten, dass »das Selbst Schmerzen hat«, dient dem letzten Zweck, konstatieren zu dürfen, dass »der Körper Schmerz hat«, weil »die C-Fasern feuern«. Was den Schmerz aber als eine subjektive Erlebnisqualität ausmacht, die sich nicht in quan-

[33] Tambornino (2013), S. 111.
[34] Ebd.

tifizierbare Zustände einer unbestimmten Materie auflösen lässt, das wird durch jene Mentalisierungs- und Naturalisierungsabsicht geradezu verschleiert, und zwar durch die Tatsache, dass dem Schmerz abgesprochen wird, das Erlebnisphänomen *par excellence* zu sein, das sich gerade nicht mentalisieren oder naturalisieren lässt.

d) Der antireduktionistisch-metaphysische Ansatz

Jeder Versuch, den Schmerz bzw. sein Auftreten in eine kohärente philosophische Erklärung zu überführen, läuft Gefahr, sich in Aporien zu verstricken. Es stellt daher eine Art Flurbereinigung dar, was Thomas Nagel vollzogen hat. Durch den Verweis auf eine Außenperspektive des Schmerzes, die nicht durch das mentalistische Paradigma eingefangen werden kann, erlangen wir ein neues Verständnis des Phänomens: »Welchen allgemeinen Wert sollte man, wenn überhaupt, Lust oder Schmerz zuschreiben, wenn man solche Tatsachen aus einer rein objektiven Perspektive einfängt? Wie sollte einer Lust und Schmerz rationalerweise bewerten, wenn er davon abstrahiert, wer er selbst ist?«[35] Nagel ist folglich der Ansicht, dass im Falle des Schmerzes eine Objektivierung bzw. Positivierung unmöglich sei: »Keine objektive Wertbeschreibung, die wir uns zu eigen machen könnten, würde in solchen Fällen unsere subjektive Autorität suspendieren.«[36] Der Schmerz hat nach Nagel ein »Eigenleben« *(a life of its own)* – eine Feststellung, die uns aber nicht davon abhalten soll, die Realität des Schmerzes zu affirmieren. Man kann in Ergänzung zu Wittgenstein nämlich nicht nur nicht wissen, was Menschen und Tiere empfinden, sondern man kann auch nicht wissen, dass sie Schmerzen empfinden, auch wenn sie sich so verhielten, als hätten sie welche. Bei aller Bedeutsamkeit dieser Beobachtung ist der Umkehrschluss, vor allem in medizinethischer Hinsicht, noch ausschlaggebender: Man kann auch nicht wissen, dass Personen »nichts«, z. B. Schmerzen, empfinden, wenn sie sich so verhielten, als hätten sie keine Schmerzen.

Mit seiner Lesart des Schmerzphänomens zeigt Nagel dabei in hilfreicher Weise auf, dass weder Solipsismus noch Behaviorismus, noch irgendwelche Zombietheorien das Mysterium des Schmerzes

---

[35] Nagel (2012), S. 271.
[36] A. a. O., S. 273.

zu erklären vermögen. In diesem Sinn schreibt Clive Staples Lewis in seinem berühmten Schmerzbuch: »Vielleicht haben wir die ›leidenden Tiere‹ erfunden, indem wir, in einem ›pathetischen Irrtum‹ befangen, in die Tiere ein Selbst hineingedeutet haben, für das es keine wirkliche Evidenz gibt.«[37] Wir bleiben also – und das müssen wir wohl auch – im Schmerzerleben weiterhin bei uns selbst, auch wenn wir glauben, dass der Schmerz des Anderen unser Schmerz sei. Allerdings heißt »Bei-uns-selbst-bleiben-im-Schmerz« noch nicht gleich, dass wir niemals beim Anderen sein können. Das »Bei-uns-selbst-bleiben-im-Schmerz« ist hier nur bezogen auf die direkte, d. h. protopathische Schmerzempfindung. Der Schmerz als negative Qualität und intensive Größe verstanden weist hingegen über sich selbst hinaus, treibt folglich den Betroffenen, der nach jemandem sucht, der ihn von seinem Schmerz befreien kann, automatisch aus der Zentralität des eigenen Ich hinaus. Damit verdeutlicht der Schmerz paradigmatisch, dass wir als Menschen (anders als die Tiere) exzentrisch positioniert sind.[38] Wir gehen – wie anfangs erwähnt – weiterhin von der Realität des Fremdpsychischen aus, was uns zugleich erlaubt, nach der Stellung des Schmerzes im Leben von Menschen und Tieren zu fragen. Die Beschaffenheit des Schmerzes spielt dabei eine untergeordnete Rolle, zumal Schmerzen in ihrer Erlebbarkeit nicht abbildbar sind, d. h. niemals positiv ausgewiesen werden können. Eine praktische Positivierung des Schmerzes, z. B. in Form der bewusst beabsichtigten Hervorbringung des Schmerzes bei sadistisch-masochistischen Praktiken, scheitert ebenso, insofern der Schmerzwillige die Schmerzerfahrung allein zum Lustgewinn gebraucht und damit der Schmerz als willkommenes Hemmnis für die Zielerreichung des Lustzustandes missbraucht. Lust ist damit kein Gegenmittel mehr zum Schmerz,[39] sondern fällt mit diesem zusammen. Eine Außenperspektive sowohl auf die eigene Lust als auch auf den individuellen Schmerz, die uns Thomas Nagels Ansatz bietet, ist in diesem Fall nicht mehr gegeben. Dagegen sind das Leiden an der Lust sowie das Leiden am Schmerz in einem nicht-pathologischen Sinne zu dieser Perspektivierung fähig. Als höherstufige Phänomene helfen sie uns aber bei der ethischen Bewertung des Schmerzes als solchem vorerst nicht weiter.

---

[37] Lewis (1978), S. 157.

[38] Vgl. Plessner (1928).

[39] Vgl. Aristoteles (1990), 1153a30–1154a5.

Aus diesen vier Erklärungsversuchen, die Erlebbarkeit des Schmerzes zu beschreiben und auf ihre Übertragbarkeit hin zu überprüfen, sollte hervorgehen, dass wir in Bezug auf den anderen weder wissen können, wie es ist, eine Schmerzempfindung wie die seinige zu haben, noch es uns gegeben ist, von seinem Schmerzverhalten auf die tatsächliche Vorhandenheit von Schmerzen zu schließen. Der Schmerz ist als objektives Phänomen ausschließlich im verallgemeinerbaren Sinne des Schmerzhabenkönnens, der Vulnerabilität, gegeben, nicht aber in der subjektiven Form des irreduziblen Schmerzerlebens.

3. Die Bedeutung des Schmerzes für die aktuelle Ethik und Anthropologie

Herlinde Pauer-Studer schreibt in ihrer *Einführung in die Ethik*, ohne einen expliziten Nachweis für ihre Begründung zu führen, über den Schmerz, dass er ein Zustand sei, »der von unterschiedlichen ethischen Perspektiven her als moralisch relevant und schlecht beurteilt wird.«[40] Dass der Schmerz eine bedeutende Rolle für die Moral spielt, scheint zwar damit offenkundig. Allerdings handelt es sich hierbei auch um einen Umstand, der noch nicht lange als selbstverständlich angesehen wird. Bis zum 18. Jahrhundert wurden Schmerz und Moral nicht explizit miteinander in Verbindung gebracht. Zusammen mit der Lust war der Schmerz bis dato eher ein natürlicher Begleitumstand, der das Streben nach Glück zwar beeinträchtigen konnte, aber – im Sinne einer ausdrücklich angestrebten Vermeidung – nicht maßgeblich bestimmen sollte. Erst später, im Zuge des Utilitarismus, wurden Lust und Unlust dezidiert zu innersittlichen Werten für außersittliche Ziele erhoben. Jeremy Bentham, der Vater der utilitaristischen Denkweise, formulierte im Anschluss an Epikur die neuen Parameter für ein Glück, dessen Erlangung mit der Mehrung von Lust und der Vermeidung des Leides bzw. Schmerzes verbunden war. Dieses Postulat Benthams basierte auf einer spezifischen Axiomatik, die besagt, dass Lust bzw. Freude gut und Schmerz schlecht sei. Dass der Schmerz per se schlecht sei, stellte zu Benthams Zeiten natürlich keine Neuerung dar, jedoch bedeutete seine Geltendmachung im Rahmen einer Moralphilosophie ein Novum.

[40] Pauer-Studer (2010), S. 28.

In der zweiten Hälfte des 20. Jahrhundert gingen aufgrund eines neuen Bewusstseins für die Belange der Natur angesichts von Bedrohungen (Umweltkatastrophen, Kriegen etc.) jene weitestgehend akzeptierten utilitaristischen Theorien mit naturethischen Entwürfen zusammen, die ihre Skepsis an den hegemonialen Ansprüchen des Menschen dadurch zu relativieren versuchten, dass sie eine moralische Bewertung auch auf nicht-menschliches Leben auszudehnen wünschten. Zum Zwecke dieser Evaluation bot sich insbesondere das Kriterium der Empfindungsfähigkeit an, das nicht nur auf Menschen, sondern auch auf höhere Tiere angewendet werden kann. In der gegenwärtigen Literatur wird gemeinhin der daraus hervorgehende ethische Ansatz des Pathozentrismus, der die Leid- bzw. Schmerzempfindungsfähigkeit lebendiger Wesen in den Mittelpunkt einer moralischen Bewertung rückt, dezidiert anthropozentrischen Modellen einer Moralbegründung gegenübergestellt.[41] Es hat sich seitdem eingebürgert, den Pathozentrismus eher einer Tier- und Umweltethik zuzuordnen und weniger direkt auf den Menschen und sein Handeln zu beziehen. Meines Erachtens ist diese Zuordnung erneut zu prüfen und mit guten Gründen in Frage zu stellen. So entstand die pathozentrische Ethik zunächst aus einer Abgrenzungsbewegung gegenüber sogenannten speziesistischen Entwürfen. Auf Basis einer humeanischen Motivationstheorie und einer nicht mehr auf eigenen Gattungsinteressen fußenden Ethik, die aufgrund ihrer durch Verhaltensbeobachtungen bestätigten Universalisierbarkeit eine Übertragbarkeit auf nicht-menschliches Leben scheinbar zu ermöglichen vermag, lässt sich seitdem die Bevorzugung des Menschen in ethischen Zusammenhängen nach Auffassung einiger Autoren nicht mehr rechtfertigen.

Sicherlich ist es eine unbestrittene Errungenschaft der Neuzeit, dass Tieren ebenso wie Menschen moralisch zu berücksichtigende Schmerzempfindungen zugeschrieben werden, wenngleich Tiere diese anders artikulieren bzw. sich nicht zu diesen noch einmal verhalten können. Ungeachtet dessen sind und bleiben Schmerzen stets die Schmerzen desjenigen, der sie erlebt, was nicht heißen soll, dass wir vom Schmerzverhalten auf die Befindlichkeit des von Schmerzen Geplagten schließen können bzw. seinen Schmerz einschließlich seiner Ursachen angemessen zu bewerten vermögen (siehe unsere Ausführungen im vorangegangenen Abschnitt). Um Schmerzen aber als

[41] Vgl. Singer (1991) und Singer (1994).

etwas Gutes oder Schlechtes überhaupt bewerten zu können, ist es notwendig, davon auszugehen, dass alle moralempfänglichen Wesen auch empfänglich für Schmerzen sind. Folglich geht auch Buytendijk davon aus, dass »unser Urteil über das Schmerzgefühl einer ›fremden‹ Person oder eines Tieres die gleiche Wesensgrundlage besitzt.«[42] Was hier mit »Wesensgrundlage« gemeint ist, bleibt erst einmal unklar. Hingegen mag es für unsere Begriffe wohl eindeutiger erscheinen, wenn wir annähmen, dass das Tier ebenso wie der Mensch durch den Schmerz »getroffen« werden könne, was sich auch hauptsächlich durch dessen authentisches Schmerzverhalten bestätigen ließe. Allerdings, so Buytendijk weiter, erlebt das »Tier gewiss das Getroffensein, aber nicht als ein Getroffensein in seiner psychophysischen Einheit.«[43] Buytendijk unterscheidet also zwischen einem Getroffensein als solchem und einem Getroffensein der psychophysischen Einheit. Nun drängt sich hier der Verdacht auf, dass eine intrinsische Bewertung des Schmerzes als schlecht sich letztlich nur auf das Getroffensein als solches, also auf die direkte Schädigung beziehen kann. Henry Head hat diesen Aspekt – wie bereits erwähnt – als protopathische Sensibilität bezeichnet,[44] die jener propriozeptiven Sensibilität für das Getroffensein der eigenen Person zuvorgeht.

An dieser Stelle könnten wir aber geradewegs eine Verbindungslinie zum pathozentrischen Utilitarismus Benthams ziehen, bei dem die positive Empfindungsfähigkeit der Lust ausschließlich durch die Vermeidung der Auswirkungen des Schmerzes auf der Ebene des protopathischen Sinnes erreicht wird. Die Frage nach der epikritischen (= beurteilungsbezogenen) Qualität des Schmerzes interessiert von diesem Blickwinkel aus weniger, da in jenem Fall eine Mentalisierung des Schmerzes vorgenommen wurde, infolgedessen die protopathische Qualität der Schmerzerfahrung »überschrieben« wird. Husserls phänomenologische Theorie der »Empfindnisse«, die als Gegenstände der inneren Anschauung fungieren, gibt übrigens eindeutig von einer epikritischen oder propriozeptiven Bewertung des Schmerzes Zeugnis. Protopathische Sensibilität ist damit von propriozeptiver Sensibilität, die eine Trennung von lebendiger Empfindung und Bewusstsein der Empfindung bereits voraussetzt, zu unterscheiden. Von der Form

---

42 Buytendijk (1948), S. 73.
43 A. a. O., S. 132.
44 Vgl. Anm. 19.

der Sensibilität hängt es also ab, welche Art der intersubjektiven Übertragung und welche moralische Urteilsform gewählt wird.

Eine Schmerzbetrachtung auf der Ebene der protopathischen Sensibilität kann indes auch verhindern, dass das Schmerzphänomen in einen funktionalen Zusammenhang gestellt wird, dementsprechend der Schmerz verteufelt oder als lebensnotwendig betrachtet werden kann. Schmerz ist bei den utilitaristischen Pathozentrikern per se schlecht, gerade weil er als protopathische Empfindung schlecht, d.h. unangenehm, ist.[45] Diese Auffassung ist durchaus konsequent. Dass man am Schmerz auch leiden kann, das ergibt unter diesem Blickwinkel betrachtet wenig Sinn, weil der Schmerz in diesem Fall nur als rein Wahrgenommenes existiert. Es geht hier also letztlich nicht mehr um das Bewusstsein des Schmerzes, sondern um den Schmerz als eine reine Empfindung, als *raw feel*.[46] In dieser Bestimmung liegt bekanntlich nicht nur der entscheidende Einwand David Humes gegenüber Descartes' Gewissheitsargument, sondern auch der Kern jedes pathozentrischen Arguments. So stellt Hume in einer berühmten Aussage fest, dass er bei der Introspektion niemals ein »Selbst«, sondern immer nur Einzelperzeptionen erfassen könne.[47] Jene Rede von einem Selbst, in dem sich Bewusstseinsinhalte versammeln, ist nach Hume also ein *flatus vocis*. Jede Wahrnehmung setze dabei irrtümlicherweise *jemanden* voraus, dem der Schmerz bewusst werden könne. Diese vermeintliche Bewusstwerdung des Schmerzes ist aber für Hume nichts anderes als der Schmerz selbst.[48]

45 Nicht-Utilitaristen wie Peter Schaber versuchen dagegen den Schmerz über seine objektive Bewertbarkeit zu beschreiben: »Schmerzen sind schlecht, weil oder sofern sie schlecht bewertet werden.« Schaber (2006), S. 14. Schmerzen können für ihn also niemals intrinsisch schlecht sein, wobei Schaber hier auch im Rahmen einer Theorie propriozeptiver Sensibilität argumentiert.

46 Schmerz ist auf protopathischer Ebene »just a certain kind of sensation, identifiable as such by the way it feels« (Sumner (1996), S. 105). Schabers evaluative Bestimmung des Schmerzes, wonach der Schmerz eben nicht bloß ein *raw feel* ist, steht beispielsweise vor dem Problem, dass nicht klar ist, wodurch sich der Schmerz als unangenehm bewertetes Phänomen von der Empfindung des Ekels, die ebenso negativ bewertet wird, unterscheidet.

47 Vgl. Hume (1896), S. 252: »I never can catch myself at any time without a perception, and never can observe anything but the perception.«

48 Bei Hume kann es diesen Jemand auch deshalb nicht geben, weil es nur Zustände gibt – so ist der Zustand des Schmerzerlebens bei Menschen mit dem Zustand des Schmerzerlebens beim Tier zwar vergleichbar, aber nicht aufgrund der ähnlichen Erlebnisqualität, sondern aufgrund von Vorkommnissen, die auf Schmerzen hindeuten. Der Pathozentrismus ist auf Basis dieser Voannahmen also durchaus in sich konsis-

Was es folglich *gibt*, sind nur Empfindungen, d.h. in diesem Fall hat der Schmerz weder Sinn noch Bedeutung, noch lässt er sich irgendwo verankern. Hume bleibt damit nach guter angelsächsischer Tradition als Vordenker des Utilitarismus ganz auf der Ebene einer protopathischen Sensibilität. Allerdings bereitet er mit diesen Bestimmungen auch den Boden für spätere Forschungen, sofern seine Negierung eines Schmerzbewusstseins auch dafür genutzt werden kann, um – was übrigens für Hume aufgrund seiner Induktionsskepsis noch ausgeschlossen war – das Phänomen des Schmerzes zu objektivieren, d.h. nach naturgesetzlichen Maßstäben zu verallgemeinern.

Die Negativität des Schmerzes, welche utilitaristisch geprägte pathozentrische Theorien aufgrund ihrer epistemischen Voraussetzungen ausblenden müssen,[49] ist aber vor allem dort von Bedeutung, wo es um den Schmerz als anthropologisches Phänomen geht. Der Schmerz des Anderen, ob Tier oder Mensch, ist einfach nicht mein Schmerz, was vor allem dann deutlich wird, wenn Personen über »meinen« Schmerz oder Nichtschmerz zu sprechen versuchen. Hieran wird augenscheinlich eine Inkongruenz erkennbar, und die scheinbar beschwichtigende Aufforderung, »man solle sich wegen

tent, und eine absolute Schmerzvermeidung, die sogar den instrumentellen Nutzen des Schmerzes ablehnt, scheint plausibel. Allerdings ist die Annahme Humes, wir besäßen kein Selbst, sondern seien reine Perzeptionsbündel, unzulässig. Zwar ist der Schmerz eine reine Perzeption, aber er ist auch eine reine Perzeption für ein Bewusstsein bzw. einen Verstand. Diese Feststellung kann uns nämlich zu der Erkenntnis führen, dass wir den Schmerz haben, noch ehe er ins Bewusstsein kommt. Allerdings setzt diese Erkenntnis wiederum jemanden – d.h. Personen – voraus, die auf diese Erkenntnis stoßen.

[49] Dies würde unter anderem bedeuten, dass die Erkenntnis des Ursprungs des Schmerzes möglich sei. Saul Kripke (1980) hat dagegen herausgefunden, dass uns dieser Ursprung verborgen bleibt, weil wir die Gleichsetzung des Schmerzerlebnisses mit dem »Feuern von C-Fasern« (was offensichtlich einer Reduktion gleichkäme) nicht vornehmen können. So zieht Kripke folgenden logischen Schluss: Prämisse 1: Schmerzempfindungen könnten auch ohne C-Faser-Reizung vorkommen; Prämisse 2: Schmerzempfindungen sind essentiell für Schmerzen; Konklusion: Schmerzen könnten auch ohne C-Faser-Reizung vorkommen. Die meisten positivistisch fundierten pathozentrischen Theorien gehen allerdings davon aus, dass der Schmerz auch als empirisch gegebener Erlebniszustand (qua C-Faser-Reizung) existiert, wobei hier der negativ empfundene Schmerz zumeist als eine Privation dieser Positivität verstanden wird. Nichtsdestoweniger werden Schmerzerfahrungen damit immer noch als positiv ausweisbare Größen begriffen, vor allem auch dann, wenn man glaubt, diese mit Hilfe naturwissenschaftlicher Methoden bestimmen zu können. Wir haben aber gesehen, dass Schmerzen negative Phänomene *par excellence* sind, die es von sich aus nicht erlauben, in eine Positivität überführt zu werden.

des Schmerzes nicht so haben«, kann zur persönlichen Kränkung werden. Diese und andere Kränkungen, welche nicht unmittelbar mit akuten Schmerzen zu tun haben müssen, aber personale Grenzen der Scham und des natürlichen Selbstschutzes übertreten, können eine Form des Leides induzieren, für welches das Tier nicht empfänglich scheint: »Das Verhalten der Tiere lehrt uns, dass sie Schmerz empfinden, selbst heftig bis zur Ratlosigkeit. [...] Was aber aus den allgemeinen Eigenschaften des Tierlebens hervorgeht und nicht aus dem Verhalten abgelesen werden kann – und deshalb oft nicht gesehen wird –, ist, dass das Tier an seinem durchlebten Schmerz nicht leiden kann.«[50] Zwar *er*leiden Mensch und Tier aufgrund ihrer Sensibilität, die im Grunde genommen nichts Aktives darstellt, die Empfindung des Schmerzes,[51] allerdings ist nur der Mensch dazu disponiert, sich zu diesem erlittenen Schmerz, auch in seiner chronifizierten Erscheinungsform, aktiv zu verhalten. Die Frage nach dem Leid und seiner Vermeidung ist daher zumeist auf höherstufige Wünsche bezogen, die nur der Mensch äußern kann. Zwar krümmen sich Mensch und Tier auf gleiche Weise vor Schmerz, jedoch weiß der Mensch – neben der Tatsache, dass er gegebenenfalls das nächste Mal versuchen wird, die Quelle des Schmerzes zu umgehen –, dass die Schmerzen auch eine *Bedeutung* haben können, die über die reine Schmerzempfindung als solche hinausgeht. Diese Bedeutung kann sogar überaus wichtig für das persönliche Leben sein. Somit ist das Festhalten und die Thematisierung jenes Umschlagpunktes, an dem die protopathische Schmerzempfindung zur propriozeptiven Verletzlichkeitserfahrung wird, eine zentrale Herausforderung ethischer Reflexion.

Diese propriozeptive Verletzlichkeit, welche uns der reine Schmerz eröffnen kann, ermöglicht einerseits die besondere Wahrnehmung des Menschen in Bezug auf die Gestalt der Dinge, andererseits deutet sie – da der Schmerz ein ständiger Begleiter im Leben ist und ›seine Rechte unwiderruflich einklagt‹ – auch auf die eigene Endlichkeit hin. Sicherlich sind Menschen in Bezug auf verschiedene

---

[50] Buytendijk (1948), S. 89. Buytendijk greift hier dezidiert auf Helmuth Plessners berühmtes Konzept der »exzentrischen Positionalität« zurück, aufgrund derer Menschen – im Unterschied zu den Tieren – nicht nur Schmerzen direkt erfahren, sondern darüber hinaus auch an diesen Schmerzen leiden können.

[51] Schmerz ist ein erlebtes Widerfahrnis, das der Mensch, welcher das Affiziertwerden als Affiziertwerden seiner selbst erkennen kann, bei sich und anderen als eindeutiges Kennzeichnen seiner Personalität zu verstehen in der Lage ist.

Dinge auch verschieden verletzbar. Vulnerabilität ist aber selbst kein graduierbares Phänomen, sondern ein anthropologisches Faktum, das den Leib mit der Person verbindet. Als Kriterium des Personalen ist die Geltendmachung der Vulnerabilität deshalb auch notwendig, da ansonsten eine unwillkommene Verletzung nicht von einer aus freien Stücken in Kauf genommenen Verletzung zu unterscheiden wäre: So trifft ein unerwarteter Schlag in den Magen durch einen mir gegenüber aggressiv eingestellten Verursacher trotz der konkreten Handlung im Zuge der Schädigung eines bestimmten Körperteils immer auch meine Person als ganze. Zu diesem akuten Schmerz kommt noch die ›Be-Leidigung‹ hinzu, einen Körperteil von mir nur deswegen schädigen zu wollen, um mich als Person zu treffen, d.h. meine personale Integrität zu verletzen. Hier ist insbesondere die Intention der Leidzufügung entscheidend. Der Gegner beim Boxkampf zielt zwar ebenfalls auf bestimmte Körperteile, um mich zu schwächen oder gar zu Fall zu bringen, aber solange er nur dies beabsichtigt und sich während des Kampfes an die Regeln hält, wird er meine psychophysische Integrität nicht treffen. Noch deutlicher wird die Bedeutsamkeit einer qualitativen Einordnung der Absicht bei gezielten Schmerzzufügungen, die bei ärztlichen Eingriffen (z.B. der freiwilligen Lebendorganspende) in Kauf genommen werden, insofern sie – ohne damit bestimmte Abhängigkeiten (Schuld, ökonomische Zwänge etc.) zu induzieren – dem Wohl anderer dienen, aber auch zum eigenen Wohl, z.B. Gutes getan zu haben, beitragen. Hier wird die leibseelische Integrität trotz der Schmerzzufügung nicht bedroht, sondern bestätigt.

4. Schlussfolgerungen und thematischer Ausblick

Worauf zielt eine utilitaristisch-pathozentrische Ethik, die gerade auf Schmerzfreiheit bzw. -vermeidung abhebt, d.h. die exzentrische Positionalität des Menschen, die im Unterschied zum Tier Grundlage seiner Personalität ist, bestreitet?[52] Pathozentristische Theorien wie

52 »Es steht dabei außer Frage, dass die Abwesenheit von Schmerzen – wenn wir von den erwähnten Ausnahmen absehen – wünschenswert ist. Ich glaube jedoch – und darum geht es hier –, dass die hedonistische Tradition die Bedeutung dieses Werts der Schmerzfreiheit überschätzt. Weil es uns in der Regel um andere Dinge geht, sind wir auch bereit, Schmerzen in Kauf zu nehmen. Schmerzen sind sehr oft ein Übel, also nichts, was an sich wertvoll wäre; den Fokus unseres Tun und Lassens im Leben

diejenige Peter Singers vertreten, mit den Worten von Karl Popper, einen »negativen Utilitarismus«,[53] weil sie nicht die Maximierung des Glückes, sondern die Verminderung des Leides in den Vordergrund stellen. Dabei gehen deren Vertreter davon aus, dass Schmerz immer schlecht sei und in jedem Fall vermieden werden müsse. Allerdings können wir mit Recht unterstellen, dass die meisten Pathozentriker eine Verminderung des Leidens meist mit der Maximierung des Glückes gleichsetzen. Dieser damit verbundenen Risikoscheu entspricht vor allem auch der Wunsch des utilitaristischen Pathozentrikers, Kontingenz, deren Eintreten in unvorhersehbaren Ereignissen Leid zufügen könnte, zu beseitigen.[54]

Die vorangegangenen Ausführungen haben allerdings versucht zu zeigen, dass wahre Humanität gleichzeitig in der Anerkennung von und in der Vermeidungswilligkeit gegenüber Schmerzen besteht. Denn wer nicht glaubt, er sei fähig gegen sein Eigeninteresse handeln, der glaubt auch nicht, dass der Schmerz für ihn auch hilfreich sein könne. Die Idee einer Kontingenzbeseitigung aus Gründen der zukünftigen Leidvermeidung schränkt unser Erfahrungsleben in seiner Fülle und Reichhaltigkeit massiv ein. So nimmt sich der strenge Pathozentriker die Möglichkeit einer angenehmen Erinnerung an zu-

sollte ihre Abwesenheit allerdings nicht bilden.« Schaber (2006), S. 18. Es ist im Grunde nichts gegen eine zentrale Stellung des Schmerzes im Kontext einer ethischen Bewertung einzuwenden, allerdings ist hier unbedingt auf die Art und Weise der Bewertung zu achten. In konsequentialistischen Entwürfen kann der Schmerz die gleiche Rolle (im Sinne von Extension) haben wie in nicht-konsequentialistischen Ansätzen, wohl aber nicht den gleichen Sinn (im Sinne von Intension).

[53] Vgl. Popper (1980), S. 316 f.

[54] Wie auch immer die Vertreter des Pathozentrismus sich letztlich positionieren, ihre Entwürfe bleiben überwiegend anthroporelational, d. h. sie bleiben abhängig vom Menschen, der einzig in der Lage ist, natürlichen Wesen einen Wert zuzusprechen. Der reine Pathozentrismus ist somit das auf nicht-menschliche Lebewesen übertragene Komplement zum Emotivismus mit dem Ziel, eine Alternative zum Speziesismus zu bieten. Allerdings ist der so postulierte Pathozentrismus vermutlich der Gipfel des Speziesismus, weil er Menschlichkeit erst auf Empfindungsfähigkeit reduziert und diese Empfindungsfähigkeit dann absolut setzt, d. h. auf alle lebendigen höheren Wesen auszudehnen bestrebt ist. Dadurch wird der Spiel- und Handlungsraum des Menschen aber nicht eingeschränkt, sondern ausgedehnt, mit der daraus hervorgehenden Selbstverpflichtung, unter diesen Prämissen eine Universalverantwortung übernehmen zu können, ja sogar zu müssen. Somit liegt eine wünschenswerte Selbstrelativierung des Menschen bei gleichzeitiger Aufwertung des nicht-menschlichen Lebens auf der einen und eine zu moralisch fragwürdigen Schlussfolgerungen führende Selbstabwertung des Menschen, der zufolge der Mensch darauf verzichtet, »Krone der Schöpfung« zu sein, auf der anderen Seite nolens volens in den Händen des Menschen selbst.

rückliegendes Unangenehmes.[55] Entgegen der Auffassung der utilitaristischen Pathozentriker ist der menschliche Schmerz in vielen Fällen sogar ein entscheidendes Unterpfand für geschenkte Selbsttranszendenz. Diese Selbsttranszendenz kann und darf aber nicht mit Hilfe des Schmerzes willentlich erzeugt werden, da sie vielmehr unvorhergesehen – als »negative Gabe« – passieren »soll«.[56] Allerdings brauchen wir gar nicht so weit zu gehen, um auch eine weniger dramatische, gedeihliche Seite des Schmerzes, die auf seinen oft gescholtenen metaphorischen Sinn Bezug nimmt, aufzuzeigen: Im selbstrelativierenden moralischen Handeln, das Schmerzen in Kauf nimmt und auch dahin geht, *wo es weh tut*, können wir einen nicht-pathologischen Zugang zum Phänomen des Schmerzes finden. Vertreter des Pathozentrismus könnten hier zurecht einwenden, dass der Schmerz oder das Leid in diesem Fall wieder einen instrumentellen Charakter annähme, analog zur Vorstellung des Christen, der darauf hoffen darf, nach seinem irdischen Leiden im Paradies vielfach für das von ihm auf Erden Erlittene entlohnt zu werden. Hinsichtlich dessen ist der wohlverstandene Pathozentrismus als eine Moraltheorie, die auf Momente der Transzendenz bewusst verzichtet, durchaus als schlüssig zu bezeichnen, da ihm zufolge nicht für einen späteren Gewinn, von dessen jenseitiger Ausschüttung die Vertreter des Pathozentrismus überdies nicht überzeugt sind, gelitten werden soll. Ehrliche Pathozentriker wollen demnach weder für etwas – zum Zwecke des Belohnungsaufschubes – noch für jemanden – im Sinne der Stellvertretung – leiden. Sie wollen überhaupt nicht leiden, was für utilitaristische Pathozentriker auch nichts anderes bedeuten kann, als keine Schmerzen zu wünschen.[57]

---

[55] Schmerzen, verursacht durch übertriebene Beanspruchung (z. B. Leistungssport etc.), sind zumeist gewollte Schmerzen zum Zwecke eines Lustgewinns, der am Ende eine Belohnung bereithalten soll. Der Schmerz wird hier unter Kontrolle gehalten; ich kann immer aufhören, ich würde es wohl auch, wenn ich keine Lust mehr an der Belohnungsaussicht verspüren würde. Bei einem Arztbesuch verhält es sich hingegen anders: Weil ich gesund werden will, kann ich nicht aufhören wollen, den Schmerz nicht zu wollen. Der Schmerz »gönnt« mir diesen Verzicht auch nicht. Hier funktioniert das Belohnungssystem gänzlich anders, eben nach dem nicht intendierbaren Prinzip des verspäteten Lohnes: »Gehabte Schmerzen hab ich gern!«

[56] Über die positive Deutung des Schmerzes im Sinne eines Selbsttranszendierens bzw. sublimierten Erlebens: Vgl. Guitton (1991). Diesen Hinweis verdanke ich Federico Viola.

[57] Somit würden utilitaristische Pathozentriker, die gemäß ihrer Prämissen von einer grundsätzlichen Unvereinbarkeit von Schmerz und Glück ausgehen, wohl auch jedes

Vor dem Hintergrund der zurückliegenden Überlegungen ist es nun auch möglich geworden zu zeigen, dass der ethische Pathozentrismus als Utilitarismus bzw. Konsequentialismus für die medizinische Praxis nicht hilfreich ist. So kann ich weder wissen, ob derjenige, der kein Schmerzverhalten zeigt, wirklich keine Schmerzen hat, noch vermag ich genau zu sagen, ob das Schmerzverhalten eines Patienten nur von seiner Krankheit herrührt oder nicht vielleicht sogar andere Ursachen (Einsamkeit etc.) hat. Neuere bioethische Arbeiten zum Thema Schmerz und Leid verzichten leider immer noch auf eine mehrdimensionale Darstellung des Phänomens. Allerdings ist in praktischer Hinsicht eine umfassende Beschäftigung mit dem Phänomen Schmerz insbesondere für den Arzt geboten, der nach Buytendijk drei Aufgaben hat: den Schmerz zu lindern, mit dem Schmerz als Krankheitssymptom umzugehen, die tägliche Nähe zum Schmerz für seine Arbeit gewinnbringend zu nutzen.[58] Dazu ist es aber nicht notwendig zu wissen, was der Schmerz als solcher *ist*. Es ist vielmehr von Bedeutung zu erkennen, dass Schmerzen zu jemandem gehören, der sie *hat*, und dass dieser Jemand nicht allein Objekt von schmerzlindernden Fürsorgeleistungen ist, sondern trotz der ›Verzerrungen‹, die der Schmerz mit sich bringt, weiterhin als Subjekt,[59] das eigene Inte-

---

auf einem verdeckten Tauschhandel beruhende Versprechen, dem zufolge der Schmerz sich für das Glück auch irgendwie »lohnen« könne, ablehnen und damit Jacques Derridas Diktum von der Unmöglichkeit der »reinen Gabe« unterstützen. Mehr zur Gabeproblematik im ethischen Diskurs: Siehe Maio (2014).

[58] Vgl. Buytendijk (1948), S. 39.

[59] Der Schmerz als solcher in Form seiner Vermeidung ist nicht nur von Bedeutung für das menschliche Streben nach Glück und nicht nur maßgeblich als Indikator für die zukünftige Umgehung von Schädigungen, sondern vor alledem ist er genuiner Ausdruck menschlicher Subjektivität. Die Wahrnehmung der durch den Schmerz ansichtig gewordenen Subjektivität macht letztlich wohl den Unterschied, ob wir den schmerzvollen Schrei von jemandem, der tatsächlich leidet, anerkennen, oder seine Lautäußerungen wie das »Quietschen einer Tür« wahrnehmen und folglich zu ignorieren pflegen. Es ist daher im Grunde genommen auch ratsam, das Phänomen des Schmerzes im Anschluss an Scheler auf der Ebene der propriozeptiven Sensibilität zu entpathologisieren, weil der Schmerz hier nicht selten eine andere Gestalt annimmt als die erwartete. Zu guter Letzt ist das Leiden am Schmerz zuvorderst eine Frage des persönlichen Habitus und in erster Linie auch auf dieser Ebene anzusiedeln. Eine gelungene »›Habitualisierung‹« des Schmerzes auf der propriozeptiven Empfindungsebene gelingt zumeist dadurch, dass man ihm seinen natürlichen Ort im Dasein zumisst. Eine Zuweisung misslingt hingegen nicht selten, wenn sich gegen den Schmerz im Kontext renitenten Strebens aufgelehnt wird, was bekanntlich nicht selten das Leiden noch vermehrt. Hier wird der Schmerz auf der Ebene propriozeptiver Sensibilität mit jenen Mitteln bekämpft, die eigentlich für eine Linderung des Schmerzes im

ressen verfolgt und Bedürfnisse hat, *anerkannt* wird und aufgrund dieses nicht abzusprechenden Selbstzweckstatus jederzeit sein Recht auf eine würdevolle Behandlung einzuklagen in der Lage ist.[60]

Mit diesen Überlegungen wollen wir natürlich keinem Quietismus der schicksalshaften Leidhinnahme das Wort reden, sondern es soll ausschließlich darauf aufmerksam gemacht werden, dass mit Schmerzen im nicht-pathologischen, d. h. karthatisierenden Sinne auch Schönes und Angenehmes verbunden werden kann. So schreibt Thomas von Aquin:

»Das Schmerzempfinden selber kann in gleichsam ›zufälliger‹ Weise befriedigend sein, etwa wenn es mit Bewunderung verbunden ist, wie in einem Theaterspiel. Oder wenn es eine Erinnerung an etwas Geliebtes hervorruft und damit die Liebe demgegenüber erleben lässt, über dessen Abwesenheit man gleichzeitig Trauer empfindet. Deswegen können etwa die in den Tragödien dargestellten Schmerzen für Zuschauer befriedigend dann wirken, wenn sie sich liebevoll mit den dort dargestellten Personen identifizieren.«[61]

Oft sind Abschiede, Trennungen etc. in dieser Weise ›schmerzlich‹, was aber nicht heißen soll, dass sie nicht wünschenswert seien. Der metaphorische Sinn der Rede von Schmerzen ist von der leiblichen Empfindung des Schmerzes keineswegs zu trennen. Das Tier kann

---

Kontext protopathischer Sensibilität vorgesehen waren. Um diesen Kategorienfehler zu vermeiden, bietet es sich in therapeutischer Hinsicht übrigens an, nach geeigneten Mitteln für jedes Problemfeld zu suchen und den Patienten über die Ätiologie seines Schmerzes mit der dafür erforderlichen Kontextsensitivität aufzuklären. Hierbei gibt es natürlich kein Patentrezept, doch gilt in diesen Belangen nicht selten der Satz, dass nur der Speer, der die Wunde geschlagen hat, diese auch wieder heilen kann.

[60] Zu ergänzen wäre an dieser Stelle noch, in welcher Form diese Anerkennung vonstatten gehen soll. Der Anerkennung des Schmerzes des anderen geht zunächst und immer die Anerkennung des anderen als anderen voraus. Ich kann daher den Schmerz des Patienten nur ordnungsgemäß beurteilen, wenn ich dabei gleichzeitig den Patienten abzüglich seines Schmerzes im Blick habe. Aufgrund dieser Tatsache ist Anerkennung auch nicht nur als ein kognitiver Akt zur Erfassung spezifischen Schmerzverhaltens bei Patienten zu verstehen, sondern impliziert vor allem eine bestimmte Form der Verantwortung gegenüber den Patienten. Diese Verantwortung kann sich der Arzt aber letztlich nicht selbst geben, sondern diese entsteht bzw. liegt begründet in der Begegnung mit dem leidenden Patienten. Daraus ergibt sich zuvörderst ein ethischer Anspruch, der dafür sorgt, dass der Patient auch verantwortlich behandelt werden kann. Denn ohne eine Geltendmachung dieses Anspruches kann es sein, dass ein Arzt nur den von der Person isolierten Schmerz behandelt und sich auch ausschließlich dafür (und nicht für den Patienten als solchen) verantwortlich fühlt. – Diesen wichtigen Hinweis verdanke ich abermals Federico Viola.

[61] Thomas von Aquin (1933), I-II, 35–3.

diesen Schmerz aber nicht auf menschliche Weise sublimieren, da es, solange der Schmerz währt, auch in diesem verharrt. Die Empfindungsfähigkeit, und im höchsten Maße diejenige für Schmerzen, ist aber der Schlüssel und die Brücke zur mit uns lebenden Natur. Weil wir selbst zur Natur gehören, insofern wir auch in Besitz einer solchen sind, ist es uns möglich, Tieren mit Respekt und Achtung zu begegnen und diese unter Schutz zu stellen. Es geht also in ethischer Hinsicht letztlich nicht mehr um partikulare Instantiierungen einer wie auch immer gearteten Empfindungsfähigkeit, die sich ausschließlich auf der Ebene protopathischer Sensibilität abspielt, sondern um die verallgemeinerbare, d.h. prinzipielle Anerkennung der Empfindungsfähigkeit bzw. Leidfähigkeit von Lebendigem.[62] Die Form der Anerkennung darf dabei jedoch nicht in dieser Idee eines universalisierten Mitleides kollabieren, das im Grunde genommen auch gar nicht möglich ist, weil wir diejenigen Wesen, mit denen wir Mitleid zu haben versuchen, niemals vollständig kennen und erkennen können. Eine Anerkennung jener Art kann ich deshalb nur erwerben, wenn ich von vornherein weiß, dass ich ein Anerkennender unter anderen Anerkennenden bin. Dass ich dies überhaupt wissen kann, ist wiederum ein Akt der Selbsttranszendenz, der an sich selbst und in der Folge durchaus schmerzhaft sein kann, erst recht, wenn ich ihn erzwungen oder unterlassen habe.

Literaturverzeichnis

Aristoteles (1990): Nikomachische Ethik. Hamburg: Meiner.
Bentham, Jeremy (1970): Introduction to the Principles of Moral and Legislation. London.
Buytendijk, Frederik J. J. (1948): Über den Schmerz. Bern: Huber.
Descartes, René (1969): Über den Menschen (1632). Heidelberg: Schneider.
Descartes, René (1972): Meditationen. Über die Grundlagen der Philosophie mit sämtlichen Einwänden und Erwiderungen. Hamburg: Meiner.
Guitton, Jean (1991): L'impur. Paris: Desclée de Brouwer.

[62] Wie wir mit Tieren umgehen, wirft auch immer ein Licht darauf, wie wir mit uns selbst und anderen Menschen umgehen. Ziel hierbei ist es nicht, eine kognitive Ethologie des Tieres und des Menschen, sondern eine bestimmte Anerkennungstheorie zu entwickeln. Jede Aberkennung und Leugnung tierischen Leids seitens des Menschen zugunsten bestimmter gattungserhaltender Partikularinteressen kann folglich als ein Angriff auf seine eigene Würde betrachtet werden.

Head, Henry (1905): The afferent nervous system from a new aspect. In: Brain 28, S. 99–115.
Hume, David (1896): A Treatise on Human Nature, Oxford: Clarendon Press.
Krebs, Angelika (1997): Naturethik. Grundtexte der gegenwärtigen tier- und ökoethischen Diskussion. Frankfurt: Suhrkamp.
Kripke, Saul (1980): Name und Notwendigkeit. Frankfurt: Suhrkamp.
Lewis, Clive Staples (1978): Über den Schmerz. München: Brunnen.
Maio, Giovanni (2014): Ethik der Gabe. Humane Medizin zwischen Leistungserbringung und Sorge um den Anderen. Freiburg: Herder.
Mill, John Stuart (2006): Utilitarismus. Hamburg: Meiner.
Nagel, Thomas (2012): Der Blick von nirgendwo. Frankfurt: Suhrkamp.
Nietzsche, Friedrich (1973): Werke in drei Bänden. München: Hanser.
Pauer-Studer, Herlinde (2010): Einführung in die Ethik. Stuttgart: UTB.
Plessner, Helmuth (1975): Die Stufen des Organischen und der Mensch. Einleitung in die philosophische Anthropologie. Berlin/New York: De Gruyter.
Popper, Karl (1980): Die offene Gesellschaft und ihre Feinde, Bd. 1. Tübingen: Mohr Siebeck.
Scarry, Elaine (1985): The Body in Pain. Oxford: Oxford University Press.
Schaber, Peter (2006): Haben Schmerzen einen Wert? In: Georg Schönbächler (Hrsg.): Schmerz: Perspektiven auf eine menschlichen Grunderfahrung. Zürich: Chronos, S. 215–226.
Scheler, Max (1923): Vom Sinn des Leidens. Leipzig: Der neue Geist-Verlag.
Scheler, Max (1957): Schriften aus dem Nachlaß, Bd. 1: Zur Ethik und Erkenntnislehre. Bern: Francke.
Scheler, Max (1973): Wesen und Formen der Sympathie. Bern: Francke.
Scheler, Max (1980): Der Formalismus in der Ethik und die materiale Wertethik. Bern: Francke.
Singer, Peter (1991): Animal Liberation. London: Thorsons.
Singer, Peter (1994): Praktische Ethik. Stuttgart: Reclam.
Spaemann, Robert (2002): Wer hat wofür Verantwortung? Kritische Überlegungen zur Unterscheidung von Gesinnungsethik und Verantwortungsethik. In: Ders.: Grenzen. Zur ethischen Dimension des Handelns. Stuttgart: Klett-Cotta, S. 218–237.
Sumner, Leonard Wayne (1996): Welfare, Happiness and Ethics. Oxford: Oxford University Press.
Tambornino, Lisa (2013): Schmerz – Über die Beziehung physischer und mentaler Zustände. Berlin: De Gruyter.
Thomas von Aquin (1933 ff.): Summa Theologica. Lt.-Dt. Heidelberg u. a.: Styria.
Wittgenstein, Ludwig (2003): Philosophische Untersuchungen. Frankfurt: Suhrkamp.
Wolf, Ursula (1990): Das Tier in der Moral. Frankfurt: Suhrkamp.

Die Sinnfrage des Leidens im Lichte seiner Seinsstruktur

Boris Wandruszka

I. Einleitung

I.a. Die Problematik: Von der Seins- und Sinnstruktur des Leidens?[1]

Wenn vom Leiden die Rede ist, dann steht für gewöhnlich nicht in Frage, dass es sich um etwas Bedrückendes und etwas Nicht-sein-Sollendes handelt, viel eher treibt die Frage um, warum es gerade »mich« trifft, wozu es gut sein soll und welchen Sinn es haben könnte: Warum gerade ich? Warum so? Warum solches Unmaß des Leidens in der Welt? Dabei versteht der Common Sense des Alltagsmenschen unter Sinn zumeist so etwas wie Zweck oder Ziel, also irgendeine Art »Endsinn«, der das Leiden verständlich machen und rechtfertigen könnte. Genau dagegen wehrt sich das spontane Gefühl, das nicht akzeptieren will, dass die vielen, auf den ersten Blick oft sinnlosen Leiden, z. B. ein unverschuldeter Verkehrsunfall, ein vererbtes psychisches Leiden, eine unheilbare Krankheit, eine Naturkatastrophe, ein zufälliges Missgeschick etc. überhaupt irgendeinen Sinn haben sollen.

So berechtigt diese spontanen Reaktionen auch sein mögen, so verbauen sie sich doch die Möglichkeit, die weniger spektakulären, näherliegenden Sinndimensionen des Leidens in den Blick zu bekommen, etwa die körperlichen, psychischen, sozialen und ökonomischen Bedingungen eines konkreten Leidens.[2] Darüber hinaus ist zu bedenken, dass die tieferen Sinnstrukturen des Lebens wie des Leidens nicht so offen zu Tage liegen, sondern mit anhaltender Denkarbeit ermittelt werden müssen. Leichter hat es da der skeptische Standpunkt, der entweder sagt, Leiden sei sowieso sinnlos, oder resignativ

---

[1] Vgl. ausführlich B. Wandruszka 2009.

[2] Solche Bedingungen sind, insofern sie verstehbar sind, immer Sinn- bzw. im Falle der Störung Unsinnszusammenhänge.

hinnimmt, dass all das Übel nun einmal zu dieser Welteinrichtung gehöre und daher ohne viel Aufhebens hingenommen werden müsse. Behauptet jemand das Gegenteil und sagt, dass es sich lohne, jene Denkbemühung auf sich zu nehmen und nach den verschiedenen Formen, Verursachungen und Sinnzusammenhängen des Leidens zu forschen, löst dies nicht selten ein Gefühl der Empörung aus, hinter dem der Gedanke steht, dass es moralisch infam wäre, das Leid durch irgendeinen Sinn zu rechtfertigen.[3] Warum ist das so?

Das ist so, weil irrtümlicherweise Verstehen und Rechtfertigen bzw. Sinn und Zweck gleichgesetzt werden. Verstehen ist hinsichtlich des moralischen und praktischen Werturteils zunächst neutral, und was Sinn und Zweck angeht, so gilt, dass der Zweck zwar ein Sinn, aber nicht jeder Sinn ein Zweck ist. Warum? Weil Sinn etwas viel Unmittelbareres und Weiteres als Zweck ist und weil jedes zugängliche Sein nur dadurch erfahrbar ist, dass es sinnhaft – eben auffassbar, erfahrbar, verstehbar – ist, ohne dass es deswegen zweckhaft sein müsste. Phänomene wie die Freude über einen herrlichen Sonnenuntergang, der Genuss eines Festmahls, ein »Aha-Erlebnis« sind sicherlich sinnhaft, aber kaum zweckhaft. Weil das Sinnhafte umfassender als das Zweckhafte ist, ist es möglich, auch aus dem Phänomen Leiden Sinndimensionen herauszuheben, die keineswegs mit einem Zweckverhältnis, das das Leid rechtfertigt, gleichgesetzt werden dürfen. Doch selbst das muss die philosophische Vernunft in Frage stellen und untersuchen, ob dann, wenn ein Leid in einem Zweckverhältnis steht – und das ist in der Tat oft der Fall –, damit gesagt ist, dass Leid nützlich, dass es als solches ein Gut, ein Wert an sich sei. Das ist nachweisbar nicht der Fall. So ist z. B. das Leid beim sogenannten »sekundären Krankheitsgewinn«[4] insofern ein Zweckleid, als der Betroffene unbewusst mit seiner Krankheit z. B. eine größere Aufmerksamkeit zu erreichen sucht. Da dies mit der Instrumentalisierung der Beziehungen und einer Verwirrung der Kommunikation einhergeht, wird oft ein menschlicher Schaden angerichtet. Nichtsdestotrotz ist dieses Zweckleid verständlich, etwa vor dem Hintergrund einer Not.

Schon dieses Beispiel zeigt, dass die Gleichsetzung von Erkennen und Verstehen mit Gutheißen und Rechtfertigen nicht angemessen

---

[3] Vgl. A. Schopenhauer 1947, 309–327 und G. Streminger 1992, 73.

[4] Der Begriff »Krankheitsgewinn« geht auf S. Freud zurück. Vgl. J. Laplanche und J.-B. Pontalis 1986, 274–276.

ist. Wenn verstanden wurde, was Leid ist und aufgrund welcher Faktoren es zustande kommt, so bedeutet das nicht, dass es hingenommen werden müsste und nicht hinterfragt werden dürfte.

Auf welchen Wegen können die vermuteten Sinndimensionen im Leiden aufgedeckt werden? Wie der Titel des Essays ankündigt, dadurch, dass die Seinsstruktur des Leidens ermittelt wird. Kann aber Leiden eine Seinsstruktur haben, wo doch Leiden gar kein Seiendes im Sinne eines physisch-materiellen Dinges ist? Wo es nichts Statisches, sondern etwas eminent Dynamisches, Prozessuales, Erlebtes ist? Diese Frage kann nur stellen, wer Sein mit Natur, mit Materie bzw. mit der konkreten Dingwelt gleichsetzt. Dagegen spricht, dass es, wie schon Aristoteles[5] in seiner »Metaphysik« lehrte, eine Vielfalt des Seienden gibt, die sich keineswegs, wie etwa Heidegger[6] meint, auf ein einheitlich-einsinniges, »univokes« Sein zurückführen lässt. So haben nicht nur Stein, Pflanze, Tier und Mensch ihr kategorial verschiedenes Sein, sondern auch die Zahl hat ihr eigentümliches Sein, ebenso eine Farbe, eine Figur, ein logischer Zusammenhang, eine Stimmung, ein Gefühl oder eine leibliche Empfindung usw. Darum kommt auch dem Leiden ein spezifisches Da- und Sosein, d.h. eine bestimmte Existenzweise mit bestimmter Seinsstruktur (»Essenz«) zu, die es sich lohnt aufzuklären. Und vor diesem Hintergrund ist es berechtigt, ein vertieftes Sinnverständnis aus der Wesensstruktur des Leidens zu gewinnen, einer Wesensstruktur, die wie alles Lebendige sowohl statische als auch prozessuale, sowohl individuale als auch allgemeine, sowohl qualitative als auch quantitative als auch begrifflich-formale Strukturmomente umfasst.

I.b. Der existenzielle Rahmen des Leidens: Spüren (Fühlen) – Verstehen (Begreifen) – Verändern (Handeln)

Doch bevor der Kern der Problematik behandelt wird, soll der existenzielle Rahmen, der diese Untersuchung möglich macht, abgesteckt werden. Das Leiden analytisch zu durchdringen, gelingt nämlich nur, wenn es zuvor erlebt, gespürt, wahrgenommen wird. Auch das ist schon ein »Erkenntnisakt«, aber nicht initiiert durch die analytisch-

---

[5] Vgl. Aristoteles 1995.

[6] M. Heideggers Denken ist von dem 1927 erstmals erschienenen Buch *Sein und Zeit* bis in seine letzten Schriften von diesem »univoken Seinsbegriff« bestimmt.

argumentierende Ratio, sondern durch den intuitiven leibseelischen Akt des Spürens. Ohne seinen Einsatz würde der spezifisch qualitative Gehalt des Leidens (das seelische Weh, die Last, das innere »Reißen«), das durch keinen intellektuellen Akt deduziert werden kann, fehlen. »Leiden« könnte sich ohne diese bestimmte Qualität, die nur spürend gegenwärtig wird, nicht darbieten.

Mit dieser durch das Spüren erfolgenden »Gabe« der spezifischen Seinsqualität des Leidens wird der Raum des Untersuchens, Erforschens, Betrachtens und Verstehens eröffnet. Dieser zweite, eher rationale Akt verlangt im Gegensatz zum Akt des Spürens, das sich in das Leiden hineingibt (und in diesem Sinne »mitleidet«), eine Distanznahme, ein Heraustreten und Gegenübertreten, um »sine ira et studio« den sachlichen Strukturgehalt des Leidens aufzudecken. Dabei geht die Betrachtung diskursiv, d.h. in sukzessiven Schritten vor, um die inneren und äußeren Bedingungszusammenhänge eines Phänomens zu ermitteln. Als Beispiel: Da der Mensch im Leiden auf ein Widerfahrnis antwortet, muss es im Betroffenen ein Moment der Eigenaktivität, damit auch der Freiheit (von und zu) geben.

Schließlich und endlich folgt diesem zweiten Akt das, was im Leiden selbst schon verborgen wirkt: der Drang zur Selbstaufhebung und Selbstüberwindung des Leidens, dem der Mensch durch Handeln, Tun und Wirken gerecht zu werden versucht. Hier ist das Ziel die Leidfreiheit oder wenigstens die Milderung des Leidens, etwa indem die Betroffenen sich selbst oder die Situation oder beides ändern. Die »Selbst-Entfremdung«, die jedem Leiden inhärent ist, wird so minimiert oder aufgehoben. Eine Selbstzerrissenheit wird, wenn sie gelingt, in harmonische Selbstübereinstimmung überführt. In diesem »dreitaktigen« Rahmen von Spüren – Verstehen – Verändern soll die Leidensgrundstruktur durchsichtig gemacht werden, um daraus einige Handlungsanweisungen abzuleiten.

II. Die Leid-Welt-Grundstruktur

II.a. Die drei intrinsischen Qualia bzw. »Spürgehalte« des Leidens

Wenn es stimmt, dass Leid sich phänomenologisch erst da zeigt, wo es gespürt wird, dann fragt sich, was der Gegenstand, das Noema dieses Spüraktes ist? Grundsätzlich kann gesagt werden, dass es etwas Einfaches, Intensives, Qualitatives, sicher keine leere Form, keinen bloßen Gedanken oder Begriff darstellt. Und in der Tat empfindet der Betroffene, wenn er leidet, ein eigenartiges »inneres Weh«, einen Schmerz, der nicht notwendig körperlicher Natur ist (wie etwa im Falle eines Versagens oder einer Demütigung), gleichsam das Bluten einer »inneren Wunde«, die »brennt« und »reißt« und »bohrt« und »umtreibt«. Entweder fehlt ihm etwas, oder etwas ist ihm zuviel, jedenfalls stimmt etwas nicht, und die Leidenden fühlen sich innerlich »gestört«, belastet, unruhig, zerrissen. Sie können nicht in Ruhe bei sich sein, sondern sind innerlich umgetrieben. Zugleich erleben sie, bedingt durch Hemmung und Last im Leiden, eine tiefe Ohnmacht, schon allein deswegen, weil das, woran gelitten wird, z. B. eine Angst oder eine Kränkung, nicht zum Verschwinden gebracht werden kann. Und darin kündigt sich schließlich ein drittes Moment an: eine innere Unruhe, ja eine Zwietracht im Leiden: *Der Betroffene will etwas, was er nicht kann; bzw. er muss etwas, was er nicht will.* Das ist der Unruhe-, Dissonanz-, Diskrepanz- bzw. Konfliktcharakter des Leidens: ein vergeblich abgewehrtes Seinmüssen, aber Nicht-sein-Können. Oder anders: Wenn der Mensch leidet, geschieht in ihm etwas, das sich seiner Verfügungsgewalt entzieht und dadurch bewirkt, dass er sich in dieser Hinsicht nicht selbst übernehmen kann. Ein Stück seiner Subjektivität bleibt »opak«, »dinghaft« und wird nicht subjekthaft.[7]

Erster Sinnaspekt: Wird gemäß der Aufgabenstellung dieser Untersuchung nach dem Sinn des Leidens gefragt, ist zu antworten: Leiden offenbart, wo es geschieht, Lebendigkeit, Innesein, Selbstaffektion,[8] wenn auch in bestimmter, nämlich gehemmt-zwiespältiger Weise. Oder anders: Nur ein lebendiges Wesen, das seiner selbst »innesein«, das sich selbst unmittelbar affizieren, »berühren« kann, kann auch leiden und in Ohnmacht und innere Selbst-Dissonanz geraten.

II.b. Der Leidensring als immanent logische Struktur des Leidens

Das ist der Anfang. Die drei aufgedeckten Leidensqualitäten sind nämlich keineswegs willkürlich zusammengewürfelt, sondern weisen eine innere, ganzheitliche Ordnung auf. Ich nenne sie den »Leidens-

---

[7] Genau dieses Moment durchleuchtet E. Levinas in sehr überzeugender Weise. Vgl. Levinas 1984, 42 ff.

[8] Vgl. M. Henry 1992.

ring«, der sich aus folgenden, sich gegenseitig bedingenden Elementen zusammensetzt und der durch die Fragen »Wodurch?«, »Wer?«, »Woran?«, »Wie?« und »Worin?« ermittelt wird. Denn um leiden zu können, muss zunächst etwas *erlitten* werden,

- das zustößt, also das »Widerfahrnis«, z.B. ein Schmerz, eine Krankheit, ein Unrecht, ein Unfall. Auf dieses Moment zielt die Frage nach dem *Wodurch.*
- Dieses Ereignis wird jedoch erst dadurch zum Widerfahrnis, dass ein lebendiges Wesen (aktiv) daran leiden, d.h. das Widerfahrnis wahrnehmen, bewerten und abwehren kann; das ist das *Wer,* das Subjekt des Leidens (das nicht nur ein reines Was sein kann). Hier wird das Widerfahrnis angeeignet und verinnerlicht.
- Drittens braucht es ein *Woran* des Leidens, da jedes Leiden an etwas leidet, selbst dann, wenn dieses Woran völlig unbestimmt oder das »Nichts«, etwa die Leere einer Langeweile ist. Ich nenne dieses Woran des Leidens das »Leid«, das »Übel« oder den »Leidensgegenstand« (also das Noema des Leidensvollzuges als der leidenden Noesis).
- Viertens ist das Leiden kein Ding, sondern ein Vollzug, ein *Wie,* ein Akt, der vollzogen werden muss, eben von dem Leidenden, dem Betroffenen. Dieser Vollzug, diese Noesis kann sehr vielfältig ausfallen, z.B. in den Formen der Angst, der Trauer, des Zorns, der Unterwerfung, des Angriffs, der Flucht, der Erstarrung usw.
- Und schließlich vollzieht sich jedes Leiden in einem Kontext, einem *Worin,* sei dies ein Traum, ein Wahn, eine fiktive Kunst- oder Medienwelt oder die reale physisch-soziale Welt.

So dynamisch Leiden sein mag, es hat, wie zu sehen, eine stabile Seinsstruktur, eine Essenz, ohne die es nicht sein kann, was es ist. Selbst der Mangel im Leiden, der auch ein Mangel an Ordnung ist, erhält so seinen Platz in der Ordnung des Leidens, die schließlich einen »Ordnungsaufruf« enthält, den Ruf zur Aufhebung der Störung bzw. der partiellen Unordnung des Leidenden.

Zweiter Sinnaspekt: Was offenbart diese komplexe Struktur für die Sinnstruktur des Leidens? Erstens, dass Leiden in bestimmter Weise in seinem Eigensein geordnet ist; zweitens, dass es nach neuer oder alt wiederhergestellter Ordnung strebt; und drittens, dass der Leidende durch ein eigentümliches Verhältnis von Pathizität (Erleiden des Widerfahrnisses), Intentionalität und Responsivität in der Welt steht: Der Leidende ist der Welt ausgesetzt, er ist affizierbar und antwortet auf seine Welt, indem er an etwas und dabei an sich leidet und diesen Zustand zu überwinden strebt. Dadurch aber wird sowohl die Welt als auch er selbst im Sinne einer Interaffizierung[9] verändert. Wer zugibt, dass er leiden kann, hat jeglichen Solipsismus hinter sich gelassen. Denn Leiden impliziert den Kontakt mit Anderem, mit etwas, das der Betroffene nicht ist, weil es ihm widerfährt. Ich spreche hier von der *Verschränkungseinheit* von Pathizität (Erleiden), Intentionalität (leidend auf etwas bezogen sein) und Responsitivät (Versuch der Bewältigung).

III. Das grundlegende Leidensaktgefüge

In der Sprache Husserls[10] muss das Leiden, insofern es ein Akt, ein Selbstvollzug des Leidenden ist, der sich auf »etwas« im weiten Sinne bezieht, »konstituiert« werden. Wie aber genau? Nachdem der Mensch von einem Widerfahrnis getroffen wurde (»Erleiden«, Affizierung), was seine Berührbarkeit durch die Welt beweist, wird er zu einem Betroffenen, »Pathischen«: Der Mensch hat die Fähigkeit, Objekt zu werden. Die Voraussetzung für die Möglichkeit von Betroffenheit ist, dass der Leidende sowohl das Widerfahrnis als auch sich selbst wahrnimmt, etwa in vorreflexiver Form, also subjektiv reagiert und Stellung bezieht. Diese Wahrnehmung des Leids ist aber unfreiwillig, sie geschieht unter Zwang, Druck, Not, etwa wenn ein Betroffener einen Zahnschmerz wahrnimmt oder einen Unfall, eine Demütigung »erfahren muss«. Dieses Muss ist keine logische Notwendigkeit, sondern ein existenzieller Zwang. Gegen diesen Zwang lehnt sich der Betroffene unwillkürlich auf: Er bewertet das Widerfahrnis als Nicht-sein-Sollendes, als Nicht-zu-ihm-Passendes und versucht das daran geknüpfte Leid-Übel loszuwerden. In jedem Leiden steckt darum, wie Marx, Camus und Adorno[11] betonen, neben

---

[9] E. Gendlin verwendet diesen Begriff in seinem »Prozess-Modell« (Freiburg/München 2015), um die gegenseitige »Modellierung« von Organismus und Umwelt zu bezeichnen.

[10] Vgl. E. Husserl 1901, 5. Untersuchung.

[11] Vgl. K. Marx (1974, Bd. 1, 196ff., Thesen über Feuerbach) und T. Adornos revolutionär gedachte Auflehnung gegen eine Entfremdungssituation in einem Produk-

aller pathischen Betroffenheit Revolte, Aufbegehren, Neinsagen, also eine Art Leidensnegation. Diese gelingt aber zunächst nicht und muss daher ausgehalten werden; hierin wurzeln sowohl das Ohnmachts- und Versagensgefühl des Leidens als auch das Moment des Erduldens des Leidenmüssens. Aus diesen beiden Aktkomponenten – aus der unfreiwilligen Leidensaffirmation in der Leidenswahrnehmung und der vergeblichen Leidensnegation in der versuchten Leidabwehr – konstituiert sich als dritte Aktkomponente die innere Leidenszerrissenheit, das Hin und Her, die Ambivalenz, das Konflikthaft-Verzweifelte in jedem Leiden, die »dynamische Leidensdiskrepanz«: ein »Nicht-so-sein-Wollen, aber So-sein-Müssen«. Alle drei Komponenten bestehen zeitgleich, allerdings in der angegebenen onto-logischen Folge- und Abhängigkeitsordnung.

Dritter Sinnaspekt: Was folgt bezüglich der Sinnfrage aus diesem grundlegenden Aktgefüge des Leidens? Es folgt, dass der Mensch im Leiden nicht nur ein passiv getroffenes, affizierbares Objekt ist (dass ihn also das »Ding an sich« der Welt »berühren« kann), sondern dass er sein Leiden auch »macht« und sich darin in spezifischer Gebrochenheit gestaltet und ausdrückt. Im Leiden wird der Mensch auf sich selbst zurückgeworfen, er erleidet gleichsam eine affektive Reflexivität, die ihn in Frage stellt und zur Selbstbesinnung nötigt: Warum dieses Leid? Warum gerade ich? Was ist mein Anteil an meinem Unglück? Was der Anteil der »condition humaine«, der Umstände, der Natur, der Gesellschaft?

Vierter Sinnaspekt: All dies ist ontologisch nur dann möglich, wenn wir voraussetzen, dass der Leidende nicht total unfrei ist (denn ein Stein kann wohl erleiden, z. B. von einem Stoß getroffen werden, aber nicht leiden, nicht betroffen sein, kein Weh haben). Andererseits wäre auch ein total freies, souveränes, absolut autonomes Wesen[12] des Leidens nicht fähig, woraus folgt, dass nur ein solches Wesen leiden kann, das weder total unfrei noch total frei ist, sondern das eine beschränkte, gebundene, verletzliche Freiheit aufweist, ein Wesen, das nicht nur Objekt und nicht nur Subjekt, sondern ein »Zwischen-

tionsverhältnis; oder die von A. Camus formulierte Revolte gegen das Absurde (z. B. im »Der Mythos von Sisyphos«, 1974).

[12] Traditionell wird in dieser Weise Gott gedacht.

wesen«, ein »Objekt-Subjekt«, »geworfener Entwurf«[13] (Heidegger), »schöpferisches Geschöpf«[14] (Landmann) ist. Weder die »klassische«, etwa christliche Gottheit noch ein Stein können leiden, sondern nur der Mensch und verwandte Geschöpfe.[15]

IV. Die Selbsttranszendierung im Leiden

Im genannten Moment der »Selbstkonstitution des Leidens« wird, wenn man weiter vordringt, etwas Neues sichtbar: Alles Leiden will mehr, als aktuell ist; es transzendiert sich und die Welt, an der es leidet, es verneint diese und ist darum wesenhaft »kontrafaktisch«, ja »kritisch«. Dies impliziert, dass die Welt (mitsamt ihren Subjekten) nicht fertig ist, dass sie Potentiale in sich birgt, und das heißt, dass sie alle Gegenwart übersteigt und das Noch-nicht der Zukunft[16] als wesenhaftes Konstituens in sich trägt. Dies impliziert, dass das Weltganze notwendig »überendlich«, non-finit, allerdings zeitverbunden, werdend, nicht ewig ist. Die Welt, in der Leiden möglich ist, kann daher weder endlich (E) noch real oder aktual unendlich (aU), sondern sie muss offen-endlich, transfinit, transzendierend oder potentialunendlich (pU) sein. Oder anders: Die Welt muss jede Grenze übersteigen können, wenigstens in Phantasie, Begehren und Sehnsucht, oft aber auch in Werk und Tat. Anders ist Leiden darin nicht möglich.

Eine Welt, die werdend-offen und in immer neuer Bewegung Gestalten hervorbringt, ist notwendig kreativ, schaffend, schöpferisch, da ein rein Endlich-Fertiges unmöglich sich entfalten und transzendieren, nicht Neues geben oder schaffen, ja sich nicht einmal bewegen[17] kann. Leiden, gerade weil es (nicht-sein-sollender) Mangel an Sein ist, zeugt von dem Mehr-sein-Wollen und Mehr-sein-Können der Welt.

---

[13] M. Heidegger 1979, 260 ff.

[14] Vgl. M. Landmann 1961.

[15] Anders verhält es sich, wenn die Gottheit zeitlich, werdend, unfertig gedacht wird, wie etwa bei Schelling, Hegel, Whitehead, Werner Thiede, Küng, Willy Hellpach, dann kann sie auch beeinträchtigt werden und leiden.

[16] Vgl. E. Bloch 1973, 237 ff.

[17] Damit will ich andeuten, dass auch die außermenschliche Welt, insofern sie dynamisch ist und sich bewegt, schöpferisch und schaffend sein muss und nicht nur eine unfruchtbare Energieumwandlung des Immer-Gleichen sein kann. Übrigens wäre zu fragen, wer oder was die ständige Energieumwandlung bewirkt und »unterhält«, vor

Fünfter Sinn: Jedes Leiden will über sich hinaus; es ist eine Grenzerfahrung auf das fehlende größere Ganze, auf das »Umgreifende«[18] hin, also Selbstüberstieg. Das ist die ontologische Grundlage für das »Prinzip Hoffnung« und für die Kritikmöglichkeit des Bestehenden: »Es gibt kein richtiges Leben im falschen.«[19] Leiden kann so zum Schmelztiegel der schaffenden Tat werden: »Verbrennen musst du dich wollen in deiner eignen Flamme: wie wolltest du neu werden, wenn du nicht erst Asche geworden bist!«[20]

V. Die Ordnung der Welt vor dem Hintergrund des Leidens

Wo Leid ist, ist die Welt nicht in Ordnung, selbst wenn das Leid nur eine »Einbildung« ist. Denn auch als Täuschung wäre es Teil der Welt und ein Zeichen der Unordnung, wobei zu bedenken ist, dass sich der Betroffene zwar in der Frage, was das Woran des Leidens ist, täuschen kann, nicht jedoch darin, dass er leidet. Andererseits war deutlich geworden, dass sowohl dem Leiden selbst als auch dem Bezug des Leidens zur Welt eine Struktur, eine »Ordnung« innewohnt, ohne die das Leiden nicht das sein könnte, was es ist. »Mismatch« und Kampf der Ordnungen im Leiden, nämlich zwischen dem Menschen und den ihn betreffenden Übeln konstituieren als *challenge* and *response*, Herausforderung und Antwort[21] eine spezifische Einheit von Ordnung und Unordnung im Leiden, was neue Sinnaspekte freilegt.

Sechster Sinnaspekt: Wo Leiden ist, da ist das Sein der Welt notwendig plural, agonal, diskrepant, dialektisch und kontingent verfasst; es ist nie »einfach« bloß da, sondern könnte auch anders sein.

Siebter Sinnaspekt: Die immer partiell vorgegebene Prästabilierung (»natürliche Geborgenheit«, Eingepasstheit des Daseins), die im Leiden infrage gestellt und gestört wird (vgl. den Krisenbegriff von V. v.

---

allem, wer oder was diese Energieumwandlung mit dem ganzen Reichtum der kosmischen Gestalten verbindet.

[18] Vgl. K. Jaspers 1971, 24 ff.

[19] Vgl. T. Adorno 1997, 43.

[20] F. Nietzsche 1988, 80. Das Kapitel, in dem der zitierte Satz steht, lautet: »Vom Wege des Schaffenden«.

[21] A. Toynbee 1949, 75 ff.

Weizsäcker),[22] fordert den Betroffenen zur Neu-Stabilierung heraus (Reäquilibrierung nach Piaget).[23] Aus der Sicht des Betroffenen heißt dies: Solange ich leide, bin nicht nur ich kein »Ganzes«, sondern auch die Welt ist, insofern ich zu ihr gehöre und mit ihr in Passung oder Nichtpassung stehe, kein »Ganzes«, wenigstens noch nicht. Das bedeutet, dass, solange gelitten wird, die Welt und ich mit ihr ein Ganzes werden sollen.

VI. Leiden und Zeit

Nicht erst bei Hegel und Heidegger, sondern schon bei den vorsokratischen Philosophen Anaximander, Heraklit und Demokrit trifft man die Überzeugung an, Sein und Zeit seien prinzipiell eins. Das entspricht dem Zeitgeist der Gegenwart, in der wir leben: Die meisten zeitgenössischen Philosophen und Theologen[24] halten nicht nur im Falle des menschlichen Seins, sondern auch im Falle des Göttlichen die Zeit für ein integrales Wesensmoment. Die Gründe dafür sind vielfältig, letztlich steht wohl der Wunsch dahinter, dass der Grund des Seins mit allem übrigen zuinnerst verbunden sei und etwa die Beschädigungen, Wirren und Leiden dieser Welt miterlebe, mitleide und mitfühle.[25] Es ist klar, dass sich spätestens hier die Frage nach dem Verhältnis von Leiden und Zeit stellt: Gehören sie zusammen oder nicht? Wenn ja, wie? Und ist Leiden seinem Wesen nach zeitlich oder kann es auch zeitlos sein?

Befragt man die aufgedeckte Seinsstruktur des Leidens, lassen sich an drei Stellen diese Fragen untersuchen: 1. an der Stelle des Widerfahrnisses, 2. an der Stelle des Leidensvollzuges und 3. an der Stelle des Zielbezuges des Leidens.

Schon der Widerfahrnischarakter allen Leidens, also die Tatsache, dass das Leiden die Antwort auf eine störende Anmutung ist, entscheidet für die Zeitlichkeit allen Leidens. Warum? Weil sich ein Widerfahrnis nur dadurch konstituiert, dass einem Zustand des Be-

---

[22] V. von Weizsäcker 1973, 249 ff.

[23] J. Piaget 1988, 70 ff.

[24] Vgl. A. Grabner-Haider 2006, A. Kreiner 2005 und W. Thiede 2007.

[25] Im Sinne der schon bei den Frühmenschen wirksamen und auch bei den modernen Menschen keineswegs verschwundenen Sehnsucht nach der »partizipation mystique«. Der Begriff geht auf den französischen Ethnologen L. Lévy-Bruhl (1857–1939) zurück.

troffenen, der noch frei von einer Kollision war, ein Zustand der Kollision folgt, womit sich ein Nacheinander, mithin Zeit konstituiert. Da das Widerfahrnis kein Dauerzustand, sondern ein Ereignis ist, das eintritt, also ein Novum impliziert, ist es zeitlos-ewig nicht denkbar.

Doch auch der Leidensvollzug selbst offenbart eine spezifische Zeitlichkeitsstruktur. Zum einen bezieht er sich als Antwort stets auf etwas, das schon geschah, also vorausging und damit Vergangenheit, sei es die nahe, nähere oder sei es die ferne, konstituiert. Zum anderen öffnet sich in ihm selbst insofern die Perspektive der Zukunft, als in allem Leiden durch das Leiden selbst der Impuls geweckt wird, die Gegenwart zu transzendieren. Und schließlich strebt alles Leiden seine Selbstaufhebung an und ersehnt das »Heil«, also einen Zustand, der noch nicht ist, aber sein soll und oft realisiert wird. Das ist das immanente Ziel des Leidens, ohne das es sein Leidendsein nicht ausbilden könnte. Damit aber ist alles Leiden eminent zeitdurchwirkt und kann zeitlos-ewig nicht bestehen.

Betrachtet man die Zeitlichkeit des Leidens genauer, zeigt sich, dass durch die Präsenz eines »Weh« in seinem Wesen die Gegenwart dominiert. Mehr noch: Insofern diese Gegenwart einen bedrängenden, einengenden, hemmenden, sozusagen »festnagelnden« Charakter hat, fühlt sich der Betroffene im Leiden in einer Art »Übergegenwart« gefangen und ist trotzdem zugleich sich selbst entzogen: Im Leiden ist der Mensch ein pathisch Betroffener, der nicht mehr die volle Verfügungsgewalt über sich hat; er ist sich selbst übernah und wird durch das Widerfahrnis sich selbst aufgedrängt, ja in sich selbst hineingestoßen. Wir sind, wie Levinas sagt, im Leiden dem Sein unausweichlich ausgesetzt.[26] Genau diese Beengung ist es, die aus dem Leiden selbst den revoltierend-dialektischen Impuls nach vorne, in die Zukunft entspringen lässt, eine Art: Weg von hier und von mir selbst! Dieser Impuls sucht die Einengung im Leiden zu sprengen, doch vergeblich: Solange der Mensch leidet, gelingt die Überwindung der Gegenwart nicht und bleibt die Zukunft der Leidfreiheit nur ersehnt, aber noch verschlossen. So nimmt auch die Zukunft einen spezifischen Zeitcharakter an: Sie ist überpräsent durch ihre Abwesenheit. Dies spitzt sich im Falle des Notleidens, also eines unvermeidlich-unerträglichen Leidens so zu, dass der Drang nach vorne selbst wieder Widerfahrnis- und Leidcharakter annimmt. Das ist die

[26] Vgl. E. Levinas 1984, 42.

Qual. In ihr dominieren zwar Gegenwart (als überpräsente) und Zukunft (als entzogene), doch nur deshalb, weil sie von der Vergangenheit des leidbewirkenden Widerfahrnisses nicht loskommen. In gewissem Sinne kann man sagen, dass im Leiden die Gegenwart durch zu viel Vergangenheit und durch zu wenig Zukunft eingeengt und behindert ist.

Das Vergangenheitsmoment im Leiden hat, anders gesagt, das Spezifikum an sich, nicht voll vergehen zu können, sondern gleichsam an der Gegenwart zu kleben, diese zurückzuziehen und niederzudrücken. Wir antworten zwar, wenn wir leiden, auf etwas, das uns gerade eben oder vor längerer Zeit getroffen hat, also auf etwas Vergangenes, doch wirkt dieses Vergangene in die Gegenwart hinein und lässt sie nicht frei: Die Vergangenheit kann nicht vergehen. Im Falle schwerer Depressionen kehrt sich das gesunde Geschehen sogar um, und der Betroffene versinkt in seiner Gegenwart, er resigniert und bleibt, von einer niederdrückenden Vergangenheit überwältigt, an das Ehedem fixiert.

Dass Leiden unzeitlich nicht möglich ist, scheint damit erwiesen. Doch ist damit nicht geklärt, ob die Zeitlichkeit überhaupt zum Wesen des Seins gehört. Wenn es ein unzeitliches Sein gibt, dann gehört das Leiden nicht zu ihm, da Leiden, wie gesehen, unzeitlich nicht vollzogen werden kann; wenn alles Sein aber zeitlich verfasst ist, dann besteht zumindest die Möglichkeit, dass das ganze Sein leiddurchsetzt ist. Ist das so? Die Frage kann nur beantwortet werden, wenn geklärt ist, wie das Sein in seinem Urstand und Ursprung beschaffen ist – zeitlich oder unzeitlich oder irgendwie beides zusammen.[27]

VII. Leiden als Geburtsprozess und »Heimsuchung«

Wenn es stimmt, dass die Möglichkeit von Leiden voraussetzt, dass die Welt veränderbar und transzendierbar ist und daher über ein noch nicht ausgeschöpftes Werdenspotential verfügt, dann gilt mit Notwendigkeit, dass durch das Leiden hindurch Neues werden kann. Wird dieses Neue real, entspricht dies einer echten Seinsgeburt, einem Anders- und Mehrsein. Die Welt als Ganze ist, da leidende Wesen zu ihrem Bestand gehören, sozusagen gebärfähig, sie ist krea-

[27] Vgl. W. Thiede 2007, der meint, dass das »Ursein« Gottes sowohl ewig als auch zeitlich sei.

tiv, schöpferisch, »phantastisch« und rollt nicht nur naturmechanisch oder zufallsgesteuert als bloße Umordnung immer gleicher Elemente ab. Was durch das Leiden hindurch neu geboren wird, kann nicht festgelegt sein, da, wie gesehen, ein Moment der Freiheit wesenhaft zum Leiden und seiner Geburt gehört – hier bestehen viele Möglichkeiten, auch negative, destruktive, katastrophale. In der Welt als Ganzer muss daher, wenn Leiden stattfindet, partielle Freiheit möglich sein, also ist sie selbst als Ganze unmöglich total determiniert.

Was aber zeichnet diese »Geburt« aus? Diese zeichnet aus, dass eine Nicht-Passung, eben die des Leidens, in Passung, Stimmigkeit, Wohlergehen, »Heil« übergehe. Da eine Welt, in der Leiden möglich ist, nicht nur plural, prozesshaft, agonal, subjektiv, sondern auch zugleich »unordentlich« und ordnungshaft, strukturlos, strukturiert und strukturierbar sein muss, gilt, dass sie Passung erlaubt. Passen kann aber nur da stattfinden, wo ein »Maß« als ein inneres Seinsgesetz für das leidende und heilwerdende Subjekt aufleuchtet. Und dieses ideale Maß, das der Mensch (und damit die Welt), insofern Leiden ist, wenigstens schemenhaft oder potentiell in sich trägt, muss erreicht und verfehlt werden können, anders würde der Ermöglichungsgrund für das Leid und seine Überwindung fehlen. Der Kosmos ist – so könnte man überspitzt sagen – »ethisch«, d.h. maß- und wertgebunden. Wohl ist der Mensch zunächst darin, wie zahllose Mythen und Religionen berichten, ein Fremder, aber er will und kann in Grenzen darin heimisch werden. In dieser Sehnsucht wurzelt die Idee einer ursprünglichen Heimat, in der der Mensch einst war und aus der er herausgefallen ist (Sündenfallmythos), an die er aber durch jene »Maß-Stäbe«, wie besseres Leben sein könnte, erinnert wird. Solche »Maß-Stäbe« sind die Werthaltungen, denen die ethischen Lehren nachspüren: die Lebensehrfurcht und Achtung, die Dankbarkeit und Güte, die Wahrhaftigkeit und Treue, die Selbstbeherrschung und die Mäßigung, der Mut und die Tapferkeit, die Wertschätzung, die Hoffnung und die Liebe. So lassen sich weitere Sinndimensionen des Leidens formulieren:

Achter Sinnaspekt: Leiden ist, da es den Betroffenen und die Welt zur Realisierung des Potentials von Selbst und Welt[28] nötigt, eine onto-

---

[28] Noch einmal: Gerade im Leiden sind Selbst und Welt nicht trennbar, was bedeutet, dass das Anderswerden des einen immer das Anderswerden des anderen impliziert. Die Welt kann kein »unerkennbares Ding an sich« (Kant) sein, sie muss erreichbar für

logische Provokation. Dies impliziert, dass Mensch und Welt wesentlich offen, nichtdeterminiert und mehr sind, als aktuell von ihnen erscheint. Dieses verborgene »Phantasiepotential der Welt«, das, weil über-endlich, nie ganz zu entbergen ist, »will« immer dann, wenn ein Ungenügen erfahren wird, geboren werden. So wird Leiden zum »Zeichen« einer Heimsuchung im doppelten Sinn: zum Zeichen des »Heimatverlustes« (Getrenntsein und Verlust, vgl. indische Philosophie) und zum Zeichen der »Heimsuchung« im zweifachen Sinne von »Heimatsuche« und »Aufsuchung«, d.h. »Anmutung« durch ein Anderes, Höheres, Verborgenes (vgl. Platons Anamnesis, Blochs Utopie).

VIII. Leiden als Entbergung des Seinsabgrundes[29]

Die Erkenntnis des Selbsttranszendierungsstrebens und der Potentialunendlichkeit im Leiden erhellt, dass die Welt nicht einfach endlich, *finit* ist (und sein kann), sondern notwendig einen überendlichen, noch unentfalteten und verborgen-dunklen Abgrund in sich trägt. Bekanntlich waren es Denker wie die Gnostiker, Böhme, Schelling und Freud, die von diesem Geheimnis so tief bewegt waren, dass sie diesen Abgrund in die Welt, ja sogar in den göttlichen Urgrund verlegten. Der Sinn dieses dunklen Abgrundes kann, so lautet die Botschaft des Leidens, nur seine möglichst weite und tiefe, natürlich lebensdienlich geordnete Aufhellung, Manifestierung und Entfaltung sein. Wenn man die Gottheit im Sinne der klassischen Tradition als actus purus (Thomas von Aquin), als ens realissimum (Anselm v. Canterbury), als Fülle (Plotin) denkt, dann kann das Leiden nicht im Göttlichen bzw. Absoluten selbst, sondern nur im Geschöpflichen bestehen. Denn das Unfertige und Abgründige im Leiden impliziert essentiell Dunkelheit, Unwissenheit, Verwirrbarkeit, Ohnmacht, aber eben im Status des Werdens, der Geburt, der Transformation. Daraus ergibt sich der neunte Sinn des Leidens:

---

den Menschen sein, und sie muss veränderbar sein und ihm »antworten« können. Daher ist sie dem Menschen gegenüber nicht total fremd und stumm, wie Pascal und Camus behaupten.

[29] Diesen Grundgedanken findet man vor allem in der Gnosis, bei J. Böhme, Schelling und S. Freud.

Neunter Sinnaspekt des Leidens: Leiden verweist auf die Abgründigkeit des Seins und damit auf seine essentielle Unbestimmtheit und Zweideutigkeit. Ob sein Ausgang gut oder schlimm ist, seine Geburt gelingt oder misslingt, ist daher offen und liegt (nur partiell) in der Hand der Leidenden. Oder anders: Leiden ist (neben vielem anderem) ein Motor der Auszeugung des Seins, es dient der Seinsgeburt und erweist sich so – im Gegensatz zum bloßen »Willen zur Macht« bei Nietzsche – als »Wille zur Fülle«.

IX. Die Erfüllung des Leidens im Vorläufigen und im Endgültigen

Was aber soll diese Fülle sein, von der diese Welt nur in seltenen Augenblicken der gelungenen Liebe, der reinen Erkenntnis und der vollendeten Werkschaffung weiß? Die Fülle wäre wohl jenes, was nicht mehr größer werden, was nicht mehr zunehmen, nicht mehr wachsen kann, also das echt Unendliche, das Absolute, die selige Ruhe. Es kann diskursiv aufgewiesen werden,[30] dass der von Leiden, Übel und Unheil gezeichnete Weltprozess diese Fülle nicht aus sich selbst herauszeugen kann (wie es Hegel und Marx gegen die Logik ihrer eigenen dialektischen Logik annahmen), sondern bestenfalls immer nur anzielt, doch niemals erreicht.

Stimmt dies, heißt das nichts weniger, als dass der Weltprozess, wäre nichts über ihn hinaus, wesentlich tragisch konstituiert wäre: *Er könnte nie erreichen, was er zuinnerst erreichen will.* Verzweiflung und Selbstentzweiung wären die Grundkategorien dieses Kosmos, und zwar von allem Anfang an. Alle reinen Werdenstheorien, die eine überweltliche, ewige Gottheit bzw. einen welterhabenen »Ursprung« verneinen, müssen notwendig in diese Sackgasse geraten.

---

[30] Insofern etwas entsteht, eine Zeitlang dauert und vergeht, ist es endlich (E) bzw. fortschreitend endlich, also potentialunendlich (pU). Wenn man eine solche E oder pU Größe um Endliches vermehrt, kann aus rein mathematischen Gründen nur wieder eine E oder pU Größe entstehen. Eine echt unendliche (aU) Größe kann demnach durch die endlich-endlose Vermehrung eines Endlichen nicht entstehen. Die absolute Fülle ist auf dem Wege des Werdens wesenhaft unerreichbar; die Welt kann sich nicht aus eigener Kraft zur Gottheit erheben. Wenn in einer Welt darum Leid, Übel, Unvollkommenheit ist, bleibt sie – rein aus sich heraus – notwendig unfertig, unvollendbar, leidvoll. Ein werdender Gott ist kein Gott, weil er nie Gott war und nie Gott werden wird.

Allein für sich betrachtet ist der kosmische Weltprozess daher hoffnungslos tragisch und im Letzten zum Verzweifeln und also, wie Camus im »Der Mythos von Sisyphos« (1974) sagt, absurd, widersinnig, unsinnig, sinnlos. Kann dies sein?

Nein. Denn ein Weltprozess, der im Werden begriffen ist und sich nicht selbst in die endgültige Fülle transformieren kann, der kann sich auch nicht selbst erzeugt und ins Sein gebracht haben, der kann nicht Ursprung, schon gar nicht sein eigener Ursprung sein. Denn wäre er das, hätte er schon bestanden, bevor er überhaupt zu werden hätte anheben können; dann käme er aus der unendlichen, weil anfanglosen Fülle, die nicht nur das Leiden, sondern auch das Werden unmöglich macht. Hätte er aber schon vor allem möglichen Werden bestanden, hätte er vor aller möglichen Zeit da sein müssen, und wäre zeitlos-ewig gewesen und damit identisch mit dem zeitlosen und vollendeten Absoluten. Da das Leiden strukturell ohne Mangel, Unfertigkeit, Offenheit, Sehnsucht und darum ohne Zeit nicht denkbar ist, und da das Leiden ein integraler Bestandteil des Kosmos ist (und nicht nur ein Akzidenz), kann der Kosmos unmöglich zeitlos-ewig, und also nicht göttlich, nicht und niemals jene Fülle sein, die das Leid überwindet und erfüllt. Damit erhellt, dass das Leiden wesenhaft über den Kosmos hinauszielt, eben dorthin, woher die Fülle kommen könnte, zum Absoluten, zum »Umgreifenden«, auf eine Transzendenz hin, wie Jaspers sagt. Das ist sein natürlichster Sinnaspekt:

Zehnter Sinnaspekt: Das Leiden zeugt von der Fülle des Absoluten und kann erstens nur von ihr her seinen Anfang genommen haben (denn der Mangel kann nicht der letzte Ursprung des Seins, auch nicht des Leiden(d)-Seins sein), zweitens nur auf diese Fülle hin in seiner Dynamik bewahrt und drittens nur in ihr aufgehoben werden. *Ergo:* Ohne die Existenz eines Absoluten, einer transzendenten Fülle hätte Leiden nicht sein können. Wenn dem so ist, dann stellt sich die Frage, wie das Leiden als Mangel, als Sehnsucht, als Unruhe vom Absoluten, von der Ruhe, von der Fülle herkommend überhaupt hat entstehen können?

X. Leiden als Verlust des Ursprungs und seiner Fülle

Wenn das Leiden auf die Fülle zielt, die Fülle aber jenseits des Werdens und der Zeit, also über allem kosmischen Sein steht (von dort aus allerdings in das kosmische Sein in den Formen der »Wertstrahlungen« des Guten, Wahren, Schönen und Heiligen hineinwirkt), sei es, dass man diese Fülle real oder ideal, sei es, dass man sie in der Zukunft (Marx, Bloch, Jonas), in der Vergangenheit (Mythos) oder in überzeitlicher Gegenwart (Christentum, Buddhismus) denkt, dann muss das Leiden vom Absoluten hergekommen sein. Wie ist das denkbar? Wie kann aus der Fülle Unfülle, aus der Vollkommenheit Mangel, aus Seligkeit Schmerz und aus der Liebe Grausamkeit und Schuld werden?

Eines ist gewiss: Aus der Fülle können Mangel und Abfall unmöglich direkt entstehen, das widerspricht sich selbst. Also bleibt nur der Weg, dass von der Fülle ein im Wesen zwar gutes, aber unfertiges, »unvollkommenes« Wesen gesetzt wird, das zur Abkehr vom Grund der Fülle, vom Ursprung der Fülle befähigt ist. Das aber kann nur ein nichtgöttliches, trotzdem freies und bewusstseinsfähiges Wesen sein, ein geistiges Geschöpf. Zwischen absoluter Fülle und leidvoller Welt braucht es darum ein Drittes, ein Zwischenglied, und das ist das oben eingeführte Objekt-Subjekt, ein schöpferisches Geschöpf, ein nichtgöttliches Ich, ein Zwischenwesen. Nur ein solches kann aufgrund seiner metaphysischen Unvollkommenheit (*malum metaphysicum* nach Leibniz)[31], die verbunden ist mit Freiheit, ins Unheil geraten, sei es durch Zufall, durch Zwang und Not *(malum physicum)*, sei es aus Freiheit und in Schuld *(malum morale)*. Ohne geschöpflich-geistige Zweitursachen bleibt das Leiden im Universum unmöglich, zwischen der Gottheit, die nicht fehlen kann, und der Welt, die das Medium freien Wirkens darstellt, muss es Bewusstseinswesen geben, die fehlen können. Zu ihnen gehört der Mensch.

Aus der Möglichkeit zu fehlen und sich vom Ursprung abzuwenden, folgt aber keineswegs zwingend die (Un-)Tat. Wie viele Mythen und Religionen vermuten, fand sie dennoch statt, jedoch kaum in der irdischen Geschichte, die die Folge der Untat war, sondern sie geschah davor und hat die irdische Geschichte erst eröffnet. So sieht es jedenfalls der jüdische Sündenfall, so sehen es Anaximander, Platon, Berdjajew und andere Religionsphilosophen. Die menschliche Geschichte ist, irdisch gesehen, immer schon eine Abstands-, Abfalls- und Vergessenheitsgeschichte, und damit eine Suchgeschichte und Wüstenwanderschaft, deren Anfang und deren Ende im Dunkeln liegen und vom Mythos in die nächste Nähe des Göttlichen gesetzt werden.

---

[31] Vgl. G. W. Leibniz 1967, 194 (Theodizee, Kap. 21).

Elfter Sinnaspekt: Leiden heißt: nicht in der Fülle, nicht am Ursprung (»Heimat«), sondern unterwegs, »in der Wüste«, in der »Verbannung« sein. Woher aber diese Tragödie? Diese Urentfremdung des Lebens? Von einem Abfall, einer Rebellion? Einer Vertreibung, die die Inkarnation des persönlichen Seins, des Bewusstseins in Welt und Geschichte nach sich zog?

XI. Leiden als Sühne, Wiedergutmachung, freiwilliges Opfer

Alles Leiden will im Hier und Jetzt aufgehoben werden; doch möglich ist das nur für »ontische Leiden«, also konkrete physische, psychische und soziale Leiden, nicht für »ontologische oder metaphysische Leiden«, also für die existenzielle, durch Leid, Schuld, Kampf, Irrtum, Krankheit, Unglück, Zufall und Tod gezeichnete Grundverfassung des Menschen, die »condition humaine«, die im Hiesigen nicht aufhebbar ist, sondern letztlich nur im Überzeitlichen, wenn überhaupt, überwunden werden kann. Das jedenfalls lehren die großen Stifter und Denker – Anaximander, Parmenides, Platon, Buddha, Jesus und Kant. Der Weg dahin ist vielfältig und wird in der Geistesgeschichte verschieden bestimmt. Einmal steht mehr die Erkenntnis *(vita contemplativa)*, ein andermal die Kunstschaffung *(vita creativa)*, ein andermal die sittliche Tat *(vita activa)* und wieder ein andermal die identifizierende oder gar vereinigende Liebe *(vita identificatoria sive symbiotica)* als Hauptweg der Leidüberwindung im Vordergrund.

Den meisten »großen Erzählungen« ist ein Grundgedanke gemeinsam: Um die höchste und reichste Form des Lebens zu erringen, muss das eigene *endliche* Leben – oder ein Teil von ihm (Besitz, Gesundheit, Ansehen, Erfolg etc.) – hingegeben werden. Das ist der Kernsinn des Opfers: für Höheres Geringeres, für ein höheres Gut ein anderes, weniger hohes Gut, aber doch ein Gut (weswegen es schmerzt!) hingeben. Um ganz zu werden, muss der Teil aufgegeben werden, und zwar freiwillig, wenn auch meist in einer Notlage. So wenn ein Ehemann für das Überleben seiner Frau eine Niere opfert. Wenn evident ist – wie bei Buddha und Jesus –, dass das Leben als solches Leiden ist (weil letztlich getrennt vom ganzmachenden, heilsamen Ursprung), dann kann die Erlösung vom Leiden nur durch eine übervitale, transnaturale Sinnstiftung und durch die »Arbeit des Leidens«[32] gelingen.

[32] S. Kierkegaard 1982, 138ff. erkennt daher richtig im Leiden das entscheidende

Dies gilt umso mehr im Falle, dass das Leben als Folge einer Schuld gedeutet wird, wie in vielen Mythen, Religionen und Philosophien, dann stellt das Opfer eine Sühnetat, eine Wiedergutmachung, eine Restitution dar, mit der die Voraussetzung geschaffen wird, in den Ursprung zurückgenommen zu werden. Hier wird die Gabe des Lebens zur geläuterten Rückgabe und vollendet ihre »Tauschbewegung« als Wiederherstellung des heilen und damit heiligen Seins. So dachten Anaximander, Platon, Jesus, Hegel, Scheler, Brandenstein und viele andere. So gesehen wird Leiden nicht nur zum »Signal« dafür, dass etwas nicht in Ordnung ist, sondern zum »Leuchtturm«, der in die Heimat, zum Ursprung, zur Fülle des Seins zurückleitet und dabei behilflich ist, die Schöpfung in der Weise der kulturellen Durchdringung und Überhöhung der Natur und durch die Aufnahme der Welt in den menschlichen »Weltinnenraum«[33] zu ihrem Ursprung mit zurückzubringen. In existenziell schlagender Weise formuliert dies Meister Eckhart, wie folgt: »Das schnellste Tier zur Vollkommenheit ist das Leiden.«[34]

Zwölfter Sinnaspekt: In seiner letzten Form erstrebt die Sinnpotenz im Leiden die positive Überwindung des Leidens durch Einsicht, Werk, Ergebung, Liebe und Tat, des unveränderlichen durch Ergebung, freiwillige Hingabe (»Opfer«) und trans-naturale Sinnstiftung, des veränderlichen durch Tat und Werk, im Letzten durch Rückkehr des Lebens in und Rückgabe des Lebens an seinen Ursprung. Im Falle der eigenen oder stellvertretenden Schuld leisten »Sühne«, »Wieder-Gut-Machung« und »Versöhnung« die Ganzwerdung. Dieser gute Sinn des Opfers muss vom neurotischen und erst recht vom ideologischen Sinn des Opfers streng geschieden werden. Im ersten Fall eröffnet sich ein Mehr an Leben, im zweiten Fall wird Leben gehemmt, beschädigt und nicht selten zerstört, im neurotischen und ideologi-

---

Existenzial, das erstens die menschliche Seinsart offenbar macht (nämlich endliche, bedürftige, kontingente Wesen zu sein) und das zweitens den Boden dafür bereitet, die Fülle des Seins empfangen zu können. In seinen Worten: Das Leiden dient dazu, der Unmittelbarkeit abzusterben und sich in den Bezug zur seligen Fülle zu stellen.

[33] Vgl. R. M. Rilke, August 1914, München, Das Inselschiff B (1927):
Durch alle Wesen reicht der *eine* Raum:
Weltinnenraum. Die Vögel fliegen still
durch uns hindurch. O, der ich wachsen will,
ich seh hinaus, und *in* mir wächst der Baum.

[34] Vgl. Meister Eckhart 196, 27 (Von der Abgeschiedenheit).

schen Fall dadurch, dass ein höheres Gut einem niedrigeren, z. B. die Wahrheit, die Achtung, die Verbundenheit, die Gerechtigkeit der Angst (neurotisch) bzw. der Macht (ideologisch) und Gier (Sucht) geopfert wird.

Literaturverzeichnis

Adorno, Theodor W. (1997): Minima Moralia (Gesammelte Schriften 4). Frankfurt: Suhrkamp.
Aristoteles (1995): Philosophische Schriften. Hamburg: Felix Meiner.
Bloch, Ernst (1973): Geist der Utopie. Frankfurt: Suhrkamp.
Camus, A. (1974): Der Mythos von Sisyphos. Hamburg: Rowohlt.
Gendlin, Eugene (2015): Ein Prozess-Modell. Herausgegeben und aus dem Englischen übersetzt von Donata Schoeller und Christiane Geiser. Freiburg: Alber.
Grabner-Haider, Anton (2006): Gott. Eine Lebensgeschichte. Ostfildern: Matthias Grünewald Verlag.
Heidegger, Martin (1979): Sein und Zeit. Tübingen: Max Niemeyer.
Henry, Michel (1992): Radikale Lebensphänomenologie. Ausgewählte Studien zur Phänomenologie. Aus dem Französischen übersetzt, herausgegeben und eingeleitet von Rolf Kühn. Vorwort von Jean-Luc Marion. Freiburg: Alber.
Husserl, Edmund (1901): Logische Untersuchungen. Zweiter Teil. Halle: Niemeyer.
Jaspers, Karl (1971): Einführung in die Philosophie. München: Piper.
Kierkegaard, Sören (1982): Abschließende unwissenschaftliche Nachschrift zu den Philosophischen Brocken. Gütersloh: Mohn.
Kreiner, A. (2005): Gott im Leid. Freiburg: Herder.
Landmann, Michael (1961):Der Mensch als Schöpfer und Geschöpf der Kultur. Geschichts- und Sozialanthropologie: Basel/München: E. Reinhardt.
Laplanche, J., Pontalis, J.-B. (1986): Das Vokabular der Psychoanalyse (»Vocabulaire de la psychoanalyse«). 7. Aufl. Frankfurt a. M.: Suhrkamp.
Leibniz, Georg Wilhelm (1967): Die Hauptwerke. Stuttgart: Kröner.
Levinas, Emmanuel (1984): Die Zeit und der Andere. Hamburg: Felix Meiner.
Marx, K. (1974): Ausgewählte Werke. Berlin: Dietz-Verlag.
Meister Eckhart (1996): Von der Abgeschiedenheit. In: Vom Wunder der Seele. Stuttgart: Reclam.
Piaget, Jean (1988): Meine Theorie der geistigen Entwicklung. Frankfurt: Fischer.
Schopenhauer, A. (1947): Sämtliche Werke, Bd. 6, Kap. 12. Nachträge zur Lehre vom Leiden der Welt, S. 309–324. Wiesbaden: Eberhard Brockhaus.
Streminger, G. (1992): Gottes Güte und die Übel der Welt. Das Theodizeeproblem. Tübingen: J. C. B. Mohr.
Toynbee, Arnold (1949): Studie zur Weltgeschichte. Hamburg: Claassen & Goverts.

Thiede, Werner (2007): Der gekreuzigte Sinn. Eine trinitarische Theodizee. Gütersloh: Gütersloher Verlagshaus.
Wandruszka, Boris (2009): Philosophie des Leidens. Zur pathischen Seinsstruktur des Leidens. Freiburg: Alber.
Weizsäcker, Viktor v. (1973): Der Gestaltkreis. Frankfurt: Suhrkamp.

Zwischen Aspirin und Algodizee. Zum Problemfeld Schmerz und Sinn[1]

Christian Grüny

> Auf diese Weise wird die geistige Behandlung jeder Gegebenheit, jeder Erfahrung und jeden Gegenstandes durch die Art der Frage bestimmt.
> *Susanne K. Langer*[2]

Warum tut das so weh? Warum ich? Wie kann Gott all das Leiden zulassen? – Es gibt wohl keine Erfahrung, die sich die Sinnfrage derart unausweichlich und hartnäckig zuzieht wie der Schmerz. Man wird sogar sagen können, dass jene großgeschriebene Frage nach dem Sinn, die einigermaßen aus der Mode gekommen ist, hier eines ihrer letzten Refugien findet: Wer würde heute noch nach dem Sinn des Lebens fragen? Man muss nur die entsprechende Frage in Bezug auf den Schmerz formulieren, um zu sehen, dass sie hier durchaus nicht so abwegig erscheint: Was also ist der Sinn des Schmerzes? Man wird sich schnell darauf einigen können, dass so zu fragen mehr verdeckt, als es erhellt: Es gibt nicht »den« Sinn, so wenig es »den« Schmerz gibt. An beiden Begriffen wäre einige Differenzierungsarbeit zu leisten, wobei es Unterschiedliches zu berücksichtigen gilt.

Der Begriff des Sinns ist einer der vieldeutigsten und gerade in seiner Vieldeutigkeit produktivsten philosophischen Begriffe; schon Hegel geriet angesichts dieses »wunderbare[n] Wort[s]«[3] ins Schwärmen. Zu den beiden Bedeutungen Sinnlichkeit und Bedeutung, die Hegel unterscheidet, müssen wir gerade in unserem Kontext noch eine dritte hinzufügen: diejenige der Rechtfertigung. Auch wenn die Sinnfrage in unserem Fall auf Letzteres zu zielen scheint, sind die anderen Felder auch hier mit im Spiel, und es macht den Begriff aus, dass sich eine scharfe Grenze gerade nicht ziehen lässt. – Das Phäno-

[1] Zuerst erschienen in: Psychologie & Gesellschaftskritik 33, 3 (2009), S. 7–32.
[2] Langer (1984), S. 12.
[3] Hegel (1970), S. 173.

men des Schmerzes auf der anderen Seite führt die Suggestion unmittelbarer Bekanntheit und Eindeutigkeit mit sich, als finge die Fraglichkeit hier erst mit dem Stellen der Frage nach dem Sinn an. Genauere Betrachtung zeigt, dass dies keineswegs der Fall ist: Nicht nur ist durchaus unklar, was Schmerz überhaupt ist, sondern ebenso, ob der Begriff als Klammer für die doch sehr unterschiedlichen Erfahrungen taugt, die er zusammenzufassen beansprucht.[4]

Offensichtlich öffnen diese Rückfragen Diskussionsfelder, die im Rahmen dieses Textes nicht annähernd angemessen behandelt werden können. Ich möchte daher einen etwas anderen Ansatz wählen, der seinen Ausgang von der Sinnfrage selbst nimmt und der auf eine Fraglichkeit führt, die mir der Erfahrung selbst innezuwohnen scheint: Wer fragt wen wann nach »dem« Sinn »des« Schmerzes? Und wozu dient die jeweilige Antwort? Anhand von unterschiedlichen Formen des Betroffenseins, Situationen, Frageregistern, Antwortmöglichkeiten und Diskurszusammenhängen kann daraus ein Profil des Feldes um Schmerz und Sinn gewonnen werden, das die Sinnfrage zu verstehen erlaubt, ohne sich selbst an einer Antwort zu versuchen, ohne sie aber auch schlicht zurückzuweisen. Nur so lassen sich weitergehende Fragen wie etwa die nach dem gesellschaftlichen Umgang mit dem Schmerz sinnvoll stellen. Um die Diskussion nicht ins Uferlose laufen zu lassen, werde ich mich dabei auf den körperlichen Schmerz beschränken.

Gehen wir von einer alltäglichen Situation aus: Jemand läuft mit bloßen Füßen über eine Wiese und merkt plötzlich, wie etwas in ihren Fuß sticht. Sie wird vermutlich den betroffenen Fuß ruckartig hochheben, vielleicht begleitet von einem Schmerzlaut oder auch einem Fluch, und seine Unterseite ansehen. Es mag sein, dass das Stechende dort noch zu sehen ist – etwa ein Dorn, ein spitzer Ast oder gar eine Biene –, dass es zumindest eine Spur hinterlassen hat oder dass es spurlos verschwunden ist; dass der Schmerz anhält, schwächer geworden oder ebenfalls ganz verschwunden ist. Die Betroffene wird Dorn, Ast oder Biene entfernen oder sich direkt der schmerzenden Stelle zuwenden und diese reiben, oder sich doch zumindest versichern, wo der Schmerz war. Wenn es sich nicht gerade um einen Bienenstich handelte, so wird sie dann vermutlich ihren Weg fortsetzen, wobei fast sicher der Gedanke auftauchen wird, ob es nicht sinnvoller gewesen wäre, Schuhe anzuziehen.

---

[4] Vgl. zu diesem ganzen Komplex Grüny (2004).

Diese Situation erscheint vollkommen trivial und einigermaßen weit von der Frage nach dem Sinn entfernt. Aber so einfach ist die Sache nicht: Aufschlussreich ist sie gerade in ihrem recht unspektakulären Verlauf und den inneren Bezügen auf genau diese Frage, die sich daraus ergeben. Das erste Register von Sinn, um das es hier gehen kann, ist dasjenige der Sinnlichkeit. Gerade in unserem alltäglichen Beispiel zeigt sich der Schmerz als das, als was er von der medizinischen Forschung vielfach bis heute betrachtet wird: als eigenständiger Sinn. Die Wortbildung Nociception, mit der die Medizin hier operiert, macht dies anschaulich. Analog der Perzeption, der Wahrnehmung der Welt und ihrer Dinge und Prozesse, wird ein Sinn postuliert, der es mit der Registrierung von Schädigendem zu tun hat. So glaubt man formulieren zu können: »Der Schmerzsinn informiert über bedrohliche, schädigende Einflüsse (Noxen) auf den Körper.«[5]

Nun ist eine solche Aussage in mehrerlei Hinsicht problematisch, und hinter die Funktionalität des Schmerzes in allen seinen Ausprägungen kann ein deutliches Fragezeichen gesetzt werden;[6] dennoch trifft sie gerade für die hier skizzierte Situation uneingeschränkt zu. Die Spaziergängerin ist durch den plötzlichen Schmerz gewarnt worden, nicht noch fester aufzutreten, sie konnte den schädigenden Einfluss sofort erkennen und beseitigen – auch wenn sie sich vielleicht dagegen verwahren würde, diese Warnung als bloße »Information« zu bezeichnen. In jedem Fall kann der Schmerz in unserem Fall nicht nur *als Sinn*, sondern als eminent sinn*voll* betrachtet werden – so sinnvoll, dass die Frage nach seinem Sinn gar nicht erst aufkommt. Man muss sich klarmachen, dass dies der Normalfall ist: Schmerz taucht auf, fungiert als drastischer Hinweis auf etwas, das man tunlichst unternehmen oder unterlassen sollte, und verschwindet wieder, wenn seine Ursache beseitigt ist. Sollte es sich doch um einen Bienenstich gehandelt haben, bleibt er noch einige Zeit er-

---

[5] Bruggencate (1992), S. 60. Die Schmerztheorie war eines der letzten Refugien, in der sich ein derart schlichtes Modell halten konnte, das von der Wahrnehmungsforschung längst verabschiedet worden war. Mit der neueren Forschung und Theoriebildung ist das simple Reizweiterleitungsmodell schließlich auch in dem Bereich gefallen, von dem aus es seinen Siegeszug angetreten hatte (vgl. Descartes (1969)).

[6] Buytendijk hatte für eine solche Auffassung schon 1943 nur noch Hohn übrig: »Die Schlußfolgerung, daß der Schmerz dort vorhanden sei, ›wo er im Plan des Organismus einen Platz hat und dementsprechend nötig und nützlich ist‹, entbehrt jeder Begründung.« (Buytendijk (1948), S. 111. Das eingeschobene Zitat stammt von Jakob von Uexküll.)

halten, aber dieses Verharren kann man problemlos erklären und sein Ende abwarten. Dieser Schmerz weist auf ein Problem hin, ist aber selbst unproblematisch. Die Schmerzwahrnehmung als solche ist ein Sinn, und jeder konkrete Fall trägt seinen Sinn klar erkennbar an sich. Sinn bezeichnet hier freilich keine in sich ruhende Struktur, die zur Kenntnis genommen werden könnte, sondern eine Aufforderung, etwas zu tun. Fehlt diese wie etwa bei angeborenen Störungen der Schmerzwahrnehmung, so wird man sich ständig verletzen und am Ende in den alltäglichsten Situationen in lebensbedrohliche Gefahr bringen.

Was genau ist nun aber damit gesagt, dieser Schmerz sei der Normalfall? Kaum haltbar wäre es, ihn als Paradigma für Schmerz überhaupt aufzufassen, wie es das zitierte Lehrbuch für Physiologie zu tun scheint: Es gibt derart viele eminent problematische Fälle von Schmerzerfahrung, dass sich die medizinische Schmerztheorie längst von einem so schlichten Modell entfernt hat.[7] Ich möchte in einem anderen Sinne von Normalität sprechen: Jener unproblematische Schmerz ist normal, gerade weil ihn eine so große Kluft von anderen, offensichtlich dysfunktionalen Erfahrungen trennt: Von ihm aus ist eine Erwartung von Normalität formulierbar, die sich zuerst einmal an jede Schmerzerfahrung richtet. Fällt diese Normalität aus, so erfährt die Sinnfrage eine Reihe von grundlegenden Transformationen; dennoch bleibt noch die übergroße Frage nach dem Sinn des Schmerzes auf sie bezogen. Will man Mystifikationen und Trivialisierungen gleichermaßen vermeiden, so muss dieser Bezug berücksichtigt werden.

Was ist nun, wenn die Sache doch nicht so unproblematisch ist wie in unserem ersten Beispiel? Man wird sich hilfesuchend an andere wenden, die der Bitte um Linderung nach ihren Möglichkeiten nachkommen; wenn diese Versuche nichts fruchten, ist in der Regel die Medizin die Instanz, die konsultiert wird. Wer Schmerzen hat, die er nicht zu ertragen bereit ist, deren Ursache er sich aber nicht erklären kann oder deren Beseitigung seine eigenen Kräfte überschreitet, wendet sich an einen Arzt (oder er greift zur Selbstmedikation, nimmt also ebenfalls das System Medizin in Anspruch). Er tut dies natürlich nicht in der Hoffnung auf Sinnstiftung, sondern mit der Bitte um Abhilfe. Dennoch darf man sich nicht darüber täuschen, dass

---

[7] Die Revolution in der medizinischen Schmerzforschung wurde eingeleitet von dem 1965 von Melzack und Wall vorgeschlagenen Modell: Vgl. Melzack/Wall (1965).

die Sinndimension weiterhin im Spiel ist: Ein wesentlicher Teil dessen, was man sich vom Arzt erhofft, ist eine klare Diagnose, also eine eindeutige Aussage darüber, *was* es ist, an dem man leidet. Aus diesem Was ergibt sich, so ist zu hoffen, eine benennbare Ursache für den Schmerz und in eins damit ein Weg seiner Beseitigung – also wiederum eine Klärung der für den Leidenden selbst getrübten Sinndimension.

Es mag sein, dass sich die an den Arzt gestellte Frage die Form einer Warumfrage gibt, aber es ist zuerst einmal ein wenig emphatisches Warum, das nicht nach einer Begründung oder gar Rechtfertigung, sondern nach einer Ursache fragt. Grundiert ist all dies von der Unterstellung gelingender Diagnose und Therapie, also, wenn man so will, von einer Art Grundvertrauen in die Versteh- und Handhabbarkeit der Welt. Dieses Vertrauen ist bis zu einem gewissen Punkt nicht davon abhängig, wie stark die Schmerzen sind und wie lange sie andauern: So wird man tendenziell bereit sein, auch stärkere postoperative Schmerzen als Teil eines Heilungsprozesses zu ertragen. Voraussetzung ist wiederum das Versprechen einer wiederhergestellten Gesundheit – oder besser: eines wiederhergestellten Wohlbefindens – und damit eines absehbaren Endes der Schmerzen.

Überschreiten die Schmerzen eine gewisse, je nach Betroffenem und Situation unterschiedliche Intensität, so mögen sie unerträglich werden und die Analgetika zu einem Segen, in Bezug auf den man keiner Abwägung mehr fähig ist. Intensive Schmerzen, mögen sie auch kurz andauern, verändern den Charakter dieses eigentümlichen Sinnes: Dem Schmerz schwacher oder mittlerer Intensität eignet eine mehr oder weniger klare Lokalisierbarkeit. Der Stich unseres Ausgangsbeispiels wurde an einer recht klar definierten Stelle der Fußsohle empfunden, und der Griff nach dem Fuß kann als Versuch gewertet werden, sich dieser Stelle zu versichern, sie in den Raum des auch mit anderen Sinnen Wahrnehmbaren und damit gewissermaßen Verfügbaren zu holen. Die kontrollierten Nadelstiche der klassischen Experimente zur Schmerzwahrnehmung setzen ganz auf diese Deutlichkeit, in der der Schmerz sich nicht grundlegend von anderen Sinneserfahrungen unterscheidet: Hier spüre ich Wärme, dort die Berührung des Stoffes meines Kragens und dort Schmerz. Ein solcher Schmerz ist gewissermaßen eingehegt, und auch wenn er eine unwillkürliche Reaktion nach sich ziehen mag, kann er doch mit einer gewissen Disziplin als eines von vielen Vorkommnissen im Empfindungsfeld angesehen werden. Die klar umschriebene Stelle ist wesentlicher Teil der sinnlichen Normalität.

Der sich intensivierende Schmerz büßt seine Lokalisierbarkeit in dem Maße ein, in dem er anwächst. Um Elaine Scarry zu zitieren:

»Am Anfang ist er lediglich ein erschreckendes, wiewohl begrenztes inneres Faktum, am Ende hat er den ganzen Körper mit Beschlag belegt und greift sogar noch darüber hinaus, zieht alles, innen und außen in seinen Bann, macht beides auf obszöne Weise ununterscheidbar und zerstört, was ihm fremd ist oder seine Ansprüche bedrohen könnte, die Sprache geradeso wie alles andere, das es uns ermöglicht, uns in die Welt auszudehnen.«[8]

Die Tendenz des starken Schmerzes zur Totalisierung, von der Scarry spricht, entfernt ihn immer weiter vom Bild eines nüchternen Informationsorgans und scheint eine Personalisierung nahezulegen, eine metaphorische Sprache, die ihn in ein übermächtiges, alles zerstörendes Ungeheuer verwandelt. Für den Betroffenen vollzieht sich hier eine Art Regression, indem unter dem Druck einer massiven Affektion die Differenzierung und Integration der Sinne und die Kontrolle über Bewegung und Stimme zugunsten eines globalen Getroffenseins[9] und unkontrollierten Ausdrucks rückgängig gemacht werden, die eher der Verfassung eines Säuglings entsprechen.

Dieser vollständige Kontrollverlust ist offensichtlich ein eben solcher Extremfall wie der Nadelstich des Experimentators, aber ein angemessenes Verständnis des Schmerzes kann nicht an ihm vorbeigehen. Bereits der Stich hat die Tendenz, seinen Rahmen zu sprengen, und selbst wenn er sich bei näherer Betrachtung als ungefährlich herausstellen sollte, belegt er doch momenthaft die Aufmerksamkeit vollkommen – und der Proband muss Kraft aufwenden, um dies zu unterdrücken. Schmerz ist weder Gefühl noch Empfindung,[10] son-

---

[8] Scarry (1992), S. 83. Dass die Autorin von der der Trivialisierung des Laborversuchs komplementären Gefahr der Dramatisierung durch Ansetzen beim Ernstfall bedroht ist, wird vielleicht bereits bei diesem kurzen Zitat deutlich.

[9] So der zentrale Begriff Buytendijks; vgl. Buytendijk (1948).

[10] Seit dem 19. Jahrhundert und der Entstehung der Psychologie gibt es eine Diskussion darüber, ob der Schmerz Gefühl oder Empfindung oder eine wie auch immer geartete Verbindung beider sei; für eine vergleichsweise differenzierte Position vgl. Stumpf (1928), S. 68 und S. 70. Für unseren Kontext sei dazu nur angemerkt, dass die Bestimmung und damit Abgrenzung von Gefühl und Empfindung allgemein einigermaßen problematisch ist und dass es wenig produktiv erscheint, sich für eine wirkliche Auseinandersetzung mit dem Schmerz die Hände durch diese überkommenen Kategorien binden zu lassen. Für eine detailliertere Ausführung vgl. Grüny (2004), Kap. II u. III.

dern eine Affektion, die von sich aus diese Register nicht einhält und noch dazu eine motorische Dimension hat, ein Modus des Empfindens, wie der von Erwin Straus und Merleau-Ponty gebrauchte Begriff lautet.[11] Er kann als Sinn bezeichnet werden insofern, als es sich dabei um ein spezifisches Verhältnis zur Welt handelt, nicht aber als Registrieren von Gegebenheiten. Differenzierung und Integration sind die Werkzeuge, diese Affektion in einem nüchternen Rahmen zu halten, und erst der vollständig lokalisierte und in eine Gesamtwahrnehmung integrierte Schmerz wirft die Frage auf, wie denn zu dieser klar umschriebenen Empfindung noch das Gefühl des Unangenehmen hinzukommen kann. Dabei bleibt dieser Rahmen ständig prekär, und die globale Affektion droht alles zu überschwemmen. Mit Kant gesprochen: »Je stärker die Sinne, bei eben demselben Grade des auf sie geschehenen Einflusses, sich *affiziert* fühlen, desto weniger *lehren* sie. Umgekehrt: wenn sie viel lehren sollen, müssen sie mäßig affizieren.«[12]

Wenn der Schmerz durch übermäßiges Affizieren aufhört, lehrreich zu sein, und sich in Richtung Unerträglichkeit bewegt, regt sich zum ersten Mal eine neue Frage in Bezug auf seine Sinndimension. Im Kontext medizinischer Versorgung mag die große Sinnfrage weiterhin in Schach gehalten werden vom Versprechen auf Heilung, aber gerade hier wird der Schmerz ständig im Horizont der Möglichkeiten seiner Beseitigung erfahren. Die soziale Dimension, die mit der Hinwendung zu einem Dritten ins Spiel gekommen war, wird damit besonders virulent: Es liegt in der Entscheidung des Arztes, ob er adäquate Mittel zur Schmerzbekämpfung einsetzt, oder zumindest wird dies unterstellt. Wer nun fragt, warum er diese Schmerzen ertragen muss, verlangt nicht mehr nur nach einer Erklärung, sondern nach einer Rechtfertigung.

Der Arzt muss sich im Klaren sein, dass jede Erklärung, die er anbietet, unter diesem Rechtfertigungsdruck steht. Warum die Betroffene so starke Schmerzen hat, lässt sich problemlos sagen – etwa weil das Sprunggelenk zertrümmert ist. Warum sie sie aber ertragen soll, ist damit keineswegs beantwortet, und jede rein medizinische Erklärung wird mittlerweile Misstrauen auf sich ziehen. Die Forschung der letzten Jahre spricht hier eine deutliche Sprache: Medizi-

---

11 Vgl. Straus (1978), S. 17f.; Merleau-Ponty (1966), S. 31ff.; vgl. a. Scheler (1980), S. 169f.

12 Kant (1983), S. 452.

nisch ist das Ertragen von Schmerzen dysfunktional, denn die Chronifizierungsrate ist erschreckend hoch.[13] Diese Erkenntnis greift die Vorstellung eines biologischen Sinns des Schmerzes selbst an: Der Schmerz bringt frisch Operierte dazu, sich mehr zu schonen, als sie sollten, Rückenkranke dazu, Haltungen einzunehmen, die ihr Problem verschlimmern, nimmt den ganzen Körper in Beschlag und verzögert so den Heilungsprozess und neigt darüber hinaus dazu, sich von den ursprünglichen Ursachen abzukoppeln und eine gefährliche Eigendynamik zu entwickeln. Aus einer rein medizinischen Perspektive ist es damit unbedingt geboten, ihn zu bekämpfen.

Sieht man sich im Lichte dieser Erkenntnisse die teilweise immer noch drastische Unterversorgung selbst Sterbender mit Analgetika an, die gerade in Deutschland zu beobachten ist, so tritt die sozusagen moralische Dimension jeder Begründung nackt hervor. Natürlich wurde die Frage, warum Schmerzen ertragen werden sollen, lange vor der Möglichkeit gestellt, eine auf medizinische Erkenntnisse gestützte Abwägung zwischen Funktionalität und Dysfunktionalität anzustellen. Über Jahrhunderte und Jahrtausende stand sie überdies unter der Voraussetzung, dass es eben nicht möglich war, sie abzustellen, so dass jede Erklärung gleichzeitig eine Rechtfertigung sein *musste*. Dass sich die Frage unter modernen Bedingungen vollständig transformiert hat, bedeutet allerdings nicht, dass die alten Begründungsmuster damit auch verschwunden wären, und es ist bisweilen erschreckend, wie stark ärztliches Handeln, Einstellungen von Patienten und öffentliche Diskussion noch von diesen Mustern geprägt zu sein scheinen. So schreibt Le Breton: »Die Verordnung von Schmerzmitteln ist ein bisweilen erschreckendes Indiz der jeweiligen Einstellung, welcher der behandelnde Arzt anhängt und der gemäß er bestimmte Medikamentendosen verweigert bzw. verabreicht«[14] – wobei das gleiche für die Patienten gelten kann, die nach Medikation verlangen oder eben nicht bzw. diese sogar ablehnen. In der Auffassung, Schmerzen müssten zuerst einmal ertragen werden, verbünden sich traditionelle Vorstellungen mit einer impliziten, diffusen Kulturkritik, die sich der Vorstellung universaler technischer Machbarkeit widersetzt. Hier mag es sein, dass sich umgekehrt die Ärzte mit ihrem Wissen um die Gefahr der Chronifizierung für eine angemessene

---

13 Vgl. Arbeitsgemeinschaft der wissenschaftlichen medizinischen Fachgesellschaften (2007).

14 Le Breton (2003), S. 107.

Versorgung mit Schmerzmitteln einsetzen. Was auf dem Spiel steht, ist nicht mehr der Schmerz als Sinn, sondern der Sinn des Schmerzes.

Was sich allerdings auch zeigt, ist, dass die Pazifizierung der Sinnfrage als bloße Frage nach kausalen Zusammenhängen und biologischer Zweckmäßigkeit eine recht neue Errungenschaft ist und dass sie auch heute noch von einer darüber hinausgehenden Fraglichkeit durchdrungen ist – noch unter den Augen des Arztes wirft der extreme Schmerz die Frage auf: »Does this mean I will die?«[15] Wichtig ist dabei, dass das Ziel aller dieser Fragen Aufhören oder Erleichterung ist; sie sind, wenn man so will, in ihren verschiedenen Spielarten und Schattierungen die Ausformulierung des Aufforderungscharakters des Schmerzes selbst.

Die unterstellte Äquivalenz zwischen Schädigung und Leiden, die für den starken Schmerz das Schlimmste erwarten lässt, ist gleichwohl nicht immer gegeben. Eine noch einmal veränderte Situation ergibt sich, wenn er sich dieser Äquivalenz in die eine oder andere Richtung entzieht: Sowohl der fehlende Schmerz etwa bei einer so tödlichen Erkrankung wie Bauchspeicheldrüsenkrebs als auch der übermäßige Schmerz bei vergleichsweise harmlosen Verbrennungen erschüttern das Vertrauen in die Zuverlässigkeit dieses Signals und damit seine Sinnhaftigkeit. Für eine Untersuchung des Schmerzes ist offenbar das zweite Beispiel relevanter, so drastisch die Erschütterung angesichts des im Stillen vor sich gehenden und nun zu spät zufällig entdeckten bösartigen Wachstums auch sein mag. Es führt auf den nun wirklich prekären Fall, in dem das Versprechen auf Abhilfe und der Horizont der Heilung wegfallen: auf den chronischen Schmerz. Chronifizierung von Schmerz bedeutet nicht bloße Verlängerung von etwas auch sonst Bekanntem und in seinen Grundzügen Verstandenem, sondern eine grundlegende Veränderung der Erfahrung selbst in allen ihren Dimensionen und damit auch der sie begleitenden Fragen.

Der akute Schmerz vom Wespenstich bis zum postoperativen Schmerz folgt dem Schema Warnung – Behandlung – Abklingen, egal wie intensiv und tiefgreifend er ist. So unterschiedlich bereits die beiden hier beispielhaft genannten Schmerzformen sind, so sehr ähneln sie einander doch verglichen mit dem chronischen Schmerz (der natürlich seinerseits höchst unterschiedliche Formen annehmen kann). Nun bezeichnet das Wort Chronizität tatsächlich nicht mehr

[15] Bakan (1968), S. 80.

als ein nicht Aufhören, und alle Veränderungen liegen in diesem nicht Aufhören beschlossen. Alles, was bisher über den Zusammenhang von Schmerz und Sinn gesagt wurde, beruhte auf seinem vorübergehenden Charakter, den er mit allen Empfindungen und Gefühlen teilt: Wärme, Druck, Helligkeit, Töne, auch Wut und Traurigkeit sind Episoden im menschlichen Erleben, das in einer ständigen Modulation des körperlichen Empfindungsfeldes und des affektiven Haushalts besteht. All dies verändert sich grundlegend, wenn es andauert. Wenn man schon mit Bergson festhalten kann, dass »eine Empfindung […] sich schon allein dadurch, daß sie andauert, so sehr [modifiziert], daß sie unerträglich wird«,[16] um wieviel mehr gilt dies für den Schmerz selbst. Das Bleibende, das die Philosophie seit ihren Anfängen dem transitorischen Charakter der sinnlichen Erfahrung entgegengehalten hat, erweist sich für diese selbst als Katastrophe. Je länger der Schmerz andauert, desto deutlicher verwandelt sich der Aufforderungscharakter in ein unbedingtes Gebot: Er soll, er muss aufhören, um jeden Preis.

Die Auffassung von Schmerz als Sinn gründete sich auf zwei Aspekte: Information über einen (potentiell) schädigenden Zustand und Aufforderung zur Abhilfe. Lange Zeit bleibt dies der Referenzrahmen von Betroffenen und Ärzten auch im Falle des chronischen oder sich langsam chronifizierenden Schmerzes, denn er markiert, wie gesagt, die Normalität, aus der dauerhaft herausgefallen zu sein man sich schlicht nicht vorstellen kann und in die zurückzukehren das höchste Ziel für alle Beteiligten ist. Im Prinzip bleibt die Vorstellung von Nociception auch hier noch zutreffend: Solange der Schmerz anhält, herrscht ein pathologischer Zustand, der nicht sein sollte, irgendetwas ist aus dem Lot. Aber was? Der chronische Schmerz ist keine Meldung über ein körperliches Problem mehr, auch wenn ein solches – eine Verletzung, eine Erkrankung, eine Operation – an seinem Anfang gestanden haben mag, er ist das Problem selbst. Er meldet nichts anderes mehr als sich selbst.

Gerade hier läuft die immer drängender werdende Aufforderung, ihn endlich abzustellen, ins Leere. Ob die Betroffenen noch damit beschäftigt sind, einen Arzt nach dem anderen aufzusuchen, die ihnen allesamt versichern, die Mittel zu ihrer Heilung in der Hand zu haben, oder ob sie bereits an wirkliche Fachleute geraten sind, die ihnen eine ganze Palette an Therapiemöglichkeiten unter-

---

16 Bergson (1994), S. 116.

schiedlichster Couleur an die Hand geben – am Ende geht es wesentlich um die Anerkenntnis, dass das Unvorstellbare eingetreten ist, dass nämlich das als Vorübergehendes zu Ertragende auf Dauer bleibt. Sich mit dem Schmerz einzurichten bedeutet, ihn als Teil seines Selbstbildes aufzunehmen wie das eigene Gesicht im Spiegel, die körperliche Konstitution oder eine Behinderung. Aber der Stachel im Fleisch, der bleibt, verweigert sich dieser Integration.

Indem die Anderen, seien es Verwandte, Freunde oder wer auch immer, auf dieses eigenartige Geschehen aus einer festen Verankerung in der Normalität blicken, bleibt ihnen diese Erfahrungswelt zutiefst fremd. Von einer dauerhaften Kluft zwischen dem eigenen und dem fremden Schmerz kann im Grunde erst hier gesprochen werden – es wäre vollkommen abseitig, den Schmerz des Anderen, der sich neben mir verletzt oder plötzlich stöhnend krümmt, als Paradigma des Zweifelhaften zu betrachten, wie Scarry es tut.[17] Im Falle des chronischen Schmerzes ändert sich dies grundlegend und beinahe unausweichlich: »If there is a single experience shared by virtually all chronic pain patients it is that at some point those around them – chiefly practitioners, but also at times family members – come to question the authenticity of the patient's experience of pain.«[18] Es mag überraschen, dass hier das medizinische Personal an erster Stelle genannt wird; die Macht der Normalität und der Struktur der eigenen Erfahrung ist offenbar so groß, dass selbst die professionell damit Beschäftigten ihr nicht entkommen und es entgegen allem *Wissen* doch nicht *glauben* können. Der jeweils konkrete Umgang – Zweifel oder Anerkenntnis, Sinnzumutung oder Sinnlosigkeitszuschreibung – wird im Rahmen eines anspruchsvollen und sich immer am Rande der Überforderung bewegenden Tagesgeschäfts immer auch davon bestimmt sein, was in der jeweiligen Situation funktional und aus der beruflichen Sozialisation heraus plausibel erscheint.

Für die Betroffenen bleibt dabei die Diagnose als nur scheinbar schlichte Benennung von größter Bedeutung: An ihr hängt die intersubjektive Anerkenntnis, dass da tatsächlich etwas ist, dass das schreckliche Leiden keine bloße Einbildung ist bzw. man nicht ausweglos in einer Privatheit von Erfahrung gefangen ist, von der das normal seinen Gang gehende Leben nichts weiß. Beim Ausfall einer Benennung für eine derart alles durchdringende und sich gebieterisch

---

[17] Vgl. Scarry (1992), S. 12.
[18] Kleinman (1988), S. 57.

zur Geltung bringende Erfahrung steht für den Betroffenen nicht weniger auf dem Spiel als die Zugehörigkeit zur gemeinsamen Welt. Die durch den Zweifel der Anderen geschaffene Situation verschärft sich noch, wenn die offizielle Bestätigung durch die Medizin als hier entscheidender Autorität ausfällt: Nicht nur sozial, sondern auch ökonomisch kann dieser Ausfall eine Katastrophe sein.[19]

Aber auch wenn er noch einen Namen haben mag, *ist* dieser Schmerz kein Sinn mehr, und nun wird mit Macht etwas anderes von ihm verlangt: Er soll einen Sinn *haben*. Wenn man die Situation so rekonstruiert, wird deutlich, dass die nun auftauchende Sinnfrage Ergebnis eines Sinnentzugs oder -verlustes ist, der nicht akzeptiert werden kann. Sinn und Sinnlosigkeit des Schmerzes sind, wie sich hier zeigt, miteinander verwoben, und es ist unsinnig, entscheiden zu wollen, ob Schmerz – welcher Schmerz auch immer – denn nun einen Sinn habe oder nicht. Das gilt selbst für so extreme Fälle wie den Folterschmerz, auf den hier einzugehen den Rahmen sprengen würde.[20]

Man kann davon ausgehen, dass nun die Warum- gegenüber der Wasfrage in den Vordergrund tritt: Warum habe ich diese schrecklichen Schmerzen? Es ist offensichtlich, dass sich damit die Sinnregister, nach denen gefragt werden kann und in denen gesucht wird, noch einmal vervielfältigen. Auch wenn man nicht vergessen darf, dass es weiterhin primär »justifications for practical action more than statements of a theoretical and rigorous nature«[21] sind, um die es geht, wächst das Sinnbedürfnis mit jeder Frustration. Gerade am Beispiel des chronischen Schmerzes zeigt sich die Instabilität jeder Sinnzuschreibung besonders deutlich: Stabil wäre nur die eindeutige Diagnose, die eine klare und erfolgreiche Therapie nach sich zieht und die Frage so beantwortet, indem sie sie zum Verschwinden bringt. Jede andere Antwort bleibt prekär und unbefriedigend.

Die Medizin selbst hat mittlerweile in Bezug auf die Sinnfrage auch in erweiterter Fassung einiges anzubieten: Die über die klassi-

---

[19] Vgl. etwa Wendell (1996), S. 127 ff.; Good (1992), S. 29–48, insbes. 45. Auch Wendell berichtet von der verstörenden Erfahrung, dass bei anhaltendem Leiden, dem die Medizin ihr Siegel verweigert, sich schließlich sogar Verwandte und Freunde abwenden.

[20] An anderer Stelle habe ich versucht, die Folter als Inszenierung der Sinnlosigkeit als Sinn zu rekonstruieren, als höchst planvolle Zerstörung jedes Sinnzusammenhangs: Vgl. Grüny (2003).

[21] Kleinman (1988), S. 121.

schen Disziplinen der Körpermedizin erweiterten Schmerztherapien haben die psychische bzw. psychosomatische Dimension chronischer Schmerzen erkannt. Der Versuch, diese nicht nur im Hinblick auf körperliche Ursachen zu betrachten, sondern in einem psychoanalytischen oder hermeneutischen Sinne zu *verstehen*, bedeutet eine wichtige Erweiterung von Möglichkeiten. In diesem Zusammenhang ist bisweilen sogar die Rede von einer »Sprache« des Schmerzes bzw. vom Schmerz als Sprache, also von der Krankheit als verbogener Mitteilung über Störungen auf einer ganz anderen Ebene und damit doch wieder als Symptom, das es zu lesen gilt.[22]

Mit diesen Angeboten vollzieht sich im Inneren des medizinischen Systems ein Diskurswechsel, der unmittelbaren Anschluss an das Sinnbedürfnis der Betroffenen verspricht und gleichzeitig hochambivalent ist. Einzusehen, dass der eigene Schmerz eine verstehbare Dimension, eine Funktion im eigenen Leben hat, die sich nicht in einer körperlichen Schädigung erschöpft, kann Möglichkeiten des Umgangs eröffnen, die über die sonstige therapeutische Intervention hinausgehen. Wenn von einem Patienten gesagt wird, dass »all significant issues in his life were translated, so to speak, into the language of pain«[23], so mag dies für den Betroffenen eine wichtige Erkenntnis sein. Sicher wird er professionelle Hilfe brauchen, um daraus produktive Konsequenzen zu ziehen, so wie bereits die Beobachtung selbst sich nur einem Blick von außen erschließen konnte. Was aber, wenn die positive Veränderung ausbleibt? Die Verantwortung, die dem Patienten im Sinne einer Ermächtigung gegeben wurde, kehrt sich nun gegen ihn, und der naheliegende Schuldvorwurf ist für den Außenstehenden – und auch hier gehört medizinisches Personal an den Anfang der Liste – ähnlich unvermeidlich wie der Zweifel an seinem Leiden. Die Rede von »choice of pain as a symptom«,[24] die sich in einem der klassischen Texte zum psychogenen Schmerz findet, spricht dies deutlich aus: Wer den Schmerz gewählt hat, ist selbst schuld daran, wenn er nicht vergehen will. Das Sinnangebot verwandelt sich unversehens in eine Sinnzumutung.

Die ganze Problematik des »pain-prone patient«,[25] der »Schmerz-

---

[22] Dass dieses dürre Resümee dem betreffenden Feld vom psychoanalytischen Konzept der Konversionsneurose über die Psychosomatik im Anschluss an v. Weizsäcker bis zu hermeneutischen Ansätzen kaum gerecht wird, liegt auf der Hand.

[23] Szasz (1975), S. 89 und S. 100.

[24] Engel (1959), S. 905.

[25] Ebd.

persönlichkeit«, wird an einer etwas überraschenden Stelle, nämlich in einer Beobachtung von Lessing im *Laokoon* auf den Punkt gebracht. Im Vergleich der Zeitkunst Poesie mit den Raumkünsten Plastik und Bild greift er zur Veranschaulichung auf den Schmerzausdruck zurück: Philoktet kann in der Tragödie seinen Schmerzen in größtmöglicher Variation Ausdruck verleihen, während Laokoons steinernes Gesicht nicht in höchstem Schmerz verzerrt sein darf. Jener kann für sich geltend machen, was diesem versagt bleibt: »Wir beziehen sein Schreien nicht auf seinen Charakter, sondern lediglich auf sein unerträgliches Leiden.«[26] Der Schmerz des chronisch Kranken ist immer in Gefahr, als Charakterfehler gewertet zu werden und damit zu einem untilgbaren Stigma zu werden.

Susan Wendell, die als selbst Betroffene dem gesamten psychosomatischen Diskurs äußerst skeptisch gegenübersteht, begreift die erweiterten Möglichkeiten der Sinnzuschreibung als Ausweitung des »myth of control«,[27] also der Vorstellung unbegrenzter Machbarkeit, von der unsere Medizin zutiefst geprägt ist. Wenn noch die Psyche in diesen Mythos einbezogen ist, bleibt im Falle eines Scheiterns nur noch der Rekurs auf aktuelle pragmatische Grenzen des Könnens oder eben auf die Unwilligkeit des Patienten, und die in diesem System sozialisierten Praktiker haben in der Regel größte Schwierigkeiten, mit den Grenzen des eigenen Könnens umzugehen. Die Befreiung liegt für Wendell entsprechend in der Gegenbewegung der radikalen Abwehr jeder Sinnzumutung bzw. im Zulassen der Möglichkeit radikaler Sinnlosigkeit und in der Verteidigung der »idea that the body may have a complex life of its own, much of which we cannot interpret«.[28]

Diese Auffassung liegt nur scheinbar ganz auf der Linie eines reduktionistisch-mechanistischen Körperdenkens; in Wirklichkeit betont sie die Opazität und Unverfügbarkeit des menschlichen Körpers. Aber sie fordert der Betroffenen ein hartes Opfer ab: Nicht genug, dass die selbstverständliche Frage danach, um was es sich handelt, was die Ursache ist und wie es sich wieder beseitigen lässt, konsequent frustriert wird, auch die von dieser Frustration angestoßene, darüber hinausgehende Sinnsuche wird vorerst abgeschnitten.

---

[26] Lessing (1990), S. 36.

[27] Vgl. Wendell (1996), S. 93 ff.

[28] A.a.O., S. 175. Es ist genau diese Auffassung, die für Illich den Sündenfall par excellence darstellt: Vgl. Illich (1995), S. 94 ff. (s.u.).

Die Entlastung trägt so die Hypothek einer massiven Sinnkrise: ein Schmerz, der nichts bedeutet, der keinen biologischen, keinen medizinischen und auch keinen biographischen Sinn hat, sondern der lediglich eine Dysfunktion jenes undurchschaubaren Organismus ist, der ich selbst bin – damit soll man nun leben.

Genau hier setzt Wendells zweiter Kritikpunkt an, der eng mit dem ersten zusammenhängt: In einer vom Machbarkeitsglauben durchdrungenen Welt werden die Möglichkeiten des Umgangs mit dem Unabänderlichen in den Hintergrund rücken, und nicht nur das – diejenigen, die es verkörpern, werden selbst an den Rand gedrängt werden. Wer die Maschinerie der Medizin erfolglos durchlaufen hat, wird von ihr wieder ausgespuckt und, insofern er nicht stirbt, für unbelehrbar erklärt. Statt eine Klage über den Sinnverlust in der modernen Welt anzustimmen, ruft Wendell zur Empörung gegen die Sinnzumutung auf, fragt wiederum nach Möglichkeiten des Umgangs und fordert das Recht ein, dabei auf die gängigen Sinnsurrogate zu verzichten. Das ist nicht gleichbedeutend mit der Rede von einer »elementare[n] Sinnlosigkeit allen Schmerzes«[29] – eine Aussage, die in ihrer ungedeckten Allgemeinheit der universalen Sinnzumutung in nichts nachsteht –; es geht lediglich um die Zurückweisung dieser Zumutung.

Dennoch ist es mehr als verständlich, dass von den Betroffenen spätestens im Moment der Krise wiederum neue Register des Sinnes gezogen werden (zu denen, paradoxerweise, auch dasjenige der Sinnlosigkeit gehört). Für ein Beispiel, das auf der persönlichen Ebene bleibt, aber weder biologisch noch biographiehermeneutisch argumentiert und sich insofern dem medizinischen Diskurs auch in seiner erweiterten Fassung entzieht, kann man auf eine weitere klassische Antwort auf die Sinnfrage zurückgreifen, nämlich diejenige Nietzsches: »Erst der große Schmerz, jener lange, langsame Schmerz, der sich Zeit nimmt, in dem wir gleichsam wie mit grünen Holze verbrannt werden, zwingt uns Philosophen, in unsre letzte Tiefe zu steigen und alles Vertrauen, alles Gutmüthige, Verschleiernde, Milde, Mittlere, wohinein wir vielleicht vordem unsre Menschlichkeit gesetzt haben, von uns zu thun.«[30] Die Tatsache, dass hier wiederum jemand aus eigener Betroffenheit spricht, kann zu einer gleichsam

[29] Scarry (1992), S. 26.

[30] Nietzsche (1980), S. 350; vgl. dazu auch Grüny (2011), S. 39–57. Rilkes letzter Eintrag in seinem letzten Taschenbuch mutet wie ein Gegenentwurf an: »Bin ich es noch,

doppelten Lektüre anregen: Der hier Schreibende zieht eine Lehre oder einen Nutzen aus seinem Schmerz – oder zumindest wertet er es so –, er lässt sich zu einer Art Verwesentlichung anregen. Niemand hat das Recht, über solche »persönlichen Antworten« Betroffener auf ihren Schmerz, wie Buytendijk es nennt,[31] ein womöglich ablehnendes Urteil zu fällen; das läge auch Susan Wendell ganz fern.

Auf der anderen Seite ist Nietzsches Position nicht die private Äußerung eines tragisch Gequälten, sondern eine Aussage mit philosophischem Anspruch, und genau hier stößt man auf ein Grundproblem der philosophischen Auseinandersetzung mit diesem Phänomen: der Sprung von der persönlichen auf die allgemeine Ebene. Auf welcher Grundlage wollte man ernsthaft behaupten, Schmerz führe notwendigerweise zu mehr Tiefe (und dabei gleichzeitig insinuieren, Schmerzfreiheit sei mit Oberflächlichkeit assoziiert)? Daran ändert nichts, dass diese Tiefe für Nietzsche keine empirische Gemeinsamkeit aller Leidenden ist, sondern an eine bestimmte Leidens*fähigkeit* gebunden, die er als eine Art aristokratische Grundtugend begreift. Was hier formuliert wird, bleibt ein massiver Anspruch an den starke Schmerzen Leidenden: Er möge gefälligst an seinem Schmerz wachsen. Wem dies nicht gelingt, der muss sich darauf gefasst machen, als Herdenmensch abqualifiziert zu werden.

Die Sinnzumutung ist bekannt, und auch der Topos von Stärke, Tiefe und Wahrheit hat lange Tradition. Er ist es meiner Auffassung nach, der noch in der heutigen Zeit in der medizinischen Praxis und der Haltung vieler Betroffener nachhallt und einer der wesentlichen Gründe für den zögerlichen Umgang mit Analgetika ist. Die immer wieder geäußerte Befürchtung, die Kranken könnten bei Opiatgabe abhängig werden, ist durch die Wirklichkeit nicht gedeckt, was jeder Arzt wissen und auch seinen Patienten nahebringen kann; sie taugt nicht als Erklärung. Mindestens ebenso wichtig ist etwas anderes: Schmerz zu ertragen beweist eine Stärke, die an keiner anderen Stelle bewiesen werden kann. Die Gabe oder Einnahme von Analgetika ist nicht nur ein Zeichen von Schwäche, sondern macht schwach. Sie ist ein Ausweichen vor dem Wesentlichen, ein Verzicht auf Tiefe zugunsten einer schalen Behaglichkeit, die die Wirklichkeit in ihrer

---

der da unkenntlich brennt?/ Erinnerungen reiß ich nicht herein./ O Leben, Leben: Draußensein./ Und ich in Lohe. Niemand der mich kennt.« (Rilke (1956), S. 511.)

[31] Vgl. Buytendijk (1948), S. 148.

Härte nicht ertragen kann. Insofern repräsentiert der Schmerz ein sich der bedingungslosen Verfügbarkeit widersetzendes Lebenszeichen, einen Index einer tieferen Wirklichkeit. – Auch wenn sie in dieser Härte formuliert vermutlich allseitigen Widerspruch erregen würde, scheint mir dies doch genau die Position zu sein, die alle diskursiven und technischen Veränderungen weitgehend unbeschadet überstanden hat. Der Sinnhunger scheint einen wirklich rein therapeutischen Blick nicht zuzulassen.

Ein besonderer, hier aber recht illlustrativer Fall ist der Geburtsschmerz. Für diesen Typ Schmerz wird man wohl am ehesten zugestehen, dass er »Teil des Lebens« ist, wie man so sagt – für die Bibel ist er der geradezu prototypische Schmerz, der als Folge der Erbsünde als einziger ausdrücklich benannt wird.[32] Die Assoziation von Geburtsschmerz und Arbeit – während die Frau unter Schmerzen Kinder gebären muss, muss der Mann im Schweiße seines Angesichts den Acker bestellen, der ihm Dornen und Disteln trägt – erhält sich bis heute im englischen Wort für Wehen, labor. Der Schmerz, der den Beginn des Lebens auf der Welt begleitet, ist so paradigmatisch für die Mühsal, die Plackerei, die dieses Leben auf dieser Welt von uns verlangt, und er ist eine Strafe für die geerbte Schuld. Noch die Medizin hält an diesem Motiv fest, indem sie in eigenartig christlicher Sprache die Phase, in der das Kind tatsächlich zur Welt kommt, als »Austreibungsphase« bezeichnet.

Anders als alle anderen Schmerzarten ist der Geburtsschmerz auf eine Gruppe Menschen und auf eine einzige Situation beschränkt. Kein Mann kann ihn erleben, und auch wer aus welchen Gründen auch immer keine Kinder bekommt, wird diese Erfahrung niemals machen. Eine Geburt tut weh, sie tut, wie auch der alles andere als neutrale Beobachter nicht bezweifeln kann, sehr weh. Der Schmerz ist dabei eindeutig akut: Er hat eine klare, benennbare Ursache und ein erwartbares Ende. Wenn er unerträglich wird, so aufgrund seiner Intensität. Vernachlässigen wir einmal die Tatsache, dass es in vielen Gegenden der Erde keine Wahl gibt, ob dieser Schmerz ertragen werden kann, und dass er gerade dort in seinem Übermaß Signal gravierender Schädigungen und Ankündigung der Gefahr des Todes sein kann, und beschränken uns auf die Situation in einem westlichen Krankenhaus. Selbst unter Bedingungen maximaler medizinischer

---

[32] Vgl. 1. Mose 3,16.

Versorgung gelingt die Einhegung nur bedingt, und selbst hier wird möglicherweise die von Bakan formulierte Frage erhalten bleiben: Does this mean I will die?

Dabei steht die ganze Zeit die Möglichkeit im Hintergrund, über eine Periduralanästhesie Abhilfe zu schaffen. Wenn für die Gebärende das Ausmaß des Erträglichen überschritten ist, kann sie auf einen Arzt zurückgreifen, der über einen unaufwendigen Eingriff weitgehende Schmerzfreiheit herstellt. Wenn man sich nun ansieht, wer wann auf diese Möglichkeit zurückgreift und wie diese Entscheidung bewertet wird, so stößt man auf ein ganzes Knäuel von unterschiedlichen Wertungen, Sinnzuschreibungen, -zumutungen und Funktionalitäten. Zuerst einmal ist es wichtig festzuhalten, dass es eine medizinische Funktionalität des Geburtsschmerzes nicht gibt. Die Wehentätigkeit geht weiter, ob sie von Schmerz begleitet ist oder nicht. Von dieser Seite gibt es also eine eindeutige Antwort: Der Schmerz muss nicht sein. Wenn eine Anästhesie trotzdem abgelehnt wird, muss dies wiederum andere Gründe haben.

Die Möglichkeit, dass die Betroffene Angst vor der Prozedur hat, ist sicher die am wenigsten aufschlussreiche, auch wenn sie nicht selten sein dürfte. Wichtiger ist das Gemenge an Vorstellungen über Sinn und Unsinn des Schmerzes allgemein und dieses Schmerzes im Besonderen. Wenn der Geburtsschmerz von Gott selbst an den Anfang des Lebens gesetzt worden ist, mag es beinahe als Frevel erscheinen, ihn schlicht abzustellen. Aber auch jenseits dieses christlichen Motivs, das sich unterschwellig auch in areligiösen Kontexten erhalten haben mag, hat die Kopplung von Geburtsschmerz und Lebensbeginn eine große Plausibilität. Der Schmerz trägt hier einen Index von Wirklichkeit, der die überragende Bedeutung dieses Ereignisses beglaubigt. Das Kind, das im eigenen Leib herangewachsen ist, muss aus diesem heraus und zur Welt kommen. Es ist kaum vorstellbar, dass dieser drastische Verwandlungs- und Trennungsprozess ohne existenziellen Einsatz vor sich geht, zu dem auch der Schmerz als stärkster Wirklichkeitsindikator gehört, den wir kennen.

Dem steht die in den Industrieländern wachsende Tendenz zum elektiven Kaiserschnitt entgegen, also zur schmerzfreien Geburt auf Bestellung. Noch stärker als auf die harmlose PDA richtet sich die Kulturkritik auf dieses Phänomen, das als Inbegriff eines Abfalls von jeglicher sinnhafter Akzeptanz und Integration des Unverfügbaren hin zu grenzenloser Verfügbarkeit gelten kann: Der Versuch der Abschaffung des Geburtsschmerzes ist wohl das krasseste Beispiel jener

Algophobie, von der schon Buytendijk gesprochen hatte.[33] Deutlich abgemildert klingt dieser Vorwurf ausgehend von den zuvor gemachten Beobachtungen: Wer sich um die existenzielle Erfahrung der Geburt bringt, verliert etwas Wesentliches. Aber auch hier ist die Sache nicht eindeutig: Die zweifelsohne wichtige Erfahrung der Geburt ist gleichzeitig eine Art Initiation, und das Verhalten der Initiierten gegenüber denen, die sich der Prozedur nicht unterziehen wollten oder konnten, schwankt zwischen Ausgrenzung, Ablehnung, Bedauern und Neid. Ähnlich ambivalent werden die Haltungen derjenigen sein, denen diese Erfahrung ungewollt versagt geblieben ist.

Auch wenn Ärzte und Pflegende durchaus ähnliche Auffassungen vertreten mögen, spielt der medizinische Diskurs in diesem Fall eine eher neutrale Rolle. Der Kaiserschnitt ist deutlich aufwendiger, riskanter und teurer als eine Spontangeburt, so dass es für das Personal gute, aber ganz andere Gründe geben kann, hier eher zurückhaltend zu sein. Die anästhetischen Verfahren sind demgegenüber eingespielt, routiniert, weitgehend risikolos und können in manchen Fällen sogar die Geburt befördern.

Die Gebärenden und ihre Partner, aber auch Ärzte, Pflegende und Hebammen finden sich so inmitten eines Gemenges an Vorstellungen von medizinischer Funktionalität, Natürlichkeit, Fortschritt, Stärke und Schwäche, Recht und Verpflichtung, die auf verschiedene Weise die unterschiedlichen Sinnregister und Diskursangebote bedienen bzw. auf sie zurückgreifen. Wer wollte in einer solchen Situation sagen, was richtig ist?

All diese Überlegungen finden statt im Horizont der problemlos möglichen und verfügbaren Abschaltung des Schmerzes, und genau hier liegt einer der wesentlichen Ansatzpunkte für eine konservative Kulturkritik, wie sie etwa Ivan Illich verkörpert. Illich führt zahlreiche Schmerzdeutungen aus unterschiedlichen kulturellen und religiösen Traditionen an, um sie allesamt einer technischen – »zivilisierten« – Auffassung entgegenzustellen, die im Schmerz nichts als eine abzustellende Dysfunktion sieht: »Kultur macht den Schmerz erträglich, indem sie ihn in ein sinnvolles Umfeld integriert; die kosmopolitische Zivilisation löst den Schmerz aus jedem subjektiven oder objektiven Kontext, um ihn zu beseitigen.«[34] Illichs unmittelbare Kopplung von Sinngebung mit Ertragbarkeit und von Heilbar-

[33] Buytendijk (1948), S. 14.
[34] Illich (1995), S. 94.

keit mit Unerträglichkeit führt ihn konsequenterweise schließlich zur Aussage: »[N]ur als heilbar aufgefaßter Schmerz ist unerträglich.«[35] Es ist der Horizont der pharmakologisch – der Kulturkritiker würde vermutlich mechanistisch oder technisch sagen – herstellbaren Schmerzfreiheit, der für ihn den eigentlichen Sündenfall darstellt und gegen den er einen aussichtslosen Kulturkampf anzettelt.

Dass die traditionelle, »kulturelle« Auffassung des Schmerzes diesen als – wohl unvermeidliches – Übel bestimmt, und die Vorstellung eines nun biologisch bestimmten »Sinnes« des Schmerzes erst im 17. Jahrhundert aufkommt,[36] steht dem nicht entgegen. Beides erkennt Illich an, seine Forderung nach Sinngebung zielt aber auf die Einordnung in einen größeren Zusammenhang kultureller und/oder religiöser Art. Dabei machen seine Formulierungen überdeutlich, dass den Betroffenen mit kulturkritischen oder philosophischen Verallgemeinerungen nicht geholfen ist – es geht ihm ganz anders als Wendell, deren Kritik sich an manchen Punkten mit seiner berührt, nicht primär um ein verständnisvolles, den Leidenden in seinen Bedürfnissen anerkennendes und ihm entgegenkommendes Umfeld, sondern eben um Sinngebung, um mit dem Siegel der Kultur geadelte Deutungsangebote, die dem Kranken seinen Schmerz schmackhaft machen – um eine veritable Algodizee. Illich sehnt sich nach einer Situation zurück, in der das gilt, was Morris treffend über Pascal bemerkt: »Sein Schmerz wird daher durch sein Verständnis eines ganzen Universums gefiltert.«[37]

Ob eine solche Situation gut oder schlecht ist, sei einmal dahingestellt, aber man muss sich noch einmal klarmachen, dass von Unerträglichkeit hier laut Illich keine Rede sein kann – die ist nämlich erst mit Descartes, wie der Bösewicht dieser Geschichte voraussehbarerweise heißt, in die Welt gekommen. Man tut gut daran, sich von solchen spekulativen Verallgemeinerungen fernzuhalten, die am Ende zu nichts anderem dienen als zur Denunziation derer, die sich auf Analgetika verlassen. Wenn Morris über die mittelalterliche Gemeinde bemerkt, ein sinnloser Schmerz hätte »gedroht, sie in eine völlig sinnentleerte Welt zurückzuwerfen«,[38] so kann man daraus vor allem ablesen, dass die Sinnstiftung der alternativlose Versuch

---

35 Ebd.

36 Toellner (1971), S. 36–44.

37 Morris (1994), S. 68.

38 A.a.O., S. 74.

eines Umgangs mit dem Unerträglichen war. So unterschiedlich die Umgangs- und Deutungsweisen sind, die die verschiedenen Religionen hier anbieten, sie vereint doch eben dies: Sie alle sind Versuche, einen über Praktiken stabilisierten und durch Texte kodifizierten Umgang mit dem Schmerz zu etablieren, der ihn im Rahmen hält und zumindest in Ansätzen verstehbar macht. Keine von ihnen geht so weit, ihn zu affirmieren oder zu glorifizieren, und die Alternative Abschaffung oder Sinnstiftung stellt ihnen eine Frage, die ursprünglich nicht in ihrem Horizont liegt.[39]

Betrachtet man die unterschiedlichen Varianten von Sinnfragen, die Register und Angebote, auf die sie zurückgreifen, und die Diskurse, in denen sie eingebettet sind und zwischen denen sie hin- und herwechseln, so erscheint die Diagnose eines Sinnverlustes einigermaßen abwegig. Was in der Moderne tatsächlich in die Welt gekommen ist, ist eine Vervielfältigung der Sinnregister inklusive der Variante vollständiger Sinnlosigkeit, ein immer wieder neu auszutarierendes Verhältnis von Sinn und Nicht-Sinn je nach der Situation und ihren Erfordernissen und der jeweiligen diskursiven Konstellation. Wenn das einheitliche Verständnis des ganzen Universums verlorengeht, so teilt die stabile Sinnstiftung für den Schmerz dieses Schicksal. Ausgangspunkt all der hier angeführten Antworten und Sinngebungsversuche ist das eigene Betroffensein, sei es unmittelbar oder indirekt. Schmerz schickt die Betroffenen, seien es die Leidenden selbst, ihr Umfeld, die sie Behandelnden oder die die Welt mit Entsetzen Beobachtenden – wer den Schmerz nicht als Problem sieht, sich von seiner Aufforderung angesprochen fühlt, braucht auch keine Theodizee – auf eine Sinnsuche, die in der Moderne auf unterschiedlichste Ressourcen zurückgreifen kann. Diese haben auf verschiedene Weise Anhalt an der Erfahrung der Leidenden und erfüllen unterschiedliche Funktionen. Kritisierbar sind sie nicht von einem hypothetischen wahren Sinn, auch nicht im Horizont eines solchen, sondern nur als dysfunktional für die Betroffenen, denen mit einer hegemonialen Sinnzumutung am allerwenigsten gedient ist. So wenig wie irgendetwas anderes auf der Welt »hat« Schmerz einen Sinn, aber als die kulturelle Tatsache, die er unvermeidlich ist, ist noch seine Sinnlosigkeit eine Variante des Sinns. Was ihn von anderen Erfahrungen unterscheidet, ist die Beharrlichkeit, mit der er Sinnzuschrei-

---

39 Vgl. Le Breton (2003), S. 89 ff.

bungen abwirft und subvertiert und so die Frage nicht verstummen lässt.

Literaturverzeichnis

Arbeitsgemeinschaft der wissenschaftlichen medizinischen Fachgesellschaften (2007): S3-Leitlinie: »Behandlung akuter perioperativer und posttraumatischer Schmerzen«. Abruf unter: http://www.awmf.org/uploads/tx_szleitlinien/001-025l_S3_Behandlung_akuter_perioperativer_und_posttraumatischer_Schmerzen_abgelaufen.pdf [Juli 2015].

Bakan, David (1968): Disease, Pain & Sacrifice. Toward a psychology of suffering. Chicago: University of Chicago Press.

Bergson, Henry (1994): Zeit und Freiheit. Hamburg: Meiner.

Bruggencate, Gabriele ten (1992): Somatoviszerale Sensibilität. In: Peter Deetjen/Erwin-Josef Speckmann (Hrsg.): Physiologie. München: Urban & Fischer, S. 56–77.

Buytendijk, Frederik J. J. (1948): Über den Schmerz. Bern: Medizinischer Verlag Huber.

Descartes, René (1969): Über den Menschen [1632] / Beschreibung des menschlichen Körpers [1648]. Heidelberg: Lambert Schneider.

Engel, George L. (1959): ›Psychogenic‹ pain and the pain-prone patient. In: The American Journal of Medicine 26, S. 899–918.

Good, Byron J. (1992): A body in pain. The making of a world of chronic pain. In: Mary-Jo Delvecchio Good/Paul E. Brodwin/Byron J. Good (Hrsg.): Pain as human experience: An anthropological perspective. Berkeley: University of California Press, S. 29–48.

Grüny, Christian (2003): Zur Logik der Folter. In: Burkhard Liebsch/Dagmar Mensink (Hrsg.): Gewalt Verstehen. Berlin: Akademie, S. 79–115.

Grüny, Christian (2004): Zerstörte Erfahrung. Eine Phänomenologie des Schmerzes. Würzburg: Königshausen & Neumann.

Grüny, Christian (2009): Zwischen Aspirin und Algodizee. Zum Problemfeld Schmerz und Sinn. In: Psychologie & Gesellschaftskritik 33 (3), S. 7–32.

Grüny, Christian (2011): Vom Nutzen und Nachteil des Schmerzes für das Leben. In: Rainer-M. E. Jacobi/Bernhard Marx (Hrsg.): Schmerz als Grenzerfahrung. Leipzig: Evangelische Verlagsanstalt, S. 39–57.

Hegel, Georg W. F. (1970): Vorlesungen über die Ästhetik I. Werkausgabe. Band 13. Frankfurt: Suhrkamp.

Illich, Ivan (1995): Die Nemesis der Medizin. Die Kritik der Medikalisierung des Lebens. München: C. H. Beck.

Kant, Immanuel (1983): Anthropologie in pragmatischer Hinsicht. Werke Band VI. Darmstadt: WBG.

Kleinman, Arthur (1988): The illness narratives. Suffering, healing, and the human condition. New York: Basic Books.

Langer, Susanne K. (1984): Philosophie auf neuem Wege. Das Symbol im Denken, im Ritus und in der Kunst. Frankfurt: Fischer.

Le Breton, David (2003): Schmerz. Eine Kulturgeschichte. Zürich/Berlin: diaphanes.
Lessing, Gotthold E. (1990): Laokoon oder: über die Grenzen der Malerei und Poesie. In: Ders., Werke 1766–1769 (Werke und Briefe, Bd. 5/2), hrsg. v. Wilfried Barner. Frankfurt: Deutscher Klassiker Verlag.
Melzack, Ronald/Wall, Patrick D. (1965): Pain mechanisms. A new theory. In: Science 150, S. 971–978.
Merleau-Ponty, Maurice (1966): Phänomenologie der Wahrnehmung, Berlin: de Gruyter.
Morris, David B. (1994): Geschichte des Schmerzes, Frankfurt/Leipzig: Insel.
Nietzsche, Friedrich (1980): Die fröhliche Wissenschaft. Kritische Studienausgabe Band 3, hrsg. v. Giorgio Colli/Mazzino Montinari. München: dtv.
Rilke, Rainer M. (1956): Sämtliche Werke. Zweiter Band (Gedichte, Zweiter Teil). Wiesbaden: Insel.
Scarry, Elaine (1992): Der Körper im Schmerz. Die Chiffren der Verletzlichkeit und die Erfindung der Kultur. Frankfurt: Fischer.
Scheler, Max (1980): Die Wissensformen und die Gesellschaft. Bern: Francke.
Straus, Erwin W. (1978): Vom Sinn der Sinne. Ein Beitrag zur Grundlegung der Psychologie. Berlin: Springer.
Stumpf, Carl (1928): Gefühl und Gefühlsempfindung. Leipzig: Barth.
Szasz, Thomas S. (1975): Pain and pleasure. A study of bodily feelings. New York: Basic Books.
Toellner, Richard (1971): Die Umbewertung des Schmerzes im 17. Jahrhundert in ihren Voraussetzungen und Folgen. In: Medizinhistorisches Journal 6, S. 36–44.
Wendell, Susan (1996): The rejected body. Feminist philosophical reflections on disability. New York/London: Routledge.

Die Differenz von Biologie und Existenz – »Leid« bei Schopenhauer und Jaspers

Steffen W. Lange

Schopenhauer:

»Wenn man nun endlich noch Jedem die entsetzlichen Schmerzen und Qualen, denen sein Leben beständig offen steht, vor die Augen bringen wollte; so würde ihn Grausen ergreifen: und wenn man den verstocktesten Optimisten durch die Krankenhospitäler, Lazarethe und chirurgischen Marterkammern, durch die Gefängnisse, Folterkammern und Sklavenställe, über Schlachtfelder und Gerichtsstätten führen, dann alle die finsteren Behausungen des Elends, wo es sich vor den Blicken kalter Neugier verkriecht, ihm öffnen und zum Schluß ihn in den Hungerthurm des Ugolino blicken lassen wollte; so würde sicherlich auch er zuletzt einsehen, welcher Art dieser *meilleur des mondes possibles* ist. Woher denn anders hat DANTE den Stoff zu seiner Hölle genommen, als aus dieser unserer wirklichen Welt?«[1]

Jaspers:

»Man vergegenwärtige sich z. B.: In der Natur trotz aller ›Stimmung‹ des Zuschauers der fortwährende unbarmherzige Kampf alles Lebendigen, das Vernichten bei allem Wachsen. – Die rasenden körperlichen Schmerzen, die immer wieder ertragen werden müssen. – Des Liebsten beraubt werden. – Die liebsten Menschen bei eigener Ohnmacht gequält und vernichtet sehen. – Den Untergang einer Kultur, der Kultur überhaupt mit Bewußtsein erleben. – Das Wollen und nicht Können (Veranlagung, Armut, Krankheit). – Jemand, der geisteskrank wird und es merkt. – Die Angst vor dem Tode. – Die Verzweiflung in unausweichbarer Schuld. – Die nihilistische Erfahrung der Sinnlosigkeit im Zufall – usw.«[2]

---

1 WWV I, § 60, S. 422 f.

2 Jaspers (1971), S. 248.

I. Einleitung

Zweifellos ist »Leid« eines der zentralen Themen menschlichen Lebens – von der kleinsten Verletzung bis zur größten existenziellen Not. So ist es nicht verwunderlich, dass dieses Thema in der Religion und der Kunst einen weiten Raum einnimmt. In der Philosophie allerdings war das Thema bisher nur an den Rändern des Diskurses zu finden.[3] Dies ist insofern nicht verwunderlich, da sich »Leid« der für den philosophischen Diskurs notwendigen Rationalisierung entzieht, zumindest nicht darin aufgeht. Wo es thematisiert wurde, hat die Philosophie »Leid« als prinzipiell negatives Konzept gedeutet, und die Überlegungen waren stets auf seine Überwindung ausgerichtet. Dabei kam es vor allem auf die Form der Überwindung und weniger auf die innere Struktur von Leid an. Leid war ein Phänomen, das dem guten Leben entgegenstand. Leid war damit ein mit negativen Vorzeichen versehener Nebenaspekt philosophischen Denkens. Leid war immer das Andere des richtigen Daseins: eine Strafe Gottes, ein Fehler im Handeln oder eine falsche Einstellung zur Welt. Erst Schopenhauer ist der Philosoph, der mit seiner radikalen *Philosophie des Lebens* einen neuen Umgang mit der »Leid-Problematik« erschlossen hat. Ohne das Wirken Schopenhauers und seines Schülers Nietzsche sind zentrale Teile der Philosophie des 20. Jahrhunderts, wie Lebensphilosophie, Anthropologie oder Existenzphilosophie, nicht denkbar. Jaspers Philosophie nimmt sich in ihrem existentiellen Gestus notwendig der »Leid-Thematik« an.

Dieser Text soll sich der Frage widmen, welchen Platz das Leid in den jeweiligen Denkkonzepten einnimmt. Zunächst soll die Stellung von Leid bei Schopenhauer aus dem biologistischen Ansatz seiner Metaphysik gezeigt werden. Dann wird bei Jaspers die Frage des Leidens in Bezug auf die Gewinnung der Existenz und der Freiheit zu untersuchen sein. Als Drittes werde ich einen Vorschlag zum Begriff »Leid« machen, der sich aus beiden Konzepten speist.

---

[3] Vgl. Anghern (2006), S. 119.

II. Schopenhauer: Leben ist Leiden

»Alles Leben [ist] Leiden.«[4] – Dies ist nicht nur eine der bekanntesten und pointiertesten Aussagen in Schopenhauers Philosophie, sondern dies ist eine zentrale Figur seines Denkens, für die er in verschiedenen Variationen immer wieder neu argumentiert. Zugleich bildet dieser Satz das architektonische Zentrum seiner Philosophie.[5] Denn auf ihn steuert seine Metaphysik zu und von ihm geht seine Ethik aus. Zwei Fragen sind dabei zu klären: Wie gelangt Schopenhauers Philosophie zum metaphysischen Punkt des Leidens? Wie setzt seine Ethik an diesem Punkt an?

1. *Biologie als Grundlage der Metaphysik*

Das spezifische Movens von Schopenhauers Metaphysik ist ihr biologistischer Ausgangspunkt, von dem ausgehend sich Schopenhauers Behauptung der Identität von Leben und Leiden erklärt. Im ersten Teil seiner Philosophie knüpft Schopenhauer an Kants erkenntniskritische Wende an. Es geht ihm vor allem darum, die erkenntnisfähigen Strukturen aufzuzeigen, aus denen sich eine mögliche Wirklichkeit für das erkennende Subjekt ergibt. Zwar akzeptiert Schopenhauer die durch Kant idealistisch gedeutete Bedingung der Möglichkeit von Erkenntnis, verwirft aber gleichzeitig dessen radikale Kritik der Metaphysik als einem falschen Verständnis von Metaphysik geschuldet.[6] Für Schopenhauer ist es die Aufgabe der Metaphysik, die Strukturen der Welt ausfindig zu machen und darzustellen. Für ihn haben die von der Metaphysik entdeckten Prinzipien nicht nur einen erkenntnistheoretischen, sondern auch einen ontologischen Status. Das grundlegende Prinzip der Welt ist, laut Schopenhauer, der Wille. Der Wille kann analytisch in seine zwei Momente Weltwille und Individualwille differenziert werden, wobei der Weltwille als ein transzendentales Prinzip zu verstehen ist, das sich im empirischen Dasein als Individualwille objektiviert.

Schopenhauers Metaphysik ist nicht zu erschließen, wenn man ihren Zusammenhang mit der zeitgenössischen Naturphilosophie

---

[4] WWV I, §56, S. 405.
[5] Hallich (1998), S. 7.
[6] WWV I, S. 545 ff.

und Naturwissenschaft ausblendet. Kants neu ausgerichtete Erkenntnistheorie ebnete mit ihrer theoretischen Grundlegung von Wissenschaft den Weg zur Wissenschaftstheorie des 19. und 20. Jahrhunderts, wobei die Frage nach der konkreten Bestimmung des erkennenden Subjekts offen blieb. Der an Kant anschließende deutsche Idealismus beantwortet diese offene Frage mit der Hypostasierung des selbstbewussten »Ich«. Die Problemstellung des frühen Schelling, wie Objekt (Natur) und Subjekt (Ich) zusammen gedacht werden können, ohne dass die Möglichkeit von objektiver Erkenntnis durch das freie und sich selbstsetzende Ich aufgelöst wird, ließ die romantische Naturphilosophie erblühen. Schopenhauers Problemstellung zielt in die Gegenrichtung: Wie bestimmt die Natur das Subjekt? Diese Frage, konsequent zu Ende gedacht, führt dahin, dass das Subjekt kein autonomes Subjekt sein kann. In anderer Hinsicht jedoch stimmt Schopenhauer mit Schelling überein. Das Grundprinzip der Welt muss als lebendige und dynamische Struktur interpretiert werden, allerdings nicht – wie von Schelling postuliert – als Weltseele, als intellektuelles Prinzip, sondern als unbestimmter Trieb, der sich nur in seinen Phänomenen zeigt, darüber hinaus rational aber nicht zugänglich ist. Der von Blumenbach, Kant und Kielmeyer am Ende des 18. Jahrhunderts postulierte Lebenstrieb, der bestimmend für die lebendige Natur sein soll, wird von Schopenhauer als Grundlage seiner Metaphysik übernommen. Die beiden Grenzpunkte des als Willen bezeichneten Lebenstriebs sind die mechanische Kraft, letztlich die Gravitationskraft, und das bewusste Wollen des menschlichen Individuums. Schopenhauer gewinnt aus dem biologisch-empirischen Lebenstrieb ein metaphysisches Konzept, in dem dieses Prinzip für die Strukturverhältnisse, welche die Welt konstruieren, bestimmend sein soll. Spiegeln sich bei Schelling die Gesetze des Geistes in der Natur, so setzen sich bei Schopenhauer die Prinzipien des Lebens im Subjekt fort. Schopenhauers Terminologie ist eine im Grundsatz biologisch ausgerichtete Nomenklatur. Er spricht von »Befriedigung« und »Trieb«; der Begriff »Wille« ist explizit die verkürzte Sprechweise für »Wille zum Leben«.[7] Die Biologie als die Wissenschaft vom Leben hat keinen anderen Kern als den *Willen zum Leben*. Sie befasst sich mit dem Aufbau des Lebendigen, mit dem Verhalten des Lebendigen, mit der Entstehung des Lebendigen: Ihr Gegenstand ist der Prozess

[7] WWV I, §54, S. 362.

des Werdens und Vergehens der selbstzweckhaft organisierten Produkte der Natur.

Wenn es die Aufgabe der Metaphysik ist, alle Phänomene der Natur aus wenigen Grundlagen, möglichst aus einem einzigen Prinzip abzuleiten, so wird Metaphysik in der Annahme einer von Kräften durchwirkten Welt versuchen, die empirisch unterschiedlich auftretenden Kräfte auf eine einzige zurückzuführen. Vom metaphysischen Standpunkt aus kommt es nicht darauf an zu zeigen, was die Kräfte differenziert und spezifiziert, sondern wie sie als eine und einzige Kraft gedacht werden können. Diesen Schritt unternimmt Schopenhauer vom Standpunkt der Biologie aus. Allerdings ist die Perspektive eines Metaphysikers eine grundsätzlich andere als die des Naturwissenschaftlers.

»[Der Naturwissenschaftler] redet von *Kräften*, sei es von der Attraktionskraft, sei es von der Lebenskraft, sei es von irgendeiner anderen ursprünglichen, das heißt nicht mehr auf andere Kräfte zurückführenden Kraft. Der Metaphysiker erkennt in diesen ursprünglichen, unbegreiflichen Kräften das Walten des *einen* Prinzips, das er nach der höchsten und vollkommensten Form seiner Äußerung *Wille* nennt.«[8]

Für das Verständnis der Metaphysik Schopenhauers muss kurz die Problematik seiner Erkenntnistheorie erörtert werden. Auch sie leitet sich in wichtigen Punkten aus der Biologie der Zeit um 1800 ab. Die Natur wird als Kette der Wesen verstanden, die in lückenloser Ganzheit und Fülle eine Rangordnung der Individuen darstellt.[9] Erkenntnis ist, laut Schopenhauer, demnach das Spezifikum eines tierischen Individuums. Ein Stein hat Anteil am Prinzip des Willens, besitzt aber keine Empfindungsfähigkeit. Letztere haben die Pflanzen, die als unterste Stufen des Lebendigen gelten. Auf der nächsten Stufe der Lebendigkeit kommt bei den Tieren in Abstufungen die Eigenschaft der Erkenntnisfähigkeit zur Empfindungsfähigkeit hinzu. Entscheidend ist hierfür der Aspekt der Bewegung. Pflanzen, die keine Ortsveränderung vornehmen, bedürfen keiner Anschauung von Raum und Zeit. Tiere hingegen bedürfen der Erkenntnis, da sie sich, um ihr Leben zu erhalten, in Raum und Zeit orientieren müssen. Diese Orientierung ist nach Schopenhauer nur mit Hilfe von Erkenntnis möglich, denn sie ermöglicht es, kausale Zusammenhänge zu erfassen.

---

[8] Malter (1983), S. 46.
[9] Lovejoy (1993), S. 221 ff.

Beim Menschen kommt zur Empfindungs- und zur Erkenntnisfähigkeit die Denkfähigkeit hinzu. Denkfähigkeit ist laut Schopenhauer die Möglichkeit, Erkenntnis in Begriffe zu fassen, also abstrahieren zu können. Mit Begriffen kommt die Fähigkeit hinzu, die Vergangenheit zu reflektieren und in die Zukunft hinein zu planen. Der in der Physiologie so geringe Unterschied macht in der Konsequenz eine gewaltige Differenz zwischen dem Menschen und allen anderen Tieren aus. Es erwächst dem Menschen die Fähigkeit, Sprache zu entwickeln und damit gesellschaftliche und kulturelle Dimensionen des Zusammenlebens und des Handelns auszubilden. Allerdings ist der Gewinn janusköpfig. Denn auf der anderen Seite steht als Preis die Todesgewissheit, der sich das menschliche Individuum nicht entziehen kann. Damit steht einer im Vergleich zu den Tieren exponentiell gesteigerten Handlungsfähigkeit eine ebenso gesteigerte Leidensfähigkeit gegenüber. Die Existenzphilosophie des 20. Jahrhunderts kann an diesen Punkt bei Schopenhauer anknüpfen, wenn auch Schopenhauer meist eher als Lebens- bzw. Selbsterhaltungsphilosoph gesehen wird.[10]

2. *Differenz von Leid und Schmerz*

Schopenhauer nimmt keine Differenzierung von Schmerz und Leid vor. Bei ihm changieren beide Begriffe, wie in der deutschen Alltagssprache bis heute. Trotzdem soll versucht werden aus dem bisher Gesagten eine gewisse Differenzierung abzuleiten. Pflanzen haben laut Schopenhauer kein Schmerzempfinden, da sie kein Erkenntnisvermögen haben. Bei den Tieren tritt Schmerzempfinden auf, da sie erkennen können. Der Mensch schließlich hat ein Leidempfinden, das über das körperliche Schmerzempfinden hinausgeht. Der Mensch kann seinen Schmerz transzendieren. Der körperliche Schmerz bleibt jedoch die Grundlage und ihn teilt der Mensch mit den Tieren. »[S]o ist doch die materielle Basis von dem Allen der körperliche Genuß, oder Schmerz. Diese Basis ist sehr schmal: es ist Gesundheit, Nahrung, Schutz vor Nässe und Kälte, und Geschlechtsbefriedigung; oder aber der Mangel an diesen Dingen.«[11]

Über den körperlichen Schmerz hinaus ist der Mensch dazu in

[10] Marquard (2013), S. 39ff.

[11] PP II, §153, S. 266.

der Lage, metaphysisches Leid zu empfinden, zum Beispiel im Bewusstsein seiner Endlichkeit oder der Unerreichbarkeit bestimmter Ziele. Im Hintergrund dieses metaphysischen Leides steht für Schopenhauer der Weltwille. Einige Tiere können ihn – in wenigen Momenten – vielleicht dumpf fühlen, selbst die meisten Menschen werden sich des Weltwillens nur als Ahnung (Sehnsucht, Fernweh und dergleichen) bewusst. Es bleibt letztlich dem Philosophen vorbehalten, den Weltwillen verstehen und interpretieren zu können. Am Ende bleibt jedes in der Welt gesteckte Ziel des Willens nur ein Platzhalter, denn der Wille an sich ist unstillbar.

Die von Schopenhauer metaphysisch erkannte Grundlage des Leidens ist also der Weltwille. Leiden kommt allerdings erst empirisch in die Wirklichkeit. Der Weltwille strebt blind. Erst in seiner Objektivation in den Individuen löst der Wille Leid aus. In der Wirklichkeit, in der zeitlichen und räumlichen Existenz der einzelnen Individuen blockieren sich die einzelnen Willensmomente gegenseitig. »Wir nennen dann seine Hemmung durch ein Hinderniß, welches sich zwischen ihn und sein einstweiliges Ziel stellt, LEIDEN; hingegen das Erreichen des Ziels BEFRIEDIGUNG, Wohlseyn, Glück.«[12]

3. *Schopenhauers Ethik des Leidens*

Nach der Betrachtung des biologistischen Gehalts von Schopenhauers Metaphysik schließt sich die Frage an, welche Auswirkungen dies auf seine Ethik hat. Der Wille wurde zunächst als transzendentales Prinzip, als Weltwille, betrachtet und daneben als empirische Entität, als Individualwille. Mit Hilfe einer Analogie kann man dies in den ethischen Raum übertragen, indem Leid einerseits transzendental sowie andererseits empirisch aufgefasst wird. Leid ist demnach in essentielles Leid und in existenzielles Leid zu differenzieren.[13] Es ist das Wesen des Menschen als lebendiges Individuum Leid zu empfinden, es kommt ihm als seine Grundbedingung essentiell zu. Ein anderer Punkt ist das existentielle Leid des Einzelnen, das er in seinem konkreten Dasein in der Welt erfährt.[14] Hierbei muss ein Unterschied

[12] WWV I, §56, S. 404.

[13] Siehe dazu auch Marquards (2013) Unterscheidung von »essentiell« und »existenziell«.

[14] In anderer Form unterteilt Hallich (1998) Leid in essentielles und akzidentielles.

zwischen denkenden Individuen, den Menschen, und den anderen lebendigen Individuen gemacht werden. Existenz in diesem Sinne hat nur der Mensch, da nur er eine Welt hat, was die Bedingung für ein Verhältnis zur Freiheit ist.

Problematisch ist Schopenhauers Übergang vom essentiellen zum existentiellen Leiden. Dass Leiden dem Leben wesentlich ist, kann aus der willensmetaphysischen Grundkonstellation abgeleitet werden. Daraus ergibt sich aber nicht notwendig ein Zustand existentiellen Leidens. Zum einen besteht der biologische Zustand eines Individuums, der dazu führt, dass ein ständiger Konflikt zwischen dem einzelnen Individuum und seiner biologischen und nicht-biologischen Umwelt auftritt. Daneben jedoch hat jedes Individuum einen inneren Zustand des Erlebens, der nicht notwendig als leidvoll erfahren werden muss. Problematisch am Ansatz Schopenhauers ist der bruchlose Übergang von der metaphysisch begründeten Leid-Konstellation zum empirischen Bewusstsein des Leidens. Der biologische Aspekt des Individuums wird verabsolutiert, ohne dies zwingend zu begründen.

In der Konsequenz versucht Schopenhauer eine Zweckbestimmung des Lebens, die er in seiner Metaphysik noch ausgeschlossen hatte, in der Ethik zu etablieren. Der Zweck des Lebens ist für Schopenhauer das Leiden, da sonst das Leben zwecklos wäre.[15]

»Aber« so Schopenhauer »sogar bei den obersten Thieren kommt, wegen Abwesenheit der Begriffe und des Denkens, der Schmerz dem des Menschen noch nicht nahe. Auch durfte die Fähigkeit zu diesem ihren Höhepunkt erst da erreichen, wo vermöge der Vernunft und ihrer Besonnenheit, auch die Möglichkeit zur Verneinung des Willens vorhanden ist. Denn ohne diese wäre sie eine zwecklose Grausamkeit gewesen.«[16]

Diese befremdlich erscheinende Vorstellung hat bei näherem Hinsehen die Struktur der neuplatonischen Weltdeutung und in dessen Folge deutliche Anklänge an die augustinische Erbsündenlehre des Christentums. Nach der Lehre des Alten Testaments ist der Mensch in die Welt gekommen, um hier gebeugt von Leiden und von Mühen seine Tage zuzubringen. Trotz allgemeiner Distanz und Ablehnung

Für ihn ist mehr der sprachlogische Aspekt von Bedeutung. Entscheidend ist für unseren Zusammenhang jedoch die Frage, wie vom Wesen des Menschen auf die individuelle Existenz übergegangen werden kann.

15 PP II, § 148, S. 264.

16 PP II, § 154, S. 270.

des Christentums findet dieser Punkt die explizite Zustimmung Schopenhauers.[17] Zwar hält er die Erbsünde für eine Metapher, doch für ihn trifft sie den Kern des menschlichen Daseins. Die Erlösung kommt, im Gegensatz zur augustinisch geprägten Erbsündenlehre, nicht durch einen personalen Gott zustande, das ist der moderne Zug in Schopenhauers Ethik, sondern durch die Selbstermächtigung des Menschen. Die Freiheit ist demnach die Freiheit, sich dem Willen zu verweigern. Allerdings ist auch dieser Punkt an Schopenhauers Ethik problematisch und Schopenhauer ist entgegenzuhalten: Wenn der Wille die Grundstruktur des Daseins ist, kann es keine tatsächliche Möglichkeit des Rückzugs aus ihm geben. Eine Verneinung oder Unterbrechung des Willens ist dann weder in Askese, Erkenntnis oder Kunst möglich. Interessant in diesem Zusammenhang ist, dass, obwohl Gott verschwunden ist, die göttliche Strafe erhalten bleibt – Strafe quasi als sadomasochistischer Selbstzweck aufgefasst wird. Schopenhauer gibt damit seiner Ethik einen viel pessimistischeren Zug als sich aus seiner eigenen Metaphysik ableiten lässt.[18]

Indem in der Metaphysik das Streben nach Befriedigung als eine Grundtendenz des Willens gedeutet wird, gewinnt sich daraus für die Ethik die Aussage, alles Leben sei Leiden. Leiden wird nicht allein im Sinne eines passiven Aufnehmens der Wirklichkeit, sondern auch im ethischen Sinne verstanden und als negativ konnotierter Zustand eines qualvollen Erlebens gedeutet. Aus dieser biologistischen Vorstellung leitet sich Schopenhauers Vorstellung einer Mitleidsethik ab, nach der jedes vernunftbegabte Individuum in der Lage ist, das Leid des Anderen zu erkennen. Dies erfordert allerdings eine gewisse Abstraktion von der Gegenwart und dem Selbst. Tiere können daher nur beschränkt bzw. kein Mitleid empfinden. Dem Menschen kommt mit der rationalen und emotionalen Fähigkeit zum Mitleid die Verantwortung zu, den leidenden Anderen so zu behandeln, als wäre er selbst in der Situation, ohne aber gleichzeitig ein umgekehrtes Verhalten zu erwarten. Besondere Wirksamkeit hat Schopenhauers Vorstellung für die Tierethik entfaltet. Im Verhältnis Mensch – Tier hat der Mensch die Verantwortung, ohne sich eine Gegenleistung erhoffen zu dürfen.

---

[17] Wobei seine Nähe zum Alten Testament erheblich größer ist als zum Neuen.

[18] Ein überbordender Pessimismus, den selbst Nietzsche nicht ausgehalten hat.

III. Jaspers: Leiden als Grenzsituation

Der Mensch ist nach Kierkegaard das einsame Individuum. Die Problematik der Einsamkeit des menschlichen Individuums greift Jaspers in seiner Philosophie auf. Das Wesen des Menschen, so zeigt es die Existenzphilosophie, die mit Kierkegaard ihren Anfang nimmt, soll in der Philosophie zurücktreten hinter den Einzelnen in seiner Existenz. Die Essenz darf den Blick auf die Existenz nicht verstellen.[19]

Für Jaspers ist der Mensch ein »Dasein« in der Welt: Der Mensch hat ein Weltverhältnis, das sein Dasein ist.[20] Dasein verweist immer auf die Zeit. Das Weltverhältnis begründet sich – Jaspers bezieht sich dabei auf Kant – in einer Subjekt-Objekt-Spaltung, aus der die Rationalität hervortritt. Die Erkenntnis der Welt erschließt sich dem Dasein nur in ihren Kausalverhältnissen. Dasein ist in der Welt als Ganzes und zugleich doch auf die konkreten Situationen verwiesen.

> »Am Leitfaden dieser räumlich-perspektivischen Vorstellung erwächst der Gedanke der Situation als einer *Wirklichkeit für ein an ihr als Dasein interessiertes Subjekt,* dem sie Einschränkung oder Spielraum bedeutet; andere Subjekte und deren Interessen, soziologische Machtverhältnisse, augenblickliche Kombinationen oder Gelegenheiten kommen in ihr zur Geltung. Situation heißt eine nicht nur Naturgesetzliche, vielmehr eine *sinnbezogene Wirklichkeit,* die weder psychisch noch physisch, sondern beides zugleich als die konkrete Wirklichkeit ist, die für mein Dasein Vorteil oder Schaden, Chance oder Schranke bedeutet.«[21]

Die Regeln, nach denen sich die Übergänge von Situation zu Situation gestalten, bestimmen sich durch das konkrete Dasein in der Welt. Was bin ich für eine Person? – Wie alt, Mann oder Frau, wie ist mein soziales Herkommen, wie sind meine eigenen Erfahrungen usw.? – Dies alles bestimmt die Situation, in der ich bin und meinen Umgang mit ihr.[22]

Die Situationen des Daseins haben bei aller denkbaren Komplexität immer Momente der Durchschaubarkeit, der Ordnung, der Berechenbarkeit. Einige der Situationen jedoch, in denen man sein kann, sind existentielle Situationen – die Grenzsituationen. Spezifische Grenzsituationen sind »Tod«, »Leiden«, »Kampf« und »Schuld«.

---

[19] Marquard (2013), S. 18.
[20] Jaspers (1973), S. 2.
[21] Jaspers (1973), S. 201 f.
[22] Jaspers (1973), S. 209.

Grenzsituationen sind sie in zweifacher Hinsicht, einmal indem sie selbst undurchsichtig und widerständig sind; andererseits bestimmen sie das Dasein zur Existenz insgesamt, indem sie es umfassen und die mögliche Existenz hervortreten lassen.

»Auf Grenzsituationen reagieren wir daher sinnvoll nicht durch Plan und Berechnung, um sie zu überwinden, sondern durch eine ganz andere Aktivität, das *Werden der in uns möglichen Existenz;* wir werden wir selbst, indem wir in die Grenzsituationen offenen Auges eintreten.«[23]

Grenzsituationen bilden sich im menschlichen Dasein notwendig heraus, und sie legen die antinomische Struktur der Welt frei. Die Welt, in der das Dasein ist, hat eine vordergründig rationale Struktur. Deren Widersprüche bilden die Grenzsituationen.[24] Die Existenz ist nur in und mit Grenzsituationen denkbar, man kann ihnen nicht entgehen. Ein Dasein, das Grenzsituationen nur vermeiden will und ihnen auszuweichen sucht, kann laut Jaspers nicht zur Existenz werden. Ein solches Dasein verliert den Grund der Freiheit. Denn ohne Grenzsituationen entfaltet sich die Existenz nicht.

Die Situationen für das Dasein in der Welt bestimmen sich zwar nicht allein rational, doch verbürgt die Rationalität deren Durchschaubarkeit, Berechenbarkeit, Planbarkeit. Spätestens auf der Ebene der Totalität, wenn die Welt als Ganze erfasst werden soll, erweist sich die Rationalität und damit die Kette der planbaren Situationen als brüchig. Der Widerspruch, eine notwendige Folge der Rationalität, zerbricht das Gehäuse, das die Welt umschließt und sie damit zu einer Einheit macht. Die Widersprüche in der Welt sind weder zu leugnen noch abzuwehren, sie ergeben sich aus der notwendig antinomischen Struktur des Weltganzen. Die Endlichkeit des Tatsächlichen lässt Totalität durch Rationalität nicht zu. Kants Vernunftantinomien stehen Pate, sie sind Zeugen einer durch Vernunft nicht abschließbaren Welt. Um in dieser Welt aber nicht haltlos zu sein, schafft der Mensch sich Weltbilder, also religiöse, ideologische oder wissenschaftliche Begründungen der Welt. Eine Struktur, die ihm Halt gibt. »Der Halt in einem Begrenzten wird gewonnen in Grundsätzen, Dogmen, Beweisbarkeiten, traditionellen Einrichtungen, absoluten und zugleich generellen Forderungen.«[25]

---

[23] Jaspers (1973), S. 204.
[24] Jaspers (1971), S. 230f.
[25] Jaspers (1971), S. 304f.

Die jeweiligen Weltbilder bezeichnet Jaspers als »Gehäuse« – man kann das Bild fortsetzen mit der Metapher: Das Gehäuse ist die Behausung der Seele. Das Gehäuse soll die Geborgenheit wieder herstellen, die mit der Unabschließbarkeit der Welt verloren geht, soll für das Dasein Geborgenheit in der Welt möglich machen. Dabei wird das Gehäuse von Rationalität bestimmt, in der es das Weltverhältnis erhält. An den Grenzen des Daseins dagegen entstehen immer wieder Situationen, die rational nicht begreifbar sind: Diese Grenzsituationen zerbrechen das rationale Gehäuse, wodurch sie das Dasein undurchschaubar machen, denn sie zerstören das rationale Weltverhältnis, das eine Berechenbarkeit der Welt verbürgt.

Das Dasein birgt in sich die Möglichkeit der Existenz, die von den Grenzsituationen zum Vorschein gebracht werden kann. Grenzsituationen sind gleichsam Prüfsteine der Existenz: Es zeigt sich, ob sie von der bloß *möglichen* zur *wirklichen* Existenz wird. Das empirische Dasein wird durch die Existenz transzendiert und damit perspektivisch in einen Raum der Möglichkeiten geöffnet.[26]

»Nicht mein Dasein also ist Existenz, sondern *der Mensch* ist *im Dasein* mögliche Existenz. Jenes ist da oder nicht da, Existenz aber, weil sie möglich ist, tut Schritte zu ihrem Sein oder von ihm hinweg ins Nichts durch Wahl und Entscheidung.«[27]

Dem Dasein, das der Mensch ist, fehlt für sich allein der Moment der Freiheit, denn Dasein ist den kausalen Gesetzen der Wirklichkeit unterworfen. Freiheit erwächst aus der möglichen Existenz. Denn in ihr kann und muss der Einzelne eine Wahl treffen, in welchem Maße er sich als Existenz verwirklicht. Dasein ist ein zeitlich bestimmtes Weltverhältnis. Dabei ist die Zeit eine auf den Tod gerichtete Bewegung. Dies offen anzunehmen ist ein Schritt zur Freiheit.

Während Jaspers in seinem ersten philosophischen Werk »Psychologie der Weltanschauungen« von 1919 noch jede Grenzsituation mit dem Leid identisch setzt, ist in »*Philosophie II – Existenzerhellung*«, dem zweiten Teil seines Hauptwerkes, von 1932 »Leid« eine unter verschiedenen möglichen Grenzsituationen, wie z. B. »Schuld« und »Kampf«. Eine der existenziellen Grenzsituationen ist für Jaspers das Leiden. »Leiden ist Einschränkung des Daseins, Teilvernichtung;

[26] Vgl. Örnek (1986), S. 44.
[27] Jaspers (1973), S. 2.

hinter allem Leiden steht der Tod.«[28] Wie auch die anderen Grenzsituationen gehört »Leid« notwendig zum Leben. Die im Dasein angelegte Möglichkeit der Existenz entfaltet sich erst in den Grenzsituationen. So spricht Jaspers von der »Erweckung der Existenz durch Leiden.«[29] Wie auch in die anderen Grenzsituationen tritt man in das Leiden ein und erlebt es existenziell. Das bedeutet, dass man das Leiden nicht überblicken und nicht vorausschauend berechnen kann. Insofern kann das Leiden weder geplant noch objektiv bestimmt werden. Im Leiden ist das Individuum auf sich zurückgeworfen und verliert die Orientierung zur Welt, welche in normalen Situationen möglich ist. In die Leid-Situation tritt man ein durch einen existenziellen *»Sprung«*,[30] wie Jaspers sich ausdrückt. Das Bild des Sprungs beschreibt das Zurücklassen des Gewohnten und des Überschaubaren, den Übertritt vom Begreifbaren zum Unbegreifbaren. Die Differenz zwischen normaler Situation und Grenzsituation ist so groß, dass nichts als ein Sprung bleibt. Der positive Aspekt am Leiden ist: Man kann sich im Leiden der Möglichkeiten seiner eigenen Existenz bewusst werden. Das Dasein wird individuell und einzig – es wird zur Existenz. Die Überschreitung des empirischen Daseins und dessen Grenze erzeugen erst den Raum der Möglichkeiten, den Raum der Freiheit, somit kommt dem Leid, als eine der möglichen Grenzsituationen, der Status eines Freiheitsschlüssels zu.

»Solche Existenz, solche Freiheit kann indessen nie gefordert werden oder Besitz sein. Sie kann auf der Ebene der Gesellschaft oder des Alltagsverstandes weder als Argument noch als Rechtfertigung dienen. Sie kann gelebt, aber nicht konstatiert werden. Soweit man von ihr spricht, ist sie immer nur eine ›mögliche‹.«[31]

Allerdings gelingt der Schritt in die Freiheit erst durch einen Akt der Reflexion auf das Leid, also der Distanzierung vom unmittelbaren Leid. Insofern kann existenzielle Kommunikation ein Schritt aus der Leidsituation heraus sein.[32] Allerdings erfüllt sich Existenz nicht schon im Kommunizieren, sondern zeigt sich als Möglichkeit in ihm.

28 Ebd., S. 230.
29 Ebd., S. 231.
30 Ebd., S. 204 f.
31 Hersch (1980), S. 27.
32 Vgl. den Aufsatz von Regine Romberg in diesem Band.

IV. Biologie und Freiheit

Die Identität von Leben und Leiden als tragende Säule der Schopenhauer'schen Metaphysik wurde aus dem biologistischen Verständnis, das ihr zugrunde liegt, erklärt. Schopenhauer gewinnt daraus für seine Ethik die Konsequenz, dass Lebensverneinung höchstes Ziel sein soll.[33] Dieses Konzept steht dem neuplatonischen Denken der Manichäer in der Spätantike sehr nahe, in deren Vorstellung die Welt als das schlechthin Böse rundweg abzulehnen ist. Die daraus sich ergebenden ethischen Konsequenzen führen im Christentum zu einer Jenseitsethik. Da diese Welt vom Bösen nicht befreit werden kann, ist jedes diesseitig ausgerichtete ethische Handeln sinnlos. Ethisches Verhalten macht somit nur in Bezug auf die jenseitige Welt Sinn. Daraus ergibt sich der Verzicht, um mögliche Veränderungen in dieser Welt zu kämpfen.[34] Schopenhauers Ethik macht dagegen das Mitleid mit der Kreatur stark. Alle erkenntnis- und damit schmerzfähigen Individuen sind als »Gefährten« anzusehen und der Schmerz, den sie tragen, gibt ihnen Würde und den Anspruch auf ethisches Verhalten ihnen gegenüber.

Das andere Ergebnis aus Schopenhauers Metaphysik ist, konsequent zu Ende gedacht, die Verleugnung der menschlichen Freiheit. Der einzige Moment, in dem laut Schopenhauer Freiheit liegt, ist dann, wenn das Individuum sich zum Sein bestimmt. In seinen Handlungen aber ist das Individuum genauso wenig frei wie in seinen Motiven. Die von Schopenhauer völlig aus dem Dasein hinausgeschobene Freiheitsidee wird dadurch problematisch.

Alle Ergebnisse der Schopenhauer'schen Philosophie weisen zurück auf ihren biologistischen Ursprung. Aus der Perspektive des beobachtenden Wissenschaftlers – wenn er Biologe ist – ist der Mensch ein biologisches Individuum, ein Lebewesen unter anderen Lebewesen. Und unter diesem Gesichtspunkt ist die methodische Beschreibung des Menschen in einem konsistenten Reiz-Reaktions- bzw. Motivations-Handlungs-Schema ausreichend.

Auch Jaspers bestimmt das Leiden als zum Leben gehörig. Er

---

[33] Es erscheint als philosophische Inkonsequenz, dass sich daran nicht die allgemeine Forderung nach Selbstmord anschließt und Schopenhauer diesen sogar explizit ablehnt. Von einer generellen Erörterung dieser Frage muss hier abgesehen werden.

[34] Diese Vorstellung der Sinnlosigkeit weltverändernden Handelns ist sowohl der christlichen Religion als auch Schopenhauers Philosophie immer wieder vorgeworfen worden.

lenkt den Blick aber auf das, was darüber hinausgeht – die Existenz. Das Dasein, also das Weltverhältnis des Menschen, endet nicht an seinen Grenzen, in den Grenzsituationen, vielmehr gewinnt es an diesen Punkten erst seine Freiheit, indem die mögliche Existenz hier bestimmt wird.

In Anknüpfung an einige Aspekte bei Schopenhauer und Jaspers soll abschließend erörtert werden, welcher Zusammenhang von Schmerz und Leid aus den beiden Ansätzen zu gewinnen ist. Eine explizite Trennung haben beide Denker nicht vorgenommen. Dies stimmt durchaus mit der alltagsweltlichen Benutzung der beiden Ausdrücke »Schmerz« und »Leid« überein, die so weit gehen kann, das beide Begriffe fast synonym gebraucht werden. Jedenfalls scheinen beide Begriffe keine klar voneinander zu trennenden Konzepte zu haben.[35] Dies deutet darauf hin, dass die beiden Bedeutungskonzepte so ineinander verwoben sind, dass allein das Sprachgefühl ihre Anwendung bestimmt. In der Synthese der Ansätze Schopenhauers und Jaspers ergeben sich folgende Differenzierungsmöglichkeiten.

Schmerz ist ein körperliches Phänomen, das durch eine tatsächliche oder auch nur vorgestellte körperliche Beeinträchtigung ausgelöst wird. Ist die Beeinträchtigung beendet, endet auch der Schmerz. Wobei es selbstverständlich Phänomene gibt, in denen sich der Schmerz unabhängig von objektiven körperlichen Zuständen manifestiert. Diese Schmerzfähigkeit teilen alle tierischen Individuen in abgestufter Form. Inwiefern bei Pflanzen von Schmerz gesprochen werden kann, muss Spekulation bleiben. Schmerzfähigkeit ist also eine biotische Grundkonstante zumindest des tierischen Individuums, sie kommt damit auch dem Menschen notwendig zu. Der Mensch kann darüber hinaus den Schmerz aus der Vergangenheit aufbewahren bzw. in die Zukunft antizipieren. Schmerz liegt damit nicht mehr allein auf der Ebene des rein Körperlichen bzw. Leiblichen, vielmehr tritt er aus der unmittelbaren Wahrnehmung heraus und erfährt eine Hypostasierung. An diesem Punkt kann man den Umschlag von Schmerz in Leid ansetzen. Denn jetzt tönt er quasi die gesamte Erfahrung, da seine Rückkehr latent zu befürchten ist und er durch die nun gewonnene Zeitlichkeit immer auf die Endlichkeit des Daseins hinweist. »Leiden ist in solchem Erleben eine reflexiver Zustand, nicht einfach ein bestimmtes unmittelbares Affiziertwer-

[35] Hierbei beziehe ich mich nur auf die deutsche Sprache, was zulässig scheint, da beide Denker auf Deutsch geschrieben haben.

den, sondern ein Sich-Verhalten zu sich und zur Welt, das ein Verstehen, eine bestimmte Deutung einschließt.«[36] In diesem Sinne ist nur der Mensch leidensfähig, Tiere hingegen sind dies nur bedingt bzw. gar nicht. Dass eine solche begriffliche Trennung von Leid und Schmerz notwendig, wenn auch nicht einfach, ist, zeigt sich darin, dass der Geburtsschmerz – zumindest im Rückblick – in der Regel zwar als schmerzhaft, nicht aber als leidvoll erinnert wird. Andererseits bleibt die Erinnerung an Folter immer leidvoll.

Ein weiterer Aspekt, unter dem Leid beschrieben werden kann, ist die Konstitution des Menschen als Individuum; als solches hat der Mensch stets eine essentielle und eine existenzielle Seite. Es gehört zum Wesen des Menschen, leidensfähig zu sein, existenziell erfährt er Leid als Moment seines jeweiligen individuellen Daseins. Ebenso wesentlich ist dem Menschen das Bedürfnis nach Sinn. Nun geht Sinn zwar nicht in Ordnung auf, aber ohne Ordnung ist Sinn nicht herstellbar. Denn in der Kontingenz ist Sinn nicht anzutreffen. Schmerz greift Ordnung an, er durchbricht sie, oft nur für wenige Augenblicke; dennoch kann er sich steigern und Ordnung insgesamt in Frage stellen.[37] Unter diesem Gesichtspunkt ließe sich Schmerz von Leid durch das Maß abgrenzen, in dem sonst als sinnvoll erlebte Ordnungen eines Individuums in Frage gestellt werden. Während Schmerz in erträglichen Dosen die mentale Ordnung eines Individuums nur kurz bzw. gar nicht stört, ist Leid die Bedrohung bzw. die Zerstörung der gesamten Ordnung. So wird der Tod eines Kindes jeweils als außerhalb der Ordnung liegend und sinnlos empfunden, während der sanfte Tod eines sehr alten Menschen letztlich als in der Ordnung, da unvermeidlich, angesehen wird. Jeder schwere Angriff auf die Ordnung ist ein Angriff auf die Hoffnung auf Sinn. Das existenzielle Leid ist Auflösung der Ordnungsstruktur für das Individuum. Hierbei handelt es sich nicht um objektive Zustände, sondern um Selbstzuschreibungen des Individuums in der Welt. Allerdings sind die Selbstzuschreibungen veränderbar. Wie der Beitrag von Regine Romberg in diesem Band verdeutlicht, lässt sich durch Kommunikation mit anderen Menschen Leid-Situationen besser bewältigen als ohne Interaktion. Das Sprechen über Leid leistet einen nicht zu unterschätzenden Beitrag für ein Wiedererlangen von Ordnung und Sinn.

---

36 Anghern (2006), S. 123.

37 Vgl. Dietrich (2009), S. 7.

Zum Schluss soll noch kurz auf den Aspekt hingewiesen werden, dass Leid ein Schlüsselmoment der Freiheit sein kann. Das Dasein wird sowohl bei Schopenhauer als auch bei Jaspers von der Leiderfahrung begrenzt und damit auch bestimmt. Diese Begrenzung ist aber bei Schopenhauer nur negativ. Weder kann sie durchbrochen werden noch gibt es Hoffnung auf einen Ausweg. Wer das Leben will, will Leid. Nur wer das Wollen und damit das Leben negiert, kann auch das Leid negieren. Darauf ist Schopenhauer zu antworten: Das Leben zu negieren kann niemals zur Freiheit führen, denn um frei zu sein, muss man ein lebendiges Individuum sein; es sei denn man benutzte den Begriff »Freiheit« in einem absurden Sinn. Dies ist sowohl kontraintuitiv als auch logisch nicht ableitbar. Ist kein Leben da, so ist auch kein Individuum da und ohne dieses kein Subjekt der Freiheit. Es gibt also – dies muss man Schopenhauer vorwerfen – keine rationale Argumentation, in der Lebensverneinung zu Freiheit führt. Bei Schopenhauer ist also das lebendige Individuum eingesperrt in sein leidvolles Leben. Jaspers dagegen sieht im Leid immerhin die Möglichkeit für das Dasein, seine empirischen Grenzen zu übersteigen und als Existenz Freiheit zu erlangen. Das Individuum macht durch Leid, wie durch andere Grenzsituationen, die Erfahrung des »Ich selbst«. Diese Erfahrung ist es, die den Menschen zur Freiheit bestimmt.

Literaturverzeichnis

Anghern, Emil (2006): Das Leiden und die Philosophie. In: Lore Hühn (Hrsg.): Die Ethik Arthur Schopenhauers im Ausgang vom Deutschen Idealismus (Fichte/Schelling). Würzburg: Ergon Verlag, S. 119–131.

Dietrich, Julia (2009): ›Ich habe Schmerzen‹. Anthropologische Grundlagen des Verhältnisses von Schmerz und Sprache. In: Hans Werner Ingensiep/Theda Rehbock (Hrsg.): ›Die rechten Worte finden …‹ Sprache und Sinn in Grenzsituationen des Lebens. Würzburg: Königshausen & Neumann, S. 107–122.

Fuchs, Thomas (2009): Existenzielle Vulnerabilität. In: Anton Hügli/Dominic Kaegi/Bernd Weidmann (Hrsg.): Existenz und Sinn. Heidelberg: Winter, S. 37–56.

Hallich, Oliver (1998): Mitleid und Moral. Würzburg: Königshausen & Neumann.

Hersch, Jeanne (1980): Karl Jaspers. München: Piper.

Jahn, Ilse (1990): Grundzüge der Biologiegeschichte. Jena: Fischer.

Jaspers, Karl (1971): Psychologie der Weltanschauungen, 5. Aufl. Berlin/Heidelberg/New York: Springer-Verlag.

Jaspers, Karl (1973): Philosophie II (Existenzerhellung), 4. Aufl. Berlin/Heidelberg/New York: Springer-Verlag.
Kaegi, Dominic (2009): Leiden als Grenzsituation. In: Anton Hügli/Dominic Kaegi/Bernd Weidmann (Hrsg.): Existenz und Sinn. Heidelberg: Winter, S. 57–71.
Lehnert, Erik (2011): Karl Jaspers und die Grenzsituation. In: Hamid Reza Yousefi/Werner Schüßler u.a. (Hrsg.): Karl Jaspers – Grundbegriffe seines Denkens. Reinbek: Lau Verlag, S. 41–52.
Lovejoy, Arthur O. (1993): Die große Kette der Wesen. Frankfurt: Suhrkamp.
Malter, Rudolf (1983): Schopenhauer und die Biologie. In: Berichte zur Wissenschaftsgeschichte 6, S. 41–56.
Malter, Rudolf (1988): Der eine Gedanke. Darmstadt: WBG.
Marquard, Odo (2013): Der Einzelne. Stuttgart: Reclam.
Mischer, Sibille (1997): Der verschlungene Zug der Seele. Würzburg: Königshausen & Neumann.
Örnek, Yusuf (1986): Karl Jaspers. Freiburg/München: Verlag Karl Alber.
Schopenhauer, Arthur (1988): Die Welt als Wille und Vorstellung I. Zürich: Haffmans Verlag [zitiert als: WWV I].
Schopenhauer, Arthur (1988): Die Welt als Wille und Vorstellung II. Zürich: Haffmans Verlag [zitiert als: WWV II].
Schopenhauer, Arthur (1988): Parerga und Paralipomena II. Zürich: Haffmans Verlag [zitiert als: PP II].
Stelzer, Harald (2011): Karl Jaspers und der Begriff des ›Gehäuses‹. In: Hamid Reza Yousefi/Werner Schüßler u.a. (Hrsg.): Karl Jaspers – Grundbegriffe seines Denkens. Reinbek: Lau Verlag, S. 169–179.
Wesche, Tilo (2006): Leiden als Thema der Philosophie. In: Lore Hühn (Hrsg.): Die Ethik Arthur Schopenhauers im Ausgang vom Deutschen Idealismus (Fichte/Schelling). Würzburg: Ergon Verlag, S. 133–145.

Die dialogische Verletzbarkeit des Menschen

Alexander M. Heil

Einleitung

Kein Mensch, kein lebendiges Wesen kann der Erfahrung von Schmerz und Leid entgehen. So lautet die Eingangsthese zu diesem Text und mehr noch: Sie ist grundlegend für die kommenden Überlegungen, die ich vor Ihnen ausbreiten möchte. Schon bei flüchtiger Betrachtung schwingen mit ihr Vorstellungen und Überzeugungen mit, die in ihrem universalen Anspruch zwar intuitiv, aber argumentativ schwer zu halten sind. Für den Menschen, so mag man sagen, trifft dies zu, und je nach Überzeugung auch für Tiere, aber für alle lebendigen Wesen? Schmerz und Leid sind in erster Linie sehr persönliche Erfahrungen, und um sie auf ein Gegenüber zu übertragen, bedarf es eines empathischen Einfühlungsvermögens, dem das Haben solcher Erfahrungen vorausgegangen sein muss. Je ähnlicher dieses Gegenüber dem eigenen Wesen ist, desto leichter geht diese Übertragung vonstatten. Das Bewusstsein der eigenen Verletzbarkeit ist die Grundlage für das Wahrnehmen der Bedürftigkeit und der Anfälligkeit des anderen und somit die Grundlage für Empathie. Diese wiederum ist ein wichtiges Element für gesellschaftlichen Zusammenhalt, welches das Ausufern von Gewalt, sozialer Kälte und Ungerechtigkeit in gewissem Maße im Zaume hält. Es ist sozusagen die *Klebe der Zwischenmenschlichkeit*, deren Grund ein Unbehagen, ja mehr noch eine Unentrinnbarkeit der eigenen Existenz ist: das Bewusstsein der eigenen *Verletzbarkeit*.

Klassisch beginnt die Philosophie mit der Frage nach dem »Was ist?« des Phänomens, das untersucht werden soll. Man wählt diesen Ansatz, um einerseits der impliziten Inhalte des Begriffs gewahr zu werden, und andererseits, um Überlagerungen, die sich bei der Verwendung des Begriffs angesammelt haben, freizulegen. Daher werde ich als erstes eine Begriffsanalyse durchführen und mich den Erscheinungsformen der Verletzbarkeit widmen. Ausgehend von den so gewonnenen Überlegungen werde ich versuchen, ein Konzept der dialogischen Verletzbarkeit auszubreiten, in dem ich mich auf die Ausführungen von Maurice Merleau-Ponty und Martin Buber stütze. Am Schluss werde ich mit Bezug auf Emmanuel Levinas einen kurzen Ausblick auf die Verknüpfung von Verletzbarkeit und Verantwortung geben.

Was also ist Verletzbarkeit?

Zuallererst ist Verletzbarkeit ein Wort, das im Laufe seiner Verwendung von verschiedenen Disziplinen mit Inhalten gefüllt wurde. Unschärfen zeigen sich bereits bei der Begriffsverwendung sowie in der Abgrenzung zu anderen Phänomenen wie der Verwundbarkeit oder dem psychologisch geprägten Begriff der Vulnerabilität.

Zunächst ein Exkurs in die Sprachgeschichte: Schlägt man den Begriff in aktuellen Wörterbüchern wie dem Duden[1] nach, so wird der Ursprung auf das lateinische Wort *vulnerare* zurückgeführt. Dieses steht für »verwunden« und »verletzen« gleichermaßen. Im lateinischen Ursprung zeigt sich so noch keine Alleinstellung des Begriffes der Verletzbarkeit. Wie lassen sich nun »verwunden« und »verletzen« unterscheiden? Ein erster und wichtiger Anhaltspunkt findet sich im etymologischen Wörterbuch der Gebrüder Grimm,[2] welches der Wortbedeutung und der Herkunft im Sprachgebrauch nachgeht. »Verwunden«, »Verwundung« und »Verwundbarkeit« leiten sich hier vom mittelhochdeutschen *wunden* ab. Seine Herkunft steht im Zusammenhang mit Begriffen des Krieges und der Schlacht, in welchen dem Menschen eine Wunde geschlagen wurde. Es zielt also auf die Beschreibung einer physischen Verwundung eines Körpers, gegen welche man sich gegebenenfalls mit Rüstung und Schild schützen kann. »Verletzen«, »Verletzung« und »Verletzbarkeit« hingegen leiten sich von dem mittelhochdeutschen *lezzen* ab und bedeuten »etwas sein lassen«, »loslassen« bzw. »gehenlassen«. Weiterhin, und hieraus wird der Bedeutungszusammenhang ersichtlich, steht es für die *Letze*, den Abschiedstrunk bei einem Todesfall. Die Verletzbarkeit zeichnet sich im Gegensatz zur Verwundbarkeit gerade durch

---

[1] Duden (2013), S. 1128.
[2] DWB, Bd. 25, Sp. 779 bis 783, Abruf unter: http://woerterbuchnetz.de/DWB/?sigle=DWB&mode=Vernetzung&lemid=GV02527#XGV02527 [März 2015].

ihre latente, existenzielle Endgültigkeit und Unhintergehbarkeit aus, die in letzter Konsequenz für den Tod steht. Verletzbarkeit steht so für eine nicht zu umgehende Tatsache der menschlichen Existenz, für die Präsenz des Todes im Leben.

Die etymologische Herkunft offenbart Bedeutungsanteile, die die Spezifität des Begriffs ausmachen und die Verletzbarkeit gegenüber synonym gebrauchten Begriffen wie der Verwundbarkeit absetzten. Die Bedeutungsherkunft verweist so auf den Ursprung der Auseinandersetzung des Menschen mit dem Phänomen. Verletzbarkeit bedeutet, der Möglichkeit verletzt zu werden, ausgesetzt zu sein. Sie steht stellvertretend für die Fragilität unseres Daseins. Jeder Mensch ist verletzbar. Verletzt zu werden, aber auch verletzen zu können, sind somit integrale Bestandteile des menschlichen Daseins. Aus der gegebenen passiven Erleidensform evoziert sich gleichfalls die aktive Handlungsoption.

Welche Möglichkeiten gibt es, verletzt zu werden?

Im Folgenden werde ich versuchen, von alltäglichen Erfahrungen auszugehen und diese in einem weiteren Schritt nach bestimmten Kriterien systematisch zu ordnen.

Beginnt man die Frage ganz bei sich zu erkunden, so stößt man zuallererst auf negative Erfahrungen mit dem eigenen Körper: die Kerze oder der Ofen, an dem man sich verbrennt, der eingeklemmte Finger oder die Ohrfeige, die man erhalten hat. All diese Erlebnisse prägen sich durch leid- und schmerzvolle Empfindungen in unser Gedächtnis ein. Unser Körper wurde physisch verletzt.

Bleiben wir bei dieser Art von Ereignissen, so zeigen sich weitere Erfahrungen, die uns verletzen, welche aber nicht körperlicher, sondern eher sprachlicher Natur sind: die Kränkung, die uns aktiv zugefügt wird, die Verachtung, die uns passiv trifft oder die Beschuldigung, die uns vor einem Dritten zur Rechtfertigung nötigt. Diese sprachlichen Formen der Verletzung treffen uns als Adressaten jeweils persönlich.

Neben diesen – nennen wir sie zunächst direkten Verletzungen – gibt es auch indirekte Ereignisse, deren Adressat wir zwar sind, die allerdings nicht an uns herangetragen werden, sondern latent im interpersonalen Raum schweben. Hierzu zählen Formen wie die Missachtung, wenn man uns zum Beispiel in unserer persönlichen Anwesenheit ignoriert, Diffamierung, wenn wir hinter unserem Rücken beschuldigt werden, oder soziale Ausgrenzung, die uns trifft, wenn wir aufgrund einer Gruppenzugehörigkeit ausgeschlossen werden. Diese indirekten Formen werde ich im Folgenden als strukturelle Verletzungen bezeichnen.

Zusammenfassend zeigen sich also drei verschiedene Formen der Verletzbarkeit, die ich in die Dimensionen physisch, sprachlich und strukturell sowie direkt und indirekt unterteilt habe. Dies führt nun zu der nächsten Frage, an welchem Ort Verletzbarkeit stattfindet.

Wo geschieht Verletzbarkeit?

Da Verletzbarkeit als Eigenschaft nicht stattfindet, sondern ein Kennzeichen von lebendigen Wesen ist, muss der Umweg über die Erscheinungsform, die Verletzung, gegangen werden. Verletzungen können geschehen, da wir als Ziel beziehungsweise als Adressat stets offen sind, diese zu empfangen. Diese Offenheit ist unsere Verletzbarkeit.

1. *An einem Menschen*

Eine Verletzung geschieht zunächst *an* einem Menschen. Etwas oder jemand verletzt jemanden. Es ist ein Eindringen eines externen Akteurs in die persönliche Sphäre eines Menschen. Um die verschiedenen Dimensionen einer Verletzung in diesem Fall zu verdeutlichen, möchte ich das Beispiel einer Ohrfeige zur Illustration nutzen: Im physischen Modus der Verletzung wird die Integrität des Körpers von außen gewaltsam durchbrochen. Unser Leib erfährt eine physische Reaktion auf die Einwirkung äußerer Kräfte. Schmerz und Leid werden direkt körperlich durchlebt.

Doch keine physische Verletzung verharrt ausschließlich im Bereich der Körperlichkeit. Das Leid, das erfahren wird, generiert sich nicht nur aus den gereizten Nervenbahnen des materiell-verwundeten Körpers. Das Leid findet ebenso in einer immateriellen Dimension statt, die sich sprachlich-strukturell äußert: Der sprachliche Gehalt der Ohrfeige ist eine Zurechtweisung, Degradierung oder sogar Ausdruck der Verachtung. Der Adressat der Ohrfeige ist somit nicht der materielle Körper, sondern das soziale Wesen Mensch.

Der strukturelle Ausdruck der Ohrfeige ist differenzierter zu verorten: Einerseits spricht sich mit der Ohrfeige der Rekurs auf eine externe, soziale Hierarchie aus. Der Ausführende verweist den Geohrfeigten auf einen niedrigeren sozialen Rang. Andererseits kann es sich um eine abgrenzende Verteidigungsaussage handeln, die die innere Machtautonomie der eigenen Person verteidigt. So kann es sich beispielsweise um eine Reaktion auf eine Beleidigung handeln. Die Ohrfeige kann so eine erneute Einordnung in ein strukturelles Beziehungsgefüge leisten. Die Erscheinungsform der Verletzbarkeit, die sich so an einem Menschen darstellt, lässt sich als intrapersonal beschreiben. Ihr Stattfinden ist bezogen auf die innere Sphäre der Person.

2. *Zwischen den Menschen*

Eine Verletzung geschieht zwischen zwei Akteuren. Dem Akt der oben beschriebenen intrapersonalen Verletzung geht ein Einwirken eines externen Akteurs voraus. Es ist ein interaktives Geschehen, welches sich in der Form von Ansprache und Antwort beschreiben lässt. Dem Verletzungsakt liegt somit eine dialogische Dimension zugrunde, die sich nicht in einer Person erschöpft. Der Akt der Verletzung ist auf den ersten Blick eine gerichtete Handlung. Ein aktiv Handelnder verletzt einen passiv Erleidenden. Aus dieser Perspektive ist der Handlungsakt der Verletzung zunächst ein monologischer. Etwas oder jemand verletzt jemanden. Die Richtung der Handlung ist klar umrissen. Im Verb »verletzen« wird so die Ausrichtung eines Subjekts auf ein Objekt betont. Doch ohne die Existenz oder eine entsprechende Rückwirkung des Erleidenden verstummt die Handlungsabsicht. Der Verletzungsakt als solcher ist von Grund auf dialogischer Natur. Es handelt sich um eine Äußerung eines Menschen, die nach Antwort verlangt. Eine Beleidigung, die nicht verstanden, eine Beschuldigung, die nicht gehört oder eine Ohrfeige der ausgewichen wird, trifft ins Leere. Andererseits kann man sich dem Verstehen nicht entziehen, sofern dieses prinzipiell möglich ist. Selbst die verfehlte Ohrfeige hat die Ansprache des Ausführenden ausgesprochen. Die gerichtete, monologische Struktur, mit der Verletzungsakte überwiegend beschrieben werden, wird daher der Verletzbarkeit als Grundzug des menschlichen Zusammenlebens nicht gerecht.

Der Ort, an dem Verletzungen geschehen, ist eben nicht der einzelne Mensch oder das Opfer, das eine Verletzung erleidet. Die Verletzbarkeit als die Möglichkeit der Bedingung eines solches Aktes überschreitet die Grenze des Einzelnen. Als Menschen sind wir eingebettet in ein lebendiges Gefüge mit anderen, dessen Hauptkriterium die Interaktion darstellt. Dies ist der Ort, an dem Verletzbarkeit für das Zusammenleben von Menschen greifbar wird. Verletzbarkeit ist somit nicht die Eigenschaft eines einzelnen Wesens, sondern vielmehr ein Charakteristikum des interaktiv lebendigen Teilnehmens am Dasein. Die Erscheinungsformen der Verletzbarkeit offenbaren intra- und interpersonelle Anteile. Dies verweist die Verletzbarkeit in das Reich des Zwischen; und dies ist der Ort der Verletzbarkeit. Dieses Zwischenreich ist die Dimension des Dialogs, des Austauschs vom Ich mit dem anderen und somit gleichsam der Grundzug eines jedweden lebendigen Seins.

Werden weiterhin die Dimensionen der Verletzbarkeit berücksichtigt, so zeigt sich auch hier, dass die Beschränkung auf einen abgeschlossenen Körper als einem autonomen Subjekt den Ereignissen nicht gerecht wird. Physische, sprachliche sowie strukturelle Dimensionen einer Verletzung, die jeweils ihre eigenen bzw. in Kombination gemeinsamen Auswirkungen auf Körper und Person des Menschen haben, bedürfen eines Körperkonzeptes, das sich nicht im biologisch-materiellen Bereich erschöpft, sondern sprachliche und strukturelle Formen der Verletzbarkeit, welche die klassischen Körpergrenzen sprengen, miteinbezieht.[3]

Das Konzept der dialogischen Verletzbarkeit

Dem Umstand, dass eine Verletzung sich sowohl auf den Körper als auch auf die Person auswirkt und somit stets die körperliche Dimension übersteigt, kann nur ein Ansatz gerecht werden, welcher in der Lage ist, der Unterscheidung von Materie auf der einen und geistigen Inhalten auf der anderen Seite zuvorzukommen.

Diesem Anspruch wird das phänomenologische Leib-Konzept von Maurice Merleau-Ponty gerecht. Er unterläuft die kategoriale Trennung zwischen materiell vorliegendem Körper und gegenwärtig erlebendem Leib, indem er den Leib als Wahrnehmungsorgan begreift. Er beschreibt hiermit eine Theorie der leiblichen Erfahrung

---

[3] Solche Konzepte finden sich in aktuellen Werken wie Alloa (2012), Abraham (2010) sowie Kuch (2010).

der Welt: Bevor wir die Dinge unserer Welt bewusst reflektieren, stehen wir in einem praktischen Zusammenhang, der nicht materiell körperlich, sondern leiblich erfahren wird. Unser Leib ist Medium und Gegenstand der Erfahrung zur gleichen Zeit. Oder anders gesagt: Im Modus des gegenwärtigen Erlebens kann es keinen objektiv fassbaren, ausschließlich materiellen Körper geben. Der Leib ist zwar immer auch Gegenstand meines Erlebens, aber er ist fundamental verschieden von den Gegenständen, die mich umgeben: »Bereits die Deskription des eigenen Leibes in der klassischen Psychologie schreibt ihm Charaktere zu, die mit der Seinsweise eines Gegenstandes unvereinbar sind.«[4]

Eine Verletzung wird erlebt und innerhalb dieser Erfahrung kommt unsere Verletzbarkeit als existenzielle Größe zur Geltung. Sie wird zunächst nicht reflexiv erfasst, sondern leibhaftig durchlebt. Das Leib-Konzept Merleau-Pontys macht es möglich, die strikte Subjekt-Objekt-Trennung im Modus des Erlebens zu problematisieren. Mit Hilfe dieser Konzeption des Leibes erhalten wir eine Theorie der leiblichen Erfahrung, welche uns die Möglichkeit gibt, die verschiedenen Dimensionen von Verletzbarkeit gemeinsam zu erfassen, die an einem Menschen wirken.

Gleiches gilt für die dialogische Dimension der Verletzbarkeit. Eine Verletzung geschieht, wie bereits erwähnt, nicht in einem monologischen Akt. Die gerichtete Verbindung vom Subjekt zum Objekt, vom Täter zum Opfer, von aktiv zu passiv kann im Zuge einer Problematisierung der Subjekt-Objekt-Trennung aufgelöst werden. Alle Formen der Verletzbarkeit zielen auf eine Verletzung der Integrität des Körpers sowie der Person gleichermaßen. Eine Auftrennung des Handlungsgeschehens in Subjekt und Objekt hingegen suggeriert einen Fokus auf das Subjekt der Handlung und übersieht die dialogische Grundlage der Situation.

Intuitiv zeigt sich mein persönliches Erleben aus der Ersten-Person-Perspektive als getrennt in ein Subjekt, also das *Ich* als handelnde Person, und in Objekte, die mir gegenüber stehen, mit denen ich interagieren kann. Aus dieser Perspektive erlebe ich entweder mich als Subjekt eines Verletzungsaktes und somit als Täter oder umgekehrt als Objekt bzw. als Opfer eines Verletzungsaktes. Doch besteht für mich intuitiv die Möglichkeit, mich als Objekt zu erleben? Genauer gefragt, besteht für mich die Möglichkeit, meinen aktiv wahrneh-

[4] Merleau-Ponty (1945), S. 115.

menden Körper zugleich als passiven Gegenstand für andere zu erleben?

Merleau-Ponty hat diese Frage in seiner *Theorie der leiblichen Erfahrung* verneint. Gegenstände können den Modus der Abwesenheit einnehmen, d.h. sie können sich unserer Wahrnehmung entziehen. Für einen Gegenstand gilt die Tatsache, dass »er sich aus meinem Gesichtsfeld entfernen, schließlich also auch aus ihm verschwinden kann. Seine Gegenwart ist eine solche, die nie ohne mögliche Abwesenheit ist.«[5] Für unseren Körper aber, mit dem wir wahrnehmen und erfahren, steht diese Option nicht zur Verfügung. Wir können uns selbst nicht in den Modus der Abwesenheit versetzen und gleichzeitig wahrnehmen. Erleben geschieht im Modus der Präsenz. Eine Zuschreibung als Objekt schließt sich somit aus. Wir erleben unseren Körper nie in Abwesenheit, er ist immer da, direkt bei uns. Als erlebender, wahrnehmender Körper ist er nie nur Gegenstand unserer eigenen Wahrnehmung, sondern immer auch Medium.

Eine Objektzuschreibung betrifft immer nur das uns Umgebende, das andere. Dennoch würde ein Mensch einen anderen Menschen nicht als Gegenstand bezeichnen. Der Grund hierfür liegt in einer Ähnlichkeitsbeziehung des uns Begegnenden. Der andere Mensch, der uns in vielerlei Hinsicht gleicht, kann für eine empathische Beziehung offen sein. Seine äußere Erscheinung, sein Körper, aber auch seine Bewegungen, seine Handlungen und sein Blick sind uns vertraut. Sie sprechen etwas in uns an. Sie sprechen uns direkt an.

Dieses uns täglich bewusste Geschehen fordert regelrecht dazu auf, die generelle Subjekt-Objekt-Trennung für unser Erleben in Frage zu stellen. Die Tatsache, dass wir bestimmte Objekte in unserer Wahrnehmung als Subjekte wahrnehmen, gründet in unserer Eigenschaft, als Mensch für Verletzungen offen zu sein. Diese Verletzungsoffenheit ist der Ausgang jedweder empathischen Beziehung.

Die Wahrnehmung eines anderen als Objekt hingegen wäre das Primat der Verletzung.

In dem Moment, in dem der andere uns als Objekt wahrnimmt und somit die Präsenz eines Subjektes missachtet, geschieht eine existenzielle Verletzung. Wir werden als Wahrnehmende nicht wahrgenommen. So zeigt sich bereits im Moment der Subjekt-Objekt-Trennung der Welt ein Verletzungspotential.

Darüber hinaus findet sich in diesem Beispiel gleichermaßen ein

[5] Ebd., S. 115.

weiteres Verletzungspotential: Im Moment der Objektivierung eines präsenten Subjektes geschieht eine soziale Missachtung, welche jedoch nicht zwangsläufig bewusst intendiert sein muss. In der Relativierung eines Gegenübers zum Gegenstand entziehen wir ihm die Grundlage seines Seins-Verhältnisses zur Welt. Nicht nur sprachlich, sondern auch phänomenologisch wechselt der *Gegen-über-wartende* in einen Zustand des eingefrorenen Seins eines Gegen-standes. Er wird zu einer verhandelbaren Sache, dessen Antwortmöglichkeit nicht mehr gegeben ist.

Missachtungspraktiken verweisen in diesem Sinne auf soziale Abhängigkeitsverhältnisse und bedürfen einer Kommunikationsleistung. Sie lassen sich als Zeichen im interpersonalen Raum beschreiben und sind somit Ausdruck struktureller Verletzbarkeit und verdeutlichen die dialogische Struktur von Verletzbarkeit.

Um dieser gerecht zu werden, wird die Leib-Phänomenologie Merleau-Pontys um die Perspektive der Dialogphilosophie von Martin Buber ergänzt. Dies wird möglich, da sich bei beiden Autoren theoretische Gemeinsamkeiten bei der Frage nach der Grundstruktur von menschlicher Erfahrung und Alterität finden. Für Buber besteht Mensch-Sein in der Möglichkeit, an der Welt Anteil zu nehmen.[6] Sein kann es also nur als Form der Teilhabe und Teilnahme am Sein geben. Indem ich teilnehme, an dem was mich umgibt, spreche ich dem Teilhabenden und dieses mir ein Sein zu. Als Menschen stehen wir permanent in einem Dialog. Dieser Dialog beschränkt sich nicht auf lautgebundene Sprache, sondern beschreibt den Ausdruck eines Wesens an seine Umwelt. Buber entwirft zwei Grundworte, die der Mensch sprechen kann: Ich-Du und Ich-Es. »Das Grundwort Ich-Du stiftet die Welt der Beziehung«.[7] Das Grundwort Ich-Es beschreibt eine vergangene oder, besser gesagt, verlassene Ich-Du Beziehung. Im Verlassen der wirklichen Ich-Du Beziehung der Gegenwart wird das Du dieser Beziehung zu einem Gegenstand, dem Es. Entscheidend bei diesem Gedanken ist der Wechsel von einer Subjekt-Subjekt-Beziehung zu einer Subjekt-Objekt-Beziehung, innerhalb welcher die Ich-Du-Beziehung die Wirklichkeit des Erlebens und die Ich-Es-Relation ein Wissen über etwas beschreibt. Das Primat allerdings bleibt bei der Ich-Du-Beziehung. Nur in der Gegenwart eines Gegenübers

---

6 Buber (2008), S. 34.
7 Buber (2008), S. 6.

kann sein ganzes Wesen erfasst werden. In der Verwandlung zum Gegenstand wird der Begegnende zur verhandelbaren Relation. Das Verlassen der Ich-Du-Beziehung kann so als ein Verlassen des Dialogs gedeutet werden.

Mit Merleau-Ponty könnte man nun formulieren: Der lebendig erfahrene Leib eines Gegenübers besteht in seiner Gegenwart, seiner Präsenz. Mit ihm stehe ich in einem Dialog. Wird diese Präsenz verlassen, so findet sich an dessen Stelle der objektive, materielle Körper.

Merleau-Ponty eröffnet weiterhin mit der Sphäre der Zwischenleiblichkeit einen Zugang zu diesem dialogischen Geschehen zwischen zwei Menschen. Bei Buber ist dieses Zwischen die Sphäre der Begegnung, die einer reflexiven Erfassung als Ich oder Du vorrausgeht. Dieses Zwischen, an dem jeweils nur eine Teilhabe und Teilnahme stattfindet – und dem keine Exklusivität eines Einzelnen zusteht –, ist der Ort, an dem Zwischenleiblichkeit für Merleau-Ponty entsteht. Zwischenleiblichkeit kann somit als eine Form des Dialoges im Sinne Bubers gefasst werden. Diese Zwischenleiblichkeit geschieht in einer Begegnung und ist der Boden, auf dem erst so etwas wie eine Intersubjektivität bestehen kann. »Er und Ich sind wie Organe einer einzigen Zwischenleiblichkeit«.[8]

Levinas hat nun den Einwand erhoben, dass durch die Referenz auf eine höherstufige ontologische Grundstruktur, wie Levinas die Zwischenleiblichkeit bezeichnet, der Andere aus dem Blick gerät und das Menschliche aufgelöst wird.[9] Levinas greift hier die Vorstellung eines Kontinuums der Zwischenleiblichkeit an und setzt an ihre Stelle die Betonung der Trennung zwischen Subjekt und Anderen:

> »Damit ist das Menschliche nur Moment oder Artikulation eines Verstehensgeschehens, das seinen Herzschlag nicht mehr vom Menschen hat. Auf diese anti-humanistische oder un-humanistische Tendenz, das menschliche auf eine Ontologie des anonymen Seins zu beziehen, muss man achten.«[10]

Ich bin der Überzeugung, dass sich der Einwand von Levinas nicht halten lässt. Wenn Merleau-Ponty von Organen spricht, so spricht er ihnen nicht die Beteiligung an der Zwischenleiblichkeit ab. Das Menschliche, die Präsenz eines Du im Buber'schen Sinne, bleibt Ausgangspunkt für den Dialog. Die Zwischenleiblichkeit als Dialog ver-

---

[8] Merleau-Ponty (1959), S. 246.
[9] Vgl. Bedorf (2012), S. 73.
[10] Levinas (1983), S. 51.

standen bedarf gerade der Beteiligung, wie auch der Begegnung, und diese ist ohne das Menschliche nicht denkbar. Hier wird nicht »das Menschliche auf eine Ontologie des anonymen Seins«[11] bezogen, sondern hier findet innerhalb der Zwischenleiblichkeit eine Begegnung persönlicher Präsenzen statt.

Die Betonung der Trennung von Ich und dem Anderen, die Levinas einbringt, ist für das bisher Gesagte nicht inkommensurabel. Sie ermöglicht sogar einen Zugang zum Getroffensein und zur Verletzbarkeit. Denn gerade weil es der Beteiligung beider bedarf, um die Zwischenleiblichkeit zu stiften, oder, besser gesagt, an ihr teilzuhaben, evoziert diese auch die Möglichkeit des graduellen Mangels. Dieser Mangel ist ein Teilaspekt der Verletzbarkeit, denn die Verletzungsoffenheit besteht im Ausgesetztsein an den Anderen. Mit anderen Worten birgt die Offenheit, mit der wir als Leib in der Welt sind, gleichsam stets das Risiko, durch den Anderen verletzt zu werden. Offenheit und Ausgesetztsein beschreiben so gleichermaßen den Modus des dialogischen Seins. Da sich dieses Konzept folglich aus der Alterität der dialogischen Verflechtung menschlicher Wesen speist und diese in ihrer Leiblichkeit einer immanenten und permanenten Verletzbarkeit des Anderen ausgesetzt sind, lässt sich die dialogische Verletzbarkeit als Grundbedingung des Mensch-Seins herausarbeiten. Dabei ist das dialogische Verhältnis weder ausschließlich asymmetrisch noch reziprok zu betrachten.[12] Die dynamische Natur gelebter Präsenz lässt sich nicht auf derart lineare mathematische Begrifflichkeiten anwenden. Ein Dialog im Sinne Bubers ist gerade nicht dadurch gekennzeichnet, quantifizierbare Anteile des jeweilig anderen zu verhandeln, sondern das Überhaupt des Stattfindens steht im Mittelpunkt. Die Betonung, die Levinas auf die Asymmetrie der Beziehung legt, entspringt der für ihn grundlegenden Trennung zwischen dem Subjekt und dem Anderen:

---

[11] Ebd., S. 51.

[12] Buber: »Es ist nicht wahr, daß ich die Reziprozität der Beziehung unablässig behaupte […]. Asymmetrie ist nur eine der Möglichkeiten der Ich-Du Beziehung, nicht die Regel, genauso wie Gegenseitigkeit in all ihren Abstufungen nicht als die Regel betrachtet werden kann. In vollständigem Ernst verstanden, würde Asymmetrie, die die Beziehung auf eine Beziehung zu einem Höheren begrenzen möchte, sie vollständig einseitig machen: Liebe wäre entweder naturhaft unerwidert oder jede bzw. jeder der beiden Liebenden müßte an der Wirklichkeit des Anderen vorbeigehen.« Rome (1964), S. 27 f. (Anm. 7).

»Liegt das Wesentliche des Händedrucks, das über das Erkennen hinaus geht, nicht in dem Vertrauen, in der Ergebenheit und in dem Frieden, die er stiftet und die er bedeutet? Und sind diese nicht gepaart mit einem Moment der Gabe von mir an den Anderen, […] gepaart also mit ethischer Selbstlosigkeit? […] Von hier aus mag man sich insbesondere fragen, ob eine solche Beziehung – die ethische Beziehung – sich nicht in einer *radikalen Trennung* aufnötigt, in einer Trennung zwischen beiden Händen, die gerade nicht demselben Leib angehören […] Diese radikale Trennung […] wird bedeutet, wie uns scheint, in der Nacktheit des Antlitzes […].«[13]

Diese Trennung wird aber keineswegs durch die Konzeption einer dialogischen Verflechtung von dem Einen und dem Anderem, ihm Begegnenden, aufgehoben. Im Gegenteil, der Dialog besteht nicht in einem lückenlos zusammenhängenden, zwischenleiblichen Kontinuum, einem immer Gleichen, sondern gerade in der Verwerfung und der Potenz zur Varianz. Die Andersheit des Anderen ist Grundlage für eine Zwiesprache.[14]

Jedes Ansprechen verlangt nach Antwort und führt dadurch zur Verantwortung. Emmanuel Levinas hat dieses Ansprechen durch das Antlitz des Anderen als Ursprung der ethischen Beziehung herausgearbeitet. In diesem Antlitz offenbart sich die Nacktheit der Existenz, ihr Ausgesetztsein, ihre Fragilität und letztlich ihre Verletzbarkeit. Dieses Antlitz spricht mich an. Es ist eine Geste der Bewegung, die mich anspricht; es ist die Mitteilung seiner Existenz: »Das was an ihm mitteilbar ist, ist sein Antlitz; ist sein Ausdruck. Dieser Ausdruck ist die Hinwendung zu dem Anderen.«[15] Die Bewegung der Hinwendung ist eine dialogische. Sie ist Anruf und Ansprache zugleich, die sich nach einer Antwort sehnt. Aus dieser Fragilität meiner Existenz, aus der eigenen Verletzbarkeit erwächst so die Verpflichtung zur Verantwortung gegenüber dem Anderen. Und dies vor aller Erkenntnis.

Die dialogische Verletzbarkeit offenbart sich somit als nicht reduzierbarer Bestimmungsort für normative und ethische Gesichts-

---

[13] Levinas (1983), S. 53.

[14] »Man [Levinas] führt meinen Satz an, das Ich werde am Du, und folgert: also verdanke ich meinen Platz meinem Partner. Nein; sondern der Beziehung zu ihm. Nur in der Beziehung ist er mein Du, außerhalb der Beziehung zwischen uns existiert dieses Du nicht. Es ist somit falsch zu sagen, die Begegnung sei umkehrbar. Weder ist mein Du identisch mit dem Ich des Anderen noch dessen Du mit meinem Ich. Der Person des Anderen verdanke ich, daß ich dieses Du habe; aber mein Ich – worunter hier das Ich des Ich-Du-Verhältnisses zu verstehen ist – verdanke ich dem Du-Sagen, nicht der Person, zu der ich Du sage.« Schilpp (1963), S. 591.

[15] Heil (2011), S. 61.

punkte im Zusammenleben von Menschen. Schmerz und Leiderfahrungen erinnern uns jederzeit an ihre Existenz und rufen uns die Verantwortung für den Anderen, die aus ihr resultiert, stets ins Gedächtnis.

Als Mensch sind wir der Möglichkeit, Schmerz und Leid zu erfahren, permanent ausgesetzt. Gleichermaßen besitzen wir als der jeweils Andere das Potential, Schmerz und Leid zuzufügen. Wenn wir für Verletzungen empfänglich sind, sind wir auch fähig, diese auszusenden. Dies ist unsere Verletzbarkeit. Entscheidend ist, dass die Verletzbarkeit nicht ausschließlich als passive Eigenschaft eines Menschen verstanden, sondern ihr zugrunde liegendes, aktives Potential anerkannt wird. Gerade weil wir verletzbar sind, sind wir geöffnet für externe Einflüsse. Dieses Ausgesetztsein an den Anderen birgt Verantwortung, aber vor allem birgt dieses Sein erst die Möglichkeit zur Antwort.

Literaturverzeichnis

Abraham, Anke/Müller, Beatrice (2010): Körperhandeln und Körpererleben. Bielefeld: Transcript.

Alloa, Emmanuel/Bedorf, Thomas/Grüny, Christian/Klass, Tobias Nikolaus (Hrsg.) (2012): Leiblichkeit. Tübingen: Mohr Siebeck.

Bedorf, Thomas (2012): Emmanuel Levinas – Der Leib des Anderen. In: Emmanuel Alloa/Thomas Bedorf/Christian Grüny/Tobias Nikolaus Klass (Hrsg.): Leiblichkeit. Tübingen: Mohr Siebeck, S. 68–80.

Buber Martin (1963): Antwort. In: Paul Arthur Schilpp (Hrsg.): Martin Buber 1878–1965. Stuttgart: Kohlhammer.

Buber, Martin (2008): Ich und Du. Stuttgart: Reclam.

DWB (1971): Deutsches Wörterbuch von Jacob und Wilhelm Grimm, Bd. 25, Sp. 779 bis 783. Leipzig 1854–1961, Abruf unter: http://woerterbuchnetz.de/DWB/?sigle=DWB&mode=Vernetzung&lemid=GV02527#XGV02527, [März 2015].

Duden (2013): Die deutsche Rechtschreibung. Berlin/Mannheim/Zürich: Dudenverlag.

Heil, Alexander (2011): Die Verletzbarkeit menschlicher Wesen. Baden-Baden: DWV.

Kuch, Hannes/Herrmann, Steffen (2010): Philosophien sprachlicher Gewalt. Weilerswist-Metternich: Velbrück.

Levinas, Emmanuel (1983): Über die Intersubjektivität. Anmerkungen zu Merleau-Ponty. In: Alexandre Métraux/Bernhard Waldenfels (Hrsg.): Leibhaftige Vernunft. Spuren von Merleau-Pontys Denken. München: Wilhelm Fink Verlag, S. 48–55.

Merleau-Ponty, Maurice (2007): Der Philosoph und sein Schatten. In: Ders.: Zeichen, hrsg. v. Christian Bermes. Hamburg: Felix Meiner Verlag, S. 233–264.
Rome, Sydney/Rome, Beatrice (1964): Philosophical Interrogations. New York: Holt.

Kenosis, Kontemplation und Begehren.

Die Theologie Sarah Coakleys und ihr Ringen um eine »Macht-in-Verwundbarkeit«

Miriam Leidinger

Die Rede von »Verwundbarkeit«, »Verletzbarkeit« oder »Verletzlichkeit«[1] ist *en vogue*. Das zeigen sowohl die gesellschaftlichen Debatten als auch die wissenschaftlichen Diskurse, in denen die Rede vom verwundbaren oder gefährdeten menschlichen Sein aufgegriffen wird.[2] Dabei ist es vermutlich gerade die Ambivalenz der Rede von »Verwundbarkeit« selbst – die Tatsache, dass sowohl der Zustand des Verwundbarseins als auch die erfahrenen sowie prognostizierten Verletzungen in den Blick geraten –, die zur Konjunktur derselben beigetragen hat. Von der Verwundbarkeit des Menschen zu reden, bedeutet anders gesagt zum einen nach der Bedingtheit und Kontingenz der *conditio humana* bzw. dem Ursprung von Schmerz und Leid zu fragen;[3] zum anderen ist in Bezug auf erfahrene Verletzungen und den darauf beruhenden Überlegungen und Berechnungen, das Ausmaß von Verwundbarkeit vorauszusagen, immer schon eine handlungstheoretisch-ethische Ebene impliziert. Diese nimmt das menschliche Tun zwischen Affiziertsein und Handlungsfähigkeit in den Blick. Der semantische Gehalt des Wortes »verwund-bar« oder

---

[1] Die verschiedenen Begriffe werden in diesem Artikel synonym verwendet. Aus Gründen der Einheitlichkeit wird jedoch hauptsächlich der Begriff »Verwundbarkeit« herangezogen.

[2] Über die Suchmaschine Gepris der DFG finden sich derzeit unter dem Schlagwort »Vulnerabilität« 82 Projekte, die von der DFG gefördert wurden und werden. Abruf unter: http://gepris.dfg.de/gepris/OCTOPUS [Juli 2015].
Prominent wird das »Zeitgefühl Verwundbarkeit« von der US-amerikanischen Philosophin Judith Butler aufgegriffen, die sich im Anschluss an die Ereignisse des 11. Septembers 2001 mit der »Gefährdetheit« des Lebens angesichts von Krieg und Terror auseinandersetzt und dazu politische Essays verfasst hat. Vgl. Butler (2005).

[3] »The concept of vulnerability is derived from the Latin word for ›wound‹. Although *vulnus* refers to real wounds in the human body, it is in many respects itself a metaphor for frailty. Wounds are open and they open us to life; the wound is a metaphor of the human condition. It is instructive that ›vulnerability‹ should have such an obviously corporeal origin.« Turner (2008), S. 244.

»verletz-bar«, vor allem hinsichtlich der Besonderheit des Suffixes »-bar«, deutet diese Ambivalenz bereits an: Es geht darum, »etwas Brüchiges tragfähig«[4] zu machen. Verwundbarkeit entpuppt sich somit auf den zweiten Blick als ein Paradoxon. Dies lässt sich auch anhand des Begriffspaars Vulnerabilität und Resilienz aufzeigen, das in den Humanwissenschaften, u.a. in der Katastrophenforschung, der Entwicklungspsychologie oder der Entwicklungsökonomie, als Analyseinstrument eingesetzt wird. Vulnerabilität und Resilienz beschreiben dort das Angegriffensein auf der einen und die Widerstandskraft eines Individuums oder eines Systems auf der anderen Seite und insofern eine oszillierende Bewegung zwischen diesen beiden Polen.[5] Immer wieder scheint es mittels der Rede von Verwundbarkeit darum zu gehen, diese Bewegung beschreiben und neu fassen zu wollen.

Die Dialektik von Verwundbarkeit ist aus systematisch-theologischer Perspektive von Interesse, weil angesichts des Erlebens der eigenen Verwundbarkeit, die den Menschen existentiell betrifft, sowie angesichts des Glaubens an einen menschgewordenen Gott. die Frage nach dem Zusammenspiel von Macht und Verwundbarkeit immer wieder virulent wird. Es stellt sich deshalb aus theologischer Sicht die Frage, inwieweit Verwundbarkeit aus christlicher Perspektive positiv bewertet werden kann, ohne zugleich verletzende Machtverhältnisse zu verschleiern? Die anglikanische Theologin Sarah Coakley[6] hat sich diese Frage gestellt und in Bezug auf das christliche Motiv der Kenosis, das sie als »Macht-in-Verwundbarkeit« definiert,

---

[4] »›Bar‹ signalisiert einerseits, dass man mit einer Sache etwas ganz Bestimmtes tun kann. Im Rahmen dieser verborientierten Konstruktionen kennen wir Formulierungen wie ›etwas ist verfügbar, herstellbar oder heilbar‹. ›Bar‹ wird in diesen Fällen an Verben des Gelingens – hier verfügen, herstellen, heilen – gehängt und zielt darauf, etwas Tragfähiges auszudrücken. […] Anders verhält es sich, wenn ›-bar‹ an das Verb ›verletzen‹ gehängt wird, weil man damit die paradoxe Situation eröffnet, etwas Brüchiges tragfähig zu machen. In diesem Fall ist das Verb keines, das in erster Assoziation auf Stabilität, sondern auf Fragilität hinweist.« Ziemer (2008), S. 104f.

[5] Siehe dazu die Arbeiten aus dem Bereich der Stadt- und Raumforschung, die sich mit Vulnerabilität und Resilienz auf einer Metaebene auseinandersetzen und eine Definition und Diskussion der Begriffe anbieten. Vgl. u.a. Bürkner (2010), Christmann et al. (2011) sowie die konkrete Anwendung des Vulnerabilitätsansatzes in Albrecht et al. (2012).

[6] Sarah Coakleys Theologie ist im deutschsprachigen theologischen Raum bisher nur peripher rezipiert worden. Eine Ausnahme bildet die Habilitationsschrift Ansgar Kreutzers »Kenopraxis. Eine handlungstheoretische Erschließung der Kenosis-Christologie«, in der Coakleys Kenosistheologie prominent verhandelt wird. Aus ihrem

erörtert. Im Folgenden soll mittels einer Analyse von Coakleys Theologie gezeigt werden, dass ein Ringen um eine »Macht-in-Verwundbarkeit« schlussendlich nicht nur ein philosophisch-spekulatives oder innertheologisches Problem bleiben darf, sondern konkrete ethische Relevanz für den gesellschaftlichen Umgang mit Macht und Verletzbarkeit besitzt. Coakleys Theologie wird dazu mittels der drei Schlagwörter »Kenosis«, »Kontemplation« und »Begehren«, die zentrale Bezugspunkte ihres Denkens sind, erläutert und ihr Anliegen als ein »Ringen« um den Begriff Verwundbarkeit dargelegt.[7]

Kenosis

Der griechische Begriff »Kenosis« stellt einen ersten wichtigen Bezugspunkt der Theologie Sarah Coakleys dar. Er ist mit »Selbstentäußerung« oder »Selbstentleerung« zu übersetzen und entstammt dem neutestamentlichen Brief des Paulus an die Philipper. Es handelt sich hierbei um die abgeleitete Substantivform der Verbform *ekenōsen* des Verbes *kenoō* (Phil 2,7). Interessant ist, dass das griechische Verb *kenoō*, »ich entäußere mich«, nur einmal in dieser Verbform im neutestamentlichen Text des sogenannten Philipperhymnus (Phil 2,5–11)[8] auftaucht und dennoch der Begriff zu einem zentralen Bezugspunkt christologischer Glaubensaussagen geworden ist. So ist die Bibelstelle, die eine neutestamentliche Reflexion des Christusereignisses als »nachösterliche Deutung von Leben, Sterben und Auferweckung Jesu Christi als ›Selbstentäußerung‹ und ›Erhöhung‹«[9] anbietet, im Laufe der Theologiegeschichte auf dem spekulativen Sta-

umfangreichen Werk liegt bisher nur der Sammelband »Powers and Submission. Spirituality, Philosophy and Gender« in deutscher Übersetzung vor. Vgl. Coakley (2007).

[7] Dem Bezugspunkt »Kenosis« wird im Folgenden, wie bereits die Zwischenüberschriften zeigen, mehr Platz eingeräumt. Er ist grundlegend für das Verständnis von Coakleys Frage nach einer »Macht-in-Verwundbarkeit«.

[8] Phil 2,5–11 (nach der Einheitsübersetzung): »Seid untereinander so gesinnt, wie es dem Leben in Christus Jesus entspricht: Er war Gott gleich, hielt aber nicht daran fest, wie Gott zu sein, sondern er entäußerte sich [*heauton ekenōsen*] und wurde wie ein Sklave und den Menschen gleich. Sein Leben war das eines Menschen; er erniedrigte sich und war gehorsam bis zum Tod, bis zum Tod am Kreuz. Darum hat ihn Gott über alle erhöht und ihm den Namen verliehen, der größer ist als alle Namen, damit alle im Himmel, auf der Erde und unter der Erde ihre Knie beugen vor dem Namen Jesu und jeder Mund bekennt: ›Jesus Christus ist der Herr‹ – zur Ehre Gottes, des Vaters.«

[9] Kreutzer (2011), S. 176.

tus der frühchristlichen Konzilien interpretiert worden.[10] Allerdings zeigt der Ausdruck »Philipperhymnus« an, dass es sich hier grundlegend um einen kerygmatischen Text handelt. Das bedeutet, dass er bereits zur Zeit der ersten christlichen Gemeinden zentrale Gehalte der christlichen Botschaft verkündigte. Für Christ/inn/en heute bleibt die Deutung des im Philipperhymnus verwurzelten Kenosismotivs als Selbstentäußerung Gottes und seine Erniedrigung zum Sklaven unter den Menschen ein zentrales Anliegen der Glaubensvermittlung.

Kenosis als »Macht-in-Verwundbarkeit«

Das Anliegen, Macht und Verwundbarkeit bzw. Macht und Ohnmacht »nicht in Widerspruch zu bringen […], sondern in einem Entsprechungsverhältnis zu sehen«[11], zeichnet die Theologie Coakleys aus, die im Rahmen einer zeitgemäßen Kenosistheologie einen positiven Wert von Verwundbarkeit wiedergewinnen und das Verhältnis von Macht und Verwundbarkeit neu bestimmen will.[12] Im Folgenden soll Coakleys Argumentation überblicksartig dargestellt und vor allem in Bezug auf einen »machttheoretischen und -praktischen Kontext«[13] verortet werden, der sich vorweg bereits in ihrem eigenen Definitionsvorschlag zur Kenosis offenlegen lässt: Die theologische Selbstentäußerung könne als »Macht-in-Verwundbarkeit« gedeutet werden.[14]

Der systematische Theologe Ansgar Kreutzer beschreibt Coakleys Arbeitsweise als dekonstruktiv: Einerseits bejahe sie als Theologin und Feministin sowohl die christliche Tradition als auch das feministische Anliegen, andererseits lese sie beides konsequent »gegen den Strich«, um schließlich zu einer »dem emanzipatorischen Anliegen verpflichtete[n] *tiefere[n]* Durchdringung der christlichen

[10] Erst auf dem Konzil von Nizäa im Jahr 325 und dem Konzil von Chalcedon (451) werden die ersten verbindlichen christologischen Glaubensaussagen über die Gottmenschlichkeit Jesu Christi, der sowohl »wahrer Mensch« als auch »wahrer Gott« sei, formuliert.

[11] Kreutzer (2011), S. 462.

[12] Vgl. diesbezüglich die Hinführung »Mächte und Unterwerfungen« in: Coakley (2007), S. 11–21.

[13] Kreutzer (2011), S. 469.

[14] Vgl. Coakley (2007), S. 27.

Tradition«[15] zu gelangen. Angesichts dieser formalen Gleichzeitigkeit von Affirmation und Kritik könne ihr Vorgehen als ein »dekonstruktives« bezeichnet werden.[16] Wenn nun im Folgenden Coakleys *relecture* des Kenosismotivs skizziert wird, soll diese dekonstruktive Arbeitsweise exemplarisch dargelegt sowie gezeigt werden, dass sie unterschiedliche Bedeutungen von Kenosis differenziert und gleichzeitig für eine positive Neubewertung des Begriffs plädiert.

Den Ausgangspunkt von Coakleys Anliegen, Kenosis und damit ein positives Verständnis von Verwundbarkeit neu in den Blick zu nehmen, bildet die Kritik einiger feministisch-theologischer Ansätze des 20. Jahrhunderts. Diese äußerten aus einer kritischen Haltung zur Tradition heraus die Sorge – sowohl gegenüber lehramtlichen Formeln als auch gegenüber dem theologiegeschichtlichen »Mainstream« –, dass der Begriff Kenosis im Sinne einer übersteigerten christlichen Wertschätzung für Unterwerfung und Selbsterniedrigung missbraucht worden sei, mit verheerenden negativen Folgen für Frauen. Konkret bezieht sich Coakley an dieser Stelle auf die repräsentative Aussage der Theologin Daphne Hampson, die die negativen performativen Effekte einer Rede von Selbstentäußerung und Selbstzurücknahme, insbesondere für Frauen, scharf kritisiert.[17] Stattdessen, so Hampson, müsse die Autonomie der Frau angestrebt werden und die Befreiung der Frau von Unterdrückung das Ziel der Theologie sein.

Coakley will jedoch zeigen, dass feministische Theologien im

---

[15] Kreutzer (2011), S. 451.

[16] Kreutzer betont, dass er damit nicht primär an die philosophische Strömung der Dekonstruktion anknüpfen wolle, die mit dem Namen J. Derrida eng verknüpft sei. Vielmehr gehe es ihm formal um eine Diskursform, die sowohl Elemente der Konstruktion als auch der Dekonstruktion bzw. Kritik in Verbindung bringe. Vgl. Kreutzer (2011), S. 446, Fußnote 204.
Das Vorgehen und die Wirkweise von Dekonstruktion als Arbeitsweise erläutert der Literaturtheoretiker Jonathan Culler wie folgt: »Zusammenfassend könnte man sagen, daß die Dekonstruktion eines Gegensatzes wie Anwesenheit/Abwesenheit [...] nicht darin besteht, diese zu zerstören und so zu einem Monismus zu gelangen, der *nur* noch Abwesenheit [...] zuläßt. Einen Gegensatz dekonstruieren heißt, ihn zerlegen und deplazieren, ihn anders situieren.« Culler (1994), S. 166.

[17] »That it [*kenosis*] should have featured prominently in Christian thought is perhaps an indication of the fact that men have understood what the male problem, in thinking of terms of hierarchy and domination has been. It may well be a model which men need to appropriate and which may helpfully be built into the male understanding of God. But [...] for women, the theme of self-emptying and self-abnegation is far from helpful as a paradigm.« Hampson (1990), S. 155.

Namen von »Befreiung« und »Ermächtigung« kenotische Opfer- und Sühnetheologien voreilig verwerfen und somit gleichzeitig das Potential einer positiv konnotierten Verletzbarkeit nicht erkennen würden. Das Ziel von Coakleys Theologie ist es darum, ein differenzierteres Verständnis von Kenosis zu skizzieren und dieses in einer kontemplativen Spiritualität zu verorten.[18] Kenosis könne dann als »Macht-in-Verwundbarkeit« gedeutet werden, so Coakley, und zwar in Bezug auf eine Praxis, die einer Haltung der Verwundbarkeit entspreche und die sich im kontemplativen Gebet finden und einüben ließe. Diese Haltung ermögliche es, Verwundbarkeit und Ermächtigung zusammenzuhalten, und einen Raum zu schaffen für die »zwangsfreie Macht Gottes«.[19] Dabei zeigt die Einbettung der Fragestellung in einen machttheoretischen Kontext auf, dass Coakley trotz ihrer Kritik an einer feministischen Theologie wie der Hampsons einem feministischen Anliegen treu bleiben will. Sie spricht sich so wiederholt gegen ein fehlgeleitetes patriarchales Machtverständnis aus, das sie unter den Begriff »Maskulinismus« fasst und das es ihrer Ansicht nach unmöglich mache, die Macht eines kenotischen Gottes zu verstehen. Coakley wird jedoch nicht müde zu betonen, dass sie im Gegensatz zu Hampson nicht generell alle Männer bzw. alles Männliche aburteilen wolle – nur um damit wiederum die Gender-Stereotype zu bestärken – sondern dass es ihr vielmehr um eine Neubetrachtung des Machtverhältnisses gehe.[20] Kurz gesagt: Coakley will einen Machtbegriff bestimmen, der jeden »Maskulinismus« vermeidet.[21] Dies entspricht spiegelbildlich Coakleys Anliegen, den po-

---

[18] Vgl. Kreutzer (2011), S. 463.

[19] Coakley (2007), S. 27.

[20] »Hat sie nicht vorausgesetzt, dass ›Verwundbarkeit‹ und Selbstverneinung ipso facto, wenn auch bedauerlicherweise, ›weiblich‹ seien und mithin lediglich ›hilfreich‹ sein könnten, wenn sie als eine sekundäre oder kompensatorische Ergänzung zu ›männlicher‹ Macht und Dominanz dienten? Zugleich besteht sie darauf, dass solch ›männliche‹ Macht nun wiederum rechtens (auch auf dem Weg der Kompensation) von feministischen Frauen verfolgt werden müsse. Doch warum sollten wir überhaupt mit diesen ausgeleierten Gender-Klischees weitermachen?« Coakley (2007), S. 47.

[21] Vgl. Coakley (2007), S. 59. Dieses Argument zeigt m.E., dass Coakley treffend einer »dritten Welle« des Feminismus zugeordnet werden kann. Vgl. Byassee (2008), S. 152 f. Kreutzer greift diese These ebenfalls auf. Vgl. Kreutzer (2011), S. 452. Coakley bekräftigt wiederholt die Relevanz eines feministischen Anliegens angesichts postmoderner Gendertheorien für eine zeitgemäße systematische Theologie. Vgl. u.a. Coakley (2013), S. 81–87; S. 96–98.

sitiven Gehalt von Verwundbarkeit wiederzugewinnen: »Die Frage ist also, wie göttliche ›Macht‹ in Beziehung zur menschlichen gedacht wird und wie diese dann listigerweise maskulinistische Anliegen mit dem Ziel der Unterdrückung der Schwächeren durch die Stärkeren befördert.«[22] Letztlich spricht Coakley einer innertheologischen Neubestimmung von Macht damit auch ein gesellschaftsveränderndes Potenzial zu.

Bevor diese These im Zusammenspiel von Kontemplation und Begehren weiter ausgeführt werden kann, soll zunächst Coakleys detaillierte Analyse der Begriffs- und Traditionsgeschichte von Kenosis dargestellt werden. Im Zuge dessen deckt sie nicht nur unterschiedliche semantische und historische Verwendungen und Interpretationen von Kenosis im Neuen Testament, in patristischen Quellen, in den Ansätzen des nachreformatorischen Luthertums und des britischen Kenotizismus des 20. Jahrhunderts sowie der kenosiskritischen analytischen Religionsphilosophie auf, sondern präsentiert auch eine angemessene zeitgenössische Übertragung des Begriffs im Sinne eines auf Kontemplation basierten Ethos. Anhand dieser Analyse lässt sich Coakleys Hauptanliegen, den Dualismus von Macht und Ohnmacht umzucodieren, verdeutlichen, der schließlich zur Grundlage für ihre kontemplative Theologie werden wird.[23]

Sechs Interpretationen von Kenosis

Coakley benennt zunächst zwei generelle Möglichkeiten, den Philipperhymnus auszulegen: Zum einen im Sinne einer »gnostischen Erlösungstheorie«[24] und zum anderen in einer ethischen Lesart, die die Selbstentäußerung in Zusammenhang mit Vers 8 (»er erniedrigte sich«) lese und insofern Kenosis mit Jesu Leben und Tod am Kreuz und nicht mit Inkarnation in Verbindung bringe. Erstere gehe von der Präexistenz des Logos (Jesus Christus) aus – wobei diese biblisch nicht notwendig metaphysisch ausgesagt sei – und die zweite beschäf-

---

22 Coakley (2007), S. 39.

23 Coakley hat mehrere Texte zu diesem Thema publiziert. Ihre wichtigste Arbeit stellt dabei der Artikel »Kenosis and Subversion. On the Repression of ›Vulnerability‹ in Christian Feminist Writing« dar. Vgl. Coakley (1996) / dt. *Kenosis und Unterwerfung: Über die Repression von ›Verwundbarkeit‹ in den Werken christlicher Feministinnen*, Coakley (2007). Vgl. außerdem Coakley (2006) und Coakley (2001).

24 Coakley (2007), S. 29.

tige sich mit der Bedeutung der »Selbstentäußerung« Christi vor dem Hintergrund einer pragmatisch-ethischen Lesart seines Handelns.[25] Coakley favorisiert nicht nur die zweite, ethische Lesart, sondern sie verbindet diese auch mit einer spezifischen gendersensiblen Perspektive indem sie – wie zu zeigen ist – letztlich die Grundhaltung des Gebets als paradigmatischen Ort benennt, an dem Genderverhältnisse invertiert würden.

Coakley identifiziert insgesamt sechs verschiedene Definitionen von Kenosis. Zunächst unterscheidet sie allein mit Blick auf die neutestamentliche Lektüre des Philipperhymnus vier verschiedene Interpretationen: Kenosis könne (1) als die zeitliche Aufgabe göttlicher Mächte, die Christus als kosmischem Erlöser zustehen, verstanden werden oder (2) die Vorspiegelung des Verzichts auf göttliche Mächte bei gleichzeitigem Festhalten an ihnen bedeuten. Kenosis könne hier aber auch als (3) die Wahl des grundsätzlichen Verzichts auf bestimmte (falsche oder weltliche) Formen von Macht verstanden werden, d. h. als ein Ablehnen von Formen, die manchmal fälschlicherweise als göttliche ausgegeben werden. Dies könne (4) insoweit ausgelegt werden, dass Kenosis als die Offenbarung der göttlichen Macht als einer intrinsisch »demütigen« zu verstehen sei.[26]

In der Patristik – Coakley verweist hier u. a. auf die Theologien von Hilarius von Poitiers, Kyrill von Alexandrien und Johannes Damascenus – habe man hingegen vor dem Hintergrund einer chalcedonischen Christologie die substantielle Präexistenz und wesensmäßige Göttlichkeit Christi vorausgesetzt, also die Selbstentäußerung Gottes vor dem Hintergrund der Inkarnationslehre der frühchristlichen Konzilien und ihrer christologischen Glaubensaussagen gelesen. Eine fünfte Interpretation von Kenosis sei damit zu Tage getreten, so Coakley, die sich an der Theologie Cyrills von Alexandrien festmachen ließe: Kenosis sei hier (5) die Inkarnation des Logos

---

[25] Vgl. Coakley (2001), S. 194.
Kreutzer benennt darüber hinaus Gründe, die bereits für eine enge Verzahnung von Praxis und Ethik im Philipperbrief sprechen: So zeige bereits die literarische Gestalt des Philipperbriefes, dass die ethisch-paränetischen Teile auf der Ebene der Mikrostruktur eng mit den christologischen verzahnt seien. Auch werde die Relevanz des Christusereignisses für die tägliche Lebensführung auf der semantischen Ebene des Textes plausibilisiert. Insofern bedeute das Verb *kenoō*, »entleeren«, keine Auslöschung der Identität, sondern den Status-, Macht- oder Besitzverzicht. Vgl. Kreutzer (2011), S. 173–236.
[26] Vgl. Coakley (2007), S. 34.

in menschliches Fleisch ohne Verlust, Beeinträchtigung oder Einschränkung der göttlichen Mächte.[27] Im Zuge der Lehre der Idiomenkommunikation[28] *(communicatio idiomatum)* habe man sich mit der Frage auseinandergesetzt, auf welche Weise in der Person Jesu Christi die Übertragung der Attribute der göttlichen Natur wie z.B. Allmacht, Allgüte und Allwissenheit auf die menschliche stattfinde, wobei jedoch die in der Passionsgeschichte beschriebenen menschlichen Zustände Jesu, wie z.B. seine Angst und Schwäche im Garten Gethsemane, für die Theologen zu einem philosophischen »Problem« geworden seien. Eine Art Lösungsvorschlag zu diesem Dilemma meint Coakley u.a. in den nachreformatorischen Texten der Gießener Schule des 17. Jahrhunderts zu finden. Dort habe man die These aufgestellt, dass ein kenotisches Wirken auf die *menschliche* Natur Christi zu beschränken sei und habe folglich eine vollkommene Durchdringung der Naturen in der Idiomenkommunikation abgelehnt.[29] Zwar lasse sich daraus keine neue Interpretation von Kenosis ableiten, so Coakley, jedoch bereichere diese Einschränkung das von ihr an dritter Stelle (s. oben) genannte Kenosismodell: Kenosis könne als der grundsätzliche Verzicht auf bestimmte falsche oder weltliche Formen von Macht, die Coakley mit dem Begriff »maskulinistisch« kennzeichnet, verstanden werden. Auf der Grundlage des Bibeltextes und der Erzählungen über den Menschen Jesus von Nazareth könne davon ausgegangen werden, dass Christus eine solche Macht nicht angewendet, sondern diese abgelehnt bzw. darauf verzichtet habe. Mit den Gießener Theologen ließe sich folglich unterstreichen, dass Jesus Christus unsere Vorstellungen von einem machtvollen Gott nach menschlichem Maßstab durchkreuze und herausfordere.[30]

In den Ansätzen britischer Kenotizisten des 20. Jahrhunderts, so Coakley, – u.a. nennt sie Gottfried Thomasius, Frank Weston, Charles Gore oder Peter Taylor Forsyth – habe man dann jedoch im Sinne des erstgenannten neutestamentlichen Modells wiederum eine temporäre Einschränkung der göttlichen Natur mit Kenosis verbunden, diese jedoch nur auf bestimmte Merkmale des Göttlichen bezogen. Coakley formuliert daraus eine letzte Definition von Kenosis

---

[27] Vgl. Coakley (2007), S. 37.

[28] Es handelt sich um einen Grundbegriff der Christologie, der besagt, dass von der einen Person Jesus Christus die Eigentümlichkeit beider Naturen, Gottheit und Menschheit, ausgesagt werden dürfen.

[29] Vgl. Coakley (2007), S. 41.

[30] Vgl. Coakley (2007), S. 41 f.

als (6) »eine temporäre Zurücknahme (oder Zurückführung in ›Möglichkeit‹) von *gewissen* Charakteristika der Göttlichkeit während des inkarnierten Lebens«.[31] Gleichzeitig wirft Coakley einen Blick auf die kenosiskritischen Ansätze der zeitgenössischen analytischen Religionsphilosophie, unter denen sie keine weitere Interpretation von Kenosis, sondern vielmehr aufgrund des streng rationalistischen Gottesbildes eine generelle Abneigung gegen »Passivität«, »Schwachheit«, »Vulnerabilität« etc. ausmacht.[32]

Coakley zieht aus ihrer *relecture* des Kenosismotivs zunächst das schlichte Fazit, dass Kenosis von Anfang an sehr pluralistisch verstanden worden sei. Sie relativiert und dementiert damit gleichzeitig die feministische Kritik Hampsons als einseitig, weil sie nicht alle Formen von Kenosis betreffen könne, sondern nur solche, die einen starken Dualismus von Macht und Verwundbarkeit vermitteln würden.[33] Gleichzeitig, so Coakley, müsse es gerade mit Blick auf die Passionsgeschichte Jesu möglich sein, menschliche Verwundbarkeit und göttliche Macht zusammenzudenken.[34] Von diesem Desiderat ausgehend, entwickelt Coakley schließlich ihre eigene Position, wobei sie sich im Sinne ihrer dekonstruktiven Vorgehensweise vor allem auf die radikalen Pole des Kenotizismus und der analytischen Religionsphilosophie bezieht. Auf der einen Seite sei die Selbstentäußerung als radikale Selbstbegrenzung und Machtverzicht Gottes interpretiert worden, auf der anderen Seite habe man ein maskulinistisches Machtverständnis vorausgesetzt und Gottes Allmacht hineinprojiziert.[35] Coakley fragt angesichts dieser einander widersprechenden Auslegungen von Kenosis erneut, was geschähe, wenn »die Gebrechlichkeit, die Verwundbarkeit und Entblößung […] uns nun gerade zeigen, was eine ›perfekte Menschlichkeit‹«[36] ausmache? Sowohl der neue Kenotizismus, der Gottes Begrenztsein und Schwachsein aufgrund einer direkten Transferenz vom menschlichen Leben Christi auf Gott anerkenne, damit aber Gott die Fähigkeit zu transformierender Macht abspreche, als auch die analytische Religionsphilosophie, in welcher die göttliche Allmacht auf dem freiheitlichen Bilde vom

[31] Coakley (2007), S. 43.
[32] Coakley verweist u.a. auf Richard Swinburne. Vgl. Coakley (2001), S. 198 sowie Coakley (2007), S. 51.
[33] Vgl. Coakley (2007), S. 58. Vgl. Kreutzer (2011), S. 472.
[34] Vgl. Coakley (2007), S. 50.
[35] Vgl. Coakley (2007), S. 56 f.
[36] Coakley (2007), S. 56.

»aufgeklärten Mann« fuße, verneinten, dass »Kraft *in* menschlicher Schwachheit«[37] möglich sein könne.

Coakleys traditionsgeschichtliche und feministisch-kritische Auseinandersetzung mit der Genese und Geltung von Kenosis lehrt sie schließlich, dass die Frage, wie mit Schwachheit, Passivität und Verwundbarkeit umzugehen sei, keine ausschließlich philosophisch-spekulative Angelegenheit sei, sondern immer im Zusammenhang mit einem christlichen Ethos behandelt werden müsse. Der üblicherweise mit dem Philipperhymnus in Verbindung gebrachte Dualismus von Macht und Verwundbarkeit könne in dieser Hinsicht dekonstruiert werden, so Coakley, und Kenosis im Sinne des dritten neutestamentlichen Modells als eine christliche, demütige Macht definiert und als Gegenentwurf zu maskulinistischen Machtinszenierungen verstanden werden. Coakley stützt ihr Plädoyer, wie nun zu zeigen ist, auf eine Spiritualitätstheologie, die einen Genderdualismus unterlaufen kann, weil sie die Gebetshaltung, die üblicherweise mit einer weiblichen, schwachen Haltung gleichgesetzt werde, als ermächtigend umdeutet:

> »Anders gesagt, wenn die ›Verwundbarkeit‹ Jesu als primäre Erzählung angenommen und nicht als philosophische Verlegenheit hinweg erklärt wird, dann genau erhebt sich die Frage, ob ›Verwundbarkeit‹ als eine weibliche Schwäche betrachtet werden *muss* oder nicht vielmehr als eine (besondere Gestalt von) ›menschlicher‹ Stärke.«[38]

Kontemplation als Ort von »Macht-in-Verwundbarkeit«

Coakley bestimmt auf der Grundlage der dritten von ihr bestimmten Interpretationsweise Kenosis als »Macht-in-Verwundbarkeit« und wendet sich damit von einer spekulativen christologischen Deutung ab und einer handlungsorientiert-ethischen Interpretation zu. Die Selbstentäußerung Christi könne nur im Sinne einer kontemplativen Haltung verstanden werden, die alle maskulinistische bzw. »falsche« oder »bösartige« Macht von Anfang an meide. In ihren Veröffentlichungen hat Coakley immer wieder diese Differenzierung des Machtbegriffs betont und zunehmend Wert darauf gelegt, den Ort

---

[37] Coakley (2007), S. 57. Coakleys Formulierung ist an das Pauluswort in 2 Kor 12,9 angelehnt.
[38] Coakley (2007), S. 50.

der »Macht-in-Verwundbarkeit« in den Mittelpunkt ihrer Theologie zu rücken: die Kontemplation oder das Schweigegebet bzw. die *askesis*.[39]

Coakley verbindet ihre Definition von Kenosis unwiderruflich mit einem spezifischen Verständnis und einer bestimmten Praxis von Kontemplation. Kontemplation, so Coakley, sei ein willentlicher Akt der Entäußerung und eine Art und Weise, auf das göttliche Handeln zu antworten und sich ihm zu öffnen.[40] Die Gebetsform, die sie dabei vor Augen hat, ist ein »inhaltsleeres Sich-Sammeln«[41] vor Gott. Das stille Gebet sei ein subversiver Akt, denn die regelmäßige und willentliche Übung, sich dem Göttlichen zu überlassen und ihm zu antworten, könne zur Voraussetzung werden, um eine machtvolle Verwundbarkeit zu praktizieren.[42] Im Schweigegebet internalisierten die Betenden diese Haltung und öffneten sich gleichzeitig für eine Verwandlung des Selbst.[43] Kurzum: In der Grundhaltung des stillen Gebets lasse sich die Gegenüberstellung von einer positiv besetzten Machtausübung *(power)* und einer negativ konnotierten Verwundbarkeit *(vulnerability)* aufbrechen und ein Raum schaffen für einen Gott jenseits von Geschlechterstereotypen.[44] Dies habe grundlegende Konsequenzen für ein Verständnis göttlicher Allmacht: »Wenn ich Recht habe, dann ist dies ›Macht-in-Verwundbarkeit‹, die willentliche Entäußerung *(willed effacement)* unter eine sanfte Allmacht, die alles andere als ein Ausgleich von Maskulinismus ist, sondern ihr

---

[39] Coakley verwendet alle drei Begriffe synonym. Sie definiert Kontemplation *(contemplation)* in einem knappen Glossar am Ende ihres trinitätstheologischen Entwurfes wie folgt: »prayer or communing with God that does not use ordinary propositional language, but rests in silence or near silence; distinguished by Christian theologians from meditation: prayerful reflection on Scripture«, Coakley (2013), S. 346.

[40] Vgl. Coakley (2013), S. 243. Eine Anmerkung zur Übersetzungsproblematik: Im Englischen benennt Coakley den Kontemplationsakt als *submission*. Dies ist ins Deutsche als »Unterwerfung« – siehe entsprechend den Titel des Sammelbandes *Macht und Unterwerfung. Spiritualität von Frauen zwischen Hingabe und Unterdrückung* (Coakley 2007) – übersetzt worden. Allerdings ist damit auch eine Verschiebung und negative Deutung des Begriffs vorgenommen worden. Treffender ist eine neutralere Übersetzung wie »(freiwillige) Unterordnung«. Dies entspricht auch dem von Coakley rezipierten platonischen Begehrensbegriff, der im Folgenden aufgegriffen und erläutert wird.

[41] Kreutzer (2011), S. 477.

[42] Vgl. Kreutzer (2011), S. 478.

[43] Vgl. Coakley (2007), S. 61.

[44] Vgl. Kreutzer (2011), S. 463.

Ende.«[45] Kenosis pragmatisch-ethisch zu deuten, ermögliche den Schwerpunkt auf die praktizierte Verwundbarkeit Christi zu legen, nicht auf ein ontologisches Verständnis von Verwundbarkeit.[46] Auf Gottes Handeln zu warten, sei zwar ein Risiko, aber die Tradition der kontemplativen Praktiken – so u.a. bei den bekannten mittelalterlichen Mystiker/inn/en – könne dafür einstehen, dass es sich zwar um ein Schweigen handeln würde, aber nicht um ein Zum-Schweigen-Bringen.[47] Zwei Unterscheidungen sind hier wichtig: Erstens sei die kontemplative Selbstentäußerung nicht mit einer Zerstörung des Selbst gleichzusetzen und zweitens sei hier insofern von einem »produktiven Leiden« die Rede, als dass es nicht um eine doloristische Überhöhung von Schmerzen um des Schmerzes willen gehe.[48] Coakley will das Sich-Unterordnen und Sich-Öffnen in der Kontemplation nicht als falsche Hingabe, Passivität oder Handlungsunfähigkeit missverstanden wissen, sondern im Kontext eines christlichen Verständnisses der Abhängigkeit des Menschen von Gott anders bewerten. Hier bedeute Kenosis als »Macht-in-Verwundbarkeit« paradoxerweise Ermächtigung durch Machtverzicht, weil aus einer solchen Haltung der Innerlichkeit nicht zuletzt Widerstandskraft und solidarisches Handeln erwachsen könne.

Gleichzeitig gesteht sie ein, dass ein »›Sich-Einlassen‹ auf ein regelmäßiges und wiederholtes ›Warten auf das Göttliche‹, eine erhebliche persönliche Hingabe sowie (offensichtlich) erhebliche, nicht unbedenkliche persönliche Risiken«[49] bedeuten mag. Dass die Gefahr bestehe, sich auf einen »falschen« Gott zu stützen oder eine lähmende Opferposition einzunehmen, könne nicht bestritten werden, doch das »Potenzial zur Ermächtigung«[50] im kontemplativen Gebet überwiege. Denn die Unterordnung unter Gott im Gebet dürfe nicht mit der Unterordnung unter weltliche Autoritäten verwechselt werden. Die Wirkung einer so verstandenen kontemplativen Haltung müsse, so

---

[45] Coakley (2007), S. 65.

[46] »Anders ausgedrückt, was nach dieser Sichtweise für Christus gilt, ist eben die Gesinnung, die wir selber im Gebet einnehmen oder in die wir eintreten: die einzigartige Verknüpfung von einer verwundbaren ›nicht-räuberischen‹ Menschlichkeit mit authentischer göttlicher ›Macht, die in der Schwachheit mächtig ist‹.« Coakley (2007), S. 65 f.

[47] Vgl. Coakley (2007), S. 62.

[48] Vgl. Coakley (2007), S. 63 f.

[49] Coakley (2007), S. 61 f.

[50] Kreutzer (2011), S. 479.

Coakley, an ihrem praktischen Erfolg bemessen werden und an den »paulinischen Früchten«[51] (Gal 5, 22; 23) zu erkennen sein. Gleichzeitig müssten diese um eine spirituell geprägte feministische *discretio spirituum* (Unterscheidung der Geister)[52] ergänzt werden, die zusätzlich die Aspekte »positive Ermächtigung« und »prophetischer Widerstand« sowie »Mut, angesichts von Unterdrückung« als Erkennungszeichen des Geistes einfordere.[53] Coakley bleibt also letztlich dem feministisch-theologischen Anliegen treu, ergänzt es jedoch um eine christliche Spiritualität der Kontemplation.

»*Desire is more fundamental than sex*«. Zum Zueinander von göttlichem und menschlichem Begehren

Das kontemplative Gebet bleibe trotz allem ein gefährliches Unterfangen, so räumt Coakley ein, weil es nicht von der erotischen Dimension des geschlechtlichen Begehrens zu trennen sei. So stellt sie programmatisch fest: »*Desire is more fundamental than sex.*«[54] Begehren sei insofern ein Streben im erweiterten Sinne und beschreibe das Hingezogen-Sein zu jemandem oder zu etwas.[55] Begehren ist damit nicht nur ein wichtiger Teil des kontemplativen Gebets, sondern auch im Sinne der christlich-platonischen Tradition eine zentrale Kategorie des menschlichen Selbst und insofern die Wurzel des Begehrens nach Gott.[56] Coakley versteht Begehren als eine ontologische Kategorie, die primär Gott zugedacht und nur sekundär und analog dem Menschen in seiner Eigenheit als *Imago Dei* zugesprochen ist. Allerdings ist für Coakley dieses Begehren in Bezug auf Gott nicht mit einem Mangel verbunden, wie dies mit Blick auf die menschlichen Beziehungen der Fall sei, sondern Begehren würde hier vielmehr mit einer Fülle verbunden: In der Hinordnung auf Gott habe die

---

[51] Die »Erkennungszeichen« des Heiligen Geistes bzw. eines »geisterfüllten« Lebens sind nach dem Apostel Paulus im Brief an die Galater: Liebe, Freude, Friede, Langmut, Rechtschaffenheit, Güte, Treue, Sanftmut, Selbstbeherrschung. Sie sind der Maßstab, an dem ein Leben »in Christus« zu bewerten sei.

[52] Vgl. Coakley (2007), S. 66. Coakley bezieht sich an dieser Stelle mit dem Ausdruck »Unterscheidung der Geister« auf die Tradition der ignatianischen Spiritualität.

[53] Vgl. Coakley (2007), S. 66.

[54] Coakley (2013), S. 10 und S. 51 f.

[55] Vgl. Coakley (2013), S. 346.

[56] Vgl. Coakley (2013), S. 9 und S. 26.

Schöpfung Anteil an dem ewigen trinitarischen Geschehen von Vater, Sohn und Heiliger Geist, sodass das Begehren nach Gott immer schon in Bezug zu der Geschenkhaftigkeit des Lebens stehe.[57]

Coakley verdeutlicht ihr Begehrensverständnis anhand einer Analyse zweier patristischer Theologien. Sie stellt in einer komparativen Lektüre die Kirchenväter Gregor von Nyssa und Augustinus von Hippo gegenüber und erörtert ihre Positionen hinsichtlich der Aspekte Geschlecht, Gebet und Trinität.[58] Obwohl sie die fundamentalen Unterschiede zwischen den beiden Kirchenvätern vor allem bezüglich ihrer Haltung zur Geschlechterfrage herausstellt, will sie am Ende zeigen, dass beide doch in Bezug auf die epistemologische Relevanz des Begehrens sowie in Bezug auf eine Ontologie der göttlichen Trinität übereinstimmten.[59] Göttliches Begehren könne nur in Bezug auf menschliches Begehren verständlich gemacht werden, gleichzeitig aber immer auch nur unter der Prämisse, dass das göttliche Begehren dem menschlichen vorgeordnet sei und zwar als der Grund desselben und mit dem Unterschied, dass ersteres vollkommen sei. Damit betont sie ein weiteres Mal die für sie zentrale qualitative Verschiedenheit von menschlicher und göttlicher Natur und rezipiert damit die aus der philosophischen und mystischen Theologie und Metaphysik stammende schöpfungstheologisch verankerte Prämisse, dass menschliches Begehren im göttlichen wurzele. Es wird nochmals deutlich, dass Coakley die patristischen, chalcedonischen Theologien, die in der Idiomenkommunikation von einer qualitativen Differenz der Kategorien »Mensch« und »Gott« ausgehen – wie u. a. die Theologie der Gießener Schule –, gegenüber solchen kenotischen Theologien befürwortet, die ein Zusammenfallen oder eine Umwandlung der beiden Kategorien in der Inkarnation vertreten.[60]

Diese These wird für Coakley auch angesichts einer angemessenen Beschreibung der Trinität wichtig. Nicht nur die Trinitätstheologien der Vergangenheit, welche ein patriarchales Gefälle in den tri-

---

[57] Vgl. Coakley (2013), S. 10.

[58] Coakley knüpft mit ihrer komparativen Analyse der beiden Kirchenväter an jene der feministischen Theologin Rosemary Radford Ruethers an, welche diese bereits einander gegenübergestellt hatte. Vgl. Ruether (1974). Jedoch will sie bei dieser Gegenüberstellung nicht stehenbleiben, sondern weitere »Nuancen« beider Theologien herausstellen. Im Rahmen dieses Artikels können jedoch nur die Konsequenzen aus ihrem Vergleich nachgezeichnet werden. Vgl. Coakley (2013), S. 273–300.

[59] Vgl. Coakley (2013), S. 274f. und S. 280.

[60] Vgl. Coakley (2006), S. 261.

nitarischen Beziehungen auf die menschlichen übertragen hätten, sondern auch die zahlreichen sozialen Trinitätslehren liberaler Theolog/inn/en, die wiederum die gleichwertigen wechselseitigen trinitarischen Beziehungen als Schablone für die menschlichen nutzten, würden einen Fehlschluss begehen.[61] Es sei *per se* unmöglich, von den trinitarischen Beziehungen auf menschliche zu schließen und somit auch direkt vom modernen Person-Begriff auf das Personsein von Gottvater, Sohn und Geist. Coakley plädiert stattdessen dafür, die trinitarischen Personen als *personal entities* zu bezeichnen und meint, dass das Personsein in der Trinität nur aufgrund der gegenläufigen Relationen unterschieden werden könne.[62] Coakleys Definition der trinitarischen Person weist m. E. damit Parallelen zu Karl Rahners Rede von den »distinkten Subsistenzweisen« auf.[63]

Schlussendlich sei daraus zu folgern, dass eine Betrachtung von Geschlecht bzw. Begehren in Anbetracht des Göttlichen einer beständigen Neuordnung und -positionierung desselben gleichkommen müsse und dass damit gleichzeitig die säkulare Unterscheidung in *sex*, als Bestimmung des biologischen Geschlechts, und *gender*, als Beschreibung des sozial-kulturellen Geschlechts, nicht auf die Ebene der Gott-Mensch-Beziehungen übertragbar sei. Das bedeute zwar keine Abwertung der Kategorie Geschlecht an sich, jedoch eine Kritik an ihrem statischen Gebrauch.[64]

So vertritt Coakley zwar in Anlehnung an den gendertheoretischen Ansatz Judith Butlers ein Verständnis der Performativität von Geschlecht, allerdings immer in Bezug auf eine kontemplative Theologie. Sie fragt nach der Transformation des geschlechtlichen Selbst im Gebet vor dem Horizont einer christlichen eschatologischen

---

[61] Vgl. Coakley (2013), S. 322.

[62] Vgl. Coakley (2013), S. 321.

[63] Rahner verwendet zur Bezeichnung der dreieinen Verschiedenheit in Gott den Ausdruck »distinkte Subsistenzweisen«. Er lehnt die Bezeichnung »göttliche Person« ab, da die Ausdrucksweise irreführend sei und die Gefahr des Tritheismus bestehe. Vgl. Rahner (1967), S. 389–393.

[64] »Here gender ›matters‹ primarily because it is about differentiated, embodied relationship – first and foremost to God, but also to others; and its meaning is therefore fundamentally given in relation to the human's role as made in the ›image of God‹ (Genesis 1.26–7). Gender ›matters‹ to systematic theology, too then, insofar as it is a crucial dimension of its theological analysis for the human: to fail to chart the differences and performances of gender would be to ignore one of the most profound aspects of human experience, whether felt as joy or as curse.« Coakley (2013), S. 53.

Heilsvorstellung und der Vorstellung einer »Neuschöpfung« der Glaubenden in Christus. Damit ist für Coakley nicht ausschließlich die Frage nach Unterdrückung aufgrund des Geschlechts von Interesse, sondern auch die Erlösung des Menschen als geschlechtliches Wesen. Es zeigt sich auch hier, dass es ihr um die generelle Verhältnismäßigkeit des geschlechtlichen Begehrens im Kontext des Schweigegebetes geht, das dieses in ein neues Verhältnis zum göttlichen Begehren setze. Kontemplation könne ergo ein performativer Ort sein, an dem die klassischen Geschlechterverhältnisse symbolisch destabilisiert würden.

»These performances, however, are not primarily intended as acts of resistance to worldly oppression (although they will give courage for such!); and nor are they therefore merely human strategies of resistance. *Rather, they are acts of ›submission‹ to a unique power beyond human power* – and, as such, are of course already ›gendered‹, in a particular and unique sense denoting relationship to God. What makes this gendering ›different‹ from worldly gender, then, is its being rendered labile to the logic and flow of trinitarian, divine desire, its welcoming of the primary interruption of the Spirit, and its submission to contemplative unknowing so that the certainties of this world (including the supposed certainties of fallen views of gender) can be remade in the incarnate likeness of Christ.«[65]

Erneut zeigt sich hier Coakleys Anliegen, dass ein Verständnis von »Macht« und Hierarchie«[66] sowie von »Verwundbarkeit« vor Gottes Angesicht neu definiert werden müsse. Die Unterordnung unter den Heiligen Geist müsse dann nicht aus einer feministischen Angst heraus abgelehnt werden. Am Ende des mühsamen Einübens der kontemplativen Gebetshaltung werde schließlich durch den Heiligen Geist eine ermächtigende Beziehung mit dem trinitarischen Gott möglich.[67]

---

[65] Coakley (2013), S. 54 f. (Hervorhebung M. L.).

[66] Coakley rezipiert den Hierarchie-Begriff des »Pseudo-Dionysius«, eines unbekannten Autors des frühen sechsten Jahrhunderts, der als Pseudonym »Dionysious Areopagita« (nach Apg 17,34) verwendet. Coakley relativiert seinen Hierarchie-Begriff insofern, als dass es in den Texten zwar um eine göttliche »geschichtete« Weltordnung gehe, damit jedoch noch keine (sexistische) Unterordnung ausgesagt sei. Vgl. Coakley (2013), S. 313–322.

[67] Vgl. Coakley (2013), S. 333.

Ringen um eine »Macht-in-Verwundbarkeit«

Im Rahmen dieses Artikels ist Coakleys Theologie anhand der drei Aspekte »Kenosis«, »Kontemplation« und »Begehren« behandelt worden, wobei die Frage nach dem Verhältnis von Macht und Verwundbarkeit leitend war. Es hat sich gezeigt, dass Coakleys Interesse an der Machtthematik mit einer Aufwertung des Machtverzichts einhergeht, wobei sie immer wieder eine einfache Gegenüberstellung von positiver Machtausübung und negativer Verwundbarkeit ablehnt.[68] Außerdem hält Coakley theologisch an einer Unterordnung unter Gott fest und konkretisiert diese durch die passive und rezeptive Handlungslogik der Kontemplation.[69] Dabei kooperieren die Betenden, so Coakley, durch das Einüben einer freiwilligen Haltung des Sich-Verwundbar-Machens indirekt mit dem göttlichen Begehren. Mit dem Schweigen in der Kontemplation könne paradoxerweise die Aufforderung einhergehen, die Stimme zu erheben:

»Thus the commitment to silence is also, paradoxically, the commitment as a theologian to give voice – but tentatively, and in a changed key. My own words are not an ›interruption‹ themselves; they are – at best – an invitation, uttered out of the abyss of the divine ›interruption‹ of the Spirit.«[70]

Dennoch muss sich Coakley immer wieder neu der Frage aussetzen, ob sie die Missbrauchsanfälligkeit von Verletzbarkeit wirklich genug bedacht habe. Dabei ist es wichtig zu unterstreichen, dass Verwundbarkeit bei Coakley erst im Kontext des kontemplativen Gebets und in Verbindung mit einer entsprechenden passiv-rezeptiven und empfangenden Haltung als ermächtigend bezeichnet werden kann. Nur dort könne aus der paradoxen Handlung des Nicht-Handelns Macht erwachsen und das Schweigen zum prophetischen Sprechen ermutigen. Es hat sich gezeigt, dass im Ringen um eine »Macht-in-Verwundbarkeit« immer nur Ermächtigung erfahren werden kann, wenn dieses unter dem Vorzeichen einer apophatischen[71] Theologie statt-

---

[68] Vgl. Kreutzer (2011), S. 464. »Einerseits hält sie an der Notwendigkeit von Ermächtigung gerade in Bezug auf weibliche Lebens- und Unterdrückungserfahrungen fest, andererseits postuliert sie, um die Grundstrukturen des Patriarchats prinzipiell zu unterlaufen und nicht umgekehrt unter weiblichen Vorzeichen zu reproduzieren, die Aufwertung der Kategorie ›Verwundbarkeit‹.« Kreutzer (2011), S. 466.

[69] Vgl. ebd., S. 466.

[70] Coakley (2013), S. 344.

[71] Coakley definiert »apophatisch« als »saying what something is not (Greek apophasis, ›denial, negation‹).« Coakley (2013), S. 345.

findet, die das Nicht-Wissen und in der Folge die radikale Andersartigkeit Gottes impliziert. Coakleys These leuchtet folglich nur angesichts eines solchen Bekenntnisses ein; dabei relativiert sie gleichzeitig alle Versuche, Verletzbarkeit etwas Positives abzugewinnen, die keine solche Unter- und Hinordnung auf einen liebenden Gott vornehmen. Kenosis als »Macht-in-Verwundbarkeit« schließt für Coakley infolgedessen auch immer ein deutliches Glaubensbekenntnis und eine lebendige Gottesbeziehung ein.

Auch das Anliegen Coakleys, den Dualismus von Macht und Unterwerfung umzucodieren, gilt es zu diesbezüglich zu präzisieren: Das Ethos der Verwundbarkeit ist bei Coakley an eine kontemplative Gebetshaltung und -praxis gebunden, die für sie zum Bezugspunkt eines zeitgemäßen Verständnisses von Gottes Macht wird. Indem sie Bedingungen bestimmt, unter denen Gottes Handeln bzw. seine transformative Macht erfahrbar werden können, definiert sie jedoch göttliche Macht nur insofern neu, als sie diese lokalisiert und im Sinne einer Entscheidung für eine bestimmte Haltung dynamisiert. Das Einüben von Verwundbarkeit in einer kontemplativen Gebetshaltung wird zu dem Ort, an dem ein positiver Vollzug von Macht stattfinden kann. Coakley liefert mit der Aussage »Kenosis ist Macht-in-Verwundbarkeit« also weniger eine Neudefinition des christologischen Grundmotivs – auch wenn sie zu Anfang genau dies suggeriert – als die Koordinaten für einen Ort des Glaubensvollzugs, an dem durch das Zueinander von menschlichem und göttlichem Begehren »Macht-in-Verwundbarkeit« entstehen kann.

Dennoch muss die Umwertung von Verletzbarkeit zum Schluss kritisch im Blick bleiben. So schlägt Ansgar Kreutzer vor, Coakleys Ethos der Verwundbarkeit um eine komplementär-kontrastierende Kategorie zu ergänzen. Es bedürfe eines Korrektivs zu Selbstlosigkeit und Selbsthingabe, auch wenn Coakley immer wieder betont, dass daraus im weitesten Sinne prophetisches Handeln erwachsen könne. Schließlich betone Coakley selbst, dass aus der Unterordnung unter eine göttliche Macht Kraft für ein widerständiges Handeln gegen weltliche Unterdrückung erwachsen könne – aber nicht müsse![72] Kreutzer schlägt deshalb den Begriff »Solidarität« als ein Korrektiv zu Selbstlosigkeit und Selbsthingabe bzw. eine wechselseitig-kritische Korrelation von kenosisanalogen Handlungsformen und Solidarität

[72] Vgl. Coakley (2013), S. 54f.

vor.[73] Diese Forderung bringt m. E. zum einen die Ambivalenz von Verwundbarkeit zum Ausdruck, wie sie zu Beginn in der Spannung zwischen Vulnerabilität und Resilienz beschrieben wurde, sowie zum anderen eine bleibende Skepsis, inwiefern das Einüben einer individuellen, kontemplativen Gebetshaltung ausreichend sei, um daraus ermächtigendes Handeln erwachsen zu lassen.

Muss ein Plädoyer für Verletzbarkeit am Ende also doch ein hehres Ziel bleiben? Ein abschließender Blick auf die kritische Begriffsarbeit Coakleys kann diese Problematik nochmals zuspitzen. Sicherlich ist es Coakleys dekonstruktiver Arbeitsweise zugutezuhalten, dass sie bestehende Theologien bzw. Begriffe nicht nur affirmiert, sondern diese auch durch ihre kritische Vorgehensweise weiter differenziert und verfeinert. Dies hat sich vor allem in Bezug auf ihre Handhabung feministischer Theologien gezeigt, die sie nicht verwirft, aber im Zuge ihrer Strategie der Wiederaneignung kritisch gegenliest. Andererseits liegt ihrem Vorgehen implizit die Haltung zugrunde, dass bestehende Begrifflichkeiten nicht verworfen werden dürfen, sondern dass das Herausarbeiten ihres »wahren« Gehaltes zu ihrer Umdeutung und Neubestimmung führen könne. Coakley geht davon aus, dass am Ende – trotz der problematischen Konnotationen eines jeden Begriffs – auf der Grundlage einer solchen »Reinigung« ein affirmatives Verhältnis zum Begriff wiederhergestellt werden könne. Diese Argumentationslinie verfolgt Coakley nicht nur bezüglich der Begriffe »Verwundbarkeit« und »Unterordnung« bzw. »Unterwerfung«,[74] sondern auch mit Blick auf den Begriff »Opfer«.[75] Der Mehrwert eines solchen Vorgehens besteht sicherlich darin, sowohl Fragestellungen und Positionen differenzierter darzustellen und den Blick für eine Problematik zu schärfen, als auch ein vorschnelles Verwerfen von Glaubensaussagen und -inhalten zu erschweren, bei denen sprichwörtlich »das Kind mit dem Bade ausgeschüttet« wird. Hier sei nochmals an den Ausgangspunkt von Coakleys Analyse erinnert: Coakley wirft den feministischen Theologinnen, die sich kritisch vom Begriff der Kenosis distanzieren, vor, zwar vorgeblich nur die »Gräten aus dem christlichen ›Fisch‹« he-

[73] Vgl. Kreutzer (2011), S. 486–525.

[74] Zur Übersetzungsproblematik siehe in diesem Aufsatz Fußnote 39.

[75] Coakley verknüpft den Opferbegriff mit einer Wertschätzung altruistischer Handlungsformen, welche sie auf der Grundlage biologischer Ergebnisse in einer neu bestimmten »natürlichen« Theologie verankern will. Vgl. Coakley (2012).

raussuchen zu wollen, jedoch unversehens »auf diese Weise das Rückgrat entfernt«[76] zu haben.

Doch auch Coakleys Vorgehen bleibt ambivalent – vor allem hinsichtlich des erwünschten Ergebnisses. Wann kann die affirmative Neuaneignung eines Begriffs wirklich als erfolgreich angesehen werden? Da sich Coakley selbst im Feld der Gendertheorien verortet, bietet sich an dieser Stelle ein Vergleich zur Begriffspolitik im Zuge der Schwulen- und Lesbenbewegung in den USA an: Am englischen Adjektiv und Verb *queer*, das noch in den 1960er Jahren fast ausschließlich als Schimpfwort für Schwule verwendet wurde, hat sich gezeigt, dass ein Begriff im Zuge von Minderheitenpolitiken einen affirmativen Prozess der Umdeutung »vom ehemaligen Schimpfwort zum Inbegriff eines Aktivismus randständiger Positionen«[77] durchlaufen kann und dennoch aufgrund seiner Begriffsgeschichte ambivalent bleiben muss.[78] Coakleys auf Kontemplation basierende Theologie scheint sich diesem Prozess insofern anzuschließen, als dass auch bei ihr die Neubestimmung eines Begriffs immer im Zusammenhang mit einer entsprechenden Praxis stehen muss; der alleinige Verweis auf ein anderes und ermächtigendes Potential der Begrifflichkeiten unter christlichem Vorzeichen reicht also nicht aus. Doch müsste ihre stark am Individuum ausgerichtete kontemplative Praxis in dieser Hinsicht nicht deutlich gemeinschaftlichere Züge tragen? Coakleys Ringen um eine »Macht-in-Verwundbarkeit«, so lässt sich festhalten, liefert zwar Anstöße für eine Neubetrachtung von Verletzbarkeit, doch das Formulieren eines Ethos der Verwundbarkeit bleibt letztlich ein Desiderat ihrer Theologie.

Ebenso bleibt auch ihre Problematisierung von Kenosis unter gendersensiblen Gesichtspunkten vage. Denn Coakley löst die Binarität der Gendernorm mittels ihrer dekonstruktiven Arbeitsweise und

---

[76] Vgl. Coakley (2007), S. 27. Der »Fisch« war Symbol und Erkennungszeichen der ersten Christ/inn/en. Der Sammelband, auf den das Streitgespräch zwischen Daphne Hampson und Sarah Coakley zurückzuführen ist und der von Daphne Hampson herausgegeben wurde, heißt bezeichnenderweise *Swallowing a Fishbone? Feminist Theologians Debate Christianity*. Vgl. Coakley (2001).

[77] Vgl. Rauchut (2008).

[78] Siehe zum einen die Politik der US-amerikanischen Organisation »Queer Nation« in den 80er und 90er Jahren. Ein bekannter Slogan lautete: »We're here, we're queer, get used to it!« Dass der Begriff dennoch weiterhin ambivalent bleibt, zeigt Rauchut (2008) anhand einer genealogischen Kritik und kontextuellen Problematisierung desselben – u.a. vor dem Hintergrund der Schwierigkeit, ihn adäquat ins Deutsche zu übertragen.

der damit einhergehenden Umkehrung der Genderverhältnisse nicht auf, sondern verstärkt sie implizit – so z. B. in der Gegenüberstellung von maskulinistischer Macht und weiblicher Gebetshaltung. Dies ist vielleicht auch ein Grund, warum sie in ihrer jüngsten Publikation »God, Sexuality, and the Self. An Essay ›On the Trinity‹« auf die Schrift »Das Leben des Moses« des Kirchenvaters Gregor von Nyssa rekurriert und die Neuordnung des menschlichen Begehrens vor Gott als Ort von »Gender-Verflüssigungen« in den Vordergrund stellt.[79] Allerdings bleibt sie auch hier eine Antwort auf die Frage schuldig, welche Konsequenzen daraus für die menschlichen Geschlechterverhältnisse erwachsen könnten.

Zum Schluss ist Coakleys Plädoyer für Verletzbarkeit jedoch insofern kritisch zu würdigen, als dass es von einer singulären Umdeutung des Begriffs »Verletzbarkeit« oder einem Schönreden von Verlust und Missbrauch Abstand nimmt. Vielmehr hat sich Coakley einem langwierigen und schmerzhaften Prozess des Einübens einer passiven und rezeptiven Haltung verschrieben, aus dem im Ringen um eine »Macht-in-Verwundbarkeit« Ermächtigung erwachsen kann. Ihre Theologie kann infolgedessen, nicht nur mit Blick auf den innertheologischen Diskurs, die Sensibilität für das Paradoxon Verwundbarkeit erhöhen und die Intuition verstärken, die sich bereits am Anfang dieses Artikels in der Rede von Verletzbarkeit in verschiedenen wissenschaftlichen Disziplinen ausmachen ließ: Verwundbarkeit zu fassen, bedeutet notwendigerweise in Bewegung zu bleiben und immer wieder neu nach dem Entsprechungsverhältnis von Vulnerabilität und Resilienz, Angegriffen-Sein und Widerstand, Macht und Ohnmacht zu fragen.

Literaturverzeichnis

Albrecht, Svende/Parnitzke, Anna Maria/Reichert, Josephine (Hrsg.) (2012): Verwundbare Stadt. Ein Beitrag zum Konzept Vulnerabilität am Beispiel der »Schweinegrippe« (Graue Reihe des Instituts für Stadt- und Regionalplanung Technische Universität Berlin 42). Berlin: Universitätsverlag der Technischen Universität Berlin.

Bürkner, Hans-Joachim (2010): Vulnerabilität und Resilienz – Forschungsstand und sozialwissenschaftliche Untersuchungsperspektiven. Working Paper. Erk-

[79] Vgl. das letzte Kapitel des Buches mit dem Titel »The primacy of divine desire: God as Trinity and the ›apophatic turn‹ in: Coakley (2013), S. 308–339.

ner, Leibniz-Institut für Regionalentwicklung und Strukturplanung. Abruf unter: http://irs-net.de/download/wp_vr.pdf [März 2015].

Butler, Judith (2005): Gefährdetes Leben. Politische Essays. Frankfurt: Suhrkamp Verlag.

Byassee, Jason (2008): Closer than Kissing. Sarah Coakley's Early Work. In: Anglican Theological Review 90, S. 129–155.

Christmann, Gabriela/Ibert, Oliver/Kilper, Heiderose/Moss, Timothy et al. (2011): Vulnerabilität und Resilienz in sozio-räumlicher Perspektive. Begriffliche Klärungen und theoretischer Rahmen. Working Paper No. 44, Erkner, Leibniz-Institut für Regionalentwicklung und Strukturplanung. Abruf unter: http://www.irs-net.de/download/wp_vulnerabilitaet.pdf [März 2015].

Coakley, Sarah (1996): Kenosis and Subversion. On the Repression of ›Vulnerability‹ in Christian Feminist Writing. In: Daphne Hampson (Hrsg.): Swallowing a Fishbone? Feminist Theologians Debate Christianity. London: SPCK Press, S. 82–111.

Coakley, Sarah (2001): Kenosis. Theological Meanings and Gender Connotations. In: John Polkinghorne (Hrsg.): The Work of Love. Creation as Kenosis. Grand Rapids: W. B. Eerdmans, S. 192–210.

Coakley, Sarah (2006): Does Kenosis Rest on a Mistake? Three Kenotic Models in Patristic Exegesis. In: C. Stephen Evans (Hrsg.): Exploring Kenotic Christology. The Self-Emptying of God. Oxford: Oxford University Press, S. 246–264.

Coakley, Sarah (2007): Macht und Unterwerfung. Spiritualität von Frauen zwischen Hingabe und Unterdrückung. Gütersloh: Gütersloher Verlagshaus, S. 25–66.

Coakley, Sarah (2012): Sacrifice Regained: Evolution, Cooperation and God. The Gifford Lectures Series, University of Aberdeen. Abruf unter: http://www.abdn.ac.uk/gifford/about/2012-giff/ [März 2015].

Coakley, Sarah (2013): God, Sexuality, and the Self. An Essay ›On the Trinity‹. Cambridge: Cambridge University Press.

Culler, Jonathan (1994): Dekonstruktion. Derrida und die poststrukturalistische Literaturtheorie. Frankfurt: Rowohlt Taschenbuch Verlag.

Hampson, Daphne (1990): Theology and Feminism. Oxford: Basil Blackwell.

Kreutzer, Ansgar (2011): Kenopraxis. Eine handlungstheoretische Erschließung der Kenosis-Christologie. Freiburg: Herder.

Rahner, Karl (1967): Der dreifaltige Gott als transzendenter Urgrund der Heilsgeschichte. In: Johannes Feiner/Martin Löhner (Hrsg.): Mysterium Salutis. Grundriß heilsgeschichtlicher Dogmatik, Bd. 2: Die Heilsgeschichte vor Christus. Einsiedeln u. a.: Benziger, S. 317–401.

Rauchut, Franziska (2008): Wie *queer* ist Queer? Sprachphilosophische Reflexionen zur deutschsprachigen akademischen ›Queer‹-Debatte. Königstein: Helmer.

Turner, Bryan S. (2008): The Body & Society. Explorations in Social Theory. Los Angeles u. a.: Sage.

Ziemer, Gesa (2008): Verletzbare Orte. Entwurf einer praktischen Ästhetik. Zürich: Diaphanes.

II. Schmerz und Leiden im medizinischen Kontext

Der Schmerz als Widerfahrnis.

Die Kontrollierbarkeitserwartung als Problem[1]

Giovanni Maio

Der Schmerz ist ein Stachel unserer Gesellschaft, weil er dem Menschen vor Augen führt, dass ab dem Moment seines Auftretens der Mensch ihm in gewisser Weise ausgeliefert ist. Dieses Gefühl des Ausgeliefertseins passt nicht hinein in eine Ära, die durchdrungen ist von Bildern der Machbarkeit und Planbarkeit. Selbst im Umgang mit dem Schmerz meinen wir, dieses Credo der Machbarkeit anstimmen zu müssen, und so gibt es viele Menschen, die den Schmerz als etwas grundsätzlich Überwindbares und Vermeidbares darstellen. »Schmerzen müssen nicht sein« – so lautet das eingängige Credo. Mit dieser sozial konstruierten Grundeinstellung wird die Konfrontation mit dem Schmerz ganz in den Verantwortungsbereich des Einzelnen gestellt; es obliegt dem einzelnen Menschen, sich darum zu bemühen, den Schmerz abzustellen oder ihn in seine Schranken zu weisen. Unter dieser Vorannahme der grundsätzlichen Abstellbarkeit des Schmerzes wird der einzelne Patient mit seinem Schmerz alleingelassen, weil – so die letzte Konsequenz dieser stillschweigenden Machbarkeitsgläubigkeit – der Patient selbst daran schuld ist, wenn es ihm nicht gelingt, seine Schmerzen zu bändigen. Dass dies eine problematische Ausgangslage ist, soll im Folgenden aufgezeigt werden, indem eine phänomenologische Annäherung an den Schmerz versucht wird.

1. Der Schmerz als Affekt

Das Besondere des Schmerzes liegt darin, dass er von Anfang an zwei Aspekte in sich birgt, die nicht losgelöst voneinander betrachtet werden können. So ist der Schmerz einerseits eine Sinneswahrnehmung

[1] Der vorliegende Beitrag ist in weiten Teilen eine überarbeitete Version eines Kapitels aus Maio (2015).

oder Empfindung, andererseits – und untrennbar damit verknüpft – ein Affekt. Man kann vom Schmerz nicht sprechen, ohne ihn zugleich als das Widrige anzusprechen, als das, was mich berührt, mich bewegt, mich bedrängt. Der Schmerz ruft einen Affekt hervor, stellt sofort eine Motivation her, die Motivation nämlich, ihn schleunigst loszuwerden. Der Schrei ist gewissermaßen das Pendant zum Schmerz: Der Schmerz lässt aufschreien, er kann den Menschen nicht gleichgültig lassen. Insofern sind Schmerzen nichts, womit man ganz abgeklärt und nüchtern umgehen kann. Wo es um Patienten geht, die chronische Schmerzen haben, lässt sich vor diesem Hintergrund nicht sagen, dass sie lernen sollten, sich mit ihrem Schmerz anzufreunden. Ich denke, dass es schon von der Phänomenologie her nicht möglich ist, den Schmerz als einen Freund zu betrachten, weil in der Erfahrung des Schmerzes der Impuls seiner Negierung unweigerlich verankert ist. Um Patienten mit ständigen Schmerzen zu helfen, ist es unumgänglich anzuerkennen, dass der Schmerz immer das Widrige ist und bleibt.

2. Der Schmerz als Totalisierung des Widerfahrnisses

Das Dramatische am Schmerz ist seine tyrannische Erscheinung. Meist ohne große Vorankündigung bricht er in die Welt ein und macht sich in ihr breit. Ab dem Moment, da der Schmerz da ist, okkupiert er jeden Raum. Er lässt keinen Freiraum, er zwingt sich dem Menschen radikal auf und lässt ihm, wie Christian Grüny es ausgedrückt hat, keinerlei Rückzugsmöglichkeit.[2] Insofern ist der Schmerz ein Tyrann. Er tyrannisiert das Leben, weil er keinen anderen Gedanken zulässt als den Gedanken an ihn. Das führt dazu, dass der Schmerz unweigerlich alles unterbricht, was man bislang getan hat und woran einem bis dahin gelegen war. Der Schmerz nimmt keine Rücksicht darauf, wer wir sind, was wir wollen, wie wir unser Leben führen – er ist plötzlich da, reißt das Leben auseinander und nimmt alles mit sich. Der Schmerz bewirkt somit nichts weniger als eine totale Gefangennahme des Menschen. Er lässt ihn im Moment des Schmerzhabens gefangen sein. Er verunmöglicht die Kontaktaufnahme zur Welt, bringt alle alltäglichen Vollzüge zum Stillstand, lässt keinen Gedanken an irgendeine Zukunft zu und reduziert im

[2] Vgl. Grüny (2004), S. 32 ff.

Moment des Schmerzhabens das eigene Sein allein auf ein Sein im Schmerz,[3] auf ein Sein, das nichts anderes kennt und sich mit nichts anderem in Beziehung setzen kann als allein zu seinem Schmerz. Durch diese tyrannisch verordnete Unterbrechung der Bezüge zur Welt stößt der Schmerz den Menschen aus seiner Unbekümmertheit heraus und lässt ihn vergessen, dass das Leben auch unbeschwert sein kann. Er macht den Moment zu etwas Extraorbitantem, zu etwas, was zur absoluten Rebellion aufruft. Die Rebellion gegen den Schmerz ist so laut, dass in ihr nichts anderes von ähnlicher Bedeutung sein kann. Daher hat der Schmerz etwas von einer absoluten Unterbrechung des Lebens.

Der Schmerz lässt den Menschen zudem etwas spüren, was er nur schlecht aushalten kann, nämlich ein Wesen zu sein, das nicht etwas tut, sondern dem etwas widerfährt. Der Schmerz ist wohl das dramatischste und totalisierendste Widerfahrnis, das der Mensch erleben kann.[4] Er negiert das Subjekt, er fragt nicht danach, wer wir sind. Er stellt die Autonomie des Subjektes so radikal in Frage, dass er als massive Bedrohung empfunden wird, als Bedrohung der eigenen Freiheit, als Bedrohung des eigenen Selbst, als Bedrohung aller Zukunft.[5] Der Schmerz verleiht dem Menschen das Gefühl des Ausgeliefertseins, weil er realisiert, dass es unmöglich ist, Zuflucht vom Schmerz zu finden. Sich dem Schmerz ausgeliefert zu fühlen, stellt eine Provokation dar, weil es durchstreicht, was einem als Mensch naturgemäß wichtig ist: Selbstgestalter der Welt zu sein. Im akuten Moment des Schmerzhabens fühlt sich der Mensch absolut ohnmächtig, denn er ist dem Schmerz derart ausgeliefert, dass ihm nichts anderes übrigbleibt, als das passive Moment des Lebens »schmerzhaft« zur Kenntnis zu nehmen.

3. Der Schmerz als das Vereinsamende

Schmerz und Einsamkeit sind eng miteinander verknüpft, und zwar in einem doppelten Sinne. Zunächst ist der Schmerz etwas, was man nur selbst spüren kann. Letztlich ist er allen Bemühungen zum Trotz nicht wirklich vermittelbar. Er ist eine Erfahrung, die man notwendig

---

[3] Vgl. ebd., S. 37 f.
[4] Vgl. Liebsch (2011), S. 189–213.
[5] Vgl. Grüny (2004), S. 172 f.

alleine macht und die vom Anderen zwar verstanden, aber nicht nachempfunden werden kann. Der Schmerz entzieht sich der Kommunikation in einer Weise, wie es das Leid nicht tut. Leid kann man versuchen, zu erklären, man kann Gründe für es angeben, es rationalisieren; der Schmerz dagegen ist so fundamental, dass man ihn nur schwer in Worte kleiden kann. Man kann ihn umschreiben, aber zu fassen bekommt man ihn damit nicht. Schmerzen zu haben macht somit schon dadurch einsam, dass man nicht viel darüber sagen kann. Bei manchen Patienten führt der Schmerz sogar zum Verlust ihrer Sprachfähigkeit. Der Schmerz macht sprachlos und diese Sprachlosigkeit steht in einem krassen Kontrast zu der Wirkmächtigkeit, die ihm zukommt. Aber nicht nur die Unkommunizierbarkeit des Schmerzes lässt ihn zu einem vereinsamenden Phänomen werden. Es sind mehr noch seine totalisierenden Züge, die den Menschen geradezu dazu zwingen, sich von der Welt abzuwenden.[6] Der Schmerz verleitet den Patienten dazu, sich zurückzuziehen, weil gerade der chronische Schmerzpatient irgendwann aufhört, sich den Mitmenschen erklären zu wollen. Weil der chronische Schmerz die Normalität des Seins außer Kraft setzt und es nicht zulässt, ein geregeltes Leben wie »die Anderen« zu führen. Der Schmerzpatient ist häufig jemand, der außerhalb des für alle anderen Menschen üblichen Rhythmus leben muss. Er erlebt sich daher jeden Tag als fremd, als anders als die Anderen. Er ist gezwungen, einen Rhythmus zu (er)finden, in dem er selbst mit seinem Schmerz leben kann, jenseits der Regeln, die für alle anderen gelten. Der Schmerzpatient kann sich also nicht nahtlos in den Erwartungshorizont einer auf das Funktionieren ausgerichteten Gesellschaft einfügen. Er empfindet sich vielmehr als dysfunktional, weil er mit seiner Art zu leben aus dem Raster fällt. Der chronische Schmerz hat somit eine vereinsamende Wirkung, weil er die Effizienz- und Leistungskategorien einer Wettbewerbsgesellschaft radikal außer Kraft setzt. Damit wird dem Schmerzpatienten zugleich die Chance genommen, an den sozialen Prozessen zu partizipieren, was die gesellschaftliche Ausgrenzung nach sich zieht – angefangen von der Gefährdung seines Arbeitsplatzes bis hin zur ökonomischen Marginalisierung, Prekarisierung und Exklusion.

Mit zu dieser Vereinsamung durch den chronischen Schmerz trägt sein in Frage stellender Charakter bei. Der Schmerz stellt alles in Frage. Er stellt die Zukunft in Frage. Wie soll es weitergehen mit

[6] Vgl. ebd., S. 36 f.

diesem Schmerz? Wie lange kann man mit ihm bestehen? Und: Was hat es für einen Sinn, immer wieder Schmerzen zu haben? Warum gerade ich? Warum kann ich nicht leben wie die Anderen? Warum nicht so wie vor dem Auftreten dieser Schmerzen? Der chronische Schmerz lässt am Sinn zweifeln, lässt verzweifeln. Er lässt verzweifeln, weil er am Menschen nagt. Er nagt an seiner Persönlichkeit, die sich verändert, er nagt an der Reibungslosigkeit der Vollzüge, er nagt vor allem am Gefühl des Werthabens, er nagt am Selbstwertgefühl. Der Schmerz vermittelt dem Menschen das Gefühl der Wertlosigkeit, weil er bedingt durch den Schmerz die Kriterien scheinbar nicht erfüllen kann, die für ein gelingendes Leben notwendig erscheinen. Der Mensch verliert das Gefühl, wertvoll zu sein, weil er aus der Ordnung herausfällt und weil sich keine neue Ordnung abzeichnet, die ihn aufnimmt.

4. Die subjektive Erfahrung in einer Medizinwelt der Objektivierbarkeit

Alle dargelegten Phänomene des Schmerzes, die hier angeregt von Buytendijk, von Weizsäcker und Grüny entfaltet worden sind,[7] zeigen auf, dass der Schmerz eine extreme Herausforderung für den Menschen darstellt. Er lässt unweigerlich die Fragen aufkommen: Wie ist dem Schmerz beizukommen? Wie kann man seiner habhaft werden? Welchen Ausweg gibt es? Zunächst einmal verbindet man mit dem Schmerz zwingend eine Ursache. Wer Schmerzen hat, denkt immer mit, dass es »etwas« sei, das ihm Schmerzen zufügt, »etwas«, das da in ihn einbricht, eindringt, zieht und zerrt. Dieses Etwas möchte man verständlicherweise dingfest machen, und so bildet die Suche nach einer verobjektivierbaren Ursache den allerersten Zugang auf den Schmerz. Die Suche nach der Ursache des Schmerzes ist zweifellos notwendig und kann nicht übersprungen werden. Aber was eigentlich als erster Schritt betrachtet werden müsste, wird für viele Menschen zum einzigen Schritt, zu einem lebenslangen Weg.

Wichtig ist, dass dieser notwendige erste Schritt auch überwunden werden muss, wenn sich kein objektiver Befund dingfest machen lässt. Wir hätten die Welt gerne so, dass wir für alle Phänomene eine objektive Erklärung parat haben – aber die Welt ist nun einmal nicht

[7] Vgl. Buytendijk (1948), Grüny (2004) und von Weizsäcker (1986), S. 27–47.

so, wie wir sie gerne hätten. In den meisten Fällen lässt sich eine solche objektive Ursache für den Schmerz nicht ausfindig machen, und dann gilt es, die eigene Energie nicht mehr darauf, sondern auf andere Ziele zu lenken. Dass wir das dingfest zu Machende grundsätzlich vorziehen, ist freilich zunächst verständlich. Denn sobald man eine verobjektivierbare Ursache für den Schmerz gefunden hätte, wäre der Schmerzpatient entlastet. Er würde endlich eine Legitimation erhalten für sein Schmerzempfinden. Es ist zu einem Grundproblem von Schmerzpatienten geworden, dass sie ständig in einer Atmosphäre der Delegitimation leben, also in der Angst, jemand könnte ihnen unterstellen, dass sie aufgrund von fehlenden »Ursachen« eigentlich nicht dazu legitimiert seien, Schmerzen zu haben, dass sie sich diese nur einbilden oder gar simulieren. Es sind dies die spezifischen Ängste einer mechanistisch denkenden Gesellschaft, die für alle Phänomene objektivierbare Erklärungen »sehen« möchte. Dass der Schmerz eine Empfindung und Erfahrung sein könnte, die sich aus einer komplexen Konstellation des eigenen Lebens in seiner physischen, psychischen und sozialen Bestimmtheit ergibt, lässt sich in einer auf Naturwissenschaft und Technik ausgerichteten Welt nur schwer plausibel machen.

5. Der Schmerzpatient als Gegenlicht zum Unternehmer seiner selbst

Eine einseitig mechanistisch konzipierte Welt bringt Mythen hervor, die es vor allem dem chronischen Schmerzpatienten schwer machen, sein Leben zu leben. Der gravierendste Mythos unserer Zeit ist der Mythos der Kontrolle. Wir gehen stillschweigend davon aus, dass der Schmerz etwas ist, das sich prinzipiell abstellen lässt, eine Art Defekt, der grundsätzlich repariert werden kann. Das hat etwas mit den Machbarkeitsvorstellungen einer einseitig naturwissenschaftlich-technisch orientierten Gesellschaft zu tun.[8] Letzten Endes kulminiert dieser Machbarkeitsglaube jedoch in einer ökonomistischen Auffassung vom Menschsein. Wir setzen voraus, dass jeder Mensch eigentlich ein Unternehmer seiner selbst sei und dass er lediglich die richtigen Instrumente zu wählen brauche, um sein »Biokapital« am besten zu nutzen. Dadurch erscheint jedes menschliche Problem einseitig als

[8] Vgl. Maio (2014).

Herausforderung an ein gutes Management. Wir reduzieren Probleme des Menschen auf Managementprobleme und suggerieren damit nicht weniger, als dass es allein vom Einzelnen abhinge, ob das Problem behoben oder aber in die Länge gezogen oder gar nicht »gemeistert« wird. Diese Grundüberzeugung unserer Zeit versetzt die Patienten – und ihre Therapeuten – unter einen schier unerträglichen Erfolgsdruck. Dem Patienten wird vermittelt, dass er sich um sein Schmerzproblem zu kümmern habe, um wieder reibungslos zu funktionieren. Auf die Behandelnden wird diese Erwartung übertragen, damit sie dafür sorgen, dass die Schmerzen endlich behoben, endlich abgestellt werden. Je weniger aber den Ärzten und Therapeuten das Abschalten des Schmerzes gelingt, desto mehr geraten die Patienten in Legitimationsnot. Sie beschreiben ihre Schmerzen immer drastischer, um nicht suggeriert zu bekommen, sie bildeten sich diese nur ein. Und umso machtloser fühlen sich wiederum die Therapeuten angesichts dessen, dass sie diese Schmerzen nicht unterbinden können. Diese Spirale kann über Jahre gehen: Eine Untersuchung folgt auf die andere, eine Therapiemethode löst die andere ab, immer in dem Ziel, den Schmerz irgendwann endgültig zu besiegen.[9]

Dieses Ziel aber ist in den meisten Fällen ein falsch gewähltes Ziel. Es ist das Ziel einer Welt, die von einem Kontrollimperativ durchherrscht wird. Der Imperativ der Kontrolle hinterlässt vor allem beim Patienten Gefühle des Versagens, ja bisweilen sogar Gefühle der Schuld. Er fühlt sich selbst verantwortlich dafür, dass er noch nicht beschwerdefrei ist, weil er vermeintlich etwas falsch gemacht oder es eben noch nicht geschafft hat, die richtige Therapie zu finden, den richtigen Therapeuten, die richtige Methode. Er hätte es prinzipiell schaffen *können*, aber speziell hat er versagt – das ist das verhängnisvolle Credo, das dahintersteckt. Dieses Credo ist sehr gefährlich, weil es dazu führt, dass der Patient sich selbst unter Druck setzt und seine Therapeuten sukzessive mit in den Druck einbezieht. Der Druck, den Schmerz unbedingt loszuwerden kann à la longue zu einer Fixierung auf den Schmerz führen, die dem Leben komplett im Wege stehen wird. Was dem Schmerzpatienten somit zum Verhängnis wird, ist nicht allein der Schmerz, sondern die einer Machbarkeitsideologie entsprungene Vorstellung, der Schmerz sei prinzipiell zu besiegen, wenn man nur die richtige Methode findet. Erst Jahre des Lebens mit dem Schmerz führen die Menschen an die Erkenntnis

[9] Vgl. Schiltenwolf (2011), S. 143–159.

heran, dass es mit dem Schmerz möglicherweise eine andere Bewandtnis hat als mit anderen Erkrankungen. Dass der Schmerz eben gerade nicht prinzipiell reparabel ist, sondern dass er sich unbeirrt festmachen kann in einem Leben und dass man daher seinen Frieden nicht finden kann, wenn man ihn als einen zu bekämpfenden Feind betrachtet. Bis diese Erkenntnis heranreift, müssen zahlreiche Patienten durch überaus schmerzhafte Erfahrungen hindurch, die der Schmerz ihnen auferlegt.

6. Schmerzenhaben als persönliches Versagen?

Die schwerwiegendste Erfahrung ist dabei die »Unkontrollierbarkeitserfahrung«[10] des Schmerzes. Anzuerkennen, dass der Mensch den Schmerz nicht selbst in der Hand hat, ist sehr schwer, da es kaum mit unserem Selbstbild als autonome Wesen vereinbar scheint. Jede Therapie des chronischen Schmerzpatienten wird ohne eine gleichzeitige Therapie seines Kontrollbedürfnisses erfolglos bleiben. Es ist von höchster Bedeutung, den Patienten zu öffnen für die rationale Einsicht, dass es nicht an ihm, an seinem Willen oder an seinen Fähigkeiten liegt, wenn er den Schmerz nicht kontrollieren kann, sondern dass es am Phänomen des Schmerzes selbst liegt, dass er sich der Kontrolle versagt. Wenn es schon nicht möglich ist, den Patienten von seinen chronischen Schmerzen einfach so zu befreien, so ist es doch möglich, ihn zumindest von seinem Gefühl des persönlichen Versagens zu entlasten. Patienten mit chronischen Schmerzen fühlen sich massiv unter Druck, weil sie glauben, dies der Gesellschaft schuldig zu sein – der Krankenkasse, dem Arbeitgeber, ja selbst den Freunden. Sie halten oft krampfhaft an der irrigen Vorstellung fest, sie könnten es irgendwie schaffen, ihren Schmerz in Schach zu halten, da ihnen ja auch unablässig suggeriert wird, er sei eigentlich ein behandelbares und kontrollierbares Übel. Und je öfter sie in diesem Ansinnen scheitern, desto mehr schlittern sie in eine Ohnmachtsempfindung hinein, die ihnen nicht nur das Gefühl des Ausgeliefertseins verleiht, sondern darüber hinaus das Gefühl des persönlichen Versagens und der Schuld.

---

[10] Frede (2007), S. 43.

7. Gefangen und doch frei – der Schmerz als Bewältigungsaufgabe

Was folgt aus alledem? Wie schon angedeutet, liegt das Grundproblem vieler Therapien darin, dass sie eine Zielsetzung verfolgen, die – so verständlich sie auch sein mag – in den meisten Fällen von vornherein zum Scheitern verurteilt ist. Denn das einseitige Ziel, den Schmerz zu bekämpfen führt in vielen Fällen dazu, dass die Schmerzpatienten damit nicht nur den Schmerz, sondern auch ihr Leben bekämpfen. Durch eine Fixierung auf den Schmerz als einen Feind, den man ständig im Auge behalten muss, ersticken viele Menschen die verbleibenden Freiheitsmomente, die es ihnen erlauben würden, ihr Leben zu leben. Der Schmerz, so haben wir gesehen, macht sich breit im Leben und diktiert dem Menschen unweigerlich ein Leben auf, das von dem eines Nicht-Schmerz-Patienten abweicht. Aber durch die einseitige Fixierung auf die Beseitigung des Schmerzes wird diesem ein Raum und eine Wirkmacht verliehen, die ihm eigentlich nicht zukommen müssen. Das Problem der Feindesmetapher besteht darin, dass der Schmerz eine so tragende Rolle erhält, dass die Menschen vergessen, dass sie auch als Menschen mit Schmerzen noch Freiheitsräume haben, die jenseits des Schmerzes liegen. Vielen Schmerzpatienten wird ihre Freiheit nicht allein durch den faktischen Schmerz verunmöglicht, sondern durch ihre Angst vor ihm. Hier gilt es, einen Umgang nicht nur mit dem Schmerz, sondern vor allem mit der Angst vor dem Schmerz einzuüben. Es gibt eine Zeit vor dem Schmerz und eine Zeit danach. Diese Zeiten dürfen nicht vom Schmerz voll in Anspruch genommen werden, sondern man muss offen für die Erfahrung bleiben, dass man auch in dieser Zeit noch Freiheit hat.

Dem Schmerz selbst kann man nicht ausweichen. Das macht ihn aus. Aber man kann verhindern, dass der Schmerz sich so breit macht im Leben, dass gar nichts mehr möglich ist. Der Schmerz erzwingt, sein Leben neu einzurichten, aber er ist nicht das Ende des Lebens, sondern eine Aufgabe. Eine Aufgabe, sein Leben so zu ändern, dass die verbleibenden Residuen der Freiheit zur Geltung kommen können. Schmerztherapie kann daher nicht primär Kampf gegen den Schmerz bedeuten, sondern sie muss bedeuten: Einsatz für das Leben mit dem Schmerz. Der Schmerz ist unwillkommen, er ist widrig, man wird sich nie mit ihm anfreunden können – aber man kann sich mit ihm arrangieren, so arrangieren, dass man ihn sozusagen als unwillkommenen Gast im Hause behält und dennoch mit ihm leben kann, auch wenn man ihn lieber draußen hätte.[11] Um ein Leben mit dem Schmerz zu erlernen, müssen wir den Schmerz »zähmen«, das heißt, wir müssen seinen Einfluss auf unser Leben zurückschrauben. Wir dürfen nicht zulassen, dass er Einfluss auf das *gesamte* Leben nimmt. Er nimmt unweigerlich Einfluss, aber eben nur auf einen Teil des Lebens, nicht auf alles. Der Mensch kann nicht bestimmen, wann der Schmerz kommt, er kann nicht bestimmen, ob er den Schmerz haben möchte oder nicht, weil der Schmerz sich dem Menschen ohne zu fragen einfach aufdrängt. Aber er kann bestimmen, welche Erfahrung er mit seinem ungebetenen Gast macht. Er kann bestimmen, ob er die Erfahrung der absoluten Sinnlosigkeit des gesamten Lebens macht oder ob er sich der Erfahrung öffnet, dass der Schmerz ihm auch Ressourcen aufzeigt, Ressourcen, über die jeder Mensch verfügt. Ressourcen, sich eben so oder so zum Schmerz zu verhalten, seiner Totalisierungstendenz zu widerstehen und sich somit gegen den Tyrann zu behaupten. Sich zu behaupten nicht in der Weise, dass man den Schmerz kontrolliert und verhindert, sondern so, dass man dem Schmerz zeigt, dass er nur Gast bei uns ist und nicht der Hausherr.

Vor diesem Hintergrund kann eine sinnvolle Therapie des Schmerzpatienten nur darin bestehen, ihm das zurückzugeben, was ihm der Schmerz und seine soziale Umwelt immer wieder aufs Neue nehmen: das Gefühl der Wertigkeit seines Lebens, das Gefühl, Reste von Handlungsfähigkeit, Reste von Freiheiten in sich zu tragen. Menschen mit chronischem Schmerz sind darauf angewiesen zu lernen, der Zukunft ihres Lebens mit dem Schmerz zu vertrauen und nicht zurückgewandt, mit einem nostalgischen Blick auf ein oft verklärtes Leben ohne den Schmerz zu leben.[12] Vielleicht wird es wieder ein Leben ohne Schmerz geben, wer weiß. Aber vorerst steht ein Leben mit dem Schmerz bevor, aber auch dieses Leben hält Freiheitsgrade offen. Man muss sie sich nur neu erschließen, man muss sich öffnen für oft verkümmerte Ressourcen, die jeder Mensch in sich trägt, die aber erst mobilisiert werden müssen. Und dieser Mobilisationsprozess ist oft nur möglich, wenn man angeleitet wird durch einen professionellen Helfer, der sein Therapieziel neu zu definieren gelernt hat: Kein Kampf gegen den Schmerz, sondern ein Ringen für

---

[11] Vgl. ebd., S. 42 f.
[12] Vgl. Grüny (2004), S. 175.

ein Leben mit dem Schmerz, ein Leben, das gelernt werden kann, sobald man das innere Credo der grundsätzlichen Machbarkeit der Welt abgelegt hat.

Literaturverzeichnis

Buytendijk, Frederic J. J. (1948): Über den Schmerz. Bern: Huber.
Frede, Ursula (2007): Herausforderung Schmerz. Lengerich: Pabst.
Grüny, Christian (2004): Zerstörte Erfahrung. Eine Phänomenologie des Schmerzes. Würzburg: Königshausen & Neumann.
Liebsch, Burkhard (2011): Außer sich – Zum fragwürdigen ›Vorrecht des Schmerzes‹. In: Rainer-Maria E. Jacobi/Bernhard Marx (Hrsg.): Schmerz als Grenzerfahrung. Leipzig: Evangelische Verlagsanstalt, S. 189–213.
Maio, Giovanni (2014): Medizin ohne Maß. Vom Diktat des Machbaren zu einer Ethik der Besonnenheit. Stuttgart: Trias.
Maio, Giovanni (2015): Den kranken Menschen verstehen. Für eine Medizin der Zuwendung. Freiburg: Herder-Verlag.
Schiltenwolf, Marcus (2011): Medizin der Schmerzen – Divinum est dolorem sedare. In: Marcus Schiltenwolf/Wolfgang Herzog (Hrsg.): Die Schmerzen. Würzburg: Königshausen & Neumann, S. 143–159.
Weizsäcker, Viktor von (1986): Die Schmerzen. In: Peter Achilles/Dieter Janz/Martin Schrenk/Carl Friedrich von Weizsäcker (Hrsg.): Viktor von Weizsäcker. Gesammelte Schriften. Band 5. Frankfurt am Main: Suhrkamp, S. 27–47.

Phänomenologie chronischen Schmerzes und ihre Auswirkungen auf die Medizin

Saulius Geniusas

In diesem Aufsatz möchte ich die Bedeutung einer scheinbar banalen Annahme erläutern, die wir in phänomenologischer Literatur über Schmerz finden. Demzufolge ist das wirkliche Subjekt chronischen Schmerzes weder das körperlose Bewusstsein noch der physiologische Körper, sondern die verkörperte Subjektivität.[1] Insbesondere sollte hervorgehoben werden, dass der Schmerz, um den es hier geht, nicht der akute, sondern der chronische Schmerz ist: Er gehört nicht in die Kategorie eines schlagenden, brennenden oder stechenden Schmerzes, der unsere Gesundheit temporär beeinträchtigt, sondern in die Kategorie eines kontinuierlichen Leidens.

Da ich auf den folgenden Seiten ausschließlich auf den menschlichen Schmerz eingehen werde, möchte ich den vorangehenden Punkt präziser formulieren: Das phänomenologische Konzept der Person bezeichnet das Subjekt menschlichen Schmerzes. Selbst eine flüchtige Darstellung der Entwicklung, die dieser Annahme in der phänomenologischen Literatur zugrunde liegt, würde zu weit reichen. Im Folgenden werde ich daher nicht auf diese Entwicklung eingehen, sondern den polemischen Charakter dieser Behauptung und die daraus resultierenden Konsequenzen, vor allem in Bezug auf die Medizin, erläutern.

---

[1] Wir finden diese Forderung bereits in Husserls *Ideen II*. In Schelers *Vom Sinn des Leidens* wie auch in Buytendijks *Über den Schmerz* wird diese Forderung umfangreicher und überzeugender ausgedrückt. In der zweiten Hälfte des 20. Jahrhunderts finden wir eine weitere Analyse dieser Einsicht unter anderem in Richard Zaners *Ethics and the Clinical Encounter*, H. Tristram Engelhardt Jr.s *Philosophy of Medicine*, Victor Kestenbaums *The Humanity of the Ill: Phenomenological Perspectives*, Edmund D. Pellegrinos *Humanism of the Physician*, Eric Cassells *The Nature of Suffering and the Goals of Medicine*, und S. K. Toombs *The Meaning of Illness* and *Handbook of Phenomenology of Medicine*. In unserem eigenen Jahrhundert wurde diese Annahme zu einer allgemeinen Hypothese in der phänomenologischen Literatur, die wir in Christian Grünys *Zerstörte Erfahrung*, Thomas Fuchs' *Leib und Lebenswelt*, Abraham Oliviers *Being in Pain* und anderen finden.

Ist der physiologische Körper das Subjekt von Schmerz?

Zugegebenermaßen hört sich diese Frage trivial an. Wer sonst, wenn nicht die Person selbst, kann das Subjekt menschlichen Schmerzes sein? Wie wir jedoch bald sehen werden, stellt sich diese Erkenntnis gegen die dominante Sicht in der Medizin, die Mariet A. E. Vrancken als die »somato-technische Einstellung« identifiziert und die Schmerz als Symptom biologischer Dysfunktion begreift.[2] Eine der beliebtesten Arten, zwischen Schmerz und Leiden zu unterscheiden, ist die Auffassung, dass Schmerz ein physiologisches Phänomen ist, während Leiden existentiell ist. Diese Unterscheidung liegt dem im Praxisalltag impliziten Verständnis von Schmerz zugrunde, das Schmerz als ein neurophysiologisches Phänomen ansieht. Genau deshalb kommt ein Arzt, wenn er die neurologische Ursache der Schmerzen nicht identifizieren kann, üblicherweise zu dem Schluss, dass der Patient entweder ein Simulant oder einfach nur verwirrt ist – in beiden Fällen hat der Patient keine ›echten‹ Schmerzen. Es wird also angenommen, dass der Patient entweder gar nicht leidet, oder aber dass das Leiden psychischer Natur ist, und er also keinen Arzt, sondern einen Psychiater braucht.[3] Von der »somato-technischen Einstellung« ausgehend, erfolgt Schmerzbehandlung üblicherweise in Bezug auf den Körper; Schmerz wird mechanistisch verstanden: Die Gründe der Schmerzen werden identifiziert und der Arzt sucht nach Möglichkeiten, ihre Auswirkungen zu beseitigen. Somit hat das Schmerzverständnis, das für gewöhnlich im Praxisalltag vorherrscht, zur Folge, dass nicht die Person selbst das Subjekt des Schmerzes ist, sondern tatsächlich nur der Körper in einem neurophysiologischen Sinn.

Die phänomenologische Identifizierung der Person als Subjekt menschlichen Schmerzes ist eine Alternative, die diese geläufige neurophysiologische Sichtweise anficht.[4] Eine Reihe von Gründen spre-

[2] Diese Denkrichtung soll als eine der dominanten Idealtypen verstanden werden, d.h. als eine charakteristische Art des Denkens und Handelns. »Dieser Ansatz ist durch ein pragmatisches Schmerzkonzept gekennzeichnet. Die Theoriebildung erfolgt in einem neurophysiologischen Modell von Schmerz, das implizit enthalten ist. Schmerzen (Beschwerden) werden hauptsächlich als organisch angesehen. ›Echter Schmerz‹ hat seinen Ursprung in dem Körper und kann aufgespürt werden.« Vrancken (1989), S. 436.

[3] Siehe Vrancken (1989), S. 436 und Szasz (1975), S. 92.

[4] Natürlich könnte man argumentieren, dass die phänomenologische Identifizierung

chen für solch eine Alternative. Ich werde mich hier darauf beschränken, nur einen dieser Gründe hervorzuheben, den ich für den wichtigsten halte. Meine These lautet, dass die neurophysiologische Identifizierung des Körpers als Subjekt des Schmerzes die tieferen Auswirkungen von Schmerz auf die Person unterschätzt und dem Schmerz daher jegliche persönliche Bedeutung abspricht. Frederik J. J. Buytendijk hat das besonders ausdrücklich betont. Entgegen Max Scheler, der in seinem Werk *Der Formalismus in der Ethik und die materiale Wertethik* konstatiert, dass Schmerz nichts anderes sei als ein Gefühlszustand, und daher das Subjekt des Schmerzes nicht das Selbst (d. h. die Person), sondern nur der Körper sei, beharrt Buytendijk darauf, dass Schmerz einen Einfluss auf die tiefsten Persönlichkeitsschichten habe: »Je vehementer der Schmerz ist, desto tiefer geht er, und beeinflusst so nicht nur das ›Körper-Selbst‹, sondern auch unsere eigentliche Persönlichkeit«.[5]

Wir betrachten hier die depersonalisierenden Auswirkungen von Schmerz, die in der Beziehung zwischen Arzt und Patient oft vernachlässigt werden. Im Praxisalltag wird häufig übersehen, dass die Patienten Schmerz nicht nur als Angriff auf ihren Körper, sondern als Angriff auf ihre Persönlichkeit erfahren. Man kann die Bedeutung dieser These nicht verstehen ohne ein entsprechendes Verständnis davon, was eine Person eigentlich ist. Eine kurze Referenz auf Eric Cassells Werk erscheint hier daher angebracht. Cassell behauptet im Zusammenhang mit dem medizinischen Praxisalltag: »Wir wissen immer noch nicht, wie wir eine Person definieren sollen«.[6]

---

der Person als Subjekt des Schmerzes bereits in der Definition von Schmerz der *International Association for the Study of Pain* (IASP) – nämlich, dass Schmerz nicht nur physische, sondern auch psychische Komponenten hat – implizit enthalten ist. Man sollte jedoch nicht übersehen, dass diese Definition nicht verdeutlicht, in welchem Verhältnis diese unterschiedlichen Komponenten der Schmerzerfahrung zueinander stehen. In dem gegenwärtigen Kontext muss ich mich auf die folgende Erklärung beschränken: Die IASP-Definition von Schmerz gibt nicht vor, dass die Person das Subjekt des Schmerzes ist. Vielmehr setzt diese Definition voraus, dass das Subjekt des Schmerzes entweder der Körper in einem physiologischen Sinn oder eben der Geist in einem psychologischen Sinn ist. Diese Definition lässt uns also mit der notorischen Spaltung von Körper und Geist zurück, ohne ihr Verhältnis zueinander zu klären.

[5] Buytendijk (1961), S. 114.

[6] Cassell (1978), S. 96.

Die Person als Subjekt des Schmerzes

Ich möchte ein Konzept der Person vorstellen, das auf jenen Ressourcen basiert, die von der klassischen Phänomenologie herrühren, genauer von Edmund Husserls *Ideen II.*[7] Eine Person zu sein bedeutet, ein verkörpertes Subjekt von kognitiven, emotiven und praktischen Handlungen zu sein. Eine Person zu sein bedeutet, in einer intentionalen Beziehung zu seiner Umgebung sowie in einer kommunikativen Beziehung zu anderen zu stehen. Eine Person zu sein heißt, eine einzigartige Geschichte zu haben, die in hohem Grad den eigenen Lebensstil bestimmt. Eine Person zu sein bedeutet letztendlich, ein freies Subjekt verschiedener kognitiver, emotiver und praktischer Handlungen zu sein, sowie auch das Subjekt seiner einzigartigen Geschichte zu sein, auf der die einzigartige Beziehung des Subjekts mit der es umgebenden Welt basiert.

Welche Bedeutung hat solch ein Konzept der Person für unser Schmerzverständnis? Meiner These zufolge tritt Schmerz im Erfahrungsbereich als ein Bruch auf, der den tiefsten Kern unserer persönlichen Existenz trifft. Vier Aspekten dieses Bruchs möchte ich hier Nachdruck verleihen.

Erstens unterbricht Schmerz die normale Beziehung zwischen dem Selbst und dem Leib, eine Beziehung, die in einem schmerzfreien Körper durch die Dienlichkeit des Leibes gegenüber dem Selbst geprägt ist. Um diese Idee zu erklären, ist hier wenigstens ein kurzer Verweis auf die phänomenologische Unterscheidung zwischen Leib und Körper angebracht. Jeder von uns hat eine Beziehung zu seinem Leib auf einer präreflexiven Ebene der unmittelbaren Erfahrung. Auf dieser grundlegenden Erfahrungsebene muss der Leib als das Körper-Subjekt verstanden werden. Er wird noch nicht als eine Art Objekt angesehen; er wird vielmehr als Gefühlsinhaber und als das Wahrnehmungsorgan des erfahrenden Bewusstseins verstanden. Der Leib fühlt Schmerzen und Sinnesfreuden, Wärme und Kälte, Kitzeln und Reizungen; der Leib ist der ›Orientierungs-Nullpunkt‹, das ›absolute Hier‹, von dem aus das Schauspiel der Welt verfolgt wird. Der Leib ist

[7] Vgl. Husserl (1952). Auch wenn die depersonalisierenden Eigenschaften von Schmerzerfahrungen in vielen phänomenologischen Studien hervorgehoben wurden, hat nach meiner Kenntnis keine davon ihren Standpunkt basierend auf dem Konzept der Person dargestellt, wie es in Husserls Werken der Fall ist.

noch dazu das Organ des Willens und der freien Bewegung – er hat ›kinästhetische Gefühle‹, d.h. das Bewusstsein seiner eigenen Bewegungen. Auf dieser wesentlich prä-reflexiven und prä-objektiven Erfahrungsebene habe ich keinen Leib; ich *bin* vielmehr der Leib.

Im Gegensatz dazu bedeutet an den Körper als Körper-Objekt zu denken, ihn reflexiv zu thematisieren. Auf dieser Ebene versteht man den Körper als ein bewusstes Objekt, das sich über einen objektiven Raum und eine objektive Zeit erstreckt. Sicher ist das Körper-Objekt anders als alle anderen Objekte: Dieser, und nur dieser Körper ist mein. Jedoch bestimmt die Jemeinigkeit meines Körpers bereits eine veränderte oder begründete Beziehung zu mir selbst: Im Gegensatz zu dem Leib ist der Körper nicht mehr der Körper, der ich bin; er wurde zu dem Körper, den ich habe.

Warum ist diese Unterscheidung zwischen Leib und Körper in diesem Kontext von Bedeutung? In einem normalen Erfahrungsfluss erlebe ich meinen Leib als meinen Leib. Der Leib, der also keineswegs als materielles Ding erfahren wird, während er unthematisiert bleibt, ermöglicht der Person Zugang zu allen anderen materiellen Dingen um sie herum. Die Schmerzerfahrung hebt diese normale Beziehung zwischen dem Selbst und dem Leib auf. Das Subjekt des Schmerzes erlebt seinen Leib als etwas Fremdes, als etwas, das sich weigert, durch das Selbst bestimmt zu werden. Der *homo patiens* erfährt seinen Körper mit einem »irrationalen Gefühl des Verrats«.[8] Manche Patienten mit chronischen Schmerzen verkünden: »Ich glaube, [mein Körper] ist gegen mich; es ist, als hätte ich einen Feind«.[9] Kurz, der Körper wird als etwas unumkehrbar Paradoxes erfahren: Während es immer noch mein Körper ist, ist er doch zu etwas Fremdem geworden.

Zweitens verändert der Schmerz auch das Selbstverständnis oder Selbstverhältnis der Person. Dies geschieht, indem der Schmerz der Person das Gefühl der Verlässlichkeit ihres eigenen Leibes raubt, das sie braucht, um die einfachsten Aktivitäten auszuüben. Wir müssen uns vorstellen, wie die Abwesenheit körperlicher Verlässlichkeit unsere einfachsten täglichen Aktivitäten beeinflussen würde, wie zum Beispiel Stufen herabsteigen, eine Tasse Kaffee zu einem Tisch tragen oder jemandem die Hand geben. Wie es Eric Cassell ausdrückt: »Wir müssen von unseren Körpern losgelöst sein, um ganz zu sein und zu

---

[8] Good (1994), S. 127.
[9] A.a.O., S. 125.

wachsen«.[10] Ohne das Gefühl der körperlichen Verlässlichkeit sind wir »verkrüppelt«.[11]

Drittens unterbricht Schmerz auch unsere wahrnehmungsbasierte, emotive und konzeptuelle Beziehung zur Welt. Chronische Augenschmerzen machen uns blind, Migräne macht es uns schier unmöglich, einen klaren Gedanken zu fassen, und chronische Rückenschmerzen zwingen uns, unsere emotionale Beziehung zu anderen zu vergessen. Der Körper in Schmerzen wird zum einzigen wahrnehmenden, emotionalen und konzeptionellen Objekt, dessen bloßes Ausmaß der Person jeglichen Zugang zu anderer Objektivität verwehrt.

Viertens bringt der Schmerz meine Beziehung zu anderen aus dem Gleichgewicht. In diesem Zusammenhang müssen wir die isolierende Natur der Schmerzerfahrung betonen. Ich kann meinen Schmerz grundsätzlich nicht mit jemand anderem teilen, weshalb Schmerz auch nie durch andere verstanden werden kann. Wie Arthur Kleinman es so treffend formulierte, »wenn es eine Erfahrung gibt, die gewissermaßen alle chronischen Schmerzpatienten gemein haben, ist es die Tatsache, dass irgendwann die Menschen um sie herum an der Authentizität der Schmerzerfahrung des Patienten zweifeln«.[12] Oder mit den Worten von Jean Jackson, »nach einer gewissen Zeit glaubt dir niemand mehr«.[13] Darüber hinaus macht die Schmerzerfahrung die Person von anderen abhängig. Dadurch wird die Beziehung zwischen dem an Schmerzen Leidenden und anderen grundlegend asymmetrisch: Der andere – genau der, der mich nicht verstehen kann – ist der Einzige, der mir helfen kann.

Auf diese Weise beeinträchtigt der Schmerz nicht nur unseren Körper, sondern auch unsere Persönlichkeit. Wir empfinden Schmerz als einen vierfachen Bruch, der die folgenden Bereiche betrifft: 1. die Beziehung der Person zu ihrem Körper, 2. das Selbstverständnis der Person, 3. das Verhältnis der Person zu ihrer Umwelt, und 4. das Verhältnis zwischen der Person und den anderen.

Meine kurze phänomenologische Beschreibung des disruptiven Charakters von Schmerzerfahrungen liefert den notwendigen phänomenologischen Beweis, um hervorzuheben, dass das Subjekt des

---

[10] Cassel (1978), S. 30.
[11] Ebd.
[12] Kleinman (1988), S. 57.
[13] Jackson (1994), S. 138.

Schmerzes nicht der Körper in einem physiologischen Sinn, sondern die Person in einem phänomenologischen Sinn ist. Ohne Kenntnis der Geschichte einer Person, ihrer Beziehung zu anderen und ihrer Lebensziele kann man nur ein sehr eingeschränktes Verständnis von ihren körperlichen Empfindungen, einschließlich ihrer Schmerzempfindungen, haben.

Organischer und psychogener Schmerz

Die psychoanalytische Literatur zeigt deutlich auf, wie verstörend die ausschließlich neurologischen Schmerzkonzeptionen häufig sind. In diesem Zusammenhang werde ich mich auf ein Beispiel beschränken, das Thomas S. Szasz' Werk *Pain and Pleasure* entnommen ist – eine bahnbrechende Studie im Kontext psychoanalytischer Beiträge zur Schmerzforschung. Das Beispiel handelt von einem Mädchen von Anfang zwanzig, das während eines Zeitraums von zwei Jahren an starken Schmerzen im Unterleib, Becken und unteren Rücken litt, bevor die Ärzte, außerstande, der Patientin zu helfen, ihr zu einer psychiatrischen Behandlung rieten. Ihre Besuche beim Psychiater wurden immer wieder von starken Schmerzattacken unterbrochen, die sie ans Bett fesselten. Die Psychiaterbesuche brachten ans Licht, dass ihre Mutter einige Jahre vor Beginn der Behandlung an einer starken post-operativen Blutung gestorben war – ein Ereignis, das die gesamte Familie erschüttert hatte. Der Vater der Patientin hatte nach diesem Vorfall mehr als ein Jahr lang Depressionen, bevor er einen Autounfall verursachte, bei dem er sofort starb; die Familie vermutete, er habe den Unfall absichtlich verursacht. Kurz nach dem Tod beider Eltern wurde die Patientin krank und begann, an den oben beschriebenen Symptomen zu leiden.[14]

Wie wir eben von einem psychoanalytischen Standpunkt aus gesehen haben, waren das Ausmaß der Traumata, denen die Patientin ausgesetzt war, und die Unfähigkeit der Patientin, ihren Verlust zu verarbeiten, die nicht-physiologischen Ursachen für ihre Krankheit. Durch den Verlust der Menschen, die ihr am nächsten standen und die sie am meisten liebte, hatte die Patientin nur noch ein wesentliches Objekt übrig: ihren eigenen Körper. Die Schmerzerfahrung diente als ständige Erinnerung, dass nicht alles verloren ist, dass die

[14] Siehe Szasz (1975), S. 93–99.

Patientin noch nicht vollkommen zerbrochen ist. Außerdem könnte man in diesem Fall das Auftreten von Schmerz als einen Versuch der Patientin werten, ähnlichen zukünftigen Schocks zu entkommen. Die Patientin brauchte eine ständige Erinnerung daran, dass sie alles in ihrer Macht Stehende tun musste, um dieselbe Art von plötzlichem Schock, den sie nach dem Verlust der Mutter erlitt, zukünftig nicht noch einmal zu erleiden. Ihre chronischen Schmerzen dienten dieser Funktion. Darüber hinaus lassen sich zwei Phasen herausarbeiten, die die Patientin mit ihrer Schmerzerfahrung durchlief. Anfangs entstand die Schmerzerfahrung als eine Art Hilfeschrei, der an die Familie und Ärzte der Patientin gerichtet war. Danach, als sie keine Hilfe bekam, wurde die Schmerzerfahrung zu einer frustrierten Klage: »Ihr habt absolut nichts getan, um mir zu helfen!«[15]

Psychoanalytische Schmerzanalysen lassen klar erkennen, dass neurophysiologische Analysen zumindest in einigen Fällen ungeeignet sind, die wahren Ursachen der Schmerzen zu ermitteln. Was diese Analysen nicht berücksichtigen, ist die ganze Person und ihre Eingebundenheit in die Lebenswelt. Ohne diese Eingebundenheit und ohne die Geschichte der Person und ihre Beziehungen zu anderen zu verstehen, kann man nur mit einem sehr eingeschränkten Verständnis für den Schmerz des Patienten agieren.

Die psychoanalytische Deutung von Schmerz liefert also überzeugende Gründe, um die herkömmliche Sichtweise aufzugeben, die besagt: Medizin ist eine Disziplin, die ein neurophysiologisches Phänomen namens Schmerz behandelt. Anstatt die Schmerzerfahrung auf ein neurophysiologisches Niveau zu reduzieren, lädt uns die psychoanalytische Deutung ein zu sagen: Schmerz ist selbst nicht nur neurophysiologisch. Vielmehr basiert die somato-technische Einstellung, die dominant in der Biomedizin ist, auf einer neurophysiologischen Interpretation von Schmerz.[16]

---

[15] Ebd., S. 99.

[16] Um mögliche Missverständnisse zu vermeiden, sollte ich betonen, dass meine Hinweise auf die psychoanalytische Literatur nicht dahingehend verstanden werden sollen, dass ich suggeriere, jegliche Art chronischen Schmerzes sei psychogenischer Natur und neurophysiologische Schmerzkonzepte sollten durch psychotherapeutische Interpretationen ersetzt werden. Ich möchte lediglich darauf hindeuten, dass neurophysiologische Berichte über Schmerz an konzeptuelle Grenzen stoßen, die von einer Fehlvorstellung über die Natur der Schmerzen herrühren. Schmerz selbst, als ein Erlebnis erfahren, ist nicht neurophysiologisch, auch wenn zugegebenermaßen viele seiner Ursachen (bei weitem jedoch nicht alle) eine neurophysiologische Erklärung haben können.

Sicherlich hat sich bisher die neurophysiologische Interpretation von Schmerz als die effektivste herausgestellt. Trotzdem könnte man einwenden, dass diese Interpretation genau das darstellt, was Nietzsche »schlechte Philologie« nannte. »Der Mangel an Philologie: man verwechselt beständig die Erklärung mit dem Text, und was für eine Erklärung!«[17] Die somato-technische Einstellung verwechselt also ständig den Text (die Schmerzerfahrung) mit seiner Interpretation (der Neurophysiologie). Wie es Arthur Kleinman formuliert: »Der Diskurs des Patienten und seiner Familie ist die ursprüngliche und wesentlichste Schilderung der Krankheit. Er enthält den Text, den der Arzt interpretiert. Ich rate den Ärzten, kommen Sie zurück zu diesem ursprünglichen Diskurs!«[18]

Ich behaupte also, dass Schmerz an sich kein neurophysiologisches Phänomen ist. Doch was genau bedeutet diese Behauptung? Bestätigt nicht die phänomenologische Erkenntnis die scheinbar offensichtliche Tatsache, dass wir Schmerz nur in unserem eigenen Körper fühlen können? Dies ist tatsächlich unbestreitbar. Was jedoch an der herkömmlichen Sichtweise fraglich bleibt, sind die zwei Annahmen, die besagen, dass die neurophysiologische Interpretation des Körpers die einzige existierende Interpretation ist, und dass diese Interpretation für unser Schmerzverständnis angemessen ist. Meine vorangegangenen Ausführungen über die Unterscheidung zwischen Leib und Körper liefern den notwendigen Beweis, dass diese zwei Annahmen ungerechtfertigt sind. Natürlich wären wir nicht in der Lage, Schmerz zu empfinden, wenn unsere Körper nicht physiologischer Natur wären. Jedoch folgt daraus nicht, dass der Grund für diese Erfahrung immer in unserer neurophysiologischen Verfassung liegen muss. Um zu Szasz' Patientin zurückzukehren: Sie fühlt Schmerzen in ihrem Unterleib, Becken und unteren Rücken, und doch ist der Grund für ihre Schmerzen nicht neurophysiologisch. Ihr Schmerz ist nicht organischer, sondern psychogenischer Natur.

Dies ist also die erste Schlussfolgerung, die ich aus der Erkenntnis, dass die Person das Subjekt des Schmerzes ist, ziehen möchte: Die Unterscheidung zwischen dem, was für gewöhnlich als ›organischer‹ und ›psychogener‹ Schmerz bezeichnet wird, ist nicht vereinbar mit der Annahme, dass das Subjekt des Schmerzes der neurologisch verstandene Körper ist. Ohne sich der Grenzen des neurophysiologi-

[17] Nietzsche (1999), S. 456.
[18] Kleinman (1988), S. 130.

schen Ansatzes bewusst zu sein, kann man den nicht-physiologischen Dimensionen der Schmerzerfahrung nicht gerecht werden.

Das somato-technische Verständnis und Übermedikation

Bisher habe ich diejenigen Umstände, an denen die neurophysiologische Interpretation scheitert, beleuchtet. Jedoch muss man zugeben, dass in zahlreichen Fällen die neurophysiologische Interpretation erfolgreich ist. Ich möchte den ersten Schluss mit diesem zweiten ergänzen: Die Annahme, dass der Körper in einem physiologischen Sinn das Subjekt des Schmerzes sei, hat auch dann negative Folgen, wenn die physiologischen Behandlungen effektiv sind.

Um diese These zu erläutern, möchte ich nun einen Widerspruch beleuchten, der den Kern des Praxisalltags bildet. Einerseits ist das Ziel des Arztes die Förderung menschlichen Wohlbefindens. Andererseits wird das Erreichen dieses Ziels allzu oft mit der rein technischen Anwendung pharmakologischer Behandlungsmethoden verbunden. Das Subjekt des Schmerzes wird jedoch durch eine solch restriktive Haltung nicht gestärkt, sondern eher geschwächt. Neben der Gefahr, an diversen Nebenwirkungen der ihm verschriebenen Arzneimittel zu leiden, wird der Patient auch seiner Unabhängigkeit beraubt und von den schmerzlindernden Mitteln, die ihm eigentlich seine Freiheit zurückgeben sollten, abhängig gemacht. Die medizinische Praxis nimmt so mit einer Hand weg, was sie mit der anderen gibt. Man könnte also mit Gary B. Madisons Worten fragen:

> »[…] wie kann man von einer echten Heilung sprechen, wenn ›geheilt werden‹ auf einem Leben in Medikamentenabhängigkeit beruht, während man gleichzeitig ständig mit möglicherweise ernsten Nebenwirkungen zu kämpfen hat, wegen denen man oft noch mehr Medikamente einnehmen muss – nämlich, um die Nebenwirkungen der bereits verschriebenen Medikamente zu behandeln?«[19]

Die Annahme, dass Schmerz ein neurophysiologisches Phänomen ist, ist einer der Hauptgründe für die Übermedikation, die als eines der gravierendsten Probleme identifiziert werden kann, mit dem das Gesundheitswesen heutzutage konfrontiert ist.[20] Eben diese Annahme

---

[19] Madison (2009), S. 277.

[20] Siehe v.a. Clarke et al. (2003), Conrad und Leiter (2004), Lane (2008) und Madison (2009), S. 266–285.

gibt den Repräsentanten der Arztberufe das Recht, die Motivation sowie das Pflichtgefühl, den Körper, der als homöostatische Maschine betrachtet wird, um jeden Preis zu ›reparieren‹ – und genau das geschieht, wenn man die Arzneikunde bemüht, um Schmerzempfindungen zu beseitigen oder wenigstens zu lindern. Darüber hinaus ist der Arzt in den Augen des Patienten zu einem Techniker geworden mit der Fähigkeit, Schmerzen mit Hilfe biochemischer Werkzeuge auszumerzen oder zu lindern. Unter solchen Umständen erscheint das bekannte Szenario unvermeidbar: Je mehr der Patient die medizinische Behandlung benötigt und als je effektiver die pharmakologische Behandlung sich erweist, desto abhängiger wird der Patient von Schmerzmitteln und desto stärker leidet er unter den Nebenwirkungen. Eine der notwendigen Bedingungen, die erfüllt sein müssen, wenn diese negativen Auswirkungen verhindert werden sollen, ist ein Umdenkungsprozess hin zu der Erkenntnis, dass die Person und nicht ein mechanistisch verstandener Körper das Subjekt der Schmerzerfahrung ist.

Multidimensionalität des Schmerzes und die Einheit der Erfahrung

Ich komme nun zu meiner dritten These. Anthropologen, Psychologen, Psychiater, Psychoanalytiker und Soziologen haben oft darauf hingewiesen, dass die Biomedizin psychogenen Schmerz nicht erfolgreich behandeln kann, weil sie auf der Annahme beruht, dass das Subjekt des Schmerzes der menschliche Körper in einem neurophysiologischen Sinn ist. Eine geläufige Strategie, um dem rein biomedizinischen Verständnis von Schmerz zu widersprechen, ist die Erkenntnis, dass Schmerz ein multidimensionales Phänomen ist. Diese Einsicht führt uns zu dem Eingeständnis, dass Schmerz nicht nur ein physiologisches, sondern auch ein psychologisches und soziokulturelles Phänomen ist. Diese Einsicht bedeutet außerdem, dass das somato-technische Schmerzverständnis ungerechtfertigt restriktiv ist, und nicht nur, weil es psychogene Schmerzen nicht berücksichtigt. Das somato-technische Schmerzverständnis kümmert sich nur um die physiologische Dimension und lässt andere Dimensionen außer Acht.

Solch eine Form des Widerstands gegen das somato-technische Schmerzverständnis hat jedoch ihre Grenzen. Die Betonung der Multidimensionalität von Schmerz unterstützt die notorische Geist-Körper Dichotomie und spaltet das Subjekt, indem sie dem klassischen Schisma zwischen Körper (organischem Schmerz) und Geist (psychogenem Schmerz) eine dritte Dimension hinzufügt: die soziokulturellen Ursachen und Auswirkungen von Schmerz. Das Konzept von Schmerz als ein multidimensionales Phänomen lässt die Frage, wie diese mutmaßlichen ›Schmerzsubjekte‹ (Körper, Geist und das soziale Selbst) zueinander stehen, ungeklärt. Ich möchte behaupten, dass die phänomenologische Identifikation der Person als das Subjekt des Schmerzes ebenso die lebendige Einheit zurückerobert, die diese Dimensionen vereint, wie sie auch die Neigung denunziert, diese Dimensionen als unabhängige Bereiche zu behandeln, als wären sie komplett voneinander abgetrennt. So führt erstens die Forderung, dass die Person das Subjekt des Schmerzes ist, zu dem Schluss, dass dieses Subjekt von Anfang an verkörpert, beseelt und kulturell ist. Wenn dem jedoch so ist, dann ist die zweite Schlussfolgerung, wenn wir über chronische Schmerzen sprechen, dass es keine rein physiologischen Schmerzen, rein psychologischen Schmerzen oder rein soziokulturellen Schmerzen gibt. Physiologische, psychologische und kulturelle Dimensionen von Schmerz sind vielmehr Teile eines größeren Ganzen, und dieses größere Ganze – d. h. die Person – ist nicht reduzierbar auf die Summe ihrer Bestandteile. Die Person hat immer bereits die physiologischen, psychologischen und soziokulturellen Einflüsse mit einem konkreten Sinn belegt, und solch eine Sinnprojektion prägt die einzigartige Schmerzerfahrung dieser Person.

Lassen Sie uns in diesem Zusammenhang Arthur Kleinmans Beschreibung von Frau Melissa Flowers' Krankheit betrachten.[21] Die 39-jährige schwarze Mutter von fünf Kindern litt an starken Kopfschmerzen. Ihr wurde Bluthochdruck und eine leichte dekompensierte Herzinsuffizienz diagnostiziert. Es blieb jedoch unklar, ob ihre Kopfschmerzen organischer oder psychogener Natur waren. In einem achtköpfigen Haushalt war sie die einzige Lohnempfängerin. Ihre Mutter war aufgrund eines Schlaganfalls teilweise gelähmt, einige ihrer jugendlichen Töchter waren schwanger, während einige ihrer Geschwister im Gefängnis waren. Frau Flowers war zweimal verheiratet gewesen, jedoch hatten beide Ehemänner sie verlassen, und ihr langjähriger Lebensgefährte kam vor kurzem bei einer Kneipenschlägerei ums Leben. Einerseits lassen uns diese Umstände vermuten, dass Frau Flowers' Schmerzen psychogener Natur waren. Andererseits

[21] See Kleinman (1988), S. 131–136.

seits könnte man die erwähnten Kopfschmerzen auch als organisch interpretieren, wenn man bedenkt, dass Frau Flowers ihre Medizin nicht regelmäßig einnahm, eine unausgeglichene Ernährung hatte und es in ihrer Familie bereits Fälle von Bluthochdruck gab. Was jedoch in diesem Fall zählt, ist nicht eine eindeutige Festlegung, ob Frau Flowers' Schmerzen psychische oder physiologische Ursachen haben. Es ist vielmehr wichtig, dass wir erkennen, dass wir es hier mit menschlicher Erfahrung zu tun haben, die gleichzeitig physiologisch, psychisch, kulturell, historisch, sozial und persönlich ist. Die ausschließlich neurophysiologische Diagnose, ebenso wie die rein biomedizinische Behandlung ihrer Krankheit, erwies sich jedenfalls als nicht erfolgreich.

In seiner Interpretation von Frau Flowers' Krankheit betont Kleinman die Grenzen der rein physiologischen Behandlung, der die Patientin ausgesetzt war. »Was nicht in der Krankenakte festgehalten wurde, war Melissa Flowers als eine kranke Person unter großem sozialen Druck, besorgt und zermürbt von schwierigen familiären Problemen«.[22] Wie ihre Krankenakte belegt, hatte der Arzt seiner Patientin nur erlaubt, über die physiologischen Komponenten ihrer Krankheit zu sprechen, und nicht über andere Dimensionen, die ihre Krankheit umfassten (ich werde im Folgenden nochmals darauf zurückkommen). Angesichts solch einer hartnäckigen Verleugnung der Leiden der Patientin erscheint es verständlich, dass sich Frau Flowers nicht an die Verschreibungen des Arztes hielt, weil sie das Gefühl hatte, dass er die Ursache ihrer Krankheit andauernd missverstand. Und doch ist es unbestreitbar, dass eine rein soziale Hilfe für ihre unglücklichen Umstände ebenso unwirksam gewesen wäre wie die rein physiologische Behandlung ihrer Krankheit. Wir haben es hier mit einer Schmerzerfahrung zu tun, die ein Mosaik aus physiologischen, psychiatrischen, kulturellen und sozialen Faktoren ist, und all diese Faktoren wurden in einer persönlichen Bedeutung vereint, die die Patientin ihrer Krankheit gegeben hatte.

Die Annahme, dass das Subjekt des Schmerzes der neurophysiologisch konzipierte Körper ist, ist die Ursache für die Gleichgültigkeit der Biomedizin gegenüber den spezifisch persönlichen Dimensionen von Schmerzerfahrung.[23] Ungeachtet der Tatsache, dass das Subjekt

---

[22] Kleinman (1988), S. 134–35.

[23] Es ist bemerkenswert, dass dieser Aspekt bereits von einem der frühesten Kritiker der laborbasierten Medizin, Francis Peabody, angesprochen wurde, der den Verlust des

des Schmerzes die Person in einem phänomenologischen Sinn ist, verbleibt der somato-technische Ansatz gleichgültig gegenüber der spezifischen Bedeutung, die die Schmerzerfahrung der Person hat. Wir schenken dieser Bedeutung nicht genügend Aufmerksamkeit, wenn wir nur die Existenz psychogener und organischer Schmerzen anerkennen. Wir können nicht die unzähligen, nicht weniger wichtigen Fälle ignorieren, in denen Schmerz, sei er organischer oder psychogener Natur, die Menschlichkeit der Person verletzt, indem er die vier depersonalisierenden Auswirkungen hervorruft, die ich bereits vorher angesprochen habe. Die Gleichgültigkeit der Biomedizin gegenüber diesen einzigartigen persönlichen Dimensionen stellt eine erhebliche Einschränkung für die Fähigkeit der Medizin dar, Patienten erfolgreich bei der Überwindung ihre Schmerzen zu helfen.

Um Arthur Kleinmans Gedanken zu folgen: Obwohl der erste Schritt des Arztes in der Diagnose und Behandlung der Krankheit bestehen muss, muss dieser erste Schritt von der folgenden Einsicht begleitet sein: Technologische Erfindungen können die Krankheit vielleicht lindern; sie scheitern jedoch oft daran, die Krankheit auch wirklich zu heilen. »Um die Krankheit zu behandeln, muss der Heiler den Mut haben, seinen Patienten in dem unordentlichen, verwirrenden, und immer speziellen Kontext der gelebten Erfahrung zu antreffen«.[24] Analog hierzu möchte ich die zweite Schlussfolgerung ziehen, dass, auch wenn der Arzt die Schmerzen zuerst diagnostizieren und neurophysiologisch behandeln muss, diesem ersten Schritt die folgende Erkenntnis folgen muss: Eine rein physiologische Behandlung der Schmerzen hilft nicht immer, um die Schmerzen des Patienten zu lindern. Für die Schmerzbehandlung muss der Arzt das neurophysiologische Schmerzkonzept mit der Einsicht ergänzen, dass Schmerz eine gelebte Erfahrung ist und dass seine umfassende Behandlung die vier Arten, in denen er die Menschlichkeit der Person verletzen kann, berücksichtigt.

---

humanistischen Elements als die notwendige Konsequenz identifizierte, die dem Positivismus des Zeitalters folgte. Wie es Peabody in seinem Vortrag an die Studenten der Harvard Medical School 1927 ausdrückte: »Die Tatsache, dass die Anwendung wissenschaftlicher Prinzipien in der Diagnose und Behandlung von Krankheiten nur ein eingeschränkter Aspekt medizinischer Praxis ist, war leicht zu übersehen. Die medizinische Praxis in ihrem weitesten Sinn beinhaltet die gesamte Beziehung des Arztes mit seinem Patienten.« Peabody (1927), S. 877.

[24] Kleinman (1988), S. 206.

Verantwortung

Wenn es wirklich stimmt, dass das Subjekt des Schmerzes nicht der Körper, sondern vielmehr die Person ist, dann muss man betonen, dass Medizin nicht ein rein technischer, sondern auch ein ethischer Beruf ist. Damit meine ich, dass die Anerkennung der Person als Subjekt des Schmerzes die Erkenntnis mit sich bringt, dass die ultimative ethische Verantwortung des Arztes in der Verantwortung gegenüber dem *homo patiens* und nicht nur gegenüber seinem Körper liegt. Indem er allem Druck zum Trotz kein Instrument der Sozial- und Wirtschaftspolitik wird, bewahrt der Arzt die Verantwortung dem Patienten gegenüber als seine äußerste Verantwortung, und, wie Pellegrino überzeugend darlegte, nur der Patient selbst ist in der Position, »den Arzt von diesen Verantwortungen zu befreien«.[25]

Der ethische Charakter der Medizin war im Fokus einer ganzen Reihe von phänomenologisch geprägten Studien über die Medizin. In dem aktuellen Kontext möchte ich mich auf das konzentrieren, was noch unausgesprochen ist. Wenn die ultimative Verantwortung des Arztes seine Verantwortung gegenüber dem *homo patiens* ist, dann ist das reine Beseitigen oder Lindern der Schmerzen des Patienten nicht die ultimative ethische Pflicht des Arztes. Wegen der spezifisch persönlichen Auswirkungen von Schmerz ist der Arzt zuallererst dazu verpflichtet, alles in seiner Macht Stehende zu tun, um dem Patienten zu helfen, seine Würde und Eigenständigkeit zu behalten oder wiederzuerlangen, eine harmonische Beziehung mit seiner Umgebung zu bewahren oder zurückzugewinnen, und ein gemeinsames Einvernehmen mit anderen zu behalten. Wenn das Subjekt des Schmerzes tatsächlich die Person und nicht der Körper ist, ist es die Pflicht des Arztes, im Konflikt zwischen seinen unterschiedlichen Pflichten die spezifischen persönlichen Bedürfnisse des Patienten als wichtiger anzuerkennen als seine ursprüngliche Verantwortung, die Schmerzen des Patienten zu lindern.

Auf den ersten Blick könnte man solche Konflikte für bloße hypothetische Szenarien halten. Ich glaube, eine solche Sicht ist nur eine weitere bedauerliche Konsequenz aus der Annahme, das Subjekt des Schmerzes sei der Körper in einem neurophysiologischen Sinn. Diese Prämisse verleitet uns zu der Ansicht, Schmerz sei eine gänzlich unnötige Dimension menschlicher Existenz, die zumindest die Glück-

---

[25] Pellegrino (1981), S. 162.

lichen mit Hilfe biochemischer Mittel beseitigen können. Durch solch eine Schlussfolgerung übersieht man jedoch die große Anzahl an Rollen und Funktionen, die der Schmerz im Leben einer Person haben kann. Mit einem Blick auf Max Schelers Analyse von Schmerz und Leiden könnte man solch eine Sichtweise als unzulässig restriktiv bezeichnen. Diese Ansicht akzeptiert nur eine Art von Schmerz, nämlich den »*Schmerz der Ohnmacht*, der Armut, der Dürftigkeit, des Kräfteniedergangs, des Alterns«.[26] Es gibt auch »de(n) entgegengesetzte(n) Typus von Schmerz, der *Wachstums*-, der *Werdeschmerz* – die ›Wehen der Geburt‹«.[27]

Meiner These nach ist die ultimative ethische Pflicht des Arztes eine Pflicht gegenüber dem *homo patiens*, weshalb die Schmerztherapie immer in Kenntnis der Beziehung des Patienten zu seinem Schmerz erfolgen muss. Von einem ethischen Standpunkt aus ist diese Beziehung von größerer Bedeutung als die rein körperliche Empfindung von Schmerz, die im Leben einer Person eine Reihe verschiedener Bedeutungen annehmen kann. Folglich kann man seinen Schmerz nicht nur hassen, sondern auch lieben oder ihm gleichgültig gegenüberstehen.

Abschließende Bemerkungen

Gemäß der in der phänomenologischen Literatur am weitesten verbreiteten Ansicht über Schmerz ist Schmerz eine grundlegende, nicht teilbare Erfahrung. Diese Einsicht, deren phänomenologische Ursprünge zurückgehen auf Carl Stumpfs Bericht von Schmerz als einer *Gefühlsempfindung*,[28] spielte eine zentrale Rolle in Schelers Reflexionen über Schmerz, genauer gesagt im Kontext seiner Stratifizierung des emotionalen Lebens.[29] Laut Scheler ist es genau die unteilbare Natur von Schmerz, die es uns erlaubt, ihn von anderen ähnlichen Phänomenen wie zum Beispiel Trauer oder Verzweiflung zu unterscheiden. Diese Einsicht spielte kürzlich auch eine besonders bedeutsame Rolle in Elaine Scarrys klassischer Studie *The Body in Pain*, in der sie argumentierte, dass die Nicht-Teilbarkeit von Schmerz be-

---

[26] Scheler (1963), S. 45.
[27] Ebd.
[28] Vgl. Stumpf (1907) und (1917).
[29] Vgl. Scheler (1973), S. 328–344.

deutet, dass Schmerzerfahrung auch jenseits sprachlichen Ausdrucks liegt.[30] Die ethische Bedeutung dieser Einsicht bleibt jedoch im Kontext der Medizin bis zum heutigen Tag unerforscht. Ich würde gerne abschließend eine Interpretation dieses höchst wichtigen Punktes vorstellen.

Wenn es tatsächlich stimmt, dass der Schmerz nur innerhalb der persönlichen Erfahrung existiert, dann muss man zugeben, dass die Beziehung des Subjekts zu seinem Schmerz in der Schmerztherapie als die eigentliche Quelle der Autorität anerkannt werden muss, die gewisse Behandlungsmethoden legitimiert, während sie andere unzulässig macht. Die Beziehung einer Person zu ihrem Schmerz zu ignorieren und das medizinische Schmerzverständnis mit einer scheinbar höheren Autorität zu begründen, sei es mit der biomedizinischen Technologie (»was getan werden kann, muss getan werden«), sei es mit der Sozial- und Wirtschaftspolitik (»tun Sie, wofür Sie bezahlt werden«), würde einen eindeutigen Übergriff auf die Eigenständigkeit und Würde der Person bedeuten, und zwar in dem Sinne, dass es eine Verletzung eines fundamentalen ethischen Prinzips wäre – eines Prinzips, das verlangt, eine Person niemals als ein Mittel, sondern immer als Zweck an sich selbst zu betrachten. Dieses Prinzip wird konsequent missachtet, wenn Medizin auf Basis eines rein physiologischen Schmerzmodells agiert, das von der Annahme herrührt, Schmerz sei ein neurophysiologisches Phänomen.

Die am meisten bedrückende Auswirkung, die der Schmerz auf den *homo patiens* hat, liegt nicht in seiner Intensität, sondern in seiner Fähigkeit, die Person als Geisel zu nehmen, indem er sie ihrer Eigenständigkeit und Würde beraubt. Solange die medizinische Antwort nicht durch das explizit erklärte Ziel, die Eigenständigkeit und Würde einer Person wiederherzustellen, motiviert ist, wird sie ihrem elementaren ethischen Anspruch nicht gerecht.

Schmerz kann nur im Horizont persönlicher Erfahrung und sonst nirgendwo gefunden werden. Wie ist es möglich, dass dieser Horizont eine so geringe Rolle im Kontext medizinischer Schmerzbehandlung spielt – falls er überhaupt eine Rolle spielt? Man könnte drei wesentliche Gründe hervorheben. Zuerst einmal die Bewunderung für die Technologie; zweitens der stetig wachsende sozialwirtschaftliche Druck; der dritte Grund ergibt sich aus der Tatsache, dass Schmerz selbst keine Stimme hat und sich im Gegensatz zu jeder

---

30 Vgl. Scarry (1985), S. 3–11.

anderen Empfindung verbaler Vergegenständlichung widersetzt, wie Elaine Scarry deutlich macht.[31] Aus diesen drei Gründen setzt sich meiner Meinung nach die Struktur medizinischer Schmerzbehandlung als Folge von Affirmation und Verleugnung zusammen.

Bevor wir uns mit einer detaillierteren Beschreibung dieser Struktur beschäftigen, möchte ich noch hervorheben, dass Schmerz, selbst wenn er keine Stimme hat und sich verbaler Objektivierung widersetzt, trotzdem immer zum Ausdruck gebracht werden kann (auch wenn dies keineswegs leicht ist). Ungeachtet des Arguments von Scarry[32] muss hervorgehoben werden, dass uns mehrere Sprachen (medizinische, literarische und wissenschaftliche, um nur die drei wichtigsten zu nennen) zur Verfügung stehen, um Schmerz auszudrücken. Daher möchte ich argumentieren, dass Schmerz in seiner Unteilbarkeit als erfahrbar, jedoch nicht linguistisch verstanden werden muss.

Hierzu sollten wir die Struktur medizinischer Behandlungsmethoden genauer untersuchen. Zunächst wird die Existenz von Schmerz bestätigt, und auf diese Weise wird eine notwendige Voraussetzung geschaffen, die es dem Arzt ermöglicht, die Person, die über Schmerzen klagt, zu einem *homo patiens* zu machen. Fast unmittelbar danach wird jedoch die spezifisch persönliche Existenz von Schmerz geleugnet: Schmerz wird als ein Fall für die Biomedizin und/oder für die sozialwirtschaftliche Realität re-interpretiert. Wenn die medizinische Behandlung vollkommen erfolgreich ist, wird diese Re-Interpretation als schlüssig betrachtet. Wenn die Behandlung nicht erfolgreich ist, ist der Arzt geneigt, die persönliche Bedeutung von Schmerz wieder anzuerkennen. Kurz nachdem der Schmerz wieder als persönliche Realität bestätigt wurde, wird er jedoch wieder seiner persönlichen Existenz beraubt und erneut als ein Fall für die biomedizinische oder sozialwirtschaftliche Realität angesehen. Diese Hin- und Herbewegung dauert solange an, bis der Patient entweder keinen Schmerz mehr fühlt oder bis der Arzt zu dem Schluss kommt,

---

31 Vgl. Scarry (1985), S. 5.

32 Niemand hat so nachdrücklich wie E. Scarry betont, dass Schmerz, anders als andere Gefühle, verbaler Objektivierung widersteht: »Sophokles' Philoctetes äußert eine Abfolge von sich verändernden Schreien, die im griechischen Original durch eine Ansammlung formaler Worte (manche von ihnen zwölf Silben lang) zum Ausdruck kommen, die jedoch mindestens ein Übersetzer nur mit einem einsilbigen ›Ah‹, gefolgt von Variationen in den Satzzeichen (Ah! Ah!!!!), ins Englische übertragen konnte.« Scarry (1985), S. 5.

dass das wahre Problem des Patienten gar nicht der Schmerz ist – dass der Patient also entweder an einer Psychose leidet oder ein Simulant ist. Kurzum, die medizinische Behandlung, ob sie nun erfolgreich ist oder nicht, endet mit der endgültigen Verleugnung der persönlichen Existenz von Schmerz.

Ohne die Bedeutung des Dialogs in der Beziehung zwischen Arzt und Patient anzuerkennen, kann man dieser Logik nicht entrinnen, die in der einen oder anderen Weise zu der Verleugnung der persönlichen Bedeutung von Schmerz führt. Das Zuhören ist also ganz besonders notwendig. Eric Cassell behauptete vor ca. 35 Jahren, »die häufigste Beschwerde der Patienten über ihre Ärzte ist, dass sie nicht zuhören«.[33] Diese Worte mögen wie ein entferntes Echo aus einer lange vergangenen Zeit klingen, denn man könnte sicherlich argumentieren, dass die Patienten auf die Gleichgültigkeit des Arztes mit derselben Gleichgültigkeit den Ärzten gegenüber antworten, die aufgrund solch einer Reaktion als bloße Techniker angesehen werden. Es bleibt jedoch unbestreitbar, dass ohne das Zuhören die Bedeutung persönlicher Dimensionen von Schmerz nicht erkannt werden kann.

Was genau bedeutet Zuhören? Es geht nicht einfach darum, die Worte des Patienten zu hören, sondern auch, die Werte, die dieser seinen Worten zuteilt, zu begreifen. Es geht nicht nur um die Identifizierung der Symptome, sondern auch darum, die besondere Bedeutung zu verstehen, die sie für den Patienten haben. Es geht nicht einfach darum, die Beziehung einer Person zu ihrem Schmerz zu verstehen, sondern auch darum, zu begreifen, wie der Schmerz ihre Beziehung zu anderen Menschen beeinflusst. Es geht nicht nur darum, die gegenwärtige Verfassung der Person zu verstehen, sondern auch darum, zu begreifen, wie ihr Verständnis dieser Verfassung durch ihre Vergangenheit geprägt ist und wie es ihre zukünftigen Pläne beeinflusst. Wenn man die Geschichte einer Person und ihre Einbindung in die Welt, ihre Beziehung zu anderen sowie ihre Haltung gegenüber ihrer Vergangenheit und Zukunft nicht versteht, kann man die persönliche Bedeutung von Schmerz nicht verstehen.

Meine Gewichtung des Dialogs und seiner therapeutischen Bedeutung widersetzt sich nicht nur Scarrys maßgebender These, sondern auch einer der führenden Tendenzen, die den Kern der klinischen Medizin ausmachen. Seit ihrer Geburt in den Pariser Krankenhäusern während der Französischen Revolution ist die Ge-

---

[33] Cassel (1978), S. 79.

schichte der klinischen Medizin eine Geschichte der Ablehnung des Dialogs und des Aufstiegs des technisch vermittelten ›Diskurses über Gewebeproben‹. Die Entdeckung des Stethoskops 1819, der Röntgenstrahlen 1895, des CAT Scanners in den 80er Jahren und des MRI in den 90er Jahren haben schrittweise den Dialog zwischen Ärzten und Patienten obsolet gemacht. Die Fähigkeit, den Herzschlag abzuhören, die Haut des Patienten zu durchleuchten und direkt auf die Organe zu schauen, millimetergroße Querschnitte dieser Organe zu untersuchen und letztendlich auch die dreidimensionalen Echtzeit-Bilder von Organen haben es dem Arzt ermöglicht, den Körper des Patienten unvergleichbar besser zu verstehen als der Patient selbst. Und dennoch hilft diese einzigartige und sich ständig entwickelnde technische Fähigkeit, die Geheimnisse des menschlichen Körpers zu enthüllen, im Praxisalltag nur insofern, als sie das Leiden des Patienten auf einer naturalistischen, d.h. neurophysiologischen Ebene adressiert. Sie erscheint wenig hilfreich für die Pflicht des Arztberufes, auch die persönlichen Dimensionen miteinzubeziehen.

Patient und Arzt können die Bedeutungskluft, die sie trennt, nur durch den Dialog überwinden. Vor allem im Kontext von Leiden wie chronischen Schmerzen, die typischerweise in Abwesenheit irgendwelcher erkennbarer Gewebeverletzungen erfahren werden, bekommt der lebendige Dialog zwischen Arzt und Patienten seine führende therapeutische Bedeutung. Mit den Worten Alfred Taubers: »Genau hier erfordert die Wissenschaft immer noch die ›Kunst‹ eines Arztes«,[34] d.h. die Kunst des Dialogs.

Kathleen Morris machte kürzlich folgendes geltend: Obwohl die Phänomenologie aus der Erkenntnis einer Kulturkrise entstand, »sind wir akademischen Philosophen in Gefahr, die neuen Formen, die diese ›Krise‹ heutzutage annimmt, und die neuen Gestalten menschlichen Leidens, die sie verursacht, aus den Augen zu verlieren.«[35] Aufgrund der erläuterten Argumente möchte ich behaupten, dass die erwähnte Krise im Praxisalltag besonders tief ist. Wenn die Medizin wirklich ein ethischer Beruf ist, dann kann sie ihren ethischen Verpflichtungen nur nachkommen, indem sie zu »einer besser integrierten und menschlicheren Form eines Gesundheitswesens« wird, »die vollständig anerkennt, dass Menschen keine homeostatischen Maschinen sind, sondern verkörperte Subjektivitäten; dass sie

34 Tauber (2002), S. 9.
35 Morris (2013), S. 183.

untrennbar ›Geist-und-Körper‹ sind, und dass der mentale Aspekt nicht auf den physischen Aspekt reduzierbar ist«,[36] wie es Gary B. Madison kürzlich ausdrückte. Wie ich hoffentlich darlegen konnte, ist die Erkenntnis, dass das Subjekt menschlichen Schmerzes die Person in einem phänomenologischen Sinn und nicht der Körper in einem neurophysiologischen Sinn ist, eine der grundlegendsten Bedingungen, damit dies geschieht.

Literaturverzeichnis

Buytendijk, Frederik J. J. (1961): Pain: Its Modes and Functions. Transl. by Eda O'Shiel. Chicago: The University of Chicago Press.

Cassel, Eric J. (1978): The Healer's Art: A New Approach to the Doctor-Patient Relationship. London: Penguin Books.

Clarke, Adele E./Shim, Janet K./Mamo, Laura/Fosket, Jennifer Ruth/Fishman, Jennifer R. (2003): Biomedicalization: Technoscientific Transformations of Health, Illness, and U.S. Biomedicine. In: American Sociological Review 68, S. 161–94.

Conrad, Peter und Leiter, Valerie (2004): Medicalization, Markets and Consumers. In: Journal of Health and Social Behavior 45, S. 156–76.

Good, Byron J. (1994): Medicine, Rationality, and Experience: An Anthropological Perspective. Cambridge: Cambridge University Press.

Husserl, Edmund (1952): Ideen zu einer reinen Phänomenologie und phänomenologischen Philosophie, Zweites Buch: Phänomenologische Untersuchungen zur Konstitution. Ed. by Marly Biemel. The Hague: Martinus Nijhoff.

Jackson, Jean E. (1994): ›After a While No One Believes You‹: Real and Unreal Pain. In: DelVecchio Good et al. (Hrsg): Pain as Human Experience: An Anthropological Perspective. Berkeley: University of California Press, S. 138–168.

Kleinman, Arthur (1988): The Illness Narratives. Suffering, Healing, and the Human Condition. New York: Basic Books.

Lane, Christopher (2008): Shyness: How Normal Behavior Became a Sickness. New Haven: Yale University Press.

Madison, Gary B. (2009): On Suffering: Philosophical Reflections On What It Means to be Human. Hamilton: Les Erables Publishing.

Morris, Katherine J. (2013): Chronic Pain in Phenomenological/Anthropological Perspective. In: Rasmus T. Jensen/Dermot Moran (Hrsg.): The Phenomenology of Embodied Subjectivity. Dordrecht: Springer.

Nietzsche, Friedrich (1999): Kritische Studienausgabe. Band 6. Hrsg. von Giorgio Colli und Mazzino Montinari. München: De Gruyter.

Olivier, Abraham (2007): Being in Pain. Frankfurt: Peter Lang Verlag.

[36] Madison (2009), S. 260.

Peabody, Francis W. (1927): The Care of the Patient. In: Journal of the American Medical Association 88, S. 877–882.
Pellegrino, Edmund D. (1981): Being Ill and Being Healed: Some Reflections on the Grounding of Medical Morality. In: Victor Kestenbaum (Hrsg.): The Humanity of the Ill: Phenomenological Perspectives. Knoxville: The University of Tennessee Press, S. 157–167.
Scarry, Elaine (1985): The Body in Pain: The Making and Unmaking of the World. New York: Oxford University Press.
Scheler, Max (1963): Vom Sinn des Leidens. In: Gesammelte Werke, Band 6. Bern/München: Francke Verlag.
Szasz, Thomas S. (1975): Pain and Pleasure: A Study of Bodily Feelings. Second Expanded Edition. New York: Basic Books Inc.
Vranken, Mariet A. E. (1989): Schools of Thought on Pain. In: Soc. Sci. Med. 29 (3), S. 435–444.

Zumutbares Leiden: Ausmaße und Grenzen in der Medizin

Jan-Ole Reichardt

I. Einleitung

»Leid« kann und wird uns auf unserem Lebensweg vielfach ereilen, und so verschieden seine Ursachen, so verschieden können auch seine Deutungen ausfallen. »Leid« steht dabei in dem Ruf, etwas unweigerlich Schlechtes und weitestmöglich zu Vermeidendes zu sein. Diese Deutung greift jedoch zu kurz, weil die Leidvermeidung nicht immer vorzugswürdig ist, oder sollten wir dem Verlust nahestehender Personen allen Ernstes unmittelbar mit Stimmungsaufhellern begegnen, um anschließend emotional unbelastet zur Tagesordnung zurückkehren zu können? Die Verluste selbst lohnt es sich zwar zu meiden, wo sie eintreten, hilft die Vermeidung *angemessener* Trauerreaktionen aber nicht wirklich weiter. Insofern wäre es also nachgerade unvernünftig, *jedes* verhinderbare Leiden auch tatsächlich zu verhindern. Anderes Leiden erachten wir zwar als unterdrückungswürdig, glauben aber nichtsdestotrotz, es mit guten Gründen hervorbringen oder seine Unterdrückung unterlassen zu dürfen.

In der Medizin, deren normatives Handlungsziel gerade in der Vermeidung, Beseitigung und Minderung gesundheitsbezogener Leiden besteht, ist es jedoch eine Überraschung, wenn für den Betroffenen unnützes Leiden legitim erzeugt oder unbeseitigt belassen werden soll. Der vorliegende Beitrag widmet sich solchen Situationen. Sein Ziel ist (i) die Reflexion jener Konstellationen, in denen medizinisch Tätige anderen ein Leiden vorgeblich legitim zumuten und (ii) die Prüfung, inwieweit sich dies auf Basis jener ›ethischen Prinzipien mittlerer Reichweite‹ rechtfertigen ließe, die Beauchamp und Childress als Zentralpfeiler der medizinischen Ethik identifiziert haben: Autonomieachtung, Nicht-Schädigung, Fürsorge und Verteilungsgerechtigkeit.[1] Im Anschluss an eine phänomenologische Diffe-

[1] Vgl. Beauchamp & Childress (2012).

renzierung des Leidens unterscheide ich dafür drei handlungsrelevante Umstände seines Auftretens, um anschließend einige medial besonders präsente Leidenssituationen zu diskutieren. Auf Basis der dabei gewonnenen Einsichten komme ich zu dem Schluss, dass die Medizinethik der Gegenwart ihre Überlegungen zur Verteilungsgerechtigkeit nicht auf die Verteilung knapper Güter beschränken darf, sondern auch zur gerechten Verteilung unerwünschter Bürden Stellung nehmen muss.

II. Leidensformen: phänomenologische Differenzierung

In diesem Band finden sich auch phänomenologische Analysen von Schmerz- und Leiderfahrungen.[2] Darauf aufbauend soll der vorliegende Abschnitt hervorheben, dass die Palette menschenmöglicher Leiden nicht auf die Menge möglicher Schmerzerfahrungen beschränkt ist. Jene Schmerzen, an denen wir bisweilen leiden oder die wir erleiden müssen, sind vielmehr eine *Teilmenge* des menschenmöglichen Leidens – wenn auch nur unter der Voraussetzung, dass man die Verwendung des Schmerzbegriffs nicht ins Metaphorische ausweitet. Eine solche Ausweitung des Schmerzbegriffs würde es nämlich erlauben, auch das Leiden der Trauernden, die existentielle Not der Verzweifelten, die freudlose Leere der Depressiven und die Zerrissenheit des Verängstigten unter die Schmerzerfahrungen zu zählen, indem man sie etwa als »Trauerschmerz«, »Weltenschmerz«, »Seelenschmerz« etc. bezeichnen und statt zwischen Schmerzen und anderen Leiden nur noch zwischen verschiedenen Schmerzensformen unterscheiden würde. Auf diese Weise könnte die Extension des Schmerzbegriffs dem sonst als Oberbegriff dienenden Leidensbegriff bis zur Deckungsgleichheit angenähert werden, was hier ausdrücklich nicht geschehen soll. Stattdessen wird ›Schmerz‹ hier in seiner klassisch engen Bedeutung verwendet und damit eingegrenzt auf jene negativen Empfindungen, die in der medizinischen Terminologie als nozizeptive, neuropathische und pathologische Schmerzen bezeichnet werden.[3]

Nun hat sich die Medizin aber nicht nur die Unterdrückung die-

---

[2] Vgl. insbesondere den Beitrag von Saulius Geniusas.

[3] Vgl. etwa Woolf (2010). Eine weiterführende Differenzierung von Schmerzursachen und Schmerzdauern ist hier nicht erforderlich.

ser Schmerzen und die Beseitigung ihrer Ursachen vorgenommen, sondern auch pharmakologische Möglichkeiten zur Beseitigung anderer Leidensformen – wie depressiver Leere und Trauer – erschlossen.[4] Da sich Entstehung und Zumutbarkeit dieser Leidensformen aber unterscheiden können, unterstützt eine enge Verwendung des Schmerzbegriffs eine phänomenspezifische Auseinandersetzung. Für eine entsprechende Bewusstseinsschärfung wirbt auch Eric Cassell, der fahrlässige Therapie-Unterlassungen beim Umgang mit nichtschmerzhaftem Leiden vermeiden will:

> »*Schmerz* und *Leid* sind zweierlei und eine Schmerzbeseitigung garantiert keine Leidensfreiheit. Viele chronisch Kranke und Behinderte um uns herum sind leidgeplagt, ohne dass wir dies an den gängigen Symptomen erkennen könnten. Und obgleich alle Ärzte wissen, dass der Leidenslinderung ihr voller Einsatz gebührt, wird dieses Leiden zu häufig missachtet. *Leiden* ist ein Zustand der Person, nicht des Körpers. [… So leiden Patienten bei der überraschenden Diagnose einer unmittelbar tödlichen Erkrankung] vor allem an der Beeinträchtigung ihres Lebens. Das Leiden erwächst hier nicht aus der körperlichen Beeinträchtigung, sondern aus der Bewusstwerdung ihrer personalen Folgen.«[5]

In medizinischen Kontexten mit ihrer verbreiteten Ausrichtung auf Schmerzvermeidung und -prävention gibt es demnach auch einen Bedarf an zwischenmenschlichem und psychotherapeutischem Beistand zur Bewältigung krankheitsbegleitender Verzweiflung. Damit öffnet sich jedoch ein Bereich, in dem sich die Zuständigkeiten des medizinischen Personals nur schwer bestimmen lassen, da der medizinisch-psychologische Hilfsbedarf und der Bedarf an zwischenmenschlichem Beistand ineinander übergehen. Inwieweit es dann dem medizinischen Personal zukommt, die jeweils erforderliche Versorgung zumindest sicherzustellen, muss Gegenstand anderer Untersuchungen bleiben. Es bleibt jedoch festzuhalten, dass innerhalb des

---

[4] Definition und Behandlung von Trauer*erkrankungen* sind allerdings noch nicht ausdiskutiert. Vgl. diesbezüglich den Beitrag von Galia Assadi in diesem Band, den Definitionsvorschlag einer *Prolonged Grief Disorder* von Prigerson et al. (2009) zum DSM-V und die Beschreibung des entsprechenden Status quo von Shear et al. (2013), S. 5: »There has been important progress in understanding and treating CG [Complicated Grief] in older adults, but there is still much that needs to be done. Consensus regarding the best name for the disorder and agreement on a criteria set are important next steps to support both clinical and research efforts. More must be done to increase the public and professional awareness of CG in order to help ensure that those suffering from the condition receive needed help.«

[5] Cassell (2004), xii. Ins Deutsche übertragen durch den Autor.

Medizinbetriebs nicht nur Schmerzen, sondern auch darüber hinausgehende Leiden zugemutet und für zumutbar befunden werden können. Für den moralischen Status derartiger Zumutungen ist die diesbezügliche Haltung der Zumutenden jedoch von besonderer Relevanz. Im Folgenden soll daher die leidensspezifische Intention der Handelnden und ihr jeweiliger Handlungsspielraum näher betrachtet werden.

III. Leidensumstände: handlungstheoretische Differenzierung

Soll die Frage nach der moralischen Zumutbarkeit von Leid beantwortet werden, sind zunächst einige Umstände seines möglichen Entstehens von Belang. So macht es einen großen Unterschied, ob ein Leiden nur deshalb besteht, weil seine Beseitigung außerhalb unserer Möglichkeiten liegt oder weil wir uns für eine alternative Verwendung der hierfür erforderlichen Ressourcen entschieden haben. Ebenso, ob es als unvermeidbare Nebenwirkung in Kauf genommen, als zweckdienliches Mittel eingesetzt oder als eigentliches Ziel herbeigeführt (oder nicht verhindert) wurde. Es gilt also, die Handlungsspielräume der Beteiligten zu ermitteln, ihre leidensspezifischen Absichten zu eruieren und ihre Zuständigkeiten zu klären, um die Legitimität ihres Handelns oder Unterlassens beurteilen zu können.

Am einfachsten ist unser Verhalten gegenüber jenem Leiden zu beurteilen, das sich selbst bei maximalem Ressourceneinsatz nicht verringern ließe. Hier kann den entsprechend Ohnmächtigen allenfalls ein zuvor ungenügender Einsatz für die rechtzeitige Schaffung der nun fehlenden Therapiemöglichkeiten vorgeworfen werden. Urteile über die (Un-)Zumutbarkeit derart unausweichlichen Leidens können dennoch sinnvoll sein, insbesondere wenn damit zur Suche nach neuen Hilfsmöglichkeiten aufgerufen oder die Vernachlässigbarkeit einer entsprechenden Suche behauptet werden soll.

Als nächstes sind jene Situationen zu nennen, in denen das Auftreten von Leiderfahrungen zwar unvermeidlich ist, die konkrete Verteilung und das Ausmaß dieser Leiderfahrungen aber zur Disposition stehen. Hier ist der Handlungsspielraum der Akteure bereits weiter als im ersten Fall, aber noch nicht weit genug, um Leiderfahrungen vollständig verhindern und beseitigen zu können. Für eine solche Beseitigung bedarf es einer zusätzlichen Erweiterung unserer Handlungsspielräume. Aber auch wenn diese Möglichkeiten gegeben sind, folgt daraus noch nicht, dass sie auch ausgeschöpft werden sollten. Dafür muss der Blick von unseren Handlungsoptionen auf unsere Haltung zum konkreten Leiden wechseln.

Diese Haltung ist erst einmal unabhängig von unseren Handlungsoptionen, und wir können jedem Leiden gleichgültig gegenüber stehen, es ablehnen oder begrüßen. Wenn wir es ablehnen oder begrüßen, dann können dieser Haltung genau zwei Gegebenheiten zugrunde liegen: Wir begrüßen oder bedauern das konkrete Leiden an sich *(intrinsisch)*, oder wir begrüßen oder bedauern es aufgrund seiner Auswirkungen auf anderes *(instrumentell)*. Hier sind beliebige Kombinationen möglich und auch weitere Unterscheidungen des intrinsisch bedauerten Leidens, etwa zwischen dem bloß als Nebeneffekt in Kauf genommenen und dem selbst als Mittel gewollten.

In einer dritten Dimension der Situationsbetrachtung geht es darum, die moralische Verantwortung und die Zurechenbarkeit der jeweiligen Handlungen und Unterlassungen zu klären. So lässt sich nicht jedes Leiden von jedem unterbinden, und den fallspezifisch nicht zur Hilfe Verpflichteten kann diese Hilfe überdies untersagt sein – etwa weil dies vorrangig die Aufgabe der aufsichtspflichtigen und -führenden Erziehungsberechtigten ist.

Diese drei Aspekte – unser jeweiliger Handlungsspielraum, unsere Haltung zum potentiellen Leiden und die konkreten Zuständigkeiten – sind mitzubedenken, wenn im Folgenden die Zumutbarkeit von Leiderfahrungen in der medizinischen Praxis fallspezifisch diskutiert wird.

IV. Leidenszumutungen: hinreichend begründet?

Im Folgenden werden Situationen vorgestellt, in denen medizinischem Personal das Zufügen von Leiden oder Unterlassen der Leidenslinderung moralisch zugebilligt oder abverlangt wird. Dabei gilt es zu prüfen, inwieweit sich diese Forderungen auf Basis prinzipienethischer Überlegungen begründen lassen und unter welchen Bedingungen ein entsprechendes Verhalten legitim wäre.

1. *Leiden als Vergeltung: Rollenkomplikationen und Integritätsrisiken im Strafvollzug*

Ein Beispiel für die intrinsische Wertschätzung fremden Leidens liegt vor, wenn den Leidenden ihr Leiden zugemutet wird, weil man dies als gerechtes Schicksal oder verdiente Strafe betrachtet. Während Folter, soziale Erniedrigung oder sexuelle Schändung[6] in Anbetracht einer unbedingt gebotenen Würdeachtung dabei prinzipiell abzulehnen sind, können andere mit Leiden verbundene Strafen auch von Medizinern (in ihrer Rolle als Staatsbürger) legitim begrüßt werden. Hinsichtlich der Partizipation an einem für legitim erachteten Strafvollzug lässt sich jedoch fragen, ob medizinisches Personal diesbezüglich strengeren Zulässigkeitskriterien unterliegt. *Faktisch* partizipieren auch Mediziner an Folter[7] und Hinrichtungen,[8] obgleich dies seitens der organisierten Ärzteschaft und seitens der medizinethischen Kommentatoren nahezu global abgelehnt wird.[9] Die Ablehnung muss aber nicht der Todesstrafe als solcher gelten, sie kann sich auch auf die Mitwirkung des medizinischen Personals konzentrieren und diesem rollenspezifische Zusatzpflichten auferlegen, die deren medizinische Rolle transzendieren: bestimmte Handlungen auch außerhalb medizinischer Tätigkeiten zu unterlassen. Weil die Partizipation an Strafmaßnahmen nämlich klar außerhalb des auf Heilung, Linderung, Pflege und Vorsorge fokussierten Handlungsrahmens der Medizin liegt, wäre sie auch keine *medizinische*, sondern eine allenfalls lebenswissenschaftlich-informierte Tätigkeit. Ein die Strafpraxis begrüßender Arzt kann daher nicht *als Arzt*, sondern nur als Vollstreckungsgehilfe daran partizipieren – zumindest solange die Arztrolle nicht entsprechend umkonzipiert würde.[10] Welche rollenspezifischen Zusatzpflichten sich dann hinreichend begründen ließen, muss hier offen bleiben.

Lebenswissenschaftlich Informierten kann die Partizipation an Strafmaßnahmen aber auch als medizinischer Akt verkauft werden,

---

[6] Vgl. Steffen (2014) für einen aktuellen Fall aus Indien.

[7] Vgl. aktuell den geheimen Bericht des *International Committee of the Red Cross* (2007) über die Einbindung medizinischen Personals in die Folterpraktiken im U.S. Gefangenenlager ›*Guantanamo Bay*‹ und den Betroffenenbericht von Kurnaz (2007), S. 108 f.

[8] Vgl. Korzilius (1999).

[9] Vgl. hierzu etwa Truog et al. (2014).

[10] Vgl. diesbezüglich z. B. Veatch (2001) und darauf aufbauend Kadlac (2014).

indem das Linderungspotential ihrer Mitwirkung herausgestellt wird.[11] Die Argumentation läuft hier über die Fertigkeit der entsprechend Kundigen, Hinrichtungen leidensminimierend zu exekutieren und damit zwar Leiden zuzufügen, den Hinzurichtenden aber die erwartbaren Qualen einer vergleichsweise unprofessionellen Hinrichtung zu ersparen. Es wird also darum geworben, zur Schadensminderung das Nicht-Schädigungsprinzip zurückzustellen. Dass die so Argumentierenden nicht bluffen und eine politische Bereitschaft zur Inkaufnahme selbst größerer Leiden tatsächlich vorhanden ist, wird regelmäßig berichtet,[12] auch wenn den hinrichtenden Institutionen der USA die Vermeidung körperlicher Schmerzen als wichtige Voraussetzung einer Verfassungsmäßigkeit der Hinrichtungspraxis und der darauf aufbauenden Legitimitätskonzeptionen gilt.[13]

Darauf lässt sich erwidern, dass die an einer Schädigung Unbeteiligten auch dann keine moralische Schuld trifft, wenn ihre Mitwirkung den Schädigungsumfang reduziert hätte. Die Verantwortung trifft hier ausschließlich die Täter, denen es jedoch gelingt, die an Leidensminderung Interessierten vor ein moralisches Dilemma zu stellen, in dem – wie John Harris richtig sieht – letztlich der Preis unserer Integrität verhandelt wird.[14] Die Wahrung dieser Integrität kann unliebsame Folgen haben, sie kann dreistem Verhalten aber auch die Anreize nehmen und sich so als die langfristig nachhaltigere Alternative erweisen.

Eine Komplikation tritt nun dort auf, wo Strafgefangene die Umstände ihres Strafvollzugs für unerträglich befinden und nach ärztlicher Suizidhilfe verlangen, um die Suizidprävention der Straf-

[11] Insbesondere bei U.S.-amerikanischen Hinrichtungen ist diese Praxis anzutreffen. Vgl. etwa die Empfehlungen der Gruppe *The Constitution Project's Death Penalty Committee* (2014) und von Sawicki (2014), S. 103: »The time is therefore ripe for the medical and scientific communities to consider, once again, their role in this process [of lethal injections].«

[12] Vgl. zuletzt Callsen (2014) und Dart (2014).

[13] Siehe insbesondere das Urteil ›Baze vs. Rees‹ des *Supreme Court of the United States* (2007).

[14] Vgl. Harris (1974). Für eine weiterführende Auseinandersetzung kann hier nur auf die Diskussion verwiesen werden, die sich im Anschluss an Bernard Williams' (1973) Arbeit entwickelte und in der es auch darum geht, ob wir unser Handeln ›konsequentialistisch‹ auf eine Netto-Optimierung der Welt oder die Förderung unserer individuellen Tugend ausrichten sollten. Williams konzipierte dazu ein Gedankenexperiment, in dem ein Machthaber seinem Gast verspricht, die Exekution zwanzig Unschuldiger abzublasen, falls dieser eigenhändig einen der zwanzig erschieße.

verfolgungsbehörden unterlaufen zu können.[15] Unabhängig von der Angemessenheit der Strafmaßnahme ist auch hier erst einmal die Rolle des medizinischen Personals zu diskutieren. Das Nachgefragte liefe nämlich auf die Partizipation des medizinischen Personals am gesellschaftlichen Strafvollzug hinaus, und zwar auf die Übernahme von Zuständigkeit und Durchführung der in Zukunft dann stets mitzudenkenden ›Gnadenoption Hinrichtung‹. Da dies erneut mit einer rollenfremden Instrumentalisierung des medizinischen Personals verbunden wäre, sollte auch diese Anfrage mit Verweis auf die eigene Unzuständigkeit zurückgewiesen werden.

2. *Leiden als erzieherische Maßnahme: Die Unzuständigkeit medizinischer Dienstleister*

Weitere Konfusionsrisiken für die ärztliche und pflegerische Rolle bestehen dort, wo erzieherische Maßnahmen ins Spiel kommen. Das in erzieherischer Absicht unterstützte Leiden ist jedenfalls eine klassische und verbreitete Form paternalistischen Handelns. Hier wird den ›Begünstigten‹ der erzieherischen Maßnahme aus bisweilen weich-, bisweilen auch hartpaternalistischen Gründen ein Leiden zugemutet, wovon sich die Verantwortlichen eine betroffenenseitige Verhaltensänderung (zum aus ihrer Sicht Besseren) versprechen. Die Grenzen zwischen wohlmeinender Erziehung, blanker Abschreckung und simpler Strafe sind dabei fließend und die erzieherische Intention kann in der Gesamtmotivation der Verantwortlichen von durchaus untergeordneter Relevanz sein.

Eine zumindest auch erzieherische Intention liegt etwa dort vor, wo das Klinikpersonal zum Abpumpen des Mageninhalts angesichts einer akuten Alkoholintoxikation aus rein ›erzieherischer‹ und gerade nicht medizinischer Indikation zu besonders schmerzbehafteten Methoden greift.[16]

Nur noch als strafend qualifizierbare Maßnahmen liegen vor, wenn opiatabhängigen Strafgefangenen angesichts unbequemen Verhaltens die Methadon-Dosis halbiert wird[17] oder Transplantations-

[15] Vgl. Dürr (2014).
[16] Zum regelmäßigen Einsatz entsprechender Maßnahmen haben sich mehrere Notfallmediziner im persönlichen Gespräch bekannt.
[17] Vgl. OLG Hamm (2014), 3 Ws 213/14.

bedürftige wegen forschen Auftretens aus den entsprechenden Wartelisten gestrichen werden.[18] Während die beteiligten Ärzte hier eigenständig und unaufgefordert zu illegitimen Gewaltmaßnahmen griffen, werden sie in anderen Fällen jedoch institutionell dazu verpflichtet. So etwa in einigen U.S.-Bundesstaaten, wo sie vor Schwangerschaftsabbruch ein Ultraschallbild des Fötus anzufertigen und der Schwangeren in Wort und Bild zu präsentieren haben.[19] Diese scheinbare Aufklärungsmaßnahme beinhaltet zumindest auch eine Straf- und Abschreckungskomponente, da ein Zeigen der menschlichen Föten eher die psychische Belastung der Schwangerschaftsabbrechenden steigert, als die fünf Prozent der ihre Entscheidung noch einmal Überdenkenden auszuweiten.[20]

Zwar bleibt festzuhalten, dass auch unangenehme erzieherische Maßnahmen ihre Berechtigung haben können, dass es jedoch nicht in den Zuständigkeitsbereich des medizinischen Personals fällt, solche an Betrunkenen, Unkooperativen und an einem Schwangerschaftsabbruch Interessierten zu exekutieren. Eine derartige Zuständigkeit kommt nur den jeweils Erziehungsberechtigten zu und im Fall eigenverantwortlich handelnder Erwachsener allenfalls den von den Betroffenen selbst – etwa im Rahmen einer Odysseus-Verfügung[21] – explizit darum Gebetenen.

3. *Knappe Ressourcen verwalten: Vermeidbare und unvermeidbare Nichthilfe*

Auf eine andere Problematik stoßen wir, wenn die verfügbaren Ressourcen nicht ausreichen, das Leiden aller potentiell Leidenden abzuwenden. Hier ist der Handlungsspielraum derart eingeschränkt, dass Leiden prinzipiell zugemutet werden muss, und es treten die Frage nach dem ›Wie‹ einer gerechten Verteilung und die Suche nach

---

[18] Vgl. VG München (2014), M 17 K 13/808 und LTO (2014).

[19] Siehe hierzu die rechtsvergleichende Aufstellung des *Guttmacher Institute* (2014). Im Rahmen dieser Maßnahmen dürfen Schwangere zumindest wegsehen und müssen sich ihnen nur in Lousiana auch bei Schwangerschaftsabbruch nach Vergewaltigung unterziehen.

[20] Vgl. diesbezüglich Gatter et al. (2014).

[21] Für diesbezüglich weiterführende Auseinandersetzungen siehe z. B. Spellecy (2003).

entsprechend geeigneten Verteilungskriterien in den Vordergrund. Die Debatte um die geeignete Verteilung leidensmindernder Ressourcen knüpft direkt an die Debatten darum an, ob das moralisch Gebotene sich ›deontologisch‹ aus Rechten und Pflichten ableitet oder ›konsequentialistisch‹ aus dem der Weltverbesserung Dienlichen. Dabei steht auch die Frage nach der Legitimität einer personenübergreifenden Leidensminimierung im Raum, und ob die Anzahl der pro Handlungsoption Leidenden überhaupt miteinbezogen werden dürfe, wobei gegenwärtig eine Umfokussierung von der Aggregation von Freude und Leid auf eine Aggregation von Hilfsansprüchen oder Argumenten für die jeweilige Handlungsoption zu beobachten ist.[22]

Hier kann es zu Konflikten zwischen Fürsorge- und Gerechtigkeitsintuitionen kommen, wenn etwa die Gleichachtung aller Patienten so interpretiert wird, dass ihnen auch dort ein chancengleicher Zugang zu Hilfsleistungen zustehe, wo allenfalls eine von zwei ungleich großen Gruppen vor schwerem Leid bewahrt werden kann. Ein konkreter Vorschlag zur moralisch vorzugswürdigen Lösung entsprechender Knappheitssituationen kann im Rahmen dieser Arbeit nicht entwickelt werden. Aber solange man überhaupt ein Kriterium für gerecht erachtet, heißt dies, auch die daraus folgenden Leid-Zumutungen für legitim zu erachten.

Auf Situationen dieses Typs trifft man in der Medizin zum Beispiel im Katastrophenfall, wo sogenannte *Triage*-Strategien[23] vorgesehen sind, die ein die Anzahl der Überlebenden maximierendes Versorgungsregime vorsehen. Im medizinischen Normalbetrieb begegnet man ihnen beispielsweise bei der Verteilung postmortal gespendeter Organe. Auch hier sind die zu Rate gezogenen Verteilungskriterien von zentraler Relevanz und nicht nur inhaltlich, sondern auch hinsichtlich des Zustandekommens ihrer Festlegung umstritten.[24] Einer dritten Situation scheinbar unvermeidbaren Leidens begegnet man im Bereich der Pflege, die durch chronische Unterfinan-

---

[22] Zu diesen Debatten vgl. insbesondere die Beiträge von Taurek (1977), Kamm (1993) und (2009), Broome (1998), Scanlon (1998), Brock (2002), Hirose (2004), Lübbe (2004) und (2008), Thomson (2008) und Dufner & Schöne-Seifert (2012).

[23] Siehe hierzu Teres (1993), Veatch (2005), Lübbe (2001) und (2006) und Sass (2006).

[24] Vgl. diesbezüglich die Beiträge in Haarhoff & Wagner (2014), darunter insbesondere Vossenkuhl (2014), Gutmann (2014) und Umgelter (2014), die Grund zu der Annahme geben, dass das deutschlandweit praktizierte Verteilungsregime umfangreicher Nachbesserungen bedarf.

zierung[25] und eine bis zur konstatierten Verfassungswidrigkeit reichende staatliche Vernachlässigung gekennzeichnet ist.[26] Anders als im Fall der Transplantationsmedizin – wo Organe fehlen – sind die für Pflegetätigkeiten fehlenden Ressourcen in erster Linie finanzieller Natur und damit Ergebnis politischer Verteilungsentscheidungen. Um den an mangelnder Pflege Leidenden dieses Leiden legitim zumuten zu können, müsste deshalb auch diese politische Entscheidung auf den Prüfstand. Eine solche Prüfung müsste unter anderem die Opportunitätskosten staatlichen Handelns miteinbeziehen und dafür die gesellschaftlich verfügbare Produktivkraft, die Einkommensverteilung, die Steuerquoten und volkswirtschaftlichen Kausalbeziehungen berücksichtigen. Die epistemische Herausforderung einer solchen Untersuchung muss an anderer Stelle bewältigt werden, doch die Annahme einer nur unter moralisch untragbaren Opportunitätskosten vermeidbaren Knappheit im Pflegebereich scheint nicht plausibel.

4. *Leiden zufügen: Wenige wenig schädigen, um vielen viel zu nutzen?*

Während der Strafvollzug mit der Aussicht auf Leidensminderung um Mitwirkung wirbt und bei knappen Ressourcen selektive Unterlassungen drohen, lassen fremdnützige Forschung und Katastrophenmanagement wenige Menschen (oder Tiere) leiden, um das drohende Leiden vieler Menschen mindern zu können. Berühmte Gedankenexperimente (für menschenfokussierte Abwägungsentscheidungen) sind die sogenannten *Trolley-Cases*, die zur Erzeugung und Testung unserer entsprechenden Intuitionen entworfen wurden. Mit Hilfe dieser Gedankenexperimente lässt sich etwa erheben, welche Opportunitätskosten wir zu akzeptieren bereit sind, um zugunsten eines moralisch unverfänglicheren Sterbenlassens an der Unterlassung aktiven Tötens festzuhalten.[27] Bei den frühen Formen dieser Trolley-Cases handelt es sich um dilemmatische Straßenbahn-Unglücks-

[25] Über die nicht notwendig ökonomisch bedingte Unterversorgung vieler Pflegebedürftiger – insbesondere im letzten Lebensabschnitt – siehe auch Ridder (2010).
[26] Vgl. diesbezüglich aktuell Moritz (2013).
[27] Für die erste Erwähnung dieser Fälle siehe Foot (1967), für deren Weiterentwicklung Thomson (1976) und (1985) und Otsuka (2008).

szenarien, in denen die Beobachter ein absehbares Unglück entweder geschehen lassen oder es durch unterschiedliche Formen eigenen Zutuns auf kleinere Gruppen anderenfalls unversehrt Bleibender umlenken können.

Diese Gedankenexperimente lassen sich weitgehend modifizieren, um zusätzliche Aspekte unserer Urteilspraxis zu beleuchten. Judith Jarvis Thomson versetzt ihre Leser etwa in die Situation eines Chirurgen, der fünf an der Schwelle des Todes stehende Patienten retten könnte, wenn er einen Unbeteiligten töten und zu Heilmitteln verarbeiten würde.[28] So lassen sich unsere Intuitionen zu einer fremdnützigen Schädigung erheben, die ihre Opfer zur vernutzbaren Ressource degradiert. Dieser neue Aspekt der instrumentellen Vernutzung ist mit der intuitiv weithin akzeptierten Selbstzweckformel von Kants kategorischem Imperativ – seinem »Handle so, daß du die Menschheit, sowo[h]l in deiner Person, als in der Person eines jeden andern, jederzeit zugleich als Zweck, niemals bloß als Mittel brauchest« – natürlich nur schwer in Einklang zu bringen.[29] So überrascht es nicht, dass (auch Thomsons) Studenten mit einer Bereitschaft zur kollateralen Tötung von Minderheiten deren Vernutzung zur Rettung einer Mehrheit überwiegend ablehnten. Mit zunehmendem Ausmaß der Katastrophe gewinnt die Vernutzungsentscheidung jedoch an Attraktivität, und wenn weiten Teilen der Menschheit die Vernichtung droht, dürfte der Umschlagpunkt längst überschritten sein.[30] Unter welchen Umständen und mit welchen Gründen man Chancengleichheit und Schädigungsverzicht zugunsten einer Mehrheitsrettung zurückstellen sollte, muss jedoch an anderer Stelle diskutiert werden. Glücklicherweise sind solche Ausnahmesituationen aber auch in medizinischen Kontexten nur selten anzutreffen.

Auf die Aufbürdung allenfalls moderater Risiken zur Rettung Dritter (wie die Pflicht zur Ersthilfe bei Unfällen oder die Erzwingung von Blutspenden in medizinischen Notfällen, für deren Straffreiheit sich einige Strafrechtler einsetzen[31]) sollten sich weite Teile der Be-

---

[28] Vgl. Thomson (1985), S. 1396.

[29] Vgl. Kant (1785), S. 66 f.

[30] Die mit solchen Sondersituationen verbundenen Herausforderungen beleuchten aktuell O'Mathúna et al. (Hrsg.) (2014) und zuvor etwa Wynia (2007b). Abwägungssituationen zwischen Einzelpersonen und der Bevölkerung ganzer Planeten konstruiert Sanders (1988), weite Teile der Menschheit stehen bei Druckmann et al. (2013) zur Disposition.

[31] Vgl. Jahn (2004), 257 f.

völkerung auch *ex ante* einigen können,[32] während sich der in Shanghai von 1989 bis 2003 geltende Blutspendezwang,[33] der in erster Linie die durch den Zukauf von Blutkonserven anfallenden Kosten senken sollte, deutlich schlechter rechtfertigen ließ. Und wenn die Verantwortlichen des DDR-Regimes lange Zeit Stillschweigen darüber bewahrten, dass sie zur Devisenbeschaffung ihren Häftlingen Blutspenden abnötigten, so deutet dies darauf hin, dass sie sich der Illegitimität dieser Praxis durchaus bewusst waren.[34]

Viel häufiger als die erzwungenen Leiden ist im klinischen Alltag jedoch das freiwillige Opfer kleinen Umfangs. Mit seiner expliziten Freiwilligkeit – etwa im Rahmen der Blutspende – wahrt es die Autonomie der Bürdenträger und senkt damit ihre Belastung. Die legitime Inanspruchnahme einer solchen Leidensbereitschaft hat allerdings Voraussetzungen, zu denen zumindest die Aufklärung über alle situationsrelevanten Aspekte und ein umfangreiches Bemühen um die Minimierung der Lasten gehören.[35]

5. *Leidensbereitschaft einfordern: Kontextspezifische Duldungspflichten?*

In der Psychiatrie ist das Leiden an einer außergewöhnlich realistischen Weltsicht ein bekanntes Phänomen und eine ordentliche Dosis positiver Illusionen gilt als Zeichen psychischer Gesundheit. Charlotte Blease beschreibt diesen Umstand wie folgt:

> »[P]ositiv-Illusionen – unrealistisch positive Annahmen über die eigene Situation, ein Überschätzen der eigenen Möglichkeiten und ein übertriebener Zukunftsoptimismus (von Psychologen ›Pollyanna Prinzip‹ genannt) – sind charakteristisch für eine gute psychische Gesundheit. […] Wenn Menschen diese Illusionen verlieren – diese positive Selbsttäuschung – dann

---

[32] Eine allgemeine *ex ante* Einigung würde jedoch voraussetzen, dass nicht andauernd die in Deutschland knapp sechs Prozent mit der einzig allgemein-kompatiblen Blutgruppe ›0 Rhesus negativ‹ zur Spende herangezogen würden.

[33] Vgl. diesbezüglich Dtsch Arztebl 1989; 86(10): A-613 (http://www.aerzteblatt.de/pdf.asp?id=106728), China daily (2003) und China Internet Information Center (2003).

[34] Vgl. diesbezüglich SWR (2014).

[35] Wo die Zumutbarkeit freiwilligen Leidens ihre Grenzen findet, wird insbesondere in der Transplantationsethik diskutiert, und zwar vor allem in der Auseinandersetzung mit den Legitimitätsbedingungen der Lebendspende.

scheint es Aufgabe der medizinischen Behandlung zu sein, diese wiederherzustellen.«[36]

Wenn Therapeuten ihren chronisch niedergeschlagenen Patienten durch die Wiedervernebelung trauriger Einsichten helfen wollen, stellt sich aber auch die Frage nach den mit dieser epistemischen Beeinträchtigung verbundenen Folgen für Dritte. Zwar kann die hedonistische Optimierung unserer Wahrnehmung[37] noch keine Traumwelten generieren, die uns – analog zum Gedankenexperiment der Nozick'schen Täuschungsmaschine[38] – einen dauerhaften Abschied von den Bürden des realen Lebens böten. Aber auch weniger weitreichende Modifikationen unserer Weltsicht können dramatische Auswirkungen auf unser Handeln haben und die Frage aufwerfen, ob wir uns nicht wechselseitig ein gewisses Mindestmaß an Realitätsbewusstsein abverlangen sollten, solange unser Verhalten – nicht zuletzt auch über das Ausüben demokratischer Mitbestimmungsrechte – weitreichende Auswirkungen auf die Organisation unseres gesellschaftlichen Miteinanders haben kann. Eine sich von den Herausforderungen der Realität abwendende Gesellschaft wird jedenfalls nicht ohne Nebenwirkungen zu haben sein, wie Stanisław Lem bereits 1971 – in seiner das Unangenehme halluzinogen ausblendenden Endzeit-Dystopie – reflektiert.

Eine derart wiederverzaubernde Manipulation unserer Überzeugungen nach dem Pippi-Langstrumpf-Prinzip wird in der Philosophie unter dem Stichwort des »Doxastischen Voluntarismus« diskutiert[39] und wurde in der Medizinethik zuletzt von Matthias Guth und Ralf Jox aufgegriffen, die dort die Legitimität einer pharmakologischen Gedächtnismodifikation zur Traumaprävention prüfen.[40] Um die Kollateralschäden eines von ihnen prinzipiell für legitim erachteten Einsatzes entsprechender Zukunftstechnologien zu minimieren, empfehlen die Autoren dort, rechtlich bedeutsame Erinnerungen erst nach einer Spurensicherung zu modifizieren. Ein solches Vorgehen würde es erlauben, eventuell bestehende Verpflichtungen mit ver-

[36] Charlotte Blease (2011), S. 15. Ins Deutsche übertragen durch den Autor.

[37] Für einen tieferen Einblick in diese Thematik empfiehlt sich insbesondere Steup (2001).

[38] Vgl. Nozick (1974), S. 42–45.

[39] Verstärkt auch die ethische Perspektive beziehen insbesondere Williams (2002), Beier (2010) und Audi (2011) in ihre Überlegungen ein.

[40] Vgl. Guth & Jox (2014).

gleichsweise geringen Zusatzleiden zu befriedigen. Da die Höhe zumutbarer Leiden mit der individuellen Verantwortung variiert, kann fallweise auch ein dauerhaftes Aushalten geboten sein. Unter welchen Umständen wir zur Wahrung leidvoller Erinnerungen verpflichtet sind, ist bislang aber kaum diskutiert. Rollenspezifische Sonderpflichten – etwa der Eltern gegenüber ihren Kindern – sind jedoch zu erwarten. Auch militärischen Kommandeuren wird man in *Wishful-thinking*-Fragen Abstinenz abverlangen wollen sowie die zusätzlich deprimierende Abkehr von jenem epistemisch ungedeckten Optimismus, den Sharot bei seinen Mitbürgern diagnostiziert.[41]

Die im medizinischen Betrieb wirkmächtigen Pflichten zur Duldung vermeidbarer Leiden beschränken sich aber nicht auf die Unterlassung weitreichender epistemischer Manipulationen. Gerade in Extremsituationen kann es durchaus geboten sein, die Leiden einer vorrangig fremdnützigen Quarantäne und deren Nachteile gegenüber einer sonst möglichen Normalversorgung hinzunehmen.[42]

In anderen Situationen wird die Frage nach der individuell gebotenen Leidensbereitschaft sehr unterschiedlich beantwortet, etwa wenn es um die Rechte und Pflichten einer Schwangeren gegenüber ihrem ungeborenen Kind geht. Hier wird auf der Basis unterschiedlicher kultureller Einstellungen auch Unterschiedliches für zumutbar erachtet: dem sich entwickelnden Leben die Beendigung seines Seins oder der Schwangeren die ungewollte Fortsetzung ihrer Schwangerschaft bis zur Geburt. In unseren Breiten sprechen viele – wenn auch innerhalb bestimmter Grenzen – der Autonomie der Schwangeren den Vorrang vor ihren eventuell bestehenden Achtungs-, Hilfs- und Nicht-Schädigungspflichten gegenüber dem sich in ihr entwickelnden menschlichen Leben zu.[43]

Ob eine potentielle Person zum Zeitpunkt ihrer Schädigung schon in moralisch relevanter Form existiert,[44] kann hier natürlich ebensowenig diskutiert werden wie die Frage nach der Bewertung

---

[41] Vgl. Sharot (2012).

[42] Vgl. diesbezüglich fallbeschreibend Sussebach (2003) und analytisch Wynia (2007a) sowie O'Mathúna et al. (Hrsg.) (2014).

[43] Siehe etwa die Debatte im Nachgang zu Thomson (1971) und ihr Gedankenexperiment vom unautorisiert zur Blutwäsche an einen anderen Menschen angekoppelten Violinisten.

[44] Für weiterführende Auseinandersetzungen mit dem Potentialitätsargument siehe Stier & Schöne-Seifert (2013).

des Verlustes zukünftiger Lebenspotentiale.[45] Festzuhalten bleibt jedoch, dass unsere Gesellschaft im Bereich der menschlichen Reproduktion – basierend auf einer Zuschreibung von Verantwortung gegenüber dem ungeborenen Leben – der Schwangeren weitgehende Einschränkungen der Autonomie und besondere Leidensrisiken zumutet, während andere Kulturen die primäre Verantwortung der Schwangeren nicht in der Fürsorge für ihr ungeborenes Kind, sondern der Wahrung der reproduktiven Gerechtigkeit sehen, für deren Durchsetzung bisweilen auch Zwangsabtreibungen für zumutbar erachtet werden.[46] Medizinisch nicht indizierte Schwangerschaftsabbrüche fallen jedoch schon definitorisch nicht in den medizinischen Tätigkeitsbereich von *Care and Cure*, auch wenn sie ausschließlich von lebenswissenschaftlich geschulten Personen erbracht werden. Nichtsdestotrotz kann auch in jenen Fällen, in denen die Schwangere freiwillig um Abbruch ihrer Schwangerschaft ersucht, eine Rechtfertigung auf Basis des Autonomieprinzips erfolgen, doch die Debatte seiner Vorzugswürdigkeit gegenüber dem Nichtschädigungs- und Fürsorgeprinzip muss an anderer Stelle geführt werden.

6. *Leiden zufügen auf elterlichen Wunsch: Genitalchirurgie*

Ein anderes, zumindest partiell für zumutbar erachtetes Leiden droht den Betroffenen aus jenen chirurgischen Eingriffen zu erwachsen, die ohne medizinische Indikation auf ausdrücklichen Wunsch der Eltern hin an den Geschlechtsorganen ihrer noch nicht selbstbestimmungsfähigen Kinder vorgenommen werden sollen. Über die damit verbundenen ästhetischen und funktionalen Modifikationen ihrer Geschlechtsorgane hinaus, die als direkt intendierte Folgen zu betrachten sind, drohen den Betroffenen dabei weitere, eingriffsspezifisch unterschiedliche, seltener auftretende, aber zumindest als Risiko ab-

[45] Nur in äußerst seltenen Situationen dürfte es sich um ein sogenanntes *wrongful life* handeln – menschliches Leben, das ins Leben zu bringen als moralisch verwerflich gelten muss. Gleichwohl gibt es Autoren wie Benatar (2006), die hierzu – und das zumindest dem Anschein nach ernsthaft – eine andere Position vertreten haben.

[46] Vgl. diesbezüglich insbesondere Wong (2012). Dass entsprechende Zwangsabtreibungen im Rahmen der chinesischen Ein-Kind-Politik noch durchgeführt, mittlerweile aber zumindest offiziell verboten sind, zeigt jedoch, dass der Glaube an die Legitimität dieser Praxis bereits stark zurückgegangen ist.

sehbare Nebenfolgen. In seinem auch international vielbeachteten Urteil aus dem Jahr 2012 hat das Landgericht Köln diesbezüglich argumentativ vorgelegt und konstatiert:

»Die in der Beschneidung zur religiösen Erziehung liegende Verletzung der körperlichen Unversehrtheit ist, wenn sie denn erforderlich sein sollte, jedenfalls unangemessen. […] Zudem wird der Körper des Kindes durch die Beschneidung dauerhaft und irreparabel verändert. Diese Veränderung läuft dem Interesse des Kindes später selbst über seine Religionszugehörigkeit entscheiden zu können zuwider. Umgekehrt wird das Erziehungsrecht der Eltern nicht unzumutbar beeinträchtigt, wenn sie gehalten sind abzuwarten, ob sich der Knabe später, wenn er mündig ist, selbst für die Beschneidung als sichtbares Zeichen der Zugehörigkeit zum Islam entscheidet[.]«[47]

Dieses Urteil hat – nicht nur aber auch – in der Bundesrepublik Deutschland zu einer breiteren Reflexion und Infragestellung tradierter Rituale geführt. Auch wenn der Gesetzgeber über den Erlass von § 1631d BGB noch im Dezember 2012 derartige Maßnahmen wieder zu legalisieren versucht hat, wurde die Debatte über die moralische Zumutbarkeit der mit ihnen unvermeidbar einhergehenden Schädigungen und Leidensrisiken gerade erst angestoßen. Deren politische Entwicklung mag von der Fähigkeit zur historisch-kritischen Reflexion unserer überkommenen Riten abhängen, wie Merkel und Putzke betonen.[48] Wenn die Religionsgemeinschaften diese Debatte aber auch intern führen,[49] besteht zumindest langfristig Hoffnung auf Veränderungen am Status quo.

Neben dieser dringend gebotenen Auseinandersetzung und der sich anschließenden Frage nach der Erreichbarkeit *politischer* Fortschritte lässt sich die Debatte über die moralische Zumutbarkeit der mit einer Teilamputation des kindlichen Genitals verbundenen Leiden aber bereits heute beantworten: Weder gehört sie zum Aufgabenbereich der Medizin, noch lässt sich das mit ihr (angesichts der zugefügten Körperverletzung) verbundene Absehen vom Nicht-Schädigungsprinzip rechtfertigen, noch das (angesichts der zugefügten Minderung der symbolischen Autonomie) verbundene Absehen vom Autonomieprinzip. Die zahlreich zusammengetragenen Informationen zeichnen überdies ein klares Bild der Sachlage der hier

---

[47] LG Köln (2012), III.

[48] Vgl. Merkel & Putzke (2013), S. 449.

[49] Vgl. Aurenque & Wiesing (2013).

ebenfalls vernachlässigten Fürsorgepflichten.[50] Allenfalls über die Konstruktion *Rettung vor schlimmerem Leiden durch Zufügung eines geringeren* – wie sie uns schon bei der Umwerbung von Ärzten zur Mitwirkung an Hinrichtungen begegnet ist – könnte für die Legitimität derartiger Eingriffe argumentiert werden. Der damit beabsichtigten Selbstinstrumentalisierung zum Werkzeug verwerflich Handelnder sollten sich die Angesprochenen zwar verweigern, jedoch nicht ohne zuvor umfassend über die non-kosmetischen Folgen einer solchen Praxis aufzuklären und den entsprechend Interessierten die medizinethische Bedeutsamkeit des Nicht-Schädigungsprinzips darzulegen.

7. Leidensabhilfe unterlassen: kulturelle Vorbehalte bei Schmerzmedikation & Suizidassistenz

Der letzte Beispielblock mutwillig zugemuteter Leiden greift jene Fälle auf, in denen Hilfe versagt und Leiden zugemutet wird, obgleich Möglichkeiten zu seiner Minimierung vorhanden wären. Im ersten Fall geht es um die verbreitete Zumutung einer suboptimalen Schmerzmedikation. Zwar lässt sich eine solche Beschränkung der palliativmedizinischen Versorgung heute nicht mehr mittels Verweis auf darin enthaltene Cannabis-Bestandteile[51] und die Erfordernisse einer fremdnützigen Eindämmung eines sonst drohenden Drogenmissbrauchs rechtfertigen, doch eine entsprechende Rechtfertigung wird noch immer versucht.[52] So wurde laut eines Widerspruchsbescheides des Bundesinstituts für Arzneimittel und Medizinprodukte (BfArM) vom 10.08.2010 einem Multiple-Sklerose-Patienten der Selbstanbau von Cannabisprodukten, deren Erwerb nach Verordnung er sich – aufgrund der Nichterstattung der Behandlungskosten in Höhe von monatlich 850 € – nicht leisten konnte, mit folgender Begründung untersagt:

---

[50] Vgl. u.a. KNMG (2010), RACP (2010), Putzke (2013), Scheinfeld (2013), Franz (2014) und Herzberg (2014).

[51] Zu den ermutigenden Ergebnissen diesbezüglicher Studien vgl. u.a. Wilsey et al. (2013) und Maione et al. (2013).

[52] Vgl. Haarhoff (2011), die von entsprechenden Rechtfertigungsversuchen berichtet.

»Das Interesse [...] an einer Versorgung und Behandlung mit selbst angebautem Cannabis in seiner Privatwohnung muss gegenüber dem Schutzinteresse der Bevölkerung zurückstehen[.]«[53]

Obgleich es einer derartigen Drogen-Politik an argumentativer Satisfaktionsfähigkeit mangelt, verkörpert ihre prohibitionistische Grundhaltung noch immer den weithin vertretenen internationalen Standard. So waren insbesondere in den USA – aber bei weitem nicht nur dort – sowohl der Einsatz als auch weite Teile der Erforschung cannabinoider Schmerzmedikamente lange Zeit untersagt und sind es teils bis heute:

»Das Gesetz über verkehrsbeschränkte Substanzen von 1970, das sämtliche Cannabinoide der Gefahrenklasse 1 zuordnete, unterband deren therapeutische Testung für viele Jahre. Noch heute sind außerordentliche Anstrengungen erforderlich, um in den Vereinigten Staaten eine Berechtigung zur Cannabinoidforschung zu erhalten[.] Aus diesem Grund basieren neuere Informationen zur Cannabinoid-Nutzung bei Schmerzpatienten fast ausschließlich auf Kleinststudien und anekdotischer Evidenz. Trotz dieser schweren Mängel scheint es jedoch überzeugende Anhaltspunkte zu geben, dass sich die gravierende Therapielücke in der Behandlung neuropathischer Schmerzen mit Cannabinoiden schließen ließe.«[54]

Diese politische Ausgangssituation[55] mit ihren bedauerlichen Folgen für die unnötig Leidenden steht jedoch der gebotenen Fürsorge radikal entgegen und lässt sich auch nicht mit einer Vermeidung der Schädigung Dritter rechtfertigen, die überdies weit weniger bedrohlich wäre als weithin befürchtet und behauptet wird.[56] Damit lässt sich auch die Zumutung derart vermeidbarer Schmerzzustände nicht mehr legitimieren, und wo immer eine solche Zumutung dennoch eingefordert wird, ist den entsprechenden Forderungen die Legitimität abzusprechen.

Das zweite Fallbeispiel einer verbreiteten Unterlassung leidensminimierender Hilfsmaßnahmen greift die Situation jener Patienten auf, denen nur noch ein Ausscheiden aus dem Leben die ersehnte Linderung bringen kann. Viele Patienten sind dafür auf eine ärztliche

---

[53] Widerspruchsbescheid des Bundesinstituts für Arzneimittel und Medizinprodukte (BfArM) vom 10.08.2010, zitiert nach Haarhoff (2011).

[54] Fine & Rosenfeld (2014), S. 451–2. Übertragung ins Deutsche durch den Autor.

[55] Für eine ausführlichere Schilderung der Hintergründe und Folgen dieser Groteske siehe auch Foreman (2014), S. 201ff.

[56] Vgl. diesbezüglich insbesondere die Übersichtsarbeiten von Krumdiek u.a. (2008).

oder medizinische Suizidassistenz angewiesen, die ihnen manche Landesärztekammern jedoch verweigern wollen. Teile der in Körperschaften öffentlichen Rechts verfassten deutschen Ärzteschaft sind in ihren durch Landesärztekammern festgelegten Berufsordnungen nämlich dem 2011 von der Bundesärztekammer vorgelegten Berufsordnungsmuster gefolgt[57] – in dem diese ein ausnahmsloses Verbot der ärztlichen Suizidassistenz bewirbt[58] – und wollen damit auch jenen Patienten die Suizidhilfe verweigern, die therapieresistenten Schmerzzuständen ausgesetzt sind und für einen Suizid auf fachliche Hilfe angewiesen wären.

Die heterogene Haltung der Ärzteschaft spiegelt sich in weiten Teilen unserer Gesellschaft und findet sich auch in der 2006 veröffentlichten Stellungnahme des damaligen Nationalen Ethikrats.[59] Während jüngst zahlreiche Vorschläge zur gesetzlichen Neuregelung der Suizidassistenz unterbreitet wurden, verlangen diese meist eine

---

[57] Nach einem Berufsordnungsvergleich von Haarhoff (2014) »riskiert seine Approbation, wer in Brandenburg, Bremen, Hamburg, Hessen, Mecklenburg-Vorpommern, Niedersachsen, Sachsen oder Thüringen einem Patienten beim Suizid assistiert und dabei erwischt wird. In Baden-Württemberg, Bayern, Berlin, Rheinland-Pfalz, Saarland, Sachsen-Anhalt und Schleswig-Holstein dagegen existiert kein explizites Verbot des ärztlich assistierten Suizids. […] Besonders prekär ist die Lage in Nordrhein-Westfalen, wo es gleich zwei Ärztekammern gibt: Die Kammer Nordrhein schreibt ihren Ärzten in Paragraf 16 ihrer Satzung kategorisch vor: ›Es ist ihnen verboten, Patientinnen und Patienten auf deren Verlangen zu töten. Sie dürfen keine Hilfe zur Selbsttötung leisten.‹ Die Ärztekammer Westfalen-Lippe dagegen fordert, ebenfalls in Paragraf 16 der Berufsordnung, von ihren Ärzten lediglich: ›Sie sollen keine Hilfe zur Selbsttötung leisten.‹«

[58] Siehe Bundesärztekammer (2011a, § 16): »Ärztinnen und Ärzte haben Sterbenden unter Wahrung ihrer Würde und unter Achtung ihres Willens beizustehen. Es ist ihnen verboten, Patientinnen und Patienten auf deren Verlangen zu töten. Sie dürfen keine Hilfe zur Selbsttötung leisten«, während die gleiche Bundesärztekammer (2011b, 346) in ihren Grundsätzen zur ärztlichen Sterbebegleitung lediglich festhält: »Die Mitwirkung des Arztes bei der Selbsttötung ist keine ärztliche Aufgabe.«

[59] Vgl. Nationaler Ethikrat (2006), S. 100: »Im Hinblick auf die Zulässigkeit der ärztlichen Beihilfe zum Suizid bestehen im Nationalen Ethikrat unterschiedliche Auffassungen: Viele Mitglieder sehen in der ärztlichen Beihilfe zum Suizid einen Widerspruch zum ärztlichen Ethos und lehnen es deshalb ab, sie berufsrechtlich zuzulassen. Nach Auffassung eines anderen Teils der Mitglieder sollte es Ärzten möglich sein, einem Patienten bei der Durchführung eines Suizids behilflich zu sein, sofern ein unerträgliches und unheilbares Leiden des Patienten vorliegt, die Entscheidungsfähigkeit des Patienten gegeben ist und sein Wunsch zu sterben – nach Beratung und ausreichender Bedenkzeit – als endgültig anzusehen ist.«

Verschärfung der Gesetzeslage: teils ein Verbot mit eng beschränkten Ausnahmen,[60] teils ein ausnahmsloses Verbot ärztlicher Suizidhilfe:

> »So verständlich ein Suizidwunsch sein mag, so deplatziert eine moralische Verurteilung von Suizidwilligen ist – die Suizidassistenz läuft einer fundamentalen Lebensbejahung zuwider, die sich als wesentliches Element einer guten, erstrebenswerten Gesellschaft ansehen lässt, ohne dass man der fragwürdigen Idee einer ›Heiligkeit‹ jedes menschlich-biologischen Lebens anhängen muss.«[61]

Es gibt also weiterhin Stimmen, die angesichts des ihnen legitim erscheinenden Verbots einer Ultima-ratio-Unterstützung die Zumutung andauernden Leidens bevorzugen – auf dem jene Musterberufsordnung verabschiedenden Ärztetag in Kiel repräsentierten sie sogar die Mehrheit. Versucht man dieses Verbot einer ärztlichen Suizidassistenz auf Basis des Nicht-Schädigungsprinzips zu rechtfertigen, wird man angesichts des enormen Leidens der Schmerzpatienten jedoch schnell gewahr, dass hier gerade in der unterlassenen Assistenz die Schädigung liegt, da die Patienten ihrer noch verbleibenden Lebenszeit angesichts der damit absehbar verbundenen Leiden gerade keinen Eigenwert mehr zuschreiben wollen. Gegenüber selbstbestimmt Handelnden unsere eventuell anderslautenden Ansichten zurückzustellen mag zwar schwer fallen – aber genau das ist es, was uns die Pflicht zur wechselseitigen Würdeachtung abverlangt: uns hinsichtlich des je eigenen Lebens (zumindest in normativen Fragen) einen Deutungsvorrang zuzugestehen. Und wer dieser Pflicht gerecht werden und seine eigene ›fundamentale Lebensbejahung‹ nicht zur ›umstandsirrelevanten Lebenspflicht für andere‹ umdeuten will, kann damit auch kein absolutes Suizidassistenzverbot rechtfertigen, sondern allenfalls ein Verbot fahrlässiger Voreiligkeit. Für die Annahme einer unmittelbar drohenden, allgemeinen arztseitigen Voreiligkeit bei der Suizidhilfe besteht gegenwärtig jedoch kein Grund und damit auch kein Grund dafür, aus Missbrauchsprophylaxe eine sonst sehr sinnvolle Praxis zu unterbinden.

Inwieweit Leidenden mit Sterbewunsch über die Fortsetzung ihres Lebens auch noch die Fortsetzung ihres Leidens zugemutet wer-

---

[60] Vgl. Borasio et al. (2014). In der zugehörigen Presseerklärung erklärt Borasio seine diesbezügliche Haltung wie folgt: »Es ist wissenschaftlich längst belegt, dass es auch bei bester Palliativversorgung Menschen gibt, die mit Berechtigung sagen »Das, was mir noch bevorsteht, möchte ich nicht erleben.«

[61] Kipke (2013), S. 23.

den soll, entscheidet sich aber erst an der Haltung der Ärzteschaft zur Suizid-Alternative der kontinuierlichen und tiefen palliativen Sedierung. Mit dieser weitreichendsten Form palliativer Versorgung – der bis zum Eintreten des Todes aufrechterhaltenen Versetzung in ein künstliches Koma – kann zumindest allen bewusstseinsbedingten Leiden abgeholfen werden. Nach den Leitlinien der *European Association for Palliative Care* sollte eine solche Sedierung in genau jenen Situationen

> »von vorneherein angestrebt werden, 1. wenn das Leiden des Patienten sehr ausgeprägt ist, 2. wenn die Beschwerden eindeutig refraktär auf andere Vorgehensweisen sind, 3. wenn das Versterben des Patienten binnen Stunden oder wenigen Tagen angenommen werden muss, 4. wenn der Patient dieses Vorgehen explizit wünscht, 5. in einer Extremsituation am Lebensende, wie z. B. bei massiver Blutung oder Asphyxie«.[62]

Suizidassistenzgegner, die auch diese Form der Leidensminderung *generell* untersagt sehen wollen, sind bisher allerdings nicht in Erscheinung getreten. Eine im Einzelfall doppelte Gegnerschaft – sowohl der Suizidhilfe, als auch der Sedierung – ist hier typischerweise der Suche nach einem vernünftigen Umgang mit ›psycho-existentiell‹ Leidenden[63] sowie psychisch Erkrankten und insofern selbstbestimmungseingeschränkten Menschen geschuldet.[64]

Die Hoffnung, mit der Option einer palliativen Sedierung zumindest dem Schmerz – und nur dem Schmerz – gründlich den Garaus machen zu können, kann allerdings trügen.[65] Das Problem steckt dabei in der bedauerlichen Differenz von Sedierungsabsicht und Sedierungserfolg. Wenn nämlich bis zu 7 % der im Klinikalltag anästhesierten Patienten ärztlicherseits unbemerkt weiterleiden,[66] dann ist ein solcher *worst case* auch für anscheinend tiefensedierte Patienten ein realistisches Szenario. Die Inkaufnahme entsprechender Risiken und der daraus resultierenden Leiden zur Vermeidung einer ärztlichen Suizidassistenz verkörpert damit das den Betroffenen auf-

---

62 EAPC (2010), S. 348.

63 Zu den sich aus der Inklusion gesundheitsunabhängiger Leiden in den medizinischen Leidensbegriff ergebenden Herausforderungen vgl. aktuell Bozzaro (2015).

64 Vgl. aktuell Schöne-Seifert (2014).

65 Vgl. Kon (2011).

66 Vgl. insbesondere den von Leslie (2007) herausgegebenen Themenband ›Awareness during Anaesthesia‹ der Zeitschrift *Best Practice & Research Clinical Anaesthesiology*.

gebürdete Leidens-Restrisiko, dessen Zumutung Suizidgegner für rechtfertigbar erachten müssen. Wie sie diese vermeidbare Zumutung konkret zu rechtfertigen gedenken, darüber können sie uns jedoch nur selbst Auskunft geben.

V. Fazit: Leidenszumutungen gerecht verteilen

Der medizinische Sektor mit seinen therapie- und pflegespezifischen Aufgabenstellungen verfügt – wie nicht anders zu erwarten – über unscharfe Grenzen zu zahlreichen Sektoren mit abweichender Zielsetzung. So werden gerade nicht alle innerhalb der Lebenswissenschaften unternommenen Projekte mit dezidiert medizinischem Interesse betrieben: Die Forschung an biologischen Waffen, die Suche nach pharmakologischen Wirkstoffen zur Förderung geheimdienstlicher Verhörerfolge und obrigkeitsopportuner Verhaltenssteuerung, die Entwicklung transplantationsförderlicher Hinrichtungsmethoden; an solchen Schnittstellen zur militärischen Praxis, zum Polizei- und Strafwesen und zur ideologischen Manipulation wird Menschen direkt Leid zugefügt oder ein entsprechendes Zufügen vorbereitet und unterstützt. Diese Leidensproduktion wird von ihren Verfechtern häufig für legitim erachtet. Die in diesem Beitrag erfolgte Fokussierung auf die im Kernbereich medizinischer Tätigkeit zugemuteten Leiden erlaubte es jedoch, eine Auseinandersetzung mit derartigen Positionen weitgehend beiseitezuschieben und statt dessen jene Leidenszumutungen zu betrachten, die auch unter *Care-and-cure*-Gesichtspunkten anfallen. Und wie der vorliegende Beitrag zeigt, werden auch in diesem Bereich der Krankheitsprophylaxe, -therapie und Pflege den Leidenden bestimmte Leiden gegen ihren Willen zugemutet – und das mitunter auch völlig legitim. Nichtsdestotrotz sind dies die Fälle, in denen die Verletzung des Fürsorge- und des Nicht-Schädigungsprinzips nach einer besonderen Rechtfertigung verlangen.

Allen hier exemplarisch angeführten Fallkonstellationen war gemein, dass das zu medizinischen Zwecken zugemutete Leiden nicht um seiner selbst willen und als eigentlicher Zweck der Tätigkeit erzeugt wurde, wie dies bei einer zu Rachezwecken praktizierten Folter angenommen werden könnte. Vielmehr stand das medizinisch zugemutete Leiden dem Fürsorgewunsch stets entgegen und lieferte erst einmal gewichtige Gründe zu seiner Unterbindung, die sich nur bei Vorliegen gewichtigerer Gegengründe legitim zurückstellen ließen.

Solche Gegengründe können etwa aus der Tatsache radikaler Knappheit erwachsen, deren gerechtes Management bisweilen die Unterlassung bestimmter Hilfsmaßnahmen gebietet – Notsituationen, unter denen diese Unterlassung zwar bedauert, aber für zumutbar erklärt werden kann. Sie können aber auch aus dem Eintreten von Katastrophenszenarien erwachsen und dort selbst abstoßende Praktiken aus der Schusslinie sonst mit gutem Grund geltender Prinzipien herausnehmen. Das deutsche Strafgesetzbuch unterscheidet hier insbesondere zwischen rechtfertigendem (§ 34) und entschuldigendem (§ 35) Notstand und vielleicht ist eine vergleichbare Differenzierung auch für die Debatte des in medizinischen Notstandssituationen moralisch Zumutbaren angebracht.

Jenseits derartiger Extremfälle können auch aus der besonderen Stellung oder Verantwortlichkeit einzelner Individuen heraus besondere Duldungspflichten erwachsen und mit einer entsprechenden Zumutbarkeit von Leiden verbunden sein. Wenn Leiden innerhalb des medizinischen Sektors aber zu erzieherischen Zwecken eingesetzt werden soll, verlangt dies nach einer Rechtfertigung der Zuständigkeit, die hier zurückgewiesen wurde. Auch der am Betroffenenwohl orientierten Mitwirkung an dezidiertem Unrecht wurde – zumindest für alltägliche Fälle – eine Absage erteilt, nachdem die moralische Verantwortung für die damit verbundenen Leiden ausschließlich den jeweiligen Tätern zugesprochen wurde.

Im Laufe der Untersuchung zeigte sich dabei immer wieder, das eine Ethik des Leidens – oder die auf den medizinischen Sektor reduzierte Erörterung der moralischen Zumutbarkeit von Leiden – das unbedingt zu bedenkende Gegenstück einer Ethik des Wohlergehens ist. Und wie die Allokationsethik üblicherweise die gerechte Verteilung wohlergehensfördernder Ressourcen diskutiert, so muss sie auch die gerechte Verteilung wohlergehensabträglicher Lasten thematisieren. Zwar sind zahlreiche Leiden bereits das Ergebnis einer vorigen Nichtzuteilung wohlergehensförderlicher Ressourcen, es gibt aber auch Lasten, deren Entstehung aus keiner bloßen Abwesenheit solcher Ressourcen erwächst. Diese Lasten fallen im Bereich der Medizin zwar nur eingeschränkt an (etwa im Blut- und Organspendewesen, bei der Erbringung von Pflegedienstleistungen, der Teilnahme an Medikamententests, der Unterwerfung unter Quarantänemaßnahmen etc.). Eine zeitgemäße Medizinethik muss aber auch die Legitimität solcher Lastenverteilungen klären, muss die Rahmenbedingungen eines fairen Umgangs mit ihnen ausloten und die Möglichkeiten einer fairen Kompensation erörtern. Dabei gibt es noch viel zu tun.

Literaturverzeichnis

Audi, Robert (2011): The Ethics of Belief and the Morality of Action: Intellectual Responsibility and Rational Disagreement. In: Philosophy 86 (335), S. 5–29.

Aurenque, Diana/Wiesing, Urban (2013): German law on circumcision and its debate: How an ethical and legal issue turned political. In: Bioethics (online: DOI: 10.1111/bioe.12077).

Beauchamp, Tom/Childress, James F. (2012): Principles of Biomedical Ethics. 7th Edition. New York/Oxford: Oxford University Press.

Beier, Kathi (2010): Selbsttäuschung. Erfurt: Walter de Gruyter.

Benatar, David (2006): Better Never to Have Been. The Harm Of Coming Into Existence. Oxford/New York: Oxford University.

BGB § 1631d (Beschneidung des männlichen Kindes) eingefügt durch das Gesetz über den Umfang der Personensorge bei einer Beschneidung des männlichen Kindes vom 20. 12. 2012 (BGBl. I S. 2749) m. W. v. 28. 12. 2012. Abruf unter: http://dejure.org/gesetze/BGB/1631d.html. [Juni 2015].

Blease, Charlotte (2011): Deception as treatment: the case of depression. In: Journal of Medical Ethics 37(1), S. 13–16.

Borasio, Gian Domenico/Jox, Ralf/Taupitz, Jochen/Wiesing, Urban (2014): Selbstbestimmung im Sterben – Fürsorge zum Leben: Ein Gesetzesvorschlag zur Regelung des assistierten Suizids. Stuttgart: Kohlhammer.

Bozzaro, Claudia (2015): Der Leidensbegriff im medizinischen Kontext: Ein Problemaufriss am Beispiel der tiefen palliativen Sedierung am Lebensende. In: Ethik in der Medizin 27(2), S. 93–106.

Brock, Dan W. (2002): Priority to the Worse Off in Health-Care Resource Prioritization. In: Rosamond Rhodes et al. (Hrsg. 2002): Medicine and Social Justice. Essays on the Distribution of Health Care. Oxford/New York: Oxford University Press, S. 362–372.

Broome, John (1998): Kamm on Fairness. In: Philosophy and Phenomenological Research 58(4), S. 955–961.

Bundesärztekammer (2011a): (Muster-)Berufsordnung für die in Deutschland tätigen Ärztinnen und Ärzte – MBO-Ä 1997 – in der Fassung der Beschlüsse des 114. Deutschen Ärztetages 2011 in Kiel (23. 09. 2011). In: Deutsches Ärzteblatt 108(38), A1980 / B-1684 / C-1668.

Bundesärztekammer (2011b): Stellungnahmen: Grundsätze der Bundesärztekammer zur ärztlichen Sterbebegleitung. In: Deutsches Ärzteblatt 108(7), A 346–8.

Callsen, Söhnke (2014): Todesstrafe in den USA. Menschenversuche für den perfekten Giftcocktail. In: Zeit Online v. 20. 01. 2014. Abruf unter: http://www.zeit.de/wissen/2014–01/todesspritze-hinrichtung-gift-qual [Juni 2015].

Cassell, Eric J. (2004): The Nature of Suffering and the Goals of Medicine; 2. erweiterte Auflage. Oxford/New York: Oxford University Press.

China daily (2003): Answering the call. Webartikel vom 03.12.2003. Online unter: http://www.chinadaily.com.cn/en/doc/2003–12/03/content_286967.htm. [August 2014].

China Internet Information Center (2003): Shanghai Halts Mandatory Blood Donation. Webartikel vom 05.03.2003. Abruf unter: http://www.china.org.cn/english/China/57420.htm. [August 2014].

Dart, Tom (2014): Arizona inmate Joseph Wood was injected 15 times with execution drugs. In: TheGuardian.com. Abruf unter: http://www.theguardian.com/world/2014/aug/02/arizona-inmate-injected-15-times-execution-drugs-joseph-wood. [August 2014].

Druckmann, Neil et al. (2013): The last of us. Studio: ›Naughty Dog‹. Tokyo: Sony Computer Entertainment.

Dürr, Benjamin (2014): Sterbehilfe für Häftling in Belgien: Die freiwillige Todesstrafe. Abruf unter: URL: http://www.spiegel.de/panorama/gesellschaft/sterbehilfe-in-belgien-debatte-ueber-haeftling-frank-van-den-bleeken-a-991988.html [Juni 2015].

Dufner, Annette/Schöne-Seifert, Bettina (2012): Fairness und Effizienz in Verteilungskonflikten: Do Numbers Count, After All?. In: Preprints and Working Papers of the Centre for Advanced Study in Bioethics 24, S. 1–15.

EAPC – European Association for Palliative Care (2010): Sedierung in der Palliativmedizin: Leitlinie für den Einsatz sedierender Maßnahmen in der Palliativversorgung. In: Der Schmerz 24(4), S. 342–354.

Ethikrat, Nationaler (2006): Stellungnahme [zur] Selbstbestimmung und Fürsorge am Lebensende. Abruf unter: http://www.ethikrat.org/dateien/pdf/selbstbestimmung-und-fuersorge-am-lebensende.pdf [Juli 2015].

Fine, Perry G./Rosenfeld, Mark J. (2014): Cannabinoids for neuropathic pain. In: Current pain and headache reports 18 (10), S. 451 (1–9).

Foot, Philippa (1967): The Problem of Abortion and the Doctrine of Double Effect. In: The Oxford Review 5: 5–15.

Foreman, Judy (2014): A nation in pain. Healing our biggest health problem. Oxford/New York: Oxford University Press.

Franz, Matthias (Hrsg. 2014): Die Beschneidung von Jungen. Ein trauriges Vermächtnis. Göttingen: Vandenhoeck & Ruprecht.

Gatter, Mary et al. (2014): Relationship Between Ultrasound Viewing and Proceeding to Abortion. In: Obstetrics and gynecology 123 (1), S. 81.

Guth, Matthias/Jox, Ralf J. (2014): Medikamentöse Gedächtnismodifikation zur Prävention der Posttraumatischen Belastungsstörung: eine ethische Bewertung. In: Ethik in der Medizin 26 (2), S. 137–151.

Gutmann, Thomas (2014): Organisierte Verantwortungslosigkeit. Die Hässlichkeit des deutschen Transplantationssystems. In: Heike Haarhoff/David Wagner (Hrsg.): Organversagen. Frankfurt: Referenz Verlag, S. 143–177.

Guttmacher Institute (2014): State Policies in Brief – as of September 1, 2014: Requirements for Ultrasound. Abruf unter: http://www.guttmacher.org/statecenter/spibs/spib_RFU.pdf [Juni 2015].

Haarhoff, Heike (2011): Keine Chance auf Linderung. In: taz.de vom 07.01.2011. Abruf unter: http://www.taz.de/1/archiv/digitaz/artikel/?ressort

=sw&dig=2011%2F01%2F07%2Fa0081&cHash=52c62ac1c39ca45b6bfbcd3fd5094207 [Juni 2015].

Haarhoff, Heike (2014): Sterbehilfe in Deutschland: Siebzehn Wege zu sterben. In: taz.de vom 26.2.2014. Abruf unter: http://www.taz.de/!133802/ [Juni 2015].

Haarhoff, Heike/Wagner, David (2014): Organversagen. Frankfurt: Referenz Verlag.

Harris, John (1974): Williams on Negative Responsibility and Integrity. In: The Philosophical Quarterly 24 (96), S. 265–273.

Herzberg, Rolf D. (2014): Der Abwägungsgedanke und der ›evidenzbasierte Blick‹ in der Beschneidungsdebatte. In: Zeitschrift für Internationale Strafrechtsdogmatik 9 (2), S. 56–65.

Hirose, Iwao (2004): Aggregation and numbers. In: Utilitas 16 (1), S. 62–79.

International Committee of the Red Cross – Regional Delegation for United States and Canada (2007): Strictly Confidential ICRC Report on the Treatment of Fourteen ›High Value Detainees‹ in CIA Custody. Abruf unter: URL: http://assets.nybooks.com/media/doc/2010/04/22/icrc-report.pdf [Juni 2015].

Jahn, Matthias (2004): Das Strafrecht des Staatsnotstandes. Frankfurt: Vittorio Klostermann.

James, William (1896): The Will to Believe. In: The New World 5, S. 827–847. Abruf unter: http://www.uta.edu/philosophy/faculty/burgess-jackson/James.pdf [Juni 2015].

Kadlac, Adam (2014): Flouting the Demands of Justice? Physician Participation in Executions. In: The Journal of Medicine and Philosophy 39 (5), S. 505–522.

Kamm, Frances M. (1993): Morality, Mortality – Volume I: Death and Whom to Save From it. Oxford/New York/Toronto: Oxford University Press.

Kamm, Frances M. (2009): Aggregation, Allocating Scarce Resources, and the Disabled. In: Social Philosophy and Policy 26 (01), S. 148–197.

Kant, Immanuel (1785): Grundlegung zur Metaphysik der Sitten. Riga: Johann Friedrich Harknoch. Der hier zitierte Text folgt der zweiten (verbesserten) Auflage von 1786.

Kipke, Roland (2013): Suizidassistenz: Ein gerechtfertigtes Verbot. In: Deutsches Ärzteblatt 110 (48), A-2315 / B-2035 / C-1969.

KNMG – Koninklijke Nederlandsche Maatschappij tot bevordering der Geneeskunst (2010): Non-therapeutic circumcision of male minors. URL: www.knmg.nl/circumcision.

Kon, Alexander A. (2011): Palliative Sedation: It's Not a Panacea. In: The American Journal of Bioethics 11(6), S. 41–42.

Korzilius, Heike (1999): Ärzte und Todesstrafe: Heimliche Helfer, mutige Verweigerer. In: Deutsches Ärzteblatt 96 (18), A1187–91.

Krumdiek, Nicole (2008): Cannabis sativa L. und das Aufleben alter Vorurteile. In: NStZ 2008 (8), S. 437–444.

Kurnaz, Murat (mit Helmut Kuhn) (2007): Fünf Jahre meines Lebens. Ein Bericht aus Guantanamo. Berlin: Rowohlt.

Lem, Stanisław (1974): Der futurologische Kongreß [Ze wspomnien Ijona Tichego Kongres futurologiczny]. Deutsche Erstausgabe aus dem Polnischen von I. Zimmermann-Göllheim. Frankfurt: Insel.

Leslie, Kate (Hrsg. 2007): Awareness during Anaesthesia. Thema von: Best Practice & Research Clinical Anaesthesiology 21 (3), S. 291–430.
LG Köln (2012): Urteil vom 7. Mai 2012 – Az. 151 Ns 169/11. Abruf unter: http://openjur.de/u/433915.html [Juni 2015].
LTO (2014): VG München zu Organ-Transplantationslisten (Urt. v. 26.06.2014, Az. M 17 K 13/808). In: Legal Tribune Online v. 27.06.2014. Abruf unter: http://www.lto.de/recht/nachrichten/n/vg-muenchen-urteil-m-17-k13–808-warteliste-transplantation-vertrauensbruch-organspende/ [Juni 2015].
Lübbe, Weyma (2001): Veralltäglichung der Triage? In: Ethik in der Medizin 13 (3), S. 148–160.
Lübbe, Weyma (2004): Tödliche Entscheidung. Allokation von Leben und Tod in Zwangslagen. Paderborn: Mentis.
Lübbe, Weyma (2006): Katastrophenmedizin: Übliche Rechtfertigung für Triage zweifelhaft. In: Deutsches Ärzteblatt 103 (37), A-2362 / B-2052 / C-1973. Abruf unter: http://www.aerzteblatt.de/archiv/52720/Katastrophenmedizin-Uebliche-Rechtfertigung-fuer-Triage-zweifelhaft [Juni 2015].
Lübbe, Weyma (2008): Taurek's No-Worse Claim. In: Philosophy and Public Affairs 36 (1), S. 69–85.
Maione, Sabatino/Costa, Barbara/Di Marzo, Vincenzo (2013): Endocannabinoids: A unique opportunity to develop multitarget analgesics. In: PAIN 154 (Suppl.1), S. 87–93.
Merkel, Reinhard/Putzke, Holm (2013): After Cologne: male circumcision and the law. Parental right, religious liberty or criminal assault? In: Journal of Medical Ethics 39 (7), S. 444–449.
Moritz, Susanne (2013): Staatliche Schutzpflichten gegenüber pflegebedürftigen Menschen. Baden-Baden: Nomos.
Nozick, Robert (1974): Anarchy, state, and utopia. New York: Basic Books.
OLG Hamm (2014) 3 Ws 213/14 vom 15.09.2014 – Pressemitteilung zum Urteil: Inhaftierte sind allein aufgrund medizinischer Erwägungen ärztlich zu behandeln. Abruf unter: https://www.justiz.nrw.de/JM/Presse/presse_weitere/PresseOLGs/archiv/2014_02_Archiv/15_09_2014_/index.php [Juli 2015].
O'Mathúna, Dónal P/Gordijn, Bert/Clarke, Mike (Hrsg. 2014): Disaster Bioethics: Normative Issues When Nothing is Normal. Dordrecht u. a.: Springer.
Otsuka, Michael (2008): Double Effect, Triple Effect and the Trolley Problem: Squaring the Circle in Looping Cases. In: Utilitas 20 (1), S. 92–110.
Prigerson, Holly G. et al. (2009): Prolonged Grief Disorder: Psychometric Validation of Criteria Proposed for DSM-V and ICD-11. In: PLoS Medicine 6 (8), e1000121(1–12).
Putzke, Holm (2013): Das Beschneidungsgesetz (§ 1631d BGB). Fauler Kompromiss und fatales Signal. In: Monatsschrift Kinderheilkunde 161 (10), S. 950–951.
RACP – The Royal Australasian College of Physicians (2010): Circumcision of Infant Males. Abruf unter: http://www.ccyp.vic.gov.au/childsafetycommissioner/downloads/male_circumcision.pdf [Juli 2015].
Ridder, Michael de (2010): Wie wollen wir sterben? Ein ärztliches Plädoyer für eine neue Sterbekultur in Zeiten der Hochleistungsmedizin. Stuttgart: DVA.

Sanders, John (1988): Why the Numbers should sometimes Count. In: Philosophy and Public Affairs 17 (1), S. 3–14.
Sass, Hans-Martin (2006): Medizinische Ethik bei Notstand, Krieg und Terror. Verantwortungskulturen bei Triage, Endemie und Terror. In: Medizinische Materialien 165. Abruf unter: http://www.ethik-in-der-praxis.de/downloads/mm-165–3-pdf.pdf [Juni 2015].
Sawicki, Nadia N. (2014): Clinicians' involvement in capital punishment – constitutional implications. In: The New England Journal of Medicine 371 (2), S. 103–105.
Scanlon, Thomas M. (1998): What we owe to each other. Cambridge/Massachusetts/London: The Belknap Press of Harvard University Press.
Scheinfeld, Jörg (2013): Erläuterungen zum neuen § 1631d BGB – Beschneidung des männlichen Kindes. In: Höchstrichterliche Rechtsprechung im Strafrecht 14 (7/8), S. 268–283. Abruf unter: http://www.hrr-strafrecht.de/hrr/archiv/13–08/hrrs-8–13.pdf [Juni 2015].
Schöne-Seifert, Bettina (2014): Wenn es ganz unerträglich wird. In: faz.net vom 05. 11. 2014. Abruf unter: http://www.faz.net/-gsf-7vzk5 [Juni 2015].
Sharot, Tali (2012): The Optimism Bias. London: Robinson.
Shear, M. Katherine/Ghesquiere, Angela/Glickman, Kim (2013): Bereavement and Complicated Grief. In: Current Psychiatry Reports 15 (11), S. 406 (1–7).
Spellecy, Ryan (2003): Reviving Ulysses Contracts. In: Kennedy Institute of Ethics Journal 13 (4), S. 373–392.
Steffen, Tilman (2014): Westbengalen: Dorfrat in Indien beschließt Vergewaltigung einer 20-Jährigen. In: ZEIT ONLINE v. 23. 1. 2014. Abruf unter: http://www.zeit.de/gesellschaft/zeitgeschehen/2014–01/vergewaltigung-dorfrat-indien [Juni 2015].
Steup, Matthias (Hrsg. 2001): Knowledge, Truth, and Duty. Essays on Epistemic Justification, Responsibility, and Virtue. Oxford/New York: Oxford University Press.
Stier, Marco/Schöne-Seifert, Bettina (2013): The argument from potentiality in the embryo protection debate: finally ›depotentialized‹? In: The American Journal of Bioethics 13 (1), S. 19–27.
Supreme Court of the United States (2007): Syllabus of Baze et al. v. Rees, Commissioner, Kentucky Department of Corrections, et al.; Certiorari to the Supreme Court of Kentucky. No. 07–5439. Argued January 7, 2008 – Decided April 16, 2008. Abruf unter: http://www.law.cornell.edu/supct/html/07–5439.ZS.html [Juni 2015].
Sussebach, Henning (2003): Pocken: Die Überlebende. In: Die Zeit 2003/09. Abruf unter: http://www.zeit.de/2003/09/Titel_2fPocken_09 [Juli 2015].
SWR (2014): Blut gegen Devisen: Westdeutsche Firmen profitierten von der Ausbeutung politischer Gefangener in der DDR. Manuskript zur Sendung ›Report Mainz‹ vom 14. 01. 2014: Knastware für den Klassenfeind. Häftlingsarbeit in der DDR, der Ost-West-Handel und die Staatssicherheit (1970–1989). Abruf unter: http://www.swr.de/–/id=12693964/property=download/nid=233454/v5yb1o/blut-gegen-devisen.pdf [Juli 2015].
Taurek, John M. (1977): Should the numbers count? In: Philosophy and Public Affairs 6 (4), S. 293–316.

Teres, Daniel (1993): Civilian triage in the intensive care unit: The ritual of the last bed. In: Critical Care Medicine 21 (4), S. 598–606.
The Constitution Project's Death Penalty Committee (2014): Irreversible Error: Recommended Reforms for Preventing and Correcting Errors in the Administration of Capital Punishment. The Constitution Project. Abruf unter: http://www.constitutionproject.org/wp-content/uploads/2014/06/Irreversible-Error_FINAL.pdf [Juli 2015].
Thomson, Judith Jarvis (1971): A Defense of Abortion. In: Philosophy and Public Affairs 1 (1), S. 47–66.
Thomson, Judith Jarvis (1976): Killing, Letting Die, and the Trolley Problem. In: The Monist 59 (2), S. 204–217.
Thomson, Judith Jarvis (1985): The Trolley Problem. In: The Yale Law Journal 94 (6), S. 1395–1415.
Thomson, Judith Jarvis (2008): Turning the Trolley. In: Philosophy and Public Affairs 36 (4), S. 359–374.
Truog, Robert D./Cohen, I. Glenn/Rockoff, Mark A. (2014): Physicians, medical ethics, and execution by lethal injection. In: JAMA 311 (23), S. 2375–2376.
Umgelter, Andreas (2014): Gebrochene Versprechen. Der Skandal um die Zuteilung von Spenderlebern in Deutschland. In: Heike Haarhoff/David Wagner (2014): Organversagen. Frankfurt: Referenz Verlag, S. 179–236.
Veatch, Robert M. (2001): The Impossibility of a Morality Internal to Medicine. In: Journal of Medicine and Philosophy 26 (6), S. 621–642.
Veatch, Robert M (2005): Disaster Preparedness and Triage: Justice and the Common Good. In: Mount Sinai Journal of Medicine 72 (4), S. 236–241.
Vossenkuhl, Wilhelm (2014): Knapp, aber gerecht? Zum ethischen Problem der Verteilung von Spenderorganen. In: Heike Haarhoff/David Wagner (2014): Organversagen. Frankfurt: Referenz Verlag, S. 129–141.
Williams, Bernard (1973): A Critique of Utilitarianism. In: John J. C. Smart/Bernard Williams (1973): Utilitarianism. For and Against. Cambridge: Cambridge University Press, S. 77–150.
Williams, Bernard (2002): Truth & Truthfulness. An Essay in Genealogy. Princeton/Oxford: Princeton University Press.
Wilsey, Barth et al. (2013): Low-Dose Vaporized Cannabis Significantly Improves Neuropathic Pain. In: The Journal of Pain 14 (2), S. 136–148.
Wong, Edward (2012): Pressure to Repeal China's One-Child Law Is Growing. In: The New York Times online vom 22.7.2012. Abruf unter: http://www.nytimes.com/2012/07/23/world/asia/pressure-to-repeal-chinas-one-child-law-is-growing.html?smid=pl-share [Juli 2015].
Woolf, Clifford J. (2010): What is this thing called pain? In: The Journal of Clinical Investigation 120 (11), S. 3742–3744.
Wynia, Matthew K. (2007a): Ethics and Public Health Emergencies: Restrictions on Liberty. In: The American Journal of Bioethics 7 (2), S. 1–5.
Wynia, Matthew K. (2007b): Ethics and Public Health Emergencies: Encouraging Responsibility. In: The American Journal of Bioethics 7 (4), S. 1–4.

Schmerz und Medikalisierung

Marcus Schiltenwolf

Ein Leben ohne Schmerzen zu erwarten, ist Unfug, ist Hoffnung auf Unerfüllbares wie Hoffnung auf Verlockungen. Diese Verlockungen können zu Versuchungen werden. Leben ohne Schmerz entspricht »Arbeit ohne Mühsal (copy & paste), art without the angst (Damien Hirst), Wissen ohne Aneignung (Wikipedia), Städte ohne Dichte (autogerecht mit Wohnen im Grünen), Journalismus ohne Kritik (PR), Politik ohne Alternative (weil sich alle in der Mitte tummeln) oder ohne Streit (gemäß dem kybernetischen Politikmodell der Piratenpartei), Spaß ohne Ende (Psychopharmaka, positive thinking, TV), Ferne ohne Fremde (Tourismus) … immer wird irgendetwas als Negativität markiert und ausgeschieden, bis hin zum Gedanken eines Lebens ohne Tod«,[1] oder zumindest ohne Schmerz. »Ebenso wie der Tod ist der Schmerz ein Schicksal, das alle Menschen vereint, keiner kann glauben, ihm entkommen zu können.«[2]

Für die Vision eines Lebens ohne Schmerzen entsteht eine Beziehung zwischen Betroffenen und Behandlern, die in der Eskalation von Erwartung und Angebot in eine *Liaison dangereuse* führt. Aus dem Heilungsversprechen wird Verführung, wird ein Heilsbegehren, aus der Therapie eine Kampfzone: Schmerz »greift den Menschen als Person an und gefährdet seine Identität«[3]. Der Angriff führt zu einem Gegenangriff, die gefühlte Aggression im Schmerz zur aggressiven Gegenwehr. Enttäuschung des Patienten und Emphase des Arztes steigern sich im gegenseitigen Bestreben von Hilfesuche und Hilfeangebot, verschränken sich wie Hände, die nicht voneinander lassen können. Umso mehr das therapeutische Regime die ausbleibenden Effekte als Enttäuschung erlebt, umso abhängiger werden die Beteiligten vom Weitermachen, um sich zu ersparen, den bisherigen Ver-

---

[1] Probst (2013), S. 29.
[2] Le Breton (2000), S. 9.
[3] Ebd., S. 13.

such als Irrtum zu erkennen. Der Arzt wird im Miterleben seines nicht von Schmerzen zu heilenden Patienten wütend (steigert die therapeutische Schmerzbekämpfung) oder begibt sich auf die Flucht (hat sich abgewendet, den Patienten verwiesen), der Patient bleibt im Schlachtfeld. Trotz aller Mittel bleibt ernüchternd die Erkenntnis: Und der Schmerz bleibt doch.

Eine andere Erkenntnis könnte erreicht werden: Mit Schmerzen leben erfordert weniger Mühe und hinterlässt weniger Enttäuschung, mit dem Schmerz gut leben, bedeutet weniger Schmerzen. Denn gut leben würde doch bedeuten, sich selbst zu erleben, damit Autonomie zu leben. Selbstwirksamkeit als psychologisches Verhaltensäquivalent von Autonomie bietet die stärksten Effekte gelingender Autonomie bei Schmerzen. Dagegen wirken die medizinischen Versuche mit Medikamenten, Spritzen, Kathetern und vielfältigen Operationen wie Kanonen gegen Spatzen. Und dennoch sind Patienten und Ärzte in diesem System der Medikalisierung gefangen.

Dabei ist zunächst beruhigend und Ausdruck des technischen Fortschritts, dass Operationen unter ausreichender Schmerzstillung stattfinden, dass der Schmerz eines gebrochenen Beines bis zur Operation und auch danach gelindert wird. Und mancher Patient kann berichten, wie schnell der akute Brustschmerz verschwindet, wenn die Engstelle des betroffenen Herzkranzgefäßes geweitet wurde. So kann zunächst beruhigt konstatiert werden, dass in der Schmerztherapie das Meiste in Ordnung sei bzw. mancher Schwachpunkt durch weitere Forschung noch überwunden werden wird.

Der Einwand, dass in der Schmerzmedizin etwas nicht stimmt, weil wir nicht zu wenig, sondern zu viel oder fehlerhaft handeln, mag also verwundern oder gar empören. Und dass dies vielleicht nicht nur ein Problem der Medizin, sondern unserer Lebenswirklichkeit ist. Denn:

> »Gleichzeitig begegnet man immer häufiger der Ansicht, dass aller Schmerz unnötig sei und man sich seiner unverzüglich entledigen müsse, wolle man nicht fahrlässig handeln, was aus Sicht der Medizin den Akzent auf Schmerzen verlagert, die man einst als den notwendigen und ganz normalen Preis der jeweiligen Arbeits- oder Lebensbedingungen auf sich nahm«.[4]

[4] Ebd., S. 29.

Dazu Beispiele:

- In den USA werden gut 95 % aller Entbindungen in Periduralanästhesie durchgeführt. Was besagt das? Der Entbindungsschmerz findet fast nicht mehr statt. Sie mögen anmerken, dass ein Mann leicht über den Entbindungsschmerz der Frauen sprechen kann. Er hat ihn ja nicht. Es lässt sich aber auch folgern, dass Schmerz bei der Entbindung nicht sein soll, nicht sein darf. Dass eine Gesellschaft gemeinsam – Betroffene und Ärzte und alle um sie herum – übereingekommen sind, dass die Entbindung nicht nur medizinisch, sondern auch antalgisch, also schmerzlos zu erfolgen hat.
- Framingham ist eine kleine Großstadt in Massachusetts, USA. Dort wird die Bevölkerung immer wieder unter bestimmten Fragestellungen über lange Zeitspannen für bevölkerungsbasierte Längsschnittstudien untersucht. Eine dieser Studien verglich Knieschmerzen 1984 mit jenen im Jahr 2004. Ebenso wurden das Körpergewicht der Betroffenen und das Ausmaß der Kniearthrose erfasst. Und obwohl das durchschnittliche Ausmaß der Kniearthrose der Bevölkerung etwas zurückging und auf die Zunahme des Körpermassenindexes adjustiert wurde, hat der Knieschmerz um etwa 65 % in diesen 20 Jahren zugenommen. Alle Medizin, von Physiotherapie über Tabletten bis hin zu Operationen, hat nicht zu einer Linderung des Leidens an Knieschmerzen geführt, sondern zu einer immensen Verschlimmerung. Das schmerzhafte »Grundrauschen« nahm stark zu.

»Der Kampf gegen das Leiden im weitesten Sinne ist ein besonders wichtiges Element in der Vorstellungswelt der Aufklärung, die von der Ideologie des Fortschritts abgelöst wird«.[5] Schmerz ist ein Leitsymptom vieler Erkrankungen, und viele Ärzte spüren den Wunsch ihrer Patienten nach Schmerzbefreiung. Ärzte lernen früh, das Leiden ihrer Patienten dem technischen Fortschritt entsprechend zu lindern. Meist werden in Aus- und Weiterbildung Maßnahmen gelehrt und später regelhaft umgesetzt, die eine Reizung und bzw. oder einen Schaden des schmerzenden Körpers zugrunde legen und dann die Entzündung hemmen oder den Defekt reparieren. Diese aufklärerische Grundüberzeugung ist eng mit René Descartes (1596–1650) verbunden, der den Schmerz auf die Wahrnehmung peripherer Reize reduziert. Die *res externa* schickt einen Notruf wegen einer »spezi-

[5] Ebd., S. 16.

fischen Panne«,[6] was heute als Nozizeption bezeichnet wird: spezialisierte freie Nervenendigungen in der Haut, im Bindegewebe, in den Schleimhäuten, in den Wänden der Blutgefäße oder im Knochen werden gereizt, sensibilisiert und deuten auf einen möglichen oder tatsächlichen Schaden hin; gehäufte Reizungen dieser Nerven können zu einer Sensibilisierung des Schmerzsystems führen, sodass die Schmerzwahrnehmung immer eindrücklicher erfolgt. Dies gelingt auch bei ansonsten völlig gesunden Probanden. Wahrgenommen werden diese Reize im zentralen Nervensystem, dem Gehirn, dort entsteht das Erlebnis, das wir als Schmerz bezeichnen. Manche Gewebe verfügen nicht über solche freien Nervenendigungen, sind also nicht in der Lage, selbst Reize und mögliche Schädigungen wahrzunehmen. Z.B. sind der Knorpel, die Menisken und das Gehirn selbst frei von solchen Nozizeptoren.

Descartes hat in seinem Versuch, den Schmerz zu entmythologisieren und zu erklären, den Schmerz zum Reizäquivalent reduziert und die Grundlage gelegt für eine Fortschrittsattitüde, bei der der Arzt allein zu verstehen habe, was die Ursache von Schmerzen sei und dass er sie am Ort der körperlichen Reizung zu suchen habe. Die Aufklärung Descartes' begründete die medizinische Überzeugung, dass der Schmerzgenerator durch ärztliches Handeln erkannt und abgestellt werden könne. Der cartesianische Dualismus zwischen *res externa* und *res interna*, zwischen Leib und Seele, begründete die normative Kraft naturwissenschaftlicher Medizin, die sich messen und darstellen lässt und sich so von der vagen Anmutung des Psychischen abgrenzen lässt.[7]

Letztlich war das cartesianische System die Grundlage für das ärztliche Bestreben, durch ärztliches Eingreifen die Schmerzklage zu beruhigen. Etwa 1803 gelang Friedrich Wilhelm Adam Sertürner die Isolierung des Morphins, des Weiteren kam 1887 Paracetamol dazu, 1899 wurde Aspirin durch die Bayer AG als Markenname geschützt, 1922 Metamizol von Höchst auf dem deutschen Arzneimittelmarkt eingeführt, und 1974 Diclofenac durch Geigy (die heutige Firma Novartis) entwickelt.

Doch nicht nur der Einsatz von Medikamenten wird durch Schmerzen befördert, es sind auch bewegungstherapeutische und

[6] Illich (1975).
[7] Schiltenwolf (2008).

psychotherapeutische Maßnahmen, Chirotherapie, Osteopathie, Akupunktur und natürlich Operationen. Und weil das Sortiment an Maßnahmen, das Hausärzte und Fachärzte, niedergelassene und Krankenhausärzte anzubieten haben, nicht ausreichend erscheint, Schmerzen also nicht in ausreichendem Umfang oder gar nicht weniger werden, hat sich noch eine eigene Spezialisierung, die Schmerzmedizin, gegründet. 1975 wurde die Deutsche Gesellschaft zum Studium des Schmerzes, die heutige Deutsche Schmerzgesellschaft, gegründet. Es geht auf ihr Bestreben zurück, dass Ärzte heute die Zusatzweiterbildung »Spezielle Schmerzmedizin« erlangen können.

Jeder Arzt hat also je nach Herkunft und Profession, je nach Überzeugung und Neigung gegen den Schmerz etwas anzubieten, meist unabhängig von der Art der Schmerzen, ob Kopf- oder Rücken- oder Bauchschmerzen. Hausärzte und Schmerzspezialisten werden eher Schmerzmedikamente verschreiben, vielleicht Akupunktur verordnen, Neurologen und Psychiater bevorzugen Antidepressiva und Präparate, die aus der Epilepsiebehandlung bekannt sind, Orthopäden werden vielleicht eher Spritzen an die gereizten Strukturen setzen und in Krankenhäusern werden gerne Infusionen und Schmerzkatheter appliziert und natürlich auch Operationen zum Beispiel an eingeengten Nerven, an arthrotischen Gelenken, vorgefallenen und verschlissenen Bandscheiben durchgeführt. Dies geschieht mal durch Orthopäden, mal durch Neurochirurgen. Jeder handelt nach seinem Können und nach seinem Verständnis des medizinischen Fortschritts.

Festzustellen sind erstaunliche Zuwachsraten an Medikamentenverordnungen und an Operationen zur Schmerzlinderung. Wir sehen diesen Trend nicht nur im deutschen Gesundheitssystem, das ja einen eher starken Gebrauch medizinischer Angebote mit über 18 Arztbesuchen pro Bürger und Jahr erlaubt, sondern auch in den USA, wo doch viele über keinerlei Krankenversicherung verfügen. Und neben diesen medizinischen Angeboten können Überzeugte und Enttäuschte noch zu Hausmitteln und esoterischen Angeboten greifen: Zu denken ist an Nahrungsergänzungsmittel, homöopathische Globuli, Magnetfelder, Kinesiotapes und vieles mehr. Das Regal der Schmerzmittel, Schmerzoperationen und Schmerzkuren ist übervoll. Doch die Schmerzen verschwinden nicht, obwohl der Drang nach Linderung stetig zunimmt. Die Bilanz bleibt stabil, Antrieb und Befriedigung, Angebot und Nachfrage halten sich bei ständig steigendem Niveau die Waage.

Es gibt mittlerweile Aktionen, die das individuelle Handeln von

Ärzten übersteigen, wie die Idee der schmerzfreien Stadt Münster oder das schmerzfreie Krankenhaus, beide Konzepte werden von einem großen Pharmakonzern (Mundipharma) gefördert. Es gibt damit ein Anrecht auf zumindest so wenig Schmerzen wie möglich in Krankenhäusern, wo ja viele Prozeduren mit Schmerzen verbunden sind, und gar in einer ganzen Stadt. Ganz öffentlich wurden die Schmerzen also zur Kampfzone erklärt und Schmerzbefreiung zum Dogma. Unterlegt wird die kämpferische Grundeinstellung nicht nur mit der ärztlichen Haltung, dem Patienten zu helfen, sondern auch mit den hohen Kosten, die aus Schmerzen entstehen. Die schieren Kosten befördern und legitimieren wiederum einfache, weil vordergründige, finanzielle Interessen z. B. der Pharmaindustrie und der Krankenhäuser.

Rückenschmerzen beispielsweise sollen in Deutschland mit ca. 50 Milliarden Euro jährlich zu Buche schlagen, die jedoch nicht nur in Diagnostik und Therapie fließen, sondern vor allem mit den sozialen Folgekosten wie Arbeitsunfähigkeitstagen und Berentungen erklärt werden. Die Schlussfolgerung ist, dass Diagnostik und Therapie besser werden sollen. Damit soll auf all jenes verzichtet werden, was Studien zufolge nicht mehr Wirkung zeigt als der Spontanverlauf oder Placebos, zu viel Schadensrisiko mit sich bringt und letztlich zu teuer ist, also eine ungünstige Kosten-Nutzen-Analyse bietet. Z. B. sollen weniger Röntgen- und MRT-Bilder angefertigt und keine Spritzen gegeben werden und es soll weniger operiert werden. 2010 wurde so die Nationale Versorgungsleitlinie zu Diagnostik und Behandlung von Rückenschmerzen unter Beteiligung vieler medizinischer Fachgesellschaften, der Bundesärztekammer, der Kassenärztlichen Bundesvereinigung, der Physiotherapeuten und auch von Patientenvertretern verabschiedet: Sie sagt u. a.: Keine medizintechnischen Bilder bei unspezifischen Rückenschmerzen während der ersten 4 bis 6 Wochen, dafür Aufklärung und Unterstützung der Patienten, sich gerade wegen der Schmerzen zu bewegen. Doch die Realität sieht anders aus:

- Anforderungen von MRT-Bildern des Rückens haben von 2004 bis 2007 um 88 % zugenommen,
- Spritzen an der Lendenwirbelsäule von 778 362 (2006) auf 1 197 302 (2009),
- Operationen an der Lendenwirbelsäule von 165 579 (2006) auf 253 609 (2009).

Und auch nach Verabschiedung der besagten Leitlinie hat sich an diesen Zuwachsraten nichts geändert. Auf Ärztetagungen ist zu vernehmen, dass diese Ärzte sich an den leitliniengerechten Verzicht halten und dass die bösen Kollegen, die nicht anwesend sind, für diese Zahlen verantwortlich seien.

Es ist aber zu einfach zu schlussfolgern, dass böse Ärzte ahnungslose Patienten verführen. Eine bemerkenswerte Studie aus Großbritannien gibt uns einen Hinweis, warum Ärzte entgegen besserer Überzeugung Röntgenbilder bei akuten Rückenschmerzen anfertigen. Wenn Patienten geröntgt werden, sind sie spontan zufriedener mit der Behandlung, vielleicht weil sie mehr erhalten haben, weil sie den Eindruck haben, dass man sich besser um sie gekümmert hat.[8] Der Patient ist zufrieden, der Arzt ist zufrieden, die Arzt-Patient-Beziehung scheint gelungen. Nur leider gingen die zufriedenen Patienten dieser Studie in der darauf folgenden Zeit häufiger zum Arzt als die weniger zufriedenen, die kein Röntgenbild erhalten hatten. Nichts ist für Ärzte beruhigender als zufriedene Patienten – doch an diesem Beispiel wird besonders deutlich, dass die Zufriedenheit zur Falle werden kann. Denn wenn Patienten aus Zufriedenheit häufiger zum Arzt gehen, dann vollführt sich unbeabsichtigt die langsame Transformation vom Patienten zum Kunden.

Überhaupt hat die Zufriedenheit der Patienten mit der Behandlung ihrer Schmerzen mehr mit dem Ausmaß der ermöglichten Therapien zu tun – also mit den therapeutischen Geschenken – als mit den erreichten Effekten. In vielerlei Hinsicht ist ärztliches Handeln bei akuten wie auch bei chronischen Rückenschmerzen Polypragmasie, die insbesondere das Hilfegesuch der leidenden Patienten beruhigt, aber weder den Spontanverlauf der Schmerzepisoden zur Geltung kommen lässt, noch die Handlungsmöglichkeiten der Patienten selbst und damit deren Kompetenz und Autonomie fördert. Egal, zu welchen Maßnahmen gegriffen wird, alles hat irgendwie einen guten Effekt, leider nur vorübergehend.

Egal, was man tut, es wird fast immer gut, doch zugeschrieben wird es dem Arzt, weil es der Patient so will und der Arzt gerne so annimmt. Die Tatsache, dass jede Maßnahme irgendwie hilft, beruht auf der Besserungserwartung des Patienten, also jener guten Hoffnung, die den Placeboeffekt einer Maßnahme ausmacht. Gerade in der Schmerztherapie sind Placeboeffekte stark. Wenn in den vielfältig

[8] Kendrick et al. (2001).

hierzu durchgeführten Experimenten den Teilnehmern zunächst Schmerzen zugefügt werden und der einen Gruppe wirksame Schmerzmittel, der anderen aber nur Zuckerpillen gegeben werden, und beide Gruppen über positive, schmerzlindernde Effekte genauso aufgeklärt werden wie über unerwünschte Nebenwirkungen, dann unterscheiden sich die Wirkungen und Nebenwirkungen beider Gruppen nicht.

Natürlich sind auch die Veränderungen im Medizinbetrieb und in der Vergütung medizinischer Leistungen zu berücksichtigen. In den Krankenhäusern, in denen die meisten jungen Ärzte zu einer Facharztqualifikation weitergebildet werden, werden nur krankenhaustypische Leistungen vergütet, also vorrangig aufwendige technische Diagnostik und interventionelle Behandlungen, also Behandlungen mit Stich oder Schnitt, also solche Behandlungen, die ambulant nicht möglich sind. Patienten, die eine Krankenhausambulanz aufsuchen, werden also kategorisiert nach »braucht solche Leistungen« oder »braucht solche Leistungen nicht«. Nun folgt daraus in einem sich durch Lernen dynamisch entwickelnden Medizin-System einiges:

- Erstens: Um alle Krankenhausbetten zu füllen, müssen Patienten im Zweifelsfall in die Kategorie »braucht diese Leistungen« aufgewertet, »upgegraded« werden, wie dies neudeutsch heißt. Schmerzen, die entweder durch Bewegung oder Patientenaktivität plus Spontanverlauf besser werden könnten, werden nun invasiv, also mittels Katheter oder Operation behandelt. Die Kampfzone Schmerz wird also zunehmend aggressiver, weil Belegungen und Budgetleistungen für Krankenhausabteilungen und damit auch Arbeitsplätze gerettet werden sollen.
- Zweitens: Die jungen Ärzte lernen nur diese Leistungen und zudem, dass diese Leistungen notwendig sind. Nie lernen sie Spontanverläufe, nie lernen sie, was die Natur oder der liebe Gott vermögen, nie lernen sie, was ohne ärztliche Intervention unter Einbeziehung des Patienten möglich wäre. Wenn diese Ärzte irgendwann das Krankenhaus verlassen, werden sie die Überzeugung, dass nur ärztliches Handeln hilft, mitnehmen und auch als niedergelassene Ärzte ihren Patienten vermitteln.
- Drittens: Die typischen Krankenhausleistungen sind technisch. Der Arzt denkt und agiert technisch. Um so arbeiten zu können, benötigt er eine technische Ausstattung, was ja wiederum die typische Krankenhausleistung begründet. Für die Krankenhaus-

ausstattung sind spezielle Medizinproduktehersteller zuständig. Diese Medizinproduktehersteller und die Pharmaindustrie bilden den medizinisch-industriellen Komplex, der den marktwirtschaftlichen Zielen folgend expandieren möchte und immer mehr Produkte zur Behandlung von Patienten, damit auch von Schmerzpatienten in Krankenhäusern und von dort disseminiert auch in Ambulanzen und Praxen verkaufen und dauerhaft platzieren möchte. Nun ist in Deutschland der durch Mitgliedsbeiträge finanzierte Medizinmarkt der gesetzlichen Krankenversicherungen gedeckelt. Jeder Euro kann nur einmal ausgegeben werden. Hieraus folgt, dass jedes Produkt, also jedes technische Hilfsmittel, aber auch jedes Medikament, das ein Arzt einsetzt oder verschreibt, Personalkosten drückt. Die Schere zwischen Industrieprodukten und Personalkosten entwickelt sich seit langem zu Ungunsten des Personals. Längst werden mehr als 50 % aller Ausgaben der gesetzlichen Krankenversicherungen für Industrieprodukte ausgegeben. Es ist schon tragisch, dass jeder Arzt, der technische Lösungen für Schmerzpatienten favorisiert, weil er es so – eventuell entgegen wissenschaftlicher Erkenntnis und Leitlinien – gelernt hat, aber auch weil die Industrie es durch Marketing und politische Lobbyarbeit fördert, seinen eigenen Arbeitsplatz gefährdet.
- Viertens: Auch Patienten vertrauen der Technik; in ihrer Küche, in ihrem Wohnzimmer, am PC, in ihrem Pkw und oft an ihrem Arbeitsplatz. Da ist es wenig verwunderlich, dass auch das technische Angebot des Arztes bei Schmerzen überzeugt und erwartet wird, womit sich der Kreis zum Placeboeffekt schließt.

Schmerzpatienten suchen den Arzt häufig nicht nur wegen des schieren Schmerzes auf. Im Schmerz ist immer auch viel Angst, dass der Schmerz übermächtig sei, nicht mehr aufhören werde, die Gegenwart und die Zukunft bedroht seien. Diese Angst wird die Kommunikation zwischen Patient und Arzt maßgeblich beeinflussen, sie kann dem Anliegen des Patienten mehr Überzeugung verleihen. Sie wird vielleicht auch dem Anliegen des Patienten mehr Gewicht verleihen und den Arzt mehr unter Druck setzen.

Der Druck, den der Patient vermittelt, wird wahrscheinlich auch die Angst des ihm begegnenden Arztes befördern: die Angst zu versagen, also nicht helfen zu können, die Angst, eigenen Ängsten zu begegnen. Ärzte haben Angst vom Patienten als nicht professionell und damit als nicht souverän erlebt zu werden. Und die Beherrschung der Angst gelingt am besten, wenn der Arzt auf die professionell-technische Grundausstattung zurückgreift. Also: stark wirksame Medikamente, Spritzen und lange Infusionen. Es hat sich einzig in Deutschland etabliert, bei starken Rückenschmerzen intramuskulär, also meist in den Gesäßmuskel, entzündungshemmende Medikamente zu spritzen. Diese Intervention ist keinesfalls wirksamer, als das gleiche Medikament in Tablettenform einzunehmen, hat aber ein viel größeres Risikopotential insbesondere von Keimverschleppungen und damit von Infektionen. Dennoch werden in Deutschland von Patienten solche Spritzen erwartet und gleichermaßen von vielen Ärzten favorisiert. Diese Spritzen mit den langen Nadeln haben einen ungeheuren Placeboeffekt. Obwohl also Ärzte große Angst haben, allein durch ihr ärztliches Auftreten, durch ihre Ruhe, ihre Kompetenz, ihre beruhigende Wirkung beim Patienten Erfolg haben zu können, also als Placebo durch Arztsein zu wirken, machen sie nichts anderes mit den langen Nadeln. Allerdings fügen sie dem Placebo ein großes Schädigungspotenzial hinzu.

Menschen mit Schmerzen erwarten medizinische Hilfe; die Medizin wendet sich den Hilfesuchenden mit diagnostischen und therapeutischen Angeboten zu. Dass Patienten geholfen wird und Ärzte anwenden was Industrie und klinische Forschung entwickelt und untersucht haben, so wie Viktor von Weizsäcker ausführte: »Das ist eigentlich der Sinn der Berufswahl zum Arzt, dass man sich dem Schmerz zuwendet«.[9] Doch dieses Verhältnis, das sich aus jeder einzelnen Arzt-Patient-Beziehung ergibt, zeigt eine erhebliche Dynamik: Die Ansprüche an Schmerzbefreiung oder zumindest Schmerzlinderung haben ebenso zugenommen wie die medizinischen Schmerzleistungen. Die Eskalation der Mittel lässt Spontanverläufe und Bewältigungsmöglichkeiten verschwinden hinter einer allgegenwärtigen Medikalisierung. Fast unbemerkt hat hierunter das gesellschaftliche Leiden unter Schmerzen zugenommen.

Wenn Sie aktuell erwachsene Deutsche nach ihren Rückenschmerzen befragen würden, würden etwa 40 % angeben, dass sie in den letzten sieben Tagen zumindest vorübergehend unter solchen Schmerzen litten. Rückenschmerzen sind eine Epidemie, ähnlich wie Schnupfen und Heiserkeit. Gegenüber dem epidemischen Auftreten wirkt mancherlei Forschung wie akademische Selbstbeschäftigung.

---

[9] Von Weizsäcker (1987).

Da wird untersucht, ob bestimmte Bewegungen im Hochleistungssport die Selbststabilisierung der Wirbelsäule überfordern, also ob Sport selbst zu Rückenschmerzen führen kann, obwohl wir wissen, dass viel eher der Bewegungsmangel der meisten Menschen als die exzessive Überlastung einzelner Sportler das eigentliche Problem darstellt. Wir untersuchen, ob die Einnahme von Cannabis in geringen Dosen die Effekte von Verhaltenstherapien bei Rückenschmerzen steigern könnte, obwohl der schädliche Fehlgebrauch von zentral wirksamen Substanzen bei chronischen Schmerzen zu so erheblichen Problemen des Opiatfehlgebrauchs führt, dass man sich den kontrollierten Einsatz von Cannabis kaum wünschen mag. Die Stammzelleuphorie hat auch die Grundlagenforschung des Rückens ergriffen, wobei sich da an Fragen unter anderem aufdrängt, an welchen der Bandscheiben der Millionen Rückenpatienten Stammzellen das geschrumpfte und spröde Gewebe revitalisieren sollen und wie festgestellt werden soll, dass gerade diese Bandscheibe die Ursache des Übels ist. Wir erforschen, ob diese oder jene Spritze, diese oder jene Substanz mehr Effekte bringt, obwohl Spritzen gar nicht gegeben werden sollen und die Effekte von Medikamenten gegenüber denen von eigenverantwortlichem Handeln massiv zurückstehen. Warum erforschen wir diese Themen? Natürlich weil Ärzte an Universitätskliniken forschen sollen, weil Medizin eine Wissenschaft ist. Und Forschung ist ein weiterer Beleg für unser ärztliches Selbstverständnis und für unseren professionellen Selbstwert, der weit über die Berufung zum Arzt, die Liebe zum Patienten und das Arztsein an sich hinausgeht. Leider nährt das Forschen und das Mehrwissen durch Forschen auch ärztliche Allmachtsphantasien. Und jede mediale Verkündung, dass dieses oder jenes über Schmerzen untersucht und entdeckt worden sei, verringert die Ängste der Bevölkerung vor Schmerzen, indem sie auf das Handeln der Ärzte übertragen werden.

Die Schmerzforschung hat uns mit der Erkenntnis des Schmerzgedächtnisses bedacht, also dass sich ein schlimmes Schmerzerleben in unser Gehirn einbrennen kann. Zwar wissen wir, dass Schmerz unter Ohnmacht und dem Gefühl des Ausgeliefertseins die Erinnerung an schmerzhafte Erfahrungen, also die Sensibilisierung für ein dauerhaftes Leiden unter Schmerzen begründet. Doch in merkwürdiger Verkürzung führt das Wissen um dieses Schmerzgedächtnis bei manchen Ärzten zur absonderlichen, aber irgendwie doch vermeintlich wissenschaftlich überhöhten Überzeugung, dass jeder Akutschmerz sofort mit stärksten medikamentösen Gegenmaßnahmen eingedämmt werden soll, damit ein Schmerzgedächtnis gar nicht erst entstehen kann. Und statt Medikamenten mag auch der ärztliche Rat helfen, sich nie mehr zu bewegen, weil ja mit der Bewegung der Schmerz kam und wieder kommen könnte. Mancher Patient berichtet vom Arzt gehört zu haben: »Wenn Sie so weitermachen, sitzen Sie bald im Rollstuhl.«

Niemand denkt da an den Boxer oder auch an den Fußballspieler, der sich – um die Schmerzen seiner Sportart wissend – in den Ring oder auf den Platz begibt, und von dem wir keine Hinweise auf Dauerschmerzen als Folge seiner wohlgemerkt selbstverantworteten Sportaktivitäten kennen. Aber manche Angst und manche schmerzhafte Kränkung der Seele eines an Gewichten gestählten Mannes, die in dessen starken Schmerzen mitschwingen, werden sodann mit stärksten Opioiden zugedröhnt, ohne wirklich beruhigt zu werden. Forschung kann also völlig fehlleitend wirken.

Es geht also gar nicht nur um das Schmerzerleben. Dessen Bedeutung geht für jeden Betroffenen und für die Ärzte und damit für die Gesellschaft, in der wir leben, und für die (medizinischen) Strukturen, die wir uns geschaffen haben, weit über das einfache cartesianische Reiz-Antwort-Äquivalent hinaus:

Das Schmerzerleben hat immer einen Wahrnehmungsanteil, der uns mitteilt, wo die Reizung stattfindet, und immer einen Gefühlsanteil, der mit Unbehagen, Angst und Verlust verbunden ist. Beide Anteile werden in unterschiedlichen Bereichen unseres Gehirns vermittelt. Dies erklärt, dass vergleichbare periphere Reize interindividuell zu unterschiedlichem Schmerzerleben führen: Die Schmerzschwellen sind sehr unterschiedlich. Beispielsweise haben Sportler deutlich höhere Schmerzschwellen. Mechanische oder thermische Reize müssen bei Sportlern deutlich stärker sein als bei körperlich untrainierten Menschen, um von ihnen als schmerzhaft erlebt zu werden.[10] Sogar intraindividuell werden Reize unterschiedlich wahrgenommen, können situativ Tageszeit, Hormonstatus, aber auch Ablenkung die Schmerzwahrnehmung modulieren. Noch bedeutsamer ist die präventive oder lindernde Wirkung einer positiven Grundüberzeugung (»es wird schon gut werden«) bei chronischen Schmerzbedingungen. Ob Schmerzen zu Hilflosigkeit und Ausgeliefertsein, zur Handlungsunfähigkeit und damit zum dauerhaften Stresserleben führen, wird stark von Bindungserfahrungen der Kindheit und Ju-

[10] Tesarz et al. (2013).

gend beeinflusst: Wer in einem sicheren Beziehungsgefüge aufwächst und Vertrauen in die eigenen Kompetenzen und in die Hilfe anderer entwickeln kann, ist deutlich stabiler im Umgang mit und im Abwehren von Schmerzen; wer dagegen vernachlässigt oder gar traumatisiert wurde, wird auch als Erwachsener Schmerzen als Bedrohung empfinden, kaum mit Schmerz gut leben können und auch schlechter auf Hilfe anderer vertrauen können.[11] Es gilt für diese Menschen, dass Schmerzen eine starke Gefährdung ihres Identitätsgefühls nach sich ziehen: »Der Schmerz, ein anschauliches Beispiel für den Einbruch des Es, hat entpersönlichende Wirkung«.[12]

Auch das Phänomen des sozialen Schmerzes deutet in diese Richtung. Die US-amerikanische Psychologin Naomi Eisenberger hat mit Probanden immer wieder untersucht, wie sich soziale Isolation auf das Erleben körperliche Schmerzreize auswirkt.[13] Beispielsweise hat sie gesunden Studienteilnehmern einen Film gezeigt: Sie sahen drei Freunde, die sich einen Ball zuspielen. Während die Teilnehmer das sahen, wurden ihre Gehirnaktivitäten gemessen. Ein nettes Spiel. Doch plötzlich wurde der arme Freund unten am Bildrand nicht mehr einbezogen. Er wurde aus dem Spiel ausgeschlossen. Und was zeigten die Gehirnaktivitäten der Teilnehmer: Sie litten mit dem Freund, und dieselben Schmerzzentren, die auch beim Tritt gegen das Schienbein aktiv wurden, wurden aktiviert. Jeder körperliche Schmerz steigert sich im Ausgeschlossensein unermesslich.

Aber wenn am Arbeitsplatz, in der Gesellschaft oder zu Hause Ausgeschlossene, Gekränkte und Gemobbte Schmerz leiden, damit zum Arzt gehen, dort Medikamente oder Spritzen erhalten – was soll damit wie behandelt werden? Wird hier nicht von der Medizin eine Leistung erbracht, die sie gar nicht erbringen kann? Wird die Medizin damit nicht zum falschen Ort der Suche nach Gemeinschaft und Seelsorge?

Im Schmerz steckt auch immer die Negation des Lebendigen, ein Widerspruch zu den Funktionen der Organe und zum Lebenswillen. Die im Schmerz gebrochene Funktion impliziert auch eine narzisstische Kränkung des Individuums, weil die Selbstbestätigung durch das Nicht-leisten-Können bedroht, gar beschädigt wird. Die Angst vor dieser Beschädigung wird durch die impliziten Angebote einer

---

11 Maunder und Hunter (2001), Meredith (2008), Davies et al. (2009).

12 Le Breton (2000), S. 23.

13 Eisenberger (2012).

allmächtigen Medizin beruhigt. Die Angst vor dieser Beschädigung ist eine anthropologische Angst, die mit unserer Endlichkeit einhergeht. Wir alle kennen diese Angst, die durch Transzendierung beruhigt werden kann. Mögen in früheren Generationen Gläubigkeit und Kirchgang geholfen haben, so steht Spiritualität in einer säkularen Gesellschaft immer weniger Menschen zur Verfügung. In der säkularen Gesellschaft müssen Erlösungssehnsüchte vom bedrohten Leben, damit auch vom Schmerz, zunehmend von der Medizin getragen werden. Und es ist nachvollziehbar, dass die Medizin, die so viel forscht und vermeintlich viel weiß, diese Bürde annimmt, auch wenn sie sich an dieser impliziten Aufgabe, Erlösungssehnsüchte zu beruhigen, übernimmt.

Erlösungssehnsüchte auf der einen Seite, Allmachtsphantasien auf der anderen und die mediale Inszenierung zur gesellschaftlichen Einbettung erklären letztlich, dass wir ständig Leistungen am schmerzenden Körper erhoffen und auch annehmen, Ärzte diese wiederum anbieten, obwohl es keine guten wissenschaftlichen Belege für deren Wirksamkeit gibt und das ärztliche Dogma: »Primum nihil nocere«, also alles zu unterlassen, was den Patienten schädigt, hintergangen wird.

Ich komme zu meinen Überlegungen vom Anfang zurück: Die Häufigkeit von Schwangerschaften unter Periduralanästhesie sind wie auch intramuskuläre Schmerzspritzen und der Wunsch nach Erklärung des Schmerzes durch Bilder einem sozialen Konstrukt geschuldet. Eine ganze Gesellschaft ist überzeugt, dass es so sein soll, weil es sich damit vermeintlich mit Ängsten leichter leben lässt. Warum soll ich etwas unter Schmerzen erdulden, wenn es auch ohne geht? Dass damit unsere Kunst, mit Alltagsschmerzen umzugehen, verloren geht, belegen die Daten zum zunehmenden Knieschmerz. Der Alltagsschmerz wird zum medizinischen Schmerz, zum schlimmen Schmerz, und jeder wird das Gefühl haben, dass er nicht an Alltagsschmerzen leide.

Schmerzmedizin in schmerzfreien Krankhäusern und Städten macht ärztliches Handeln zur säkularen Folklore. Medizin kann nicht Erlösung von der Endlichkeit bieten, auch nicht vom Hinweis auf die Endlichkeit, der im Schmerz mitschwingt. Das soziale Konstrukt der Analgesie stellt eine unerfüllbare Forderung an die Möglichkeiten der Schmerzbehandlung im Speziellen und an das ärztliche Handeln im Allgemeinen, denn das stärkste Agens, die Handlungsmöglichkeiten der Betroffenen selbst, bleibt außer Acht.

Zuletzt: Wir werden die Handlungsmöglichkeiten eines jeden Einzelnen nur nutzen können, wenn Menschen auch als Schmerzpatienten Autonomie behalten bzw. erlangen. Hierzu ist es zunächst immer nötig, dass der Grad der Medikalisierung gering gehalten wird. Gerade mit den schon angesprochenen durchschnittlich 18 Arztbesuchen eines Bundesbürgers im Jahr sind wir davon aber weit entfernt. Auch Angebote wie »Endlich Urlaub vom Schmerz« durch Einnahme eines vermeintlich hoch wirksamen Schmerzmittels beleuchten den völlig falschen Weg, weil hier Versuchungen ausgesprochen und uneinlösbare Erwartungen genährt werden.

Und wenn der Schmerzgeplagte dann doch den Arzt braucht, dann sollte er in die Behandlung als aktiver Partner einbezogen werden. Eine dialogische Beziehung zwischen Arzt und Patient soll herrschen, wofür wir natürlich auch die entsprechenden Bedingungen in Krankenhäusern und Praxen brauchen. Es sollen die Geschichten des Patienten hinter den Schmerzen, seine Ängste und sein Verlust an guter Stimmung berücksichtigt werden. Denn der stärkste Prädiktor für erstmalige Rückenschmerzen ist nicht in schlummernden körperlichen Bedingungen wie Bandscheibenvorfällen zu finden, sondern in neu aufgetretener Depressivität,[14] und über alle Kulturen hinweg sind Rückenschmerzen eng mit Depression und Angst verbunden.[15] Angst vor Schmerzen kann aus akuten Rückenschmerzen chronische machen.[16] Und dabei geht es nicht um das Geschäftsmodell, das zu verstehen geben will, dass es um mehr Kraft geht und dass hierfür die Mitgliedschaft in speziellen Studios notwendig sei, sondern es geht um den moderierenden Effekt von weniger Angst vor dem eigenen Körper und der Bewegung.[17] Und chronische (Rücken-)Schmerzen sind oft mit einer Vielzahl weiterer Körperbeschwerden verbunden und zeigen damit oft gar kein fokales Störungsproblem der Wirbelsäule mehr an, sondern stehen als Symptom für eine generalisierte Stress- und Überforderungsproblematik und deren unzureichende Regulationsmöglichkeiten. Und wenn dies der Patient verstehen lernt, damit sich und seine Bedürfnisse verstehen lernt, dann kann auch ein Weg gefunden werden, dann lassen sich vielleicht nicht

---

[14] Jarvik et al. (2005).
[15] Demyttenaere et al. (2007).
[16] Hasenbring et al. (2001).
[17] Smeets et al. (2006).

alle, aber doch viele Rückenschmerzen nachhaltig lindern – ohne Medikamente, ohne Spritzen, ohne Operation.[18]

Jedoch: Die moderne Medizin der Schmerzen zeigt die Tendenz, nicht nur den Schmerz zum Ding, sondern auch den Patienten zum Objekt zu machen, wenn sie ihm für jeden Schmerz eine ärztliche Handlung anbietet. Wenn in Hochglanzbroschüren und Internetauftritten verlockende Luxusbehandlungen gegen Schmerzen angeboten werden, erscheint es fast wie ein Vorzug, an Schmerzen zu leiden, um endlich in den Genuss medizinischer Angebote zu kommen. Und unter dem Motto »Nie wieder Rückenschmerz« werden insbesondere Büromöbel, Betten, Matratzen und medizinische Trainingstherapie, also Krafttraining an Geräten, feilgeboten. Aber trotz der Bedeutung des umgesetzten Geldes, was ja in einer Marktwirtschaft gesellschaftsstabilisierend wirken mag, fehlen einerseits konsistente Belege der Wirksamkeit, andererseits ist eine Gesellschaft von Bürgern mit ständiger Angst vor Schmerzen kaum handlungsfähig. Wahrscheinlich ist es wichtiger, dass Schmerzpatienten sich bewegen und etwas für sich tun, durch einfache Bewegung ihre Angst zügeln, als die Angst zum Arzt und zu Angeboten des Marktes zu tragen.

Dieser anthropologische Zugang zum Schmerz entspricht einer alten hippokratischen Forderung:

> »Das Leben ist kurz, die Kunst ist weit, der günstige Augenblick flüchtig, der Versuch trügerisch, die Entscheidung schwierig. Der Arzt muss nicht nur bereit sein, selber seine Pflicht zu tun, er muss sich auch die Mitwirkung des Kranken, der Gehilfen und der Umstände sichern.«[19]

Wir können den Schmerz also nicht durch immer mehr Schmerzmedizin eindämmen, sonst sind wir bei Hase und Igel immer der Hase. Der Kampf gegen die Lebensäußerung Schmerz durch Analgesie ist schon verloren, denn die Explosion des Einsatzes von Medikamenten und Operationen zeigt die Erfolglosigkeit der Aufrüstung in der Kampfzone. Wir brauchen erstens eine Entmedikalisierung und zweitens eine stärkere Einbeziehung der Handlungsmöglichkeiten der Patienten.

Nun kommt die Gretchenfrage: Was hat das mit mir zu tun? Gehe ich zu oft zum Arzt, bin ich eine »Memme«? Brauche ich für jede Beschwerde einen professionellen Berater, der mich dann mit

---

18 Schiltenwolf et al. (2006).

19 Hippokrates (ca. 400 vor Christus).

einer Diagnose, einem Rezept und ein wenig mehr Angst vor den neuen Befunden, vor der neuen Diagnose nach Hause schickt? Und ich als Arzt, mache ich meine Patienten buchstäblich krank? Da kommen immer noch zusammen Argan und der Arzt Purgon. Nichts hat sich geändert, nur dass die Knieschmerzen noch schlimmer geworden sind. Patient und Arzt begegnen sich nicht nur, sie sitzen im selben Boot. So wie jeder Autofahrer nicht nur im Stau steht, sondern ein Teil des Staus ist. Und ebenso wenig, wie das Verkehrsaufkommen durch den Bau neuer Straßen geringer wird, werden die Schmerzen durch mehr Medizin geringer. Höchstens vorübergehend und im Einzelfall, nicht jedoch für uns alle und auf Dauer. Jeder potenzielle und jeder tatsächliche Patient und jeder Arzt müssen Verzicht lernen. Nicht nur unser gesellschaftliches System ist veränderlich und passt sich an, auch wir als Menschen passen uns an. Wenn wir so weitermachen, könnte es sein, dass wir dem Schmerz gegenüber gemeinsam machtlos werden und süchtig nach ärztlicher Behandlung werden.

Empathie bedeutet also nicht, dem Patienten sein Geschäft mit dem Schmerz gänzlich abzunehmen, sondern heißt vielmehr, ihn zu unterstützen, es selbst zu machen. Und selbst wenn es nicht gut wird, sondern nur besser, sie ist das immer noch erstrebenswerter als getriebene Medikalisierung.

Literaturverzeichnis

Davies, Kelly A./Macfarlane, Gary J./McBeth, John/Morriss, Richard/Dickens, Chris (2009): Insecure attachment style is associated with chronic widespread pain. In: Pain 143 (3), S. 200–205.

Demyttenaere, Koen et al. (2007): Mental disorders among persons with chronic back or neck pain: results from the World Mental Health Surveys. In: Pain 129, S. 332–342.

Eisenberger, Naomi (2012): The neural bases of social pain: evidence for shared representations with physical pain. In: Psychosom Med 74 (2), S. 126–135.

Hasenbring, Monika/Hallner, Dirk/Klasen, Bernhard (2001): Psychological mechanisms in the transition from acute to chronic pain: over- or underrated? In: Schmerz 15, S. 442–447.

Illich, Ivan (1975): Die Enteignung der Gesundheit – Medical Nemesis. Reinbek: Rowohlt.

Jarvik, Jeffrey G./Hollingworth, William/Heagerty, Patrick J./Haynor, David R./Boyko, Edward J./Deyo, Richard A. (2005): Three-year incidence of low back pain in an initially asymptomatic cohort: clinical and imaging risk factors. In: Spine 30, S. 1541–1548.

Kendrick, Denise/Fielding, Katherine/Bentley, Elaine/Kerslake, Robert/Miller, Paul/Pringle, Mike (2001): Radiography of the lumbar spine in primary care patients with low back pain: randomised controlled trial. In: BMJ 322, S. 400–405.

Le Breton, David (2000): Anthropologie de la douleur. Paris: Editions Métailié.

Maunder, Robert G./Hunter, Jonathan J. (2001): Attachment and psychosomatic medicine: developmental contributions to stress and disease. In: Psychosom Med 63 (4), S. 556–567.

Meredith, Pamela J. (2008): Implications of adult attachment theory for chronic pain. In: Aust Occup Ther J 55 (4), S. 297.

Probst, Maximilian (2013): Der Drahtesel – die letzte humane Technik. In: Jesus Ilundain-Agurruza/Michael W. Austin/Peter Reichenbach: Die Philosophie des Radfahrens. Hamburg: Mairisch.

Schiltenwolf, Marcus (2008): Medizin der Schmerzen. In: Balintjournal 9, S. 8–11.

Schiltenwolf, Marcus/Buchner, Matthias/Heindl, Bernhard/von Reumont, Johannes/Müller, Annette/Eich, Wolfgang (2006): Comparison of a biopsychosocial therapy (BT) with a conventional biomedical therapy (MT) of subacute low back pain in the first episode of sick leave: a randomized controlled trial. In: Eur Spine J. 15, S. 1083–1092.

Smeets, Rob Johannes/Wittink, Harriet/Hidding, Alita/Knottnerus, J. André (2006): Do patients with chronic low back pain have a lower level of aerobic fitness than healthy controls?: are pain, disability, fear of injury, working status, or level of leisure time activity associated with the difference in aerobic fitness level? In: Spine 31, S. 90–97.

Tesarz, Jonas/Gerhardt, Andreas/Schommer, Kai/Treede, Rolf Dieter/Eich, Wolfgang (2013): Alterations in endogenous pain modulation in endurance athletes: an experimental study using quantitative sensory testing and the cold-pressor task. In: Pain 154 (7), S. 1022–1029.

Weizsäcker, Viktor von (1987): Die Schmerzen (1926). In: Gesammelte Schriften (GS), Bd. 5, S. 27–47. Frankfurt: Suhrkamp.

Diagnose: Trauer.

Zur Pathologisierung existentieller Leiderfahrungen

Galia Assadi

1. Einleitung

Im Mai 2013 veröffentlichte die American Psychiatric Association (APA) nach über zehn Jahren Entwicklungsarbeit die fünfte Auflage des Klassifikationssystems Diagnostic and Statistical Manual of Mental Disorders (DSM-5).[1] Entgegen dem gängigen Schicksal wissenschaftlicher Publikationen, deren Rezeptionsradius meist auf Teile des Wissenschaftsfeldes beschränkt bleibt, wurde die Neuauflage des DSM bereits vor ihrer Veröffentlichung innerhalb der Publikumsmedien und Fachzeitschriften von einer breitgefächerten Kritik von journalistischer und psychiatrischer Seite aus begleitet.[2] Im Rahmen dieser kritischen Debatte wurden die Änderungen der Klassifikationskriterien und -struktur[3] im Zuge der Novellierung des DSM primär mit zwei potentiellen Gefahren für die zukünftige gesell-

---

[1] American Psychiatric Association (2013).

[2] Vgl. hierzu bspw. für die Diskussion innerhalb des Kontextes deutscher Publikumsmedien Blech (2013), Habekuß (2013), Weber (2013). Als prominenteste Kritiker aus den Reihen der psychiatrischen Fachwelt gelten Allen Frances, der Vorsitzende der Arbeitsgruppe der American Psychiatric Association, die mit der Erstellung des *DSM-4* betraut war, sowie Thomas Insel, der seit 2002 amtierende Leiter des *National Institute of Mental Health*. Vergleiche hierzu Frances (2013) bzw. Insel (2013).

[3] Gegenüber dem DSM-IV-TR wurden Erweiterungen des Diagnosekataloges insbesondere im Bereich der Persönlichkeitsstörungen vollzogen, der bspw. um die *Hoarding Disorder* (Messie-Syndrom), *Excoriation (skin-picking) Disorder* (wiederholt auftretendes Zupfen an der Haut mit den Händen bzw. einer Pinzette) oder die *Binge-Eating Disorder* (wiederholte Aufnahme großer Nahrungsmengen innerhalb eines kurzen Zeitraumes) ergänzt wurden. Darüber hinaus betreffen die Modifikationen primär Veränderungen in Hinblick auf die zeitliche Dauer der Störungen bzw. des Zeitpunktes des Auftretens einer Störung im Verlauf der menschlichen Entwicklung. Für eine detailliertere Darstellung der Änderungen sowie eine kritische Diskussion vor dem Hintergrund der Überlegungen Michel Foucaults vgl. Assadi/Friedrich (2013).

schaftliche Entwicklung assoziiert: Pathologisierung und Medikalisierung.[4]

Diese Reaktion lässt sich mit der gesellschaftlichen Bedeutung der Psychiatrie als Disziplin sowie des DSM als deren Hauptinstrument zur Differenzierung zwischen Normalität und Pathologie erklären. Das DSM ist ein mehrheitlich anerkannter, wissenschaftlicher Katalog von Psychopathologien. Es stellt ein Begriffsinstrumentarium bereit, um das krankhaft Abweichende mittels einer gemeinsamen Sprache fächerübergreifend zu ordnen. Es benennt Kriterien, anhand derer innerhalb des breiten Spektrums von Verhaltensweisen zwischen normalen Ausdrucksformen des Menschlichen und pathologischen Symptomen unterschieden werden kann. Daher kommen dem primär im nordamerikanischen Raum verbreiteten Handbuch[5] vielfältige gesellschaftliche Funktionen zu.[6]

Eine Veränderungsmaßnahme, die in der öffentlichen Wahrnehmung auf besondere Kritik[7] stieß, war die Streichung der ›Bereavement Exclusion‹.[8] Diese verunmöglichte es, im Zeitraum von zwei

---

[4] Der Begriff der Pathologisierung bezeichnet das Verfahren, Verhaltensweisen, Charaktereigenschaften bzw. das (situativ deplatzierte) Auftreten und/oder die Intensität eines Affektes als krankhaft zu bezeichnen. Unter Medikalisierung versteht man die Ausweitung des gesellschaftlichen Zuständigkeitsbereiches der Medizin. Pathologisierung und Medikalisierung stehen hierbei in einem engen Zusammenhang, da die Ausweitung des Bereiches des Krankhaften eine Ausweitung des Aufgabenbereiches der Medizin ermöglicht. Die Warnungen vor einer zunehmenden Pathologisierung der Gesellschaft fokussierten sich auf die Verschiebungen der Grenze zwischen dem Normalen und dem Pathologischen und konzentrierten sich somit primär auf medizinische Aspekte. Die Kritiker der Medikalisierung erweiterten den Diskurs um ökonomische Aspekte, indem sie die Rolle der Pharmaindustrie in Bezug auf die Definition und Therapie psychiatrischer Krankheitsbilder thematisierten.

[5] Das globale Einflussgebiet des *DSM* übersteigt jedoch dessen direktes nationalstaatliches Einsatzgebiet bei weitem, da es u.a. als Maßstab für die Revision der 10. Auflage der weltweit verbreiteten *International Classification of Diseases* der *World Health Organization (WHO)* dient, deren Neuauflage 2015 erwartet wird.

[6] Innerhalb des medizinischen Bereiches dient es als Basis psychiatrischer und psychotherapeutischer Diagnose und Therapie. Den Klassifikationen des DSM kommt jedoch auch innerhalb des juristischen und ökonomischen Bereiches eine weitreichende Bedeutung zu. Hier dient es als wissenschaftlich fundierte Grundlage, die z.B. Entscheidungen über Schuldfähigkeit und Behandlungszwang, bzw. Anwendungsbereiche und Vermarktungsfähigkeit von Psychopharmaka ermöglicht und legitimiert.

[7] Vergleiche hierzu bspw. Bundespsychotherapeutenkammer (2013), Deutsche Gesellschaft für Psychiatrie und Psychotherapie, Psychosomatik und Nervenheilkunde (2013), Kleinman (2012), Friedman (2012), Müller (2013).

[8] American Psychiatric Association (2013b).

Monaten nach einem Trauerfall eine schwere Depression zu diagnostizieren, selbst wenn die Symptomlage und -dauer die Diagnosestellung rechtfertigen konnte. Die Autoren des DSM-5 argumentieren hierbei, dass die bis dato vertretene Annahme, Trauer schütze vor schwerer Depression, als irrig und wissenschaftlich überholt zu erachten sei, weswegen die Differenz zwischen Trauer und Depression aufgehoben werden müsse. Die Kritiker dieser Neuregelung insistieren hingegen auf dem Sonderstatus der Trauererfahrung als unvermeidlicher, menschlicher Leiderfahrung und somit auf der Aufrechterhaltung des Unterschiedes.

Vor diesem Hintergrund erweist es sich als bemerkenswert, dass die Anzahl kritischer philosophischer und medizinethischer Beiträge zu dieser Debatte eng begrenzt ist,[9] da mit der Frage nach dem Status der Trauer als existentieller Leiderfahrung und der Diskussion um die Grenzziehung zwischen Normalität und Pathologie originär philosophisch-ethische Themen berührt werden. Dieser Aufsatz möchte einen Beitrag zur Schließung dieser Lücke leisten und das Potential einer sozialontologisch fundierten Ethik hervorheben. Dafür wird der Versuch unternommen, Judith Butlers Überlegungen für die Debatte um die Pathologisierbarkeit der Trauer fruchtbar zu machen. In einem ersten Argumentationsschritt wird hierzu dargelegt, dass eine Kritik im Namen der Individualethik, die konzeptuell vom isolierten und autonomen Individuum ausgeht, Limitationen in Hinblick auf die Erkenntnis ethischer Problemlagen unterliegt. Darüber hinaus wird dargestellt, dass und in wie fern auch die Reichweite der ethischen Kritik und der darauf aufbauenden Lösungsvorschläge begrenzt bleibt. Abschließend wird in einem zweiten Schritt aufgezeigt, inwiefern eine Ethik, die konzeptionell auf der Sozialontologie des bedingten und gefährdeten Subjekts aufbaut, einen innovativen ethischen Diskursbeitrag leisten kann.

2. Formen der Theorie – Formen der Kritik

Versteht man Ethik als kritische Reflexionstheorie der Moral, weist man dieser unter anderem die theoriegeleitete Aufgabe zu, gesell-

---

[9] In Hinblick auf den deutschen Kontext kann hierbei vor allem auf die Beiträge Thomas Schrammes und Asmus Finzens verwiesen werden. Vergleiche hierzu bspw. Schramme (2013a) bzw. (2013b) sowie Finzen (2012), (2013a) und (2013b).

schaftliche Praktiken als leidgenerierende Probleme zu identifizieren, zu kritisieren und zu deren Lösung beizutragen. In diesem Zusammenhang gilt es zu bedenken, dass die Wahl der ethischen Theorie nicht nur darüber entscheidet, welche Art der Lösung gedacht werden kann, sondern bereits darüber, was als zu lösendes Problem in Erscheinung treten kann. Im Prozess einer ethischen Urteilsfindung stellt sich demnach erstens die Frage, welche Formen der Theoriebildung welche Erkenntnisse bezüglich ethischer Probleme gestatten. Konkret bedeutet das, kritisch auf die Wahl des ethischen Modells zu reflektieren und zu erörtern, welche ethischen Fragen vor welchem theoretischen Hintergrund aufgeworfen werden können. Somit kann geklärt werden, welche gesellschaftlichen Praktiken als ethisch fragwürdig erscheinen und welche individuellen bzw. sozialen Problemkonstellationen erkannt werden können. Damit korrespondierend wird zweitens die Frage nach Form, Adressaten und Reichweite der ethischen Kritik, die vor dem jeweiligen theoretischen Hintergrund geäußert werden kann, aufgeworfen. Darauf aufbauend gilt es drittens auf den Zusammenhang zwischen der Wahl des Theoriemodells und der Adressaten und der Reichweite der Lösungsvorschläge zu reflektieren.

Analysiert man vor dem Hintergrund dieser Fragestellungen die innerhalb des DSM-5-Diskurses vorgebrachten Kritiken hinsichtlich ihrer theoretischen Fundierung, zeigen sich sowohl in Bezug auf die psychiatrischen als auch die philosophischen Beiträge Limitationen mit Blick auf die zugrundeliegenden (ethischen) Theoriemodelle. Diese Beschränkungen schwächen die argumentative Kraft der Kritik und schränken die Reichweite der aus der Kritik resultierenden Lösungsvorschläge ein.

Psychiatrische Kritik

So fokussiert sich bspw. einer der renommiertesten psychiatrischen Kritiker, Thomas Insel, auf methodische Defizite[10] bei der Konstruk-

[10] »Unlike our definitions of ischemic heart disease, lymphoma, or AIDS, the DSM diagnoses are based on a consensus about clusters of clinical symptoms, not any objective laboratory measure. […] Indeed, symptom-based diagnosis, once common in other areas of medicine, has been largely replaced in the past half century as we have understood that symptoms alone rarely indicate the best choice of treatment.« Insel (2013).

tion der Diagnosen. Er richtet sich hierbei primär gegen die mangelnde Objektivität und – in Folge dessen – diagnostische und therapeutische Präzision der symptombasierten Medizin. Theoretisch getragen wird Insels Kritik von einem Objektivitätsbegriff, der Objektivität mit experimentell garantierter Validität und Reliabilität gleichsetzt und diese nicht, wie im Falle der DSM-Erstellung, durch intersubjektiven Konsens gewährleistet sieht. Durch die Konzentration auf eine methodische Kritik erhält sein ethisches Plädoyer für die Verbesserung der Behandlung psychiatrischer Patienten durch die Beachtung des Grundsatzes der Evidenzbasiertheit der Diagnostik und sein Votum für die Konstruktion eines neurowissenschaftlich fundierten Klassifikationssystems den Charakter eines fürsorglichen Appells an den medizinisch-psychiatrischen Adressatenkreis.[11]

Eine breitere Perspektive, die gesellschaftliche Entwicklungen und ökonomisch-psychiatrische Verflechtungen, die den Prozess der Novellierung des DSM beeinflussten, reflektiert, nimmt Allen Frances ein. Um seine Kritik zu fundieren, rekurriert er auf biologistische Erklärungsmodelle und evolutionäre Erklärungsschemata und folgt damit, ebenso wie Insel, dem gängigen Trend in der Psychiatrie und den Neurowissenschaften. Er bemüht sich jedoch um ein ausgewogenes Bild und appelliert immer wieder an den autonomen Bürger und die Gesellschaft autonomer Bürger, die in der Lage und aufgefordert seien, das bestehende System durch einen Haltungswechsel zu verändern. Allerdings fehlt hierbei ein übergeordneter ethischer Rahmen, mit Hilfe dessen sich die Wechselwirkungen zwischen Gesellschaftsordnung und psychiatrischer Diagnostik adäquat erfassen und Lösungen zu deren Veränderung gestalten ließen.

Philosophische Kritik

Die philosophische Kritik an der Neuordnung des DSM, die im deutschen Sprachraum vor allem von Thomas Schramme geäußert wird,

[11] Zwar kann argumentiert werden, dass Insels Beitrag durch die Akzentuierung der Notwendigkeit einer objektiven, neurowissenschaftlichen Fundierung psychiatrischer Diagnostik als naturalistische Positionierung innerhalb des biophilosophischen Diskurses gelesen werden kann. Da diese Position jedoch nicht mit einer ethischen Theorie verbunden wird, resultieren aus ihr keine konkreten Konsequenzen für den ethischen Diskurs, so dass diese Form der Kritik und der Verbesserungsvorschläge in der genannten Weise limitiert bleiben.

ist hingegen argumentativ äußerst gut fundiert. Sie unterliegt jedoch perspektivischen Einschränkungen, die der Ordnung des philosophischen Diskurses zum Themenkomplex Psychiatrie korrespondieren. Der aktuelle Diskurs zentriert sich um Fragen des Umgangs mit neurowissenschaftlichen Erkenntnissen und der Bestimmung der Grundlage für eine korrekte Grenzziehung zwischen Normalität und Pathologie. Darüber hinaus wird auch die Ethik der Psychiatrie bzw. Psychotherapie sowie die Ethik der therapeutischen Beziehung reflektiert. Von spezieller Relevanz erweisen sich erstens Fragen nach der Reichweite und den Grundlagen eines adäquaten Autonomie- bzw. Persönlichkeitsbegriffs, der philosophischen, psychologischen, psychiatrischen sowie neurowissenschaftlichen Erkenntnissen Rechnung tragen kann. Vor dieser argumentativen Hintergrundfolie wird Kritik an bestehenden psychiatrischen Wissensmodellen und an korrespondierenden therapeutischen Praktiken geübt. Aufbauend auf dieser Kritik werden ethische Lösungsvorschläge erarbeitet bzw. differente Praxisformen aufgezeigt, mit Hilfe derer die Autonomie der pathologischen Persönlichkeit gestärkt werden kann. Darüber hinaus bildet zweitens die Ethik der therapeutischen Beziehung einen thematischen Schwerpunkt innerhalb des medizinethischen Diskurses, wobei insbesondere Fragen der differenten Krankheitskonzeptionen von Arzt und Patient, als auch daran anknüpfend, Fragen der therapeutischen Tugenden diskutiert werden.

Betrachtet man den Diskurs unter dem Blickwinkel der ethischen Modelle, auf deren Grundlage Kritik an etablierten Praktiken geübt wird und Lösungen entworfen werden, zeigt sich, dass das isolierte, autonome, rationale und souveräne Subjekt als theoretischer Ausgangspunkt gewählt wird. Mit einem solchen Subjektivitätsmodell können Phasen psychischen Leids oder Episoden psychischer Krankheit nur als Abweichung von der Norm der autonomen, souveränen und selbstverantwortlichen Lebensführung gedacht werden. Infolgedessen erscheinen jene Phasen ausschließlich als zu überwindende Episoden der Unterbrechung moderner Lebensführung. Demnach werden innerhalb des medizinethischen Diskurses einerseits primär Fragen nach den ethischen Verpflichtungen, die aus dem Respekt vor der Autonomie des psychisch Kranken resultieren, sowie andererseits Möglichkeiten der Wiederherstellung der Autonomie aufgezeigt.

Diskursive Lücken lassen sich jedoch in Hinblick auf die Frage nach den Konstitutionsbedingungen des Subjekts verzeichnen. Individualethische Modelle, die als theoretische Basis für Kritik und Modifikationen der bestehenden Wissensordnungen und Praxismodelle fungieren, gehen immer schon vom bereits konstituierten autonomen Subjekt aus, vernachlässigen jedoch dessen Entstehungsgeschichte. Aus dieser Form des Zugriffs resultieren drei differente Konsequenzen, die den Gegenstandsbereich, die Form der Kritik und die denkbaren Lösungsoptionen betreffen. Argumentiert man ausgehend von einem individualethischen Modell, weist man erstens der Ethik einen spezifischen, limitierten Gegenstandsbereich zu. Dieser konzentriert sich auf die Handlungen einzelner Akteure bzw. die Beziehungen differenter Akteure. Die Reichweite der Analyse und der Lösungsoptionen bleibt demnach zweitens zumeist auf den Einzelnen beschränkt, dem eine abstrakte Gesellschaft konzeptionell gegenübergestellt wird. Die Form der Kritik, die innerhalb dieser Rahmenordnung denkbar wird, zielt konstitutiv auf das individuelle ethische Subjekt, das als Adressat der Kritik und Agent der Veränderung konstruiert wird. Gesellschaftliche Veränderungen werden konsequenterweise primär von individuellen Repräsentanten z. B. des politischen oder ökonomischen Systems erwartet. Der konstitutive Zusammenhang zwischen Individuum und Gesellschaft wird hierbei theoretisch meist vernachlässigt, da diese lediglich als eine Ansammlung autonomer Individuen erachtet wird. Das individualethische Modell verfügt demnach über ein bedeutendes Kritik- und Lösungspotential in Hinblick auf Fragen der Restriktion und Förderung von individueller Autonomie. Aufgrund dieses Zugriffs fallen jedoch drittens die handlungsermöglichenden und -strukturierenden Bedingungen aus dem theoretischen Blickfeld und dem gesellschaftlichen Einflussbereich.

Diese Diskurskonstellation führt dazu, dass innerhalb der Medizinethik Fragen nach dem Zusammenhang von normativer Gesellschaftsordnung und der Ordnung des Pathologischen kaum systematisch bearbeitet werden. Die Berücksichtigung der normativen Konstitutionsbedingungen des Subjekts kann jedoch einen wertvollen Beitrag zur Debatte um die Genese und den Status des Subjekts sowie den daraus resultierenden ethischen Verpflichtungen leisten. Indem das Subjekt nur in Verbindung mit es ermöglichenden Bedingungen konzipiert wird, weitet sich die Betrachtungsperspektive und der theoretische Hintergrund, von dem ausgehend Kritik formulierbar und Lösungsansätze denkbar werden. Eine sozialethische Perspektive, die dem wechselseitigen Bedingungsverhältnis von Subjektivitätsformen und Gesellschaftsnormen systematisch Rechnung tragen kann, erweist sich hierbei gerade in Hinblick auf Fragen der Ethik der Psychiatrie als von eminenter Bedeutung. Die Wandlungen, denen die psychiatrische Diagnostik im Laufe ihrer Geschichte ausgesetzt war, zeigen eindrucksvoll, dass es sich bei der Erstellung psychiatrischer Diagnosen um historisch variable, soziale Normsetzungen handelt. Sie stellen demnach Formen der gesellschaftlichen Selbstverständigung über das Normale, das Pathologische und deren Grenzregionen dar. Diese sind ohne eine Reflexion auf die in der Gesellschaft gültigen Normen bezüglich erfolgreichen und gescheiterten Lebensformen nicht adäquat zu verstehen. Um einen Beitrag zur perspektivischen Öffnung des medizinethischen Diskurses zu leisten und das Potential einer sozialontologisch begründeten ethischen Theorie aufzuzeigen, werden im Rahmen dieses Beitrages die Arbeiten Judith Butlers als Ausgangspunkt der ethischen Kritik an der neuen Form des gesellschaftlichen Umgangs mit Trauer genommen.

3. Ethische Kritik auf Basis einer Sozialontologie

Das Denken der amerikanischen Theoretikerin Judith Butler zeichnet sich u.a. durch eine Kritik[12] an ethischen Theorien aus, die Verletzbarkeit und Leiderfahrungen als zu überwindende Ausnahmen von der durch Souveränität, Autonomie, Rationalität und Unverletzbarkeit charakterisierten universellen Normsubjektivität konzipieren. Stattdessen argumentiert und streitet sie für eine neue Form der Ethik, die die Erfahrungen von Leid und Trauer als Ausgangspunkt der Reflexion über die Möglichkeitsbedingungen menschlicher Subjektivität und somit über die Grundlage ethischen Denkens nutzt. Sie geht hierbei von der These aus, dass die conditio humana durch Vulnerabiliät, unaufhebbares – und teils ungewolltes – körperliches Ausgesetztsein und daraus resultierender Gefährdung gekennzeichnet sei. Versteht man Verletzbarkeit und Gefährdung als konstitutive Merkmale menschlicher Subjektivität, werden Menschen als bedingte Wesen verstanden, deren Überleben sich konstitutiven, sozialen Möglichkeitsbedingungen verdankt. Denkt man menschliches Leben als ermöglichtes und somit durch Abhängigkeit gekennzeichnetes,

---

[12] Siehe hierzu bspw. Butler (2005) bzw. Butler (2009).

kann es nicht ohne es ermöglichende und stützende Bedingungen verstanden werden.[13]

Hierbei differenziert sie zwischen drei Arten von Bedingungen, deren Erfüllung gewährleistet sein muss, damit das physische und/oder soziale Überleben des Subjekts ermöglicht werden kann. In kritischer Abgrenzung von individualethischen Modellen, die das Subjekt als gegeben denken, führt sie aus, dass der Subjektstatus nicht per se zugeschrieben werden kann, sondern als Resultat eines reziproken, normvermittelten Anerkennungsprozesses zu verstehen ist. Butler entwickelt ihre theoretische Position im Rekurs auf Spinozas These, dass jedes Lebewesen nach Selbsterhaltung strebe, sowie Hegels Figur der Verkettung von Selbsterhaltung und Anerkennung. Im modifizierenden Anschluss an Hegel konzipiert sie Anerkennung als einen reziproken Prozess, der durch historisch kontingente und somit variable normative Ordnungsrahmen ermöglicht und reguliert wird. Diese können als Ensembles aus Normen verstanden werden, die das Körperliche und das Psychische zuallererst in bestimmten Formen konstituieren. Basierend auf Differenzierungen wie bspw. derjenigen zwischen normal und pathologisch, menschlich und unmenschlich bzw. gut und böse werden normative Vorstellungen von anerkennbarer Menschlichkeit und Subjektivität konstruiert. Diese werden mittels reziproker Anerkennungsakte sozial wirksam, indem sie regulieren, welche Lebensformen als Menschen bzw. Subjekte anerkannt werden können. Somit wird anhand der Trennung von anerkennbar und nicht anerkennbar eine Ordnung durch Verwerfung konstituiert. Da diese Normen der nach Anerkennung zwecks Selbsterhaltung strebenden Individuen gesellschaftlich vermittelt werden, wird somit in jedem Anerkennungsakt eine bestimmte Form gesellschaftlicher Ordnung mittels Reproduktion stabilisiert. Der gesellschaftlichen Anerkennungsordnung, die als Ensemble aus differenzierenden Normen u.a. bezüglich der physischen und psychischen Verfasstheit des Menschen zu verstehen ist, kommen hierbei zwei strukturierende Funktionen zu. Erstens definiert sie, welche Formen des Lebendigen als menschlich anerkannt werden können. Zweitens entscheidet sie darüber, welchen Formen des Menschlichen der Subjektivitätsstatus zugesprochen werden kann. Die Netze aus normativen Vorstellungen, die abhängig von Zeit und Ort das Menschliche je

[13] Für eine detailliertere Rekonstruktion der Butlerschen Argumentation und deren Implikationen für ein neues Verantwortungsdenken siehe Assadi (2013).

anders definieren, sind demnach als historisch variable Bedingungsordnungen für Anerkennbarkeit zu verstehen. Bestimmte Formen des Lebendigen werden als menschlich anerkennbar, indem andere Formen des Lebendigen aus dem Feld des Anerkennbaren exkludiert und somit als sozial unlebbar verworfen werden. Anerkennbarkeit im Sinne der Übereinstimmung mit historisch kontingenten normativen Idealen entscheidet demnach in einem ersten Schritt darüber, wer und was als Mensch gelten kann. In einem weiteren Schritt regeln normative Ordnungen zweitens, welchen Formen des Menschlichen der Status Subjekt zugesprochen werden kann. Hierbei ist von entscheidender Bedeutung, dass eine Exklusion aus dem Bereich des Menschlichen bzw. der Subjektivität zugleich in einer Verweigerung von Rechten und einer Negation ethischer Pflichten resultiert. Da die Zubilligung bzw. Ausübung von politischen und sozialen Rechten an den Status Mensch bzw. Subjekt geknüpft wird, bedeutet ein Scheitern an der Normerfüllung eine Limitierung von politischen, juristischen und ökonomischen Möglichkeiten. Normative Regime regeln demnach sowohl die Freiheitsgrade von vulnerablen, abhängigen Individuen als auch deren physische und soziale Überlebensmöglichkeiten.

Butler weist jedoch nicht nur die Vorstellung des Subjekts als Urheber der Norm zugunsten derjenigen des normativ ermöglichten Subjekts zurück und hebt somit die Differenz zwischen Subjekt und Norm auf. Sie kritisiert darüber hinaus die These, der gemäß das Subjekt als souveräner, isolierter und stabiler Container in einer konstitutiven Trennung von den es umgebenden Anderen existiert. Stattdessen reflektiert sie auf die Möglichkeitsbedingungen der Subjektkonstitution und argumentiert im Anschluss an Emmanuel Levinas und Jean Laplanche, dass das Überleben des Subjekts nur durch die Fürsorge und Ansprache durch andere ermöglicht wird. Um demnach im Rahmen eines Entwicklungsprozesses überhaupt zu einem rationalen, autonomen Subjekt werden zu können, ist der von Geburt an von anderen abhängige Mensch auf deren Fürsorge und Ansprache angewiesen. Deren Qualität und Art formiert ihn – unbewusst ebenso wie bewusst – und ermöglicht erst seine Konstitution als Subjekt. Im Zuge ihrer kritischen Auseinandersetzung mit dem Subjektivitätsmodell, das dem individualethischen Denken zugrunde liegt, verabschiedet Butler ebenso die Vorstellung, dass die Subjektkonstitution als einmaliger Akt mit stabilem Resultat und somit einem abgeschlossenen und abschließbaren Produktionsprozess gemäß zu verstehen ist. Stattdessen argumentiert sie zugunsten einer Vorstellung von Subjektivität, die diese als fragiles, temporäres und variables Resultat permanent zu reproduzierender Konstitutionsprozesse fasst. Entscheidend für die Form, die das Subjekt im Laufe dieses lebenslangen Prozesses annimmt, ist hierbei die Art und Weise, in der es von einem konkreten Gegenüber angesprochen wird, da intersubjektive Prozesse von Übertragung und Gegenübertragung und somit ein Aufeinanderwirken von bewussten und unbewussten Mechanismen als Möglichkeitsbedingung der Subjektkonstitution gedacht werden.

Anstatt Subjektivität demnach als ein stabiles, durch spezifische Eigenschaften unwiderruflich gekennzeichnetes Charakteristikum des Menschen zu setzen, flexibilisiert Butlers Theorie die Ethik. Sie denkt das Subjekt als dynamisches Kaleidoskop aus differenten Formen menschlichen Empfindens, Wahrnehmens und Reflektierens und verweist darauf, dass dessen konkrete Gestalt immer auch davon abhängig ist, ob und wenn ja, in welcher Form ein Gegenüber es anerkennt. Die Fähigkeit, sich gemäß bestimmten Normen der Subjektivität in einer bestimmten Form hervorzubringen, ist demnach immer an einen konkreten Anderen gebunden, welcher hierbei eine Doppelrolle als Anerkennender und Anerkannter einnimmt. Demnach entscheidet die Breite des normativen Horizonts einer Gesellschaft über die Möglichkeiten, sozial zu überleben, da die Formen, die ein Subjekt annehmen kann, in direktem Zusammenhang mit den normativen Vorstellungen stehen, die die Fähigkeit des Anerkennens regulieren.

Trauer als existentielle Leiderfahrung bedingter Subjekte

Versucht man nun das Potential der ethischen Überlegungen Butlers für den medizinethischen Diskurs über die Modifikationen der psychiatrischen Klassifikation im Rahmen des DSM-5 fruchtbar zu machen, kann hierbei die Veränderung der Wahrnehmung und Klassifikation von Trauer als Beispiel dienen. Während mehrmonatige Trauerphasen nach dem Tod eines nahestehenden Menschen weder in den früheren DSM- noch der bisherigen ICD-Fassung als behandlungsbedürftige Krankheit galten, ermöglicht das DSM-5 erstmals eine Pathologisierung der Trauer. Versucht man Trauer nicht nur als schnellstmöglich zu überwindenden, anormalen Ausnahmezustand, sondern als Option zur Reflexion auf die Möglichkeitsbedingungen der menschlichen Existenz zu verstehen, können die Überlegungen Butlers eine wertvolle theoretische Hilfe darstellen. Butler zeigt, dass der Umstand, dass der Tod eines nahestehenden Menschen schwer kontrollierbare, begrenzbare oder auch nur erklärbare Gefühle der Trauer und des Verlusts hervorruft, als Beleg dafür gewertet werden kann, dass Menschen als voneinander abhängige, sich gegenseitig (oft unbewusst) formende relationale und vulnerable Wesen existieren.

»Ich möchte jetzt zum Thema der Trauer zurückkehren, zu den Momenten, in denen man etwas durchmacht, was man nicht beherrschen kann, und feststellt, daß man außer sich ist, nicht eins mit sich ist. Vielleicht können wir sagen, daß der Schmerz die Möglichkeit beinhaltet, eine Form der Enteignung zu verstehen, die grundlegend dafür ist, wer ich bin. Diese Möglichkeit bestreitet nicht die Tatsache meiner Autonomie, aber sie schränkt diesen Anspruch ein durch den Rückgriff auf die grundlegende Sozialität des leiblichen Lebens, auf die Art und Weise, in der wir von Anfang an und kraft unseres Daseins als körperliche Wesen bereits anderen anvertraut sind, über uns hinaus sind, in das Leben anderer einbezogen sind. Wenn ich nicht immer weiß, was mich bei solchen Anlässen ergreift, und wenn ich nicht immer weiß, was es ist, das ich in einer anderen Person verloren habe, dann ist diese Sphäre der Enteignung vielleicht genau die, die meine Unwissenheit, den unbewußten Abdruck meiner primären Sozialität aufdeckt.«[14]

Die Schwierigkeit, die Gefühle der Trauer z. B. zugunsten der Sehnsucht nach souveräner Selbstdarstellung bewusst auszuschalten, oder die Unmöglichkeit, am Ende des Trauerprozesses der selbe Mensch zu sein wie vor dem Verlust des geliebten Menschen, zeigt an, dass der Verlust spezifischer Beziehungen für den Trauernden nicht schnell, souverän und ohne Veränderung zu kompensieren ist. Stattdessen muss ein Prozess der Transformation durchlaufen werden, im Rahmen dessen Gefühle der Überwältigung, der Ohnmacht und der Unfähigkeit, sozial in gewohnter Weise zu funktionieren, bewältigt werden müssen. Trauer kann mit Butler als Katalysator des notwendigen Prozesses der Reflexion auf unsere Bindung und Formung durch andere verstanden werden und somit als ein Prozess der Transformation unseres Selbstverständnisses. Trauer bedeutet demnach nicht nur Abschiednehmen vom anderen, sondern zugleich eine Auseinandersetzung mit dem Tod einer bestimmten Form des Subjekts, deren Entstehung an die Ansprache durch einen konkreten Anderen gebunden war.

---

[14] Butler (2005), S. 45.

Betrachtet man vor diesem Hintergrund die psychiatrische Klassifizierung der Trauer im Rahmen des DSM-5, kann die ethische Kritik nicht nur im Namen der Verteidigung der Autonomie des Einzelnen geäußert werden, sondern sollte auf den Bereich der gesellschaftlichen Normen ausgeweitet werden. Versteht man die Konstruktion des DSM-5 als Akt der gesellschaftlichen Normsetzung und berücksichtigt darüber hinaus, dass Normen über die anerkennbaren Formen von Menschlichkeit und Subjektivität entscheiden, kann die Pathologisierung der Trauer als ethisch gewalttätige Normsetzung kritisiert werden. Diese trägt demnach – entgegen der Argumentation der APA[15] – nicht in fürsorglicher Weise dazu bei, ein besseres Leben für unterversorgte Depressive zu ermöglichen, sondern führt in ethisch gewalttätiger Weise dazu, existentielle menschliche Erfahrungen aus dem Bereich des gesellschaftlich Anerkennbaren auszuschließen. Indem die Trauerphase sowohl in Hinblick auf ihre emotionale Ausprägung als auch ihre zeitliche Dauer reguliert wird, wird mittels der Differenzierung zwischen Normalität und Pathologie eine gesellschaftliche Norm hinsichtlich anerkennbarer Formen der Trauer konstruiert. Die Exklusion anderer Formen der Trauer aus dem Bereich des gesellschaftlich als ›normal‹ und ›gesund‹ Geltenden, kann mit Butler als Etablierung einer sozialen Norm rekonstruiert werden, die die Möglichkeitsbedingungen und die damit verbundenen existentiellen Ohnmachts- und Überwältigungserfahrungen bedingter, vulnerabler Subjekte leugnet. Um die gesellschaftlich anerkannten Normen der Autonomie und Souveränität zu stützen, werden demnach Formen menschlichen Erlebens aus dem Bereich des normativ als normal und gesund Geltenden exkludiert und Subjekten, die von ihrer Trauer überwältigt werden, wird die Möglichkeit entzogen, als ›gesunde‹ und ›normale‹ Subjekte sozial zu überleben.

Nutzt man demnach das Butlersche Instrumentarium, um Kritik zu üben, können ethische Empfehlungen bezüglich der Nichtanwendung dieser diagnostischen Option artikuliert und begründet werden. Darüber hinaus können Interventionen, die eine Kritik an den durch das DSM gesetzten, ethisch gewalttätigen normativen Bedingungen zum Ziel haben, wie z. B. gesellschaftliche und politische Diskussionsprozesse, initiiert bzw. unterstützt werden.

---

[15] American Psychiatric Association (2013b).

4. Resümee

Abschließend kann argumentiert werden, dass mit der Streichung der ›Bereavement Exlusion‹ bestimmte Formen des Trauerns, verstanden als konstitutive Erfahrungen vulnerabler und bedingter Subjekte, durch Pathologisierung aus dem Bereich des gesellschaftlich Anerkennbaren exkludiert wurden. Doch wie reformiert der pathologisierende Blick auf die Erfahrung der Trauer unser Verhältnis zu unserem eigenen Leiden und zum Leiden anderer?

Die Trauer wird als ein Prozess angesehen, der verschiedene Phasen durchläuft, wohingegen die Depression als eine Krankheit gilt, deren schnelle Heilung anzustreben ist. Welche gesellschaftliche Haltung dem Tod und somit implizit immer auch dem Leben gegenüber drückt sich in dem Versuch, die Trauer zu medikalisieren, aus? Die Möglichkeit, Trauererfahrungen in ein medizinisches Ordnungsregister von Gesundheit und Krankheit einzuordnen, verwandelt den Trauernden von einer leidenden Person, die den Verlust einer ihn ermöglichenden Bindung an einen anderen Menschen durchlebt, in ein pathologisches Individuum. Somit werden Schmerz und Leiden als Ausnahmen von der Regel individueller Gesundheit und Souveränität konzipiert und als möglichst schnell und ggf. mit psychiatrischer Unterstützung zu überwindende Zustände behandelt. Die Medizin als Disziplin und konkrete Ärzte als deren Repräsentanten werden dadurch in eine dilemmatische Situation gebracht, da sich die Medizin einerseits durch die Heilung von Leiden legitimiert und somit ihren Geltungsbereich expandieren kann. Andererseits jedoch leidet sie unter dem Druck eben dieses Heilungsversprechens (und der damit verbundenen Erwartungshaltung), da sie sich bei der Nichterfüllung desselben scharfer Kritik ausgesetzt sieht. Pathologisiert man die Trauer, schreibt man demnach der Medizin die Zuständigkeit für die Befreiung des Individuums aus einer konstitutiven, existentiellen Krisensituation zu. Diese Überforderung ist weder für die Disziplin noch für die leidenden Individuen dauerhaft von Vorteil und sollte zugunsten einer Reflexion auf die sinnvolle Begrenzung des Zuständigkeitsbereiches der Medizin aufgegeben werden.

Anstatt demnach eine kulturelle Praxis zu ermöglichen, in der die durchlebte Erfahrung der Trauer als schmerzhafte Chance der Reflexion auf unsere grundlegende Verfasstheit als relationale Subjekte genutzt werden kann und der Tod als ein Teil des Lebens erfahrbar und bewältigbar wird, wirft die Klassifikation menschlicher Trauerpraktiken als pathologische Symptome das Individuum auf sich selbst zurück. Dadurch wird ein Reflexionsstopp begünstigt, der sowohl verhindert, dass wir uns unserer grundlegenden Abhängigkeit von anderen bewusst werden, als auch zur Stützung einer Kultur beiträgt, in der souveräne, autonome Individualität als Norm und die Medizin als deren Reparateur gilt. Befragt man mit Butler diese kulturelle Norm, kann sie als fiktionale Konstruktion im Dienste der Souveränität bezeichnet werden, die das Individuum als isoliert konzipiert, Bindungen an andere begründungsbedürftig erscheinen lässt und das Handlungsmacht Ermöglichende als das zu Legitimierende darstellt. Wenn bestimmte Trauerformen als pathologisch erachtet werden, weil das trauernde Individuum die Erfüllung der herrschenden Subjektivitätsnormen verfehlt, erscheint das mit der Trauer verbundene Leid als eine kurierbare Krankheit. Spezifische Modi der individuellen Auseinandersetzung mit dem Tod werden somit zu einem pathologischen Zustand, der schnellstmöglich überwunden werden muss, um die soziale Funktionalität des Subjekts wiederherzustellen. Eine solche Perspektive macht jedoch die Chance, die die Trauer als Phase der Reflexion auf das eigene Leben und dessen Verbundenheit mit dem Leben anderer birgt, zunichte. Anstatt zu einer Kultur der aktiven Auseinandersetzung mit unserer Sterblichkeit beizutragen und hierbei größtmöglichen individuellen Freiraum zu ermöglichen, begünstigt die Medikalisierung der Trauer eine Kultur der Betäubung und beschränkt den Handlungsspielraum des Trauernden. Die Pathologisierbarkeit der Trauer kann als Teil eines kulturellen Puzzles an Praktiken verstanden werden, mittels derer die Auseinandersetzung mit dem Tod gemieden und die endliche, individualisierte Existenz bejaht wird, um den Preis, dass die Chance, die im Begreifen des Lebens von dessen Ende her steckt, vertan wird.

Anstatt sich demnach in Scheingefechte um die Verteidigung der Fiktion individueller, autonomer Souveränität zu verstricken, kann eine Ethik, die der konstitutiven Relationalität des Subjekts Rechnung trägt, Wege zu einer gewinnbringenden Auseinandersetzung mit dem Tod aufzeigen. Somit wird ein konstruktiver, kultureller Kontrapunkt in einer Zeit gebildet, die Trauernde mittels Pathologisierung zu individualisieren droht und einer würdevollen Kultur des Sterbens und der Trauer verlustig geht. Darüber hinaus kann durch ein Denken, das den Menschen als normativ ermöglichtes, relationales Wesen versteht, erstens der Gegenstandsbereich des medizinethischen Diskurses von individualethischen auf sozialethische Fragestellungen erweitert werden. Somit kann die gesellschaftliche Achtung von Vulnerabilität als Charakteristikum der conditio humana und der damit verbundenen Leiderfahrungen unterstützt werden. Zweitens können auf dieser Grundlage theoretisch fundierte Beiträge zur Anregung bzw. Fortführung einer Debatte über einen gesellschaftlichen Umgang mit Leiderfahrungen geleistet werden, die psychiatrische Diagnostik und psychiatrisches Handeln als Etablierung und Vollzug normativer gesellschaftlicher Ordnungen reflektiert. Bei der Konzeption von Verbesserungsvorschlägen können demnach die exkludierenden Effekte von Normierung berücksichtigt und Möglichkeiten erdacht werden, mittels derer eine Vielfalt an individuellen Trauerbewältigungsstrategien garantiert werden kann.

Literaturverzeichnis

American Psychiatric Association (2000): Diagnostic and Statistical Manual of Mental Disorders. Fourth Edition. Text Revision. DSM-IV-TR. Arlington: American Psychiatric Publishing.

American Psychiatric Association (2013a): Diagnostic and Statistical Manual of Mental Disorders. Fifth Edition. DSM-5. Arlington: American Psychiatric Publishing.

American Psychiatric Association (2013b): Major Depressive Disorder and the ›Bereavement Exclusion‹. Abruf unter: http://www.dsm5.org/Documents/Bereavement%20Exclusion%20Fact%20Sheet.pdf [Juni 2014].

Assadi, Galia (2013): Ordnung durch Verantwortung. Neue Perspektiven auf einen philosophischen Grundbegriff. Frankfurt: Campus.

Assadi, Galia/Friedrich, Orsolya (2013): DSM-5: Was ihr wollt. Zurück zu Foucault. In: Ärzteblatt Baden-Württemberg. Amts-und Mitteilungsblatt der ärztlichen Körperschaften, 68 (10), S. 444–447.

Blech, Jörg (2013): Wahnsinn wird normal. In: Der Spiegel 4/2013, S. 110–119.

Bundespsychotherapeutenkammer (2013): Trauer ist keine psychische Krankheit. BPtK warnt vor dem Aufweichen diagnostischer Kriterien. Abruf unter: http://www.bptk.de/aktuell/einzelseite/artikel/trauer-ist-k.html [Juni 2014].

Butler, Judith (2005): Gewalt, Trauer, Politik. In: Gefährdetes Leben. Politische Essays. Frankfurt: Suhrkamp, S. 36–68.

Butler, Judith (2005): Giving an Account of Oneself. New York: Fordham University Press.

Deutsche Gesellschaft für Psychiatrie und Psychotherapie, Psychosomatik und Nervenheilkunde (2013): 5. Stellungnahme der Deutschen Gesellschaft für Psychiatrie und Psychotherapie, Psychosomatik und Nervenheilkunde. Wann wird seelisches Leiden zur Krankheit? Zur Diskussion um das angekündigte Diagnosesystem DSM-V. Abruf unter: http://www.dgppn.de/fileadmin/user_

upload/_medien/download/pdf/stellungnahmen/2013/DGPPN-Stellungnahme_DSM-5_Final.pdf [Juni 2014].
Finzen, Asmus (2012): In freudiger Erwartung des DSM-5. In: Psychosoziale Umschau 27 (1), S. 8–9.
Finzen, Asmus (2013a): DSM-5 in der Kritik. Das Dilemma psychiatrischer Diagnostik. Abruf unter: http://www.eckhard-busch-stiftung.de/fileadmin/daten/Service_Hilfe/Information/EBU_Artikel_Asmus_Finzen_DSM_5.pdf [Juni 2014].
Finzen, Asmus (2013b): Das Dilemma der Diagnostiker. Abruf unter: http://www.eckhard-busch-stiftung.de/fileadmin/daten/Service_Hilfe/Information/FAZ_Nr.294_18.12.2013.pdf [Juni 2014].
Frances, Allen (2013): Normal. Gegen die Inflation psychiatrischer Diagnosen. Köln: Dumont.
Friedman, Richard A. (2012): Grief, Depression, and the DSM-5. In: New England Journal of Medicine 366 (20), S. 1855–1857.
Habekuß, Fritz (2013): Heute noch normal, morgen schon verrückt. Abruf unter: http://www.zeit.de/wissen/gesundheit/2013-05/dsm-5-bibel-der-psychatrie. [Juni 2013].
Insel, Thomas (2013): Transforming diagnosis. Abruf unter: http://www.nimh.nih.gov/about/director/2013/transforming-diagnosis.shtml [Juni 2014].
Kleinman, Arthur (2012): The art of medicine. Culture, bereavement, and psychiatry. In: The Lancet 379, S. 608–609.
Müller, Thomas (2013): Kritischer Blick aufs DSM-5. Abruf unter: http://www.aerztezeitung.de/medizin/krankheiten/neuro-psychiatrische_krankheiten/article/842686/deutsche-psychiater-kritischer-blick-aufs-dsm-5.html [Juni 2014].
Schramme, Thomas (2013a): Wir sollten Eigensinn respektieren. In: Süddeutsche Zeitung Nr. 118 vom 24.05.2013, S. 16.
Schramme, Thomas (2013b): Krankheit zwischen Funktionsstörung und Lifestyle. Abruf unter: http://www.pvs.de/fileadmin/Daten/aerztepost/aerztepost-2013-4-S10-11.pdf [Juni 2014].
Weber, Christian (2013): Gesund oder psychisch krank? Abruf unter: http://www.sueddeutsche.de/gesundheit/neuer-diagnosekatalog-dsm-gesund-oder-psychisch-krank-1.1676865 [Juni 2013].

Behandlungsziel Verstümmelung.

Zur normativen Funktion der Leidenslinderung am Beispiel extremer wunscherfüllender Medizin

Tobias Eichinger

Seit einiger Zeit wird in der medizinischen und medizinethischen Literatur eine Problemstellung diskutiert, die die Ärzteschaft und darüber hinaus Psychologen, Ethiker und Sozialwissenschaftler mit einer ungewöhnlichen Forderung konfrontiert. So gibt es Menschen, die sich die chirurgische Entfernung physiologisch gesunder und funktionaler Gliedmaßen wünschen. Dieses Phänomen der gewünschten Amputation oder freiwilligen Verstümmelung wird in Fachkreisen als *Körper-Integritäts-Identitäts-Störung (Body Integrity Identity Disorder, BIID)* diskutiert. Die Betroffenen empfinden dabei ein Körperteil – meist eine Extremität – als nicht zu ihrem eigenen Körper gehörig, berichten von einer charakteristischen und gravierenden Entfremdungserfahrung, wonach das betreffende Glied ihres Körpers für sie komplett überflüssig und störend ist. Dieses Gefühl geht so weit, dass die eigene körperliche Integrität als fragmentiert, empfindlich gestört und unvollständig erlebt wird, was wiederum schwerwiegende Auswirkungen auf die Identitätsbildung und das Selbstwertgefühl haben kann. Dieser Zustand, der zu einem erheblichen Leidensdruck führen kann, besteht dabei oft bereits seit vielen Jahren, nicht selten seit der Kindheit oder Adoleszenz. Aus Sicht der Betroffenen stellt die Entfernung des betreffenden Körperteils und damit die gezielte Selbstschädigung die einzige Möglichkeit der Linderung oder Heilung ihres Leidens dar.

Ein zentrales Kennzeichen von BIID ist das intensive und anhaltende Verlangen nach einer Veränderung des bestehenden Körpers und dem Erlangen des Wunschkörpers. Im »als überwältigend empfundenen Wunsch […], sich durch eine fundamentale und irreparable Beschädigung des eigenen Körpers eine ›neue‹ Identität zu verschaffen«,[1] wird die Verheißung auf ein neues, integres und leidfreies Leben gesehen. Nur auf diesem Wege, so hoffen die Betroffenen, sei es

[1] Pollmann (2007), S. 214.

ihnen möglich, »zu einem vollständigen Körperselbst zu gelangen«.[2] Mit derselben Begründung – zur Wiederherstellung einer als erheblich gestört empfundenen körperlichen Integrität – wünschen in anderen Fällen gesunde Menschen sehnsüchtig die elektive Durchtrennung des Rückenmarks zur Herbeiführung einer Querschnittslähmung, wieder andere verspüren den sehnlichen Wunsch zu erblinden. Der überwiegende Teil der von BIID betroffenen Menschen wünscht sich allerdings die Amputation eines Beines.[3] Aus medizinischer Perspektive ist bis heute nicht geklärt, worin die Ursachen dieses Phänomens liegen und worin eine effektive Therapie bestehen könnte.[4] Was hierbei aber offensichtlich und zweifelsfrei eine so wirksame wie radikale Lösung zu sein verspricht, ist die tatsächliche Umsetzung des Wunsches nach Entfernung der Extremität, die elektive Amputation bzw. die intendierte Verletzung mit dem Ergebnis einer schwerwiegenden körperlichen Behinderung.

Bei der Realisierung von Amputations- und Verstümmelungswünschen handelt es sich jedoch um Eingriffe, die dem traditionellen ärztlichen Auftrag so weit entgegenstehen, wie es kaum radikaler vorstellbar scheint. *Primum nil nocere* lautet der klassische Leitsatz der ärztlichen Kunst seit der Antike. Dieses ethische Grundprinzip der Medizin, Schaden zu vermeiden, war dabei aber freilich nie als Warnung vor mutwilligen und (medizinisch) grundlosen Schädigungen gemeint. Stets handelte es sich um die negativen, aber unvermeidlichen Nebenwirkungen therapeutisch intendierter Heileingriffe, die demnach so minimal wie möglich zu halten sind. Dass gesunde Menschen nicht medizinischen Maßnahmen ausgesetzt werden dürfen, die diesen beabsichtigt und ausschließlich Schaden zufügen, verstand sich dabei stets von selbst. Der so grundsätzlichen wie eklatanten Diskrepanz von BIID-Wünschen zum herkömmlichen ärztlichen Auftrag und Selbstverständnis entsprechen dann auch typische Reaktionen und Einschätzungen, die das Phänomen des Amputationswunsches als »obszön« oder »abstoßend« bezeichnen (so kommentierte ein schottischer Politiker zwei Ende der 90er Jahre bekannt gewordene Fälle erfolgter Wunschamputationen). Ähnlich unmissverständlich in

[2] Holzer/Stompe (2014), S. 38.

[3] Siehe Stirn et al. (2010), S. 2.

[4] Diskutiert werden u.a. psychologische, psychiatrische, kognitiv-verhaltenstherapeutische sowie neurobiologische Erklärungsmodelle, vgl. Müller (2008) und Stirn et al. (2010).

seiner Ablehnung findet der Medizinethiker Arthur Caplan das Anliegen von BIID-Betroffenen »absolut verrückt« und hält es für »äußersten Irrsinn«, auf derartige Wünsche nach Verstümmelung einzugehen.[5] Diese Äußerungen sowie die intuitive zurückweisende Reaktion, die die allermeisten Menschen, konfrontiert mit der Einschätzung derartiger Wünsche, zeigen dürften, scheinen die fraglose Unvereinbarkeit mit verantwortlichem ärztlichen Handeln von vornherein zu bestätigen, so dass sich demnach auch aus medizinethischer Perspektive jede weitere ernsthafte Prüfung erübrigen würde.

Extreme wunscherfüllende Medizin

Bei genauerer Betrachtung wird aber deutlich, dass die Dinge hier etwas komplexer liegen, als es so markant wie überzeugt vorgebrachte, doch allzu vorschnelle Urteile suggerieren. Zunächst gilt es, den Versuch zu unternehmen, die Wünsche der Betroffenen zu untersuchen, einzuordnen und zu verstehen. Klarerweise sind Amputationswünsche keine Wünsche, die sich auf die Behandlung oder Heilung einer Erkrankung oder Verletzung beziehen oder die die Beseitigung einer körperlichen Dysfunktion anstreben. Insofern fallen sie nicht unter das »therapeutische Paradigma«[6] und lassen sich als Formen *wunscherfüllender Medizin* verstehen.[7] Mit dieser Bezeichnung wird der Einsatz medizinischer Verfahren und Eingriffe bezeichnet, die auf Körper und Geist des Menschen zugreifen und diese mit Hilfe von Medikamenten und Operationen verändern, ganz ohne dass Krankheitszustände oder Verletzungen vorliegen. War ärztliches Handeln in einem traditionellen Sinne vornehmlich und zentral an einem Bündel therapeutischer Ziele orientiert – die im Wesentlichen Maßnahmen in kurativer, präventiver, palliativer und rehabilitativer Absicht umfassen –, so wird Medizin heute zunehmend auch als Technik und Praxis der individuell angepassten und wunschgemäßen Lebensgestaltung und gezielten Selbstverbesserung verstanden und nachgefragt. Unter den Stichworten der Optimierung, des Enhancement, der Verbesserung und Gestaltung des eigenen Selbst ist der Umgang mit Wünschen, die nicht in das klassische

[5] Alle Zitate aus Dotinga (2000).
[6] Siehe Eichinger (2013), S. 155 ff.
[7] Kettner (2012), Eichinger (2013).

Aufgabengebiet der Medizin fallen, die aber doch mit ärztlicher Hilfe erfüllt werden sollen, seit einiger Zeit Gegenstand kritischer Reflexion und Diskussion. An die Seite des traditionellen Konzeptes, wonach Medizin als humane Hilfestellung für Menschen in Not und Bedrängnis die Beseitigung von Krankheit und Leiden bezweckt und verfolgt, ist ein Paradigma getreten, das eher gesunde Menschen adressiert und Medizin als wertneutrale »Humantechnik«[8] begreift. Die Palette der Angebote, die entsprechend zur Verfügung stehen, um Umstände und Bedingungen der je eigenen Lebensführung den persönlichen Vorlieben anzupassen und dabei angenehmer, effektiver und erfolgreicher zu gestalten, erstreckt sich über den gesamten Lebensverlauf, von Maßnahmen vorgeburtlicher Manipulation bis hin zur Kontrolle und Beeinflussung von Sterben und Tod.

Bei all diesen Optionen, gerade mit medizinischen Mitteln die psychophysische Verfassung den individuellen Präferenzen und Idealen anzupassen und somit sich selbst wunschgemäß zu gestalten, geht es in aller Regel darum, bestimmte Eigenschaften und Fähigkeiten so zu manipulieren und zu steuern, dass der durch den fraglichen Eingriff erreichte Zustand nach allgemein geteilten und nachvollziehbaren Gesichtspunkten als *besser* eingeschätzt werden kann – etwa wenn das Ziel ist, mehr Informationen in kürzerer Zeit aufnehmen, verarbeiten und memorieren zu können; oder wenn das Ziel ist, schneller laufen, höher springen oder länger wach und aufmerksam bleiben zu können; oder wenn man einen jugendlicheren und attraktiveren Körper haben möchte. Gleichwohl schließt das freilich nicht aus, dass die im Einzelnen verfolgten Ziele auch kritisiert werden können (und mitunter auch sollten), doch lassen diese sich zunächst durchweg als Verbesserungen charakterisieren, da sie eine Steigerung und Intensivierung von als positiv und wünschenswert eingeschätzten Fähigkeiten und Eigenschaften betreffen. Mit Hilfe wunscherfüllender Medizin hoffen und beabsichtigen ihre Nutzer, schöner, besser, stärker, schneller, jünger, gesünder, wacher, aufmerksamer, leistungsfähiger, produktiver und reproduktiver, konzentrierter, zufriedener und letztendlich glücklicher zu werden – alles Enhancement zielt in diesem komparativischen Sinne auf die Optimierung bereits vorhandener oder das Erreichen fehlender positiver Eigenschaften. Zwar ist es eine keineswegs triviale Frage, was eigentlich ›besser‹ bedeuten soll und nach welchen Kriterien sich bemessen lässt, ob etwa eine rein

---

[8] Birnbacher (2012), S. 111.

quantitative ›Verbesserung‹ auch *wirklich* besser ist, d.h. ob sie in einem umfangreichen und tiefgreifenden, qualitativen Sinne und auch langfristig erstrebenswert ist – und diese Frage stellt sich umso dringlicher, je invasiver, risikoreicher und irreversibel das Vornehmen des fraglichen Eingriffs ist. Gleichwohl handelt es sich bei dem überwiegenden Anteil der derart diskutierten Veränderungen um Veränderungen, deren Attraktivität – zumindest für andere – meist relativ problemlos nachvollziehbar ist. Nicht nur wird das angestrebte Ziel von dem Optimierungswilligen selbst so klar und eindeutig als Verbesserung gesehen, dass dafür auch die unvermeidlichen Risiken einer Körperverletzung (wie im Falle einer Operation) oder gesundheitlichen Beeinträchtigung (wie im Falle übermäßigen Dopings) in Kauf genommen werden, auch außenstehende Beobachter, so kritisch und ablehnend sie auch den eingesetzten Mitteln gegenüber sein mögen, können meist dem angestrebten Resultat des Enhancement, als Ziel für sich genommen, durchaus etwas abgewinnen.

Im Fall von Amputations- und Selbstschädigungswünschen ist dies jedoch ganz anders, hier geben nicht nur die Risiken der Durchführung zu denken, sondern es ist vor allem das jeweils angestrebte Ziel selbst, welches in hohem Maße irritiert. So scheint die Bitte um entsprechende ärztliche Unterstützung alles andere als nachvollziehbar, plausibel oder gar rational zu sein und stößt zuallererst auf Unverständnis und intuitive Ablehnung. Eingriffe wie elektive Amputationen und andere Formen freiwilliger Selbstschädigung bringen nicht nur durch die notwendigen Verfahrensschritte ihrer Durchführung gesundheitliche Risiken und die Gefahr unerwünschter Nebenwirkungen mit sich – als negative Mittel zum positiven Zweck –, sondern das jeweils bezweckte Ziel selbst bedeutet nach gängiger Auffassung eine eindeutige Schädigung, sodass der Eingriff als negatives Mittel zu einem negativen Zweck aufgefasst werden kann. Ohne das Vorliegen einer medizinischen Notwendigkeit soll der Körper eines gesunden Menschen mit medizinisch-technischen Mitteln bewusst beeinträchtigt, verletzt, versehrt werden. Derartige an die Ärzteschaft herangetragene Forderungen lassen sich somit nur schwerlich als Wünsche nach Optimierung bezeichnen, da sie ja gerade eine im medizinisch-physiologischen Sinne unzweideutige Verschlechterung der eigenen körperlichen Verfassung anstreben. Insofern stellen Fälle selbstverlangter Schädigung auf der Skala von an die Medizin gerichteten Veränderungswünschen gewissermaßen das konträre Gegenüber zu positiv (und hyper-positiv) angelegten Enhancement-Begehrlichkeiten dar.

Gleichzeitig aber teilen derartige Wünsche nach ›grundloser‹ Verletzung, künstlicher Behinderung und freiwilliger Verstümmelung mit medizinischen Verbesserungswünschen die Schwierigkeit, die jeweils angefragten Behandlungen mit dem herkömmlichen ärztlichen Ethos und der moralisch-professionellen Integrität der Medizin zu vereinbaren. Wie bei Maßnahmen zur Verbesserung des körperlichen oder geistigen Befindens gesunder Menschen liegt auch bei Forderungen nach Selbstschädigung keine medizinische Indikation vor. Diese aber ist die notwendige Bedingung zur nicht nur ethisch, sondern auch rechtlich legitimen Durchführung medizinischer Leistungen.[9] Demzufolge lassen sich eben auch die mitunter befremdlich anmutenden Anliegen nach Selbstschädigung unter das Label der wunscherfüllenden Medizin fassen, da hier ausschließlich aufgrund eines geäußerten Wunsches ohne Vorliegen medizinisch-ärztlicher Notwendigkeit medizinisches Wissen und Können zum Einsatz kommen soll. Um allerdings das sowohl empirisch als auch ethisch Außergewöhnliche solcher Maßnahmen zu markieren, soll hier der Begriff *extremer wunscherfüllender Medizin* herangezogen werden.

Körpermodifikation zur Gestaltung des Selbst

Ein wichtiges Merkmal zur Differenzierung zwischen den unterschiedlichen Körpermodifikationsformen zur indikationslosen Wunscherfüllung wie den weit verbreiteten Verfahren der Tätowierung, Brustvergrößerung, Nasenmodellierung oder Faltenbeseitigung einerseits und den sehr seltenen Fällen gewünschter Amputa-

---

[9] So stellt etwa Gerald Neitzke klar: »Heute dürfen weder diagnostische noch therapeutische Maßnahmen begonnen werden, ohne dass zuvor eine Indikation gestellt wurde. Nicht indizierte oder gar kontraindizierte ärztliche Maßnahmen scheiden von vornherein aus dem Bereich rationaler, verantwortungsvoller Medizin aus.« Neitzke (2008), S. 53. Wie weit dabei der Bereich einer als indiziert geltenden Maßnahme gesteckt sein kann, ist einer Definition aus einem medizinrechtlichen Handbuch zu entnehmen: »Indizierte Heileingriffe sind ärztliche Eingriffe und andere Behandlungen, die am Körper eines Menschen vorgenommen werden und die nach den Erkenntnissen und Erfahrungen der ärztlichen Heilkunde und den Grundsätzen eines gewissenhaften Arztes angezeigt sind und vorgenommen werden, um Krankheiten, Leiden, Körperschäden, körperliche Beschwerden oder seelische Störungen zu verhüten, zu erkennen, zu heilen oder zu lindern und damit alle auf die Besserung eines Leidens gerichteten ärztlichen Maßnahmen, gleichgültig ob der ärztliche Eingriff der Behandlung selbst, der Diagnose oder der Prophylaxe dient.« Joost (2010), S. 395 f.

tionen und künstlicher Querschnittslähmung andererseits ist in motivationalen Einflussfaktoren auszumachen. Eingriffe wunscherfüllender Medizin, die ihren Empfänger und dessen Körper schöner, stärker und fitter machen sollen, sind wesentlich extern motiviert und mehr oder weniger stark von sozialen Faktoren wie Status, Kommunikation und Außenwirkung abhängig. So richten sich Schönheitsoperationen klarerweise auf Äußerlichkeiten und damit auf körperliche Eigenschaften, die für andere sichtbar sind und sein sollen. Somit sind auch die entsprechenden Motive wesentlich durch den Blick von außen, den Blick der Anderen, d.h. extern bewirkt und geformt. Schon der medizinischen Praxis, aus der die kosmetisch-ästhetische Chirurgie hervorgegangen ist, der rekonstruktiven plastischen Chirurgie, liegt diese externalistische Motivation sozialer Visibilität zugrunde. Neben der Wiederherstellung durch Unfälle und Verletzungen gestörter oder zerstörter Körperfunktionen geht es der rekonstruktiven Medizin beinahe unvermeidlich immer auch um die äußere Erscheinung und Gestalt deformierter Organe und Gewebeteile, die es wieder in den Zustand vor der Beschädigung zu bringen gilt. Dabei ist ein zentrales Motiv der rekonstruktiven medizinischen Arbeit an der äußerlichen Erscheinung das Streben nach Normalität. Sichtbar entstellte und dadurch auch sozial beeinträchtigte Menschen wünschen sich meist nichts mehr, als ›wieder normal‹ auszusehen und nicht aufgrund ihres beschädigten Äußeren übermäßig beachtet oder darauf reduziert zu werden. Entsprechend besteht das Ziel der plastisch-rekonstruktiven Medizin darin, den Patienten »zu einem so weit wie möglich ›normalen‹ Niveau an Aufmerksamkeit von anderen«[10] zu verhelfen.

Dieser Form von Normalisierung durch medizinisches Handeln stehen die gewünschten Eingriffe bei BIID diametral entgegen. Hier soll ja gerade die (äußerlich) normale und intakte körperliche Erscheinung verändert werden, um eine offensichtliche – und das heißt meist auch eine nicht zu übersehende – Abweichung von der Norm des gesunden und funktionsfähigen Körpers zu erreichen.[11] Zwar sollen

---

[10] Wiesing (2006), S. 144.

[11] Darin ist dann auch eine Umkehrung der üblichen Dynamik von Medikalisierungsprozessen zu sehen, wie sie etwa Peter Conrad beschreibt, wonach Abweichungen vom Normalen, die bis dahin keine medizinische Relevanz besaßen, neu in den Definitions- und Zuständigkeitsbereich der Medizin geraten, um sie dort mit den entsprechenden Mitteln zu beschreiben, zu disziplinieren und schließlich zu eliminieren. Vgl. Conrad/Schneider (1992).

auch rein ästhetisch motivierte chirurgische Eingriffe ein äußeres Erscheinungsbild hervorbringen, das sich vom Normalmaß und Durchschnitt sichtbar abhebt. Doch ist dabei charakteristisch, dass der erhoffte Effekt des Besonderen und Außergewöhnlichen darin besteht, »als positiv empfundene Aufmerksamkeit von anderen Menschen [zu] vermehren«.[12] Bei Amputationswünschen ist das Gegenteil der Fall. BIID-Betroffene sehnen sich nach extremen Körperveränderungen nicht *wegen* ihres Umfelds und der dort dominanten Bilder und Normen, sondern *trotz* ihres ja nie wertneutralen sozialen Kontextes. Sämtliche Fallberichte weisen einhellig darauf hin, dass Menschen mit einer Körper-Integritäts-Identitäts-Störung sehr wohl bewusst ist, dass ihr Anliegen keineswegs den kulturell und medial vermittelten Körper- und Schönheitsidealen ihrer Lebenswelt entspricht, dass die angestrebten Ergebnisse von niemandem sonst als ästhetischer Gewinn bewertet werden und dass von den Operationen kaum gesellschaftlicher Nutzen oder soziale Vorteile zu erwarten sind. Insofern verläuft die Identitätsbildung durch die Erfüllung von Amputationswünschen genau umgekehrt zu derjenigen durch Selbstformungspraktiken wie Bodybuilding, Brustvergrößerung, Hautstraffung oder Hirndoping, die alle wesentlich abzielen auf gesellschaftlich vermittelte und propagierte Werte wie Jugendlichkeit, Leistungsfähigkeit, Schönheit sowie – körperliche Unversehrtheit.

Freilich stellt sich wie bei schönheitsmedizinischen Maßnahmen auch bei Amputationswünschen zur Wiederherstellung der körperlichen Integrität und personalen Identität notorisch die Frage, ob mit der Durchführung der gewünschten Veränderungen die ›eigentliche‹ Ursache des Leidens und beklagten Zustandes denn überhaupt tangiert, geschweige denn behoben werden kann. Was unbedingt zu vermeiden ist, so diese Skepsis und Kritik, ist »Psychotherapie mit dem Skalpell«.[13] Dies ist vor allem deshalb relevant, da medizinisch-chirurgische Operationen eine besondere Dimension der Selbstformung vollziehen, eine Form von Selbstgestaltung, die nicht nur sprichwörtlich unter die Haut geht, die vielmehr zu Ergebnissen führt, die man nicht einfach wieder ablegen und wechseln kann. Ob Gewebe ent-

---

[12] Wiesing (2006), S. 144. Ganz ähnlich schlägt Dieter Birnbacher vor, zwischen kompensatorischem und erweiterndem Enhancement zu unterscheiden: Birnbacher (2012), S. 113ff.

[13] Vgl. Bayertz/Schmidt (2006), S. 55.

fernt, unterspritzt, gedehnt, durchstochen, gespalten, mit Tinte getränkt oder künstlich vernarbt wird – stets werden hierbei Körpermanipulationen gewünscht und durchgeführt, die invasiv und irreversibel sind. Und so ist es gerade der spezifische Clou an medizinisch-kosmetischer Veränderung der äußeren Erscheinung, dass die eigenen Vorstellungen nicht nur wunschgemäß umgesetzt werden, sondern dies auch dauerhaft und verlässlich bleiben. Damit kommen Körpermodifikationen den Möglichkeiten und Bedürfnissen individueller Identitätsbildung sehr entgegen. In Gesellschaften westlicher Prägung in Zeiten der Spät- oder Postmoderne ist der Körper zunehmend in den Mittelpunkt des identitätsbildenden Interesses gerückt und wird auch als ein solches Medium der Selbstbestimmung und -expression im Dienste des »Identitätsmanagement[s]«[14] gelebt und praktiziert. Als zentrale Kriterien für die Herausbildung und Kultivierung eines unverwechselbaren eigenen Selbst lassen sich dabei Permanenz und Persönlichkeit identifizieren. Indem Tätowierungen, Piercings, Schönheitsoperationen und andere Formen von *body modification* bis hin zu Selbstverstümmelungen »dauerhafte physische Veränderungen darstellen und zumeist individuell ausgewählt und gestaltet werden«,[15] erfüllen sie diese Anforderungen in besonderem Maße. Allerdings ist ein Wunsch nach ästhetischer Umgestaltung des eigenen Körpers immer – mehr oder weniger – von externen Einflussfaktoren bestimmt, die ihrerseits nicht unbedingt von Dauer sein müssen, und so ist bei invasiven und irreversiblen Eingriffen stets die Wandelbarkeit der eigenen Wünsche und Vorstellungen hinsichtlich des erstrebten Körperideals zu berücksichtigen. Entsprechend wird auch aus juristischer Perspektive die Unterscheidung zwischen der »Langzeitpräferenz« des eigenen Gesundheitsschutzes und der »Kurzzeitpräferenz Aussehen« plausibel, um im Rahmen der Risikoaufklärung für eine klare Gewichtung zugunsten der langfristig relevanten Dimension der Unversehrtheit des Körpers zu plädieren.[16] Diese auf ästhetisch-kosmetische und stark extern motivierte Eingriffe abzielenden Bedenken scheinen nun aber an Fällen von Körper-Integritäts-Identitäts-Störungen vorbeizugehen.

---

[14] Holzer/Stompe (2014), S. 37.
[15] Ebd., S. 36.
[16] Siehe Joost (2010), S. 433.

Das Leiden am intakten Körper

Die spezifische Genese und Struktur von Amputations- und vergleichbaren Selbstschädigungswünschen hebt diese deutlich ab von weithin verbreiteten Wünschen nach individueller Gestaltung und Verschönerung des eigenen Erscheinungsbildes. Neben dem eklatant nonkonformen Wesenszug des Selbstschädigungswunsches ist von großer Bedeutung, dass das gestörte Körperbild bzw. die Diskrepanz zwischen dem idealen Körperbild und der realen Körperwirklichkeit, unter der die Betroffenen leiden, meist sehr lange, oft seit Jahrzehnten, besteht, ohne an Intensität abzunehmen oder sich zu wandeln. Bemerkenswert ist hier, dass häufig sehr »präzis[e] Vorstellungen bezüglich der ›Demarkationslinie‹, welche akzeptierte von nicht akzeptierten Körperabschnitten trennt«,[17] bestehen – Amputationswillige können zentimetergenau angeben, wo und wie etwa ihr nicht integrierter Unterarm abgetrennt werden soll. Außerdem simulieren viele über lange Zeiträume hinweg immer wieder den erwünschten Zustand, indem sie sich etwa ein Bein abbinden und sich in der Öffentlichkeit auf Krücken oder im Rollstuhl fortbewegen. Dies geschieht allerdings meist in fremder Umgebung, Betroffene führen häufig aus Angst vor Unverständnis und zurückweisenden bis ausgrenzenden Reaktionen ein Doppelleben, um zumindest ihrem Verlangen nach einem zeitweisen Vortäuschen der gewünschten Behinderung nachgehen zu können.[18] Dieses *pretending* genannte Simulationsverhalten wird in aller Regel als höchst befreiend und befriedigend erlebt, was den ohnehin starken Wunsch nach Amputation und Selbstschädigung dann bestätigt, noch weiter vertieft und verfestigt.[19] Von kurzlebigen und oberflächlichen Präferenzen, die mit Hilfe der Medizin umgesetzt werden sollen, die dabei aber auch immer unter dem Verdacht stehen, von nur begrenzter Dauer zu sein und infolge absehbar wechselnder Moden und Trends aufzutauchen und wieder zu verschwinden, kann bei Amputationswünschen offenbar keine Rede sein. Gerade durch das detailliert praktizierte und oft wiederholte Simulieren des gewünschten Zustandes mit Behinderung scheinen wichtige Grundanforderungen erfüllt, die für gewöhnlich an Wünsche gestellt werden, deren Erfüllung schwerwiegende medizinische

[17] Brugger (2011), S. 61.
[18] Siehe Stirn et al. (2010), S. 2 ff.
[19] Vgl. Kasten (2013).

Eingriffe verlangt, welche mit nicht unerheblichen Risiken verbunden sind und die in kaum bis gar nicht mehr umkehrbaren Körperveränderungen resultieren. Gleichzeitig können in der Mehrzahl der Fälle psychotische Symptome oder körperdysmorphe Störungen ausgeschlossen werden.[20]

Dass Menschen bei klarem Verstand, bei voller Zurechnungs- und Urteilsfähigkeit, bei Kenntnis aller alternativen Optionen und vor allem mit langjähriger Erfahrung im imaginierten Erleben des antizipierten Wunschzustandes trotz überwiegend irritierender und ablehnender Reaktionen wohlüberlegt und konstant die Entfernung eines intakten Körperteils ersehnen, macht deutlich, dass derartige Wünsche nach Körpermodifikation für die Betroffenen einen existenziellen Stellenwert einnehmen. Damit stellen sie einen Sonderfall medizinisch nicht indizierter Eingriffe zur Selbstgestaltung dar. Gerade der Umstand, dass eine schwerwiegende, freiwillig und gezielt herbeigeführte Behinderung, wie sie die Amputation von Extremitäten ist, ganz offensichtlich allen verbreiteten Vorstellungen von Funktionstüchtigkeit, Gesundheit und Schönheit zuwiderläuft, vermag die Intensität und Identifikationskraft des Verlangens belegen. Stimmig und glaubhaft scheint dann auch zu sein, dass die Betroffenen in nicht unerheblichem Maße unter dem nicht-amputierten Zustand leiden und »ihre Funktionstüchtigkeit als Person eben gerade durch das Vorhandensein der Gliedmasse eingeschränkt«[21] sehen. Somit ist bei Menschen mit BIID die Umkehrung der üblichen Vorstellung körperlicher Integrität zu konstatieren. Nicht das intakte Vorhandensein und uneingeschränkte Funktionieren aller zur typischen physiologisch-anatomischen Ausstattung des Menschen gehörigen Körperteile wird als Bedingung eines ganzheitlichen Integritätsgefühls vorausgesetzt, sondern erst durch das Fehlen bestimmter Teile und damit das Abweichen vom üblichen Schema wird der spezifische Zustand von Unversehrtheit, Selbsttreue und Authentizität als Person erreichbar.[22] Insofern korrespondieren derartige Wünsche nach dem Abtrennen von Gliedmaßen zur ultimativen Selbstfindung weniger mit einem Verständis vom »Körper als Projekt« als mit der gegensätzlichen Auffassung, wonach der physische Körper den »letz-

---

[20] Siehe Stirn et al. (2010), S. 19.

[21] Brugger (2011), S. 62.

[22] Vgl. zu den verschiedenen Dimensionen des Integritätsbegriffs Pollmann (2007).

te[n] Hort von Authentizität und unhintergehbare[n] Bezugspunkt von Identität« darstellt.[23]

Wenn Wünsche nach medizinisch grundloser Verstümmelung nun bestehen und im Sinne aufgeklärter Rationalität, Wohlerwogenheit und Dauerhaftigkeit sich stimmig in das umfassende Gesamt aus persönlichen Wertvorstellungen, Überzeugungen und Präferenzen des Betroffenen einfügen – und gleichzeitig das Vorliegen von mentaler Einschränkung, Zwang oder Wahn ausgeschlossen werden kann –, so kann davon ausgegangen werden, dass es sich um authentische Wünsche nach spezifischen Formen der Selbstgestaltung handelt.[24] Dass Authentizität bzw. psychophysische Integrität im Einzelfall und aus Sicht der betroffenen Person ein höheres Gewicht einnehmen kann als die körperliche (äußerliche) Unversehrtheit, beweisen die berichteten Fälle von Körper-Integritäts-Identitäts-Störungen, die gleichzeitig den zunächst als »bizarre Macke«[25] erscheinenden Wunsch als ›echtes‹ und ernst zu nehmendes Verlangen eines leidenden Menschen sichtbar werden lassen. Wenn außerdem aufgrund der tiefsitzenden Sehnsucht und des korrespondierenden Leidensdrucks, der nurmehr durch die Erfüllung des Amputationswunsches gelindert und beseitigt werden kann, bei verwehrter professioneller Herbeiführung der verlangten Behinderung durch eine Ärztin oder einen Arzt als Alternative schließlich die tatsächliche Automutilation, d. h. die Verstümmelung in Eigenregie als letzter Ausweg bleibt; und wenn diese ›Selbsthilfe‹ wegen des anhaltenden Leidens und der klaren (Er-)Lösungsvision durch Amputation auch mit einiger Wahrscheinlichkeit zu erwarten ist, dabei dieser selbst unternommene Lösungsversuch aber in aller Regel erheblich höhere gesundheitliche Risiken birgt als ein Eingriff von fachlich versierten und autorisierten Experten,[26] dann muss doch auch und gerade aus medizinethischer Sicht eine ernsthafte Nutzen-Schaden-Abwägung vorgenommen werden, die diese Option miteinbezieht. Im Zuge solch einer Beurteilung kann dann durchaus der Grundsatz des Nichtschadens (auch als *primum nil nocere*, s. o.) auch auf die Verhinderung

---

[23] Borkenhagen (2001), S. 55.

[24] Hinzu kommt, dass es sich bei den BIID-Betroffenen »in der Regel [um] intelligente, autonome und erfolgreiche Menschen« handelt, s. Stirn et al. (2010), S. 19. Zur Idee und Anforderungen einer kohärenten Wunschaufklärung siehe Stemmer (1998), zur identitätsbildenden Dimension von Wünschen siehe Eichinger (2013), 63 ff.

[25] Brugger (2011).

[26] Vgl. Sorene et al. (2006).

gefährlicher Selbstverstümmelung bezogen werden und ein ärztlich verantwortungsvolles Handeln im äußersten Ausnahmefall – als angemessene Hilfe zur Re-Integration eines auseinanderklaffenden Körper-Selbst-Bildes – das Umsetzen des Wunsches nach Verstümmelung bedeuten.[27]

Diese drastische Konsequenz, die zunächst klarerweise sowohl fundamentale Überzeugungen des individuellen Arztes als auch ethische Grundprinzipien der Medizin als Ganzer in Frage und auf den Kopf zu stellen scheint, ist bei näherer Betrachtung doch nicht so weit vom Kernauftrag der jahrhundertealten ärztlichen Praxis entfernt. So besteht doch eine der ältesten und basalsten Aufgaben der Medizin darin, dort, wo keine Heilung möglich ist, Schmerz und Leid zu lindern.[28] Und dass Menschen mit einer Körper-Integritäts-Identitäts-Störung in nicht unerheblichem Maße unter einem Zustand leiden, der von dem »subjektiven Gefühl einer leiblichen Nicht-Vollständigkeit angesichts eines gesunden physikalischen Körpers« geprägt ist, kann als unzweifelhaft gelten.[29] Solange weder überzeugende Erklärungen der Ursachen, Prävalenz und Klassifizierung von BIID vorliegen noch effektive Therapiemöglichkeiten bekannt sind, darf aus ethischer Sicht angesichts des Leidens der Betroffenen, welches zweifelsfrei und real existiert, die Möglichkeit der elektiven Amputation nicht von vornherein ausgeschlossen werden. Andernfalls droht auch in diesen extremen Fällen die Gefahr, den leidenden Menschen zu bevormunden und in paternalistische Muster zurückzufallen.[30] Dass dies eine große Herausforderung für Grundfeste des ärztlichen Ethos bedeuten mag, liegt auf der Hand und darf ebenfalls nicht heruntergespielt werden. Doch kann die durch das Phänomen BIID ausgelöste Verunsicherung herkömmlicher medizinethischer Prinzipien und ärztlicher Standards andererseits freilich kein Grund sein, eine differenzierte und ergebnisoffene Prüfung und Beurteilung des Umgangs

---

[27] Vgl. Levy (2009).

[28] Vgl. exemplarisch die Bestimmung von Hippokrates: »Und zwar will ich zuerst definieren, was nach meiner Ansicht die ärztliche Kunst ist: die Kranken gänzlich von ihren Leiden befreien« (Diller (1994), S. 229) sowie die einschlägige Formulierung der »Ziele der Medizin« des großen internationalen Projektes des *Hastings Centers* Mitte der 90er Jahre: Callahan et al. (1996).

[29] Kapfhammer (2012), S. 16. So heißt es etwa in der ersten bisher erschienenen Monographie zum Thema: »Der Leidensdruck der Betroffenen aufgrund der Nichtumsetzbarkeit des Wunsches ist immens.« Stirn et al. (2010), S. 2.

[30] Vgl. Schramme (2006), S. 165.

mit diesen wenigen Extremfällen von Körper-Integritäts-Identitäts-Störungen zu verweigern.

Vieles spricht dafür, dass das Grundprinzip des Nichtschadens unter bestimmten Voraussetzungen durchaus dem Ziel der Leidenslinderung untergeordnet und entsprechend eingeschränkt werden kann. So ist es möglich, daß in Einzelfällen die höchstpersönliche psychophysische Integrität einen höheren Stellenwert einnimmt als die körperliche Unversehrtheit, und es wäre verkürzend und unzutreffend, zu behaupten, durch die Erfüllung des Amputationswunsches würden Menschen ihre Gesundheit gegen eine Behinderung eintauschen. Nimmt man die tragische Situation BIID-Betroffener ernst, muss doch konstatiert werden, dass diese vielmehr verlangen, das Leiden an ihrem unerfüllten Wunsch gegen das Leiden an der resultierenden körperlichen Beeinträchtigung eintauschen zu können.[31] Allerdings stellt sich angesichts der großen Hoffnung auf den antizipierten Zustand *mit* Behinderung sowie vor allem angesichts der Glücksgefühle, die für die Betroffenen schon mit der nur imaginierten Realisierung verbunden sind (etwa im Rahmen des *pretending*, aber auch in psychotherapeutischen Gesprächen[32]), die Frage, ob der Wunschzustand nach der ersehnten Amputation individuell überhaupt als Behinderung gesehen und negativ empfunden wird. Dies ist aufgrund der spezifischen Umstände des hier vorliegenden Verlangens stark zu bezweifeln. So sprechen die typische langfristige Genese und kontinuierliche Prüfung sowie das große und tiefgehende identitätsbildende Gewicht des entsprechenden Wunsches viel eher dafür, dass der Zustand mit Behinderung als ganz und gar leidfrei erlebt werden kann. Demnach würde die Erfüllung eines derartigen Amputationswunsches nicht nur den Übergang bedeuten von einem äußerlich intakten Körper bei einem (von außen unsichtbaren) mentalen Leidenszustand hin zu einem äußerlich behinderten Körper ohne ein korrespondierendes mentales Leiden; eine elektiv herbeigeführte Schädigung könnte der betreffenden Person darüber hinaus auch noch den enormen Gewinn eines (wieder-)hergestellten Integritäts- und Ganzheitsgefühls verschaffen, welcher zudem eine beträchtliche positive Wirkung für die eigene Identitäts- und Selbstfindung entfalten kann. Vieles spricht dafür, dass die Durchführung der gewünschten Amputation der betroffenen Person, die vorher unter

[31] Vgl. Kovacs (2009), S. 45.
[32] Vgl. Stirn et al. (2010), S. 11.

dem Zustand leiden musste, »als Amputierter in einem nicht behinderten Körper zu leben«,[33] die Möglichkeit eröffnen kann, zu sich selbst zu finden und nicht mehr in einem als fremd empfundenen Körper gefangen sein zu müssen.

Leidenslinderung statt Krankheitsorientierung

Die Erörterung eines sorgsamen und differenzierten Umgangs mit Körper-Integritäts-Identitäts-Störungen scheint, wenn man dies in einen größeren kulturhistorischen Rahmen stellt, auf nicht weniger hinzudeuten als auf eine fundamentale Verschiebung im ethischen Fundament der Medizin. Mit dem Aufkommen und Siegeszug von Aufklärung und neuzeitlicher Wissenschaft seit dem 17. und 18. Jahrhundert hielten auch im Feld der Medizin die mächtigen Kräfte der Rationalisierung und Objektivierung, der Entzauberung und Verwissenschaftlichung Einzug und führten im Zuge dieser Revolution des Welt- und Menschenbildes zu einer folgenreichen Entwicklung der ärztlichen Heilkunst. Die Rolle des Arztes, der sich bis dahin in erster Linie als kurativer Therapeut versuchte, wandelte sich grundlegend. Zu der Funktion des reinen Praktikers, der pragmatisch am Einzelfall herumlaborierte, gesellte sich die Tätigkeit des forschenden Wissenschaftlers, der ganz ohne Patientenkontakt systematisch im Labor und unter Einsatz experimenteller Methodik allgemeinen medizinischen Erkenntnissen und neuartigen Einsichten über den menschlichen Körper und Geist auf der Spur war. Die medizinischen Wissenschaften führten zu einem ungeahnten Wissenszuwachs über physiologische Wirkzusammenhänge, über Merkmale, Entstehungsbedingungen und Umwelteinflüsse von Erkrankungen und Heilungsvorgängen. So konnten auch für den Menschen speziestypische Parameter ermittelt und aufgestellt werden, deren Vorliegen und uneingeschränktes Funktionieren zur Definition von Gesundheit und gesundheitlicher Normalität wurden.[34] Im Zuge dieser Entwicklung wuchs der Medizin eine gewaltige Definitions- und Normierungsmacht nicht nur über die körperlich-seelischen Zustände des Menschen zu, sondern auch über den adäquaten Umgang damit.[35]

---

[33] Craimer (2009), S. 55.

[34] Vgl. zu diesem historisch-normativen Komplex Canguilhem (2013).

[35] Welche Bedeutung dies für das gesamte Feld ärztlichen Tuns hat, macht Petra Gel-

Die sich so entfaltende normierende Kraft des medizinisch-wissenschaftlichen Modells konnte sich fortan durch das immer weiter reichende Durchdringen, Erklären und Klassifizieren, vor allem aber durch die enormen Fortschritte und Heilungserfolge als unmittelbare Effekte der Verwissenschaftlichung und Rationalisierung des Lebendigen, immer weiter verbreiten und etablieren.

Mit dem Beginn des 21. Jahrhunderts scheint nun die Epoche der generalisierenden Rationalisierung und Verallgemeinerung der psychophysischen Verfassung des Menschen in dieser Dominanz an ihr Ende zu kommen.[36] Es fragt sich, ob die wertbeladenen Vorstellungen von Normalität und Abweichung, die durch eine als objektivistische Naturwissenschaft des menschlichen Körpers und Geistes verstandene Medizin geprägt und die über das Begriffspaar gesund/krank operationalisiert worden waren, noch länger ihren umfassenden Anspruch auf generelle Gültigkeit erheben können. Dies wird zum einen unabweisbar durch die wachsenden Anfragen nach einer Inanspruchnahme medizinischer Leistungen und Maßnahmen nach Belieben, zur indikationslosen Erfüllung individueller Wünsche (und durch deren ebenfalls zunehmende Realisierungen); zum anderen machen Phänomene extremer medizinischer Wünsche wie die von BIID-Betroffenen deutlich, dass auch innerhalb des herkömmlichen Auftrags der Medizin – der Leidenslinderung – klar abgegrenzte Definitionen von gesund und krank sowie von normal und abweichend nicht mehr durchgängig praktikabel und akzeptabel sind. Dies soll nicht bedeuten, dass der Krankheitsbegriff und die Gesundheitsidee ihren Wert als regulative Ideale und Orientierungspunkte gänzlich verloren hätten und schon bald verschwinden würden; und die gänzliche Aufgabe des therapeutischen Paradigmas als orientierendes und normierendes Gerüst für die Medizin als moralische Praxis, als Profession mit besonderer Verantwortung und Integrität hätte auch bedenkliche Folgen zu gewärtigen.[37] Doch werden wohl an die Seite der

---

haus klar: »Ohne Normalbereiche, Normwerte und Vorstellungen vom normalen Funktionieren wäre die moderne Medizin mit dem Ziel der Wiederherstellung der Gesundheit nicht denkbar.« Gelhaus (2008), S. 34.

[36] Gleichzeitig ist aktuell im Zeichen der *»Quantify Yourself«*-Bewegung zwar ein neuer Schub einer Rationalisierung von Körperlichkeit und psychophysischer Funktionalität zu verzeichnen, allerdings steht dieses Paradigma ganz im Zeichen individueller und personalisierter Vermessung und Kontrolle und damit etwas quer zu der Idee speziestypischer Durchschnitts- und Mittelwerte.

[37] Siehe Eichinger (2013), S. 204 ff.

traditionellen Krankheitsorientierung neue Kriterien und Konzepte treten müssen, die der tatsächlichen Realität einer liberalen Gesellschaft und eines weltanschaulichen Pluralismus besser Rechnung zu tragen vermögen. Hier sind verschiedene medizinisch-ärztliche Kriterien und Leitwerte denkbar – und erst ein breiter Diskurs, der noch lange nicht abgeschlossen ist, wird hier die bestimmenden normativen Größen ergeben und von weniger relevanten und auch weniger konsensfähigen unterscheiden können. Unbedingt dazu gezählt werden müssen aber sicherlich Ziel- und Orientierungsgrößen wie Leidensfreiheit, Integrität, Authentizität, Lebensqualität und Wohlbefinden. Dass diese Werte dabei einen ebenso starken Normativitätsanspruch hinsichtlich der Anwendung medizinischen Wissens und Könnens entfalten können, wie es der Krankheitsbegriff lange Zeit getan hat, führen Fälle von BIID mitsamt den dadurch aufgeworfenen ethischen Fragestellungen zum richtigen Maß der Verfügung über den eigenen Körper und zu angemessenen Formen individueller Selbstgestaltung plastisch vor Augen.[38]

Dass diese Verschiebung der grundlegenden Werte und Orientierungsgrößen medizinischen Handelns, welches ja weiterhin limitierungs- und legitimierungsbedürftig ist, nun aber nicht ein völlig frei gegebenes und beliebiges *Anything goes* ohne sinnvolle Steuerungsmöglichkeit zur Folge haben muss, zeigen bei näherer Betrachtung bereits die genannten Kandidaten für zeitgemäße Kriterien selber, die den herkömmlichen Stützpfeilern des therapeutischen Paradigmas in mancher Hinsicht überlegen scheinen. So sind Gesichtspunkte wie Leidensfreiheit, Integrität und Authentizität weit davon entfernt, dem schrankenlosen Belieben des einzelnen Individuums anheim zu stehen. Ärztliches Handeln würde deswegen nicht zur Sache kritikloser und willfähriger Erfüllung kontingenter und idiosynkratischer Wünsche zur freien Selbstgestaltung und Lebensführung je nach persönlichem Geschmack. Auch wenn die Einschätzung von individuellen Leidenszuständen letztlich nur von dem Betroffenen selbst vorgenommen werden kann und selbst wenn die dringende Notwendigkeit medizinischer Leistungen zur subjektiven Integritätsfindung oder Leidvermeidung sich freilich schnell reklamieren lässt, wird doch eine entsprechende, dabei bloß ›strategische‹

---

38 Hier ist auch das analoge Beispiel der schwierigen Einstufung von Anorexie zwischen pathologischer Zwangsstörung und tolerierbarem Ausdruck individueller Autonomie im Zeichen von Selbstoptimierung aufschlussreich. Vgl. Rebane (2012).

Behauptung, geäußert in der Absicht, medizinische Maßnahmen in Anspruch nehmen zu können, einer ernsthaften Prüfung durch eine unabhängige Fachperson nicht standhalten können. Eine vergleichbare Schwierigkeit tritt notorisch bei Enhancement-Begehrlichkeiten in Erscheinung, deren verbessernder Charakter häufig als selbsterklärend suggeriert wird, während bei genauer Betrachtung das Gegenteil der Fall ist: Was ›besser‹ im Einzelfall bedeuten soll, worin die ›Optimierung‹ eines Zustandes, einer Eigenschaft oder Fähigkeit eigentlich bestehen soll, ist »weder evident noch *per se* konsensfähig«.[39]

Die ärztliche Urteilskraft ist damit weiterhin gefordert, wenn nicht sogar in höherem und komplexerem Maße, als dies im objektivistischen Körper-Funktions-Paradigma der Wiederherstellung einer funktionalistisch verstandenen Gesundheit (resp. der Bekämpfung von Krankheit) der Fall ist. Um Kriterien wie Integrität, Authentizität und individuelles Wohlbefinden adäquat einzuschätzen, bedarf es dann auch Überlegungen und Beurteilungen, die weniger einen material-funktionalen Normalzustand als vielmehr eher vage und offene Konzepte wie das eines guten Lebens anvisieren. Hierfür versprechen narrativ-hermeneutische Zugänge eine fruchtbare Methode zu sein, um die individuelle Vorgeschichte, die Einbettung und Verarbeitung von Störungen, Auffälligkeiten und Einschnitten innerhalb der psychophysischen Biographie der betreffenden Person angemessen und differenziert erfassen zu können. So scheint ein narrativer Ansatz besonders aussichtsreich zu sein, wenn es darum geht, für einen gelingenden Lösungsweg die *Bedeutung* eines ungewöhnlichen Wunsches nach Körperveränderung (wie eines Amputationswunsches) zu erschließen.[40] Damit geraten Dimensionen wie Lebensqualität, Glück, Identität, Authentizität und andere Parameter in den Blick, die ursprünglich nicht unbedingt und explizit zur fachlichen Domäne der ärztlichen Profession gehören. Vielmehr ist hiermit dem Urteilsvermögen und der Entscheidungsmacht des je einzeln Betroffenen die bestimmende Kompetenz und Funktion zuerkannt. Denn letztlich kann nur derjenige Mensch selbst, der leidet, der in seiner Integrität grundlegend gestört ist, der in seiner authentischen Selbstfindung empfindlich beeinträchtigt ist, dies beurteilen. Medizinhistorisch stellt dies sicherlich keine nebensächliche Entwicklung dar. So führt für manchen Beobachter die »Forderung nach Autonomie des einzel-

[39] Wehling (2011), S. 241.
[40] Vgl. Slatman/Widdershoven (2009).

nen in der Frage der Beurteilung und Pflege seiner Gesundheit« gar zu einem »Wiedererstarken prä-rationaler Medizin«[41]. Ob man mit Georges Canguilhem darin nun eine Wiedererweckung vorwissenschaftlicher Grundzüge ärztlichen Tuns erkennen mag oder nicht, die prinzipielle Deutungshoheit des Hilfsbedürftigen über seinen Zustand und (so weit möglich) auch über die Wege zur Abhilfe scheint ethisch kaum bestreitbar zu sein. Letztlich liegt darin der entscheidende Grund, weshalb es so wichtig ist, gegenüber leidenden Menschen bevormundendes und paternalistisches Verhalten im Zeichen überkommener Konzepte von Natürlichkeit und Normalität zu vermeiden – auch wenn es in extremen Fällen kontraintuitiv sein und gerade Ärztinnen und Ärzten schwer fallen mag.

Literatur

Bayertz, Kurt/Schmidt, Kurt W. (2006): ›Es ist ziemlich teuer, authentisch zu sein … !‹ Von der ästhetischen Umgestaltung des menschlichen Körpers und der Integrität der menschlichen Natur. In: Johann S. Ach/Arnd Pollmann (Hrsg.): no body is perfect. Baumaßnahmen am menschlichen Körper – Bioethische und ästhetische Aufrisse. Bielefeld: transcript, S. 43–62.

Birnbacher, Dieter (2012): Die ethische Ambivalenz des Enhancement. In: Michael Quante/Erzsébet Rózsa (Hrsg.): Anthropologie und Technik. Ein deutsch-ungarischer Dialog. München: Fink, S. 111–125.

Borkenhagen, Ada (2001): Gemachte Körper: Die Inszenierung des modernen Selbst mit dem Skalpell. Aspekte zur Schönheitschirurgie. In: Psychologie und Gesellschaftskritik 25 (1), S. 55–67.

Brugger, Peter (2011): Der Wunsch nach Amputation. Bizarre Macke oder neurologische Störung? In: Ars Medici (2), S. 59–63.

Callahan, Daniel et al. (1996): The goals of medicine: Setting new priorities. In: Hastings Center Report 26 (6 Special Supplement), S. 28 pages.

Canguilhem, Georges (1989): Macht und Grenzen der Rationalität in der Medizin. In: Georges Canguilhem (Hrsg.): Grenzen medizinischer Rationalität: historisch-epistemologische Untersuchungen. Tübingen: edition diskord, S. 41–68.

– (2013): Das Normale und das Pathologische. Berlin: August Verlag.

Conrad, Peter/Schneider, Joseph W. (1992): Deviance and medicalization. From badness to sickness. Philadelphia: Temple University Press.

Craimer, Avi (2009): The relevance of identity in responding to BIID and the misuse of causal explanation. In: The American Journal of Bioethics 9 (1), S. 53–55.

---

41 Canguilhem (1989), S. 56.

Diller, Hans (Hrsg.) (1994): Hippokrates: Ausgewählte Schriften. Stuttgart: Reclam.

Dotinga, Randy (2000): Out on a limb, in: Salon.com. Abruf unter: http://www.salon.com/2000/08/29/amputation [September 2015].

Eichinger, Tobias (2013): Jenseits der Therapie. Philosophie und Ethik wunscherfüllender Medizin. Bielefeld: transcript.

Gelhaus, Petra (2008): Wie groß ist zu groß? Zur Funktionalität des Normalen. In: Dominik Groß/Sabine Müller/Jan Steinmetzer (Hrsg.): Normal – anders – krank? Akzeptanz, Stigmatisierung und Pathologisierung im Kontext der Medizin. Berlin: Medizinisch Wissenschaftliche Verlagsgesellschaft, S. 33–49.

Holzer, David/Stompe, Thomas (2014): Körpermodifikation – (sub-)kulturelle und psychopathologische Aspekte. In: Spectrum Psychiatrie (2), S. 34–39.

Joost, Nine (2010): Schönheitsoperationen – die Einwilligung in medizinisch nicht indizierte ›wunscherfüllende‹ Eingriffe. In: Claus Roxin/Ulrich Schroth (Hrsg.): Handbuch des Medizinstrafrechts. Stuttgart: Richard Boorberg Verlag, S. 383–443.

Kapfhammer, Hans-Peter (2012): Fremdkörper im Leib. In: Psychopraxis 15 (1), S. 15–17.

Kasten, Erich (2013): Body Integrity Identity Disorder – Körperidentität durch erwünschte Behinderung. In: Lege artis 3 (01), S. 165–177.

Kettner, Matthias (2012): Enhancement als wunscherfüllende Medizin. In: Ada Borkenhagen/Elmar Brähler (Hrsg.): Die Selbstverbesserung des Menschen. Wunschmedizin und Enhancement aus medizinpsychologischer Perspektive. Gießen: Psychosozial-Verlag, S. 13–31.

Kovacs, Jozsef (2009): Whose identity is it anyway? In: The American Journal of Bioethics 9 (1), S. 44–45.

Levy, Neil (2009): Autonomy is (largely) irrelevant. In: The American Journal of Bioethics 9 (1), S. 50–51.

Müller, Sabine (2008): Body Integrity Identity Disorder (BIID) – Lassen sich Amputationen gesunder Gliedmaßen ethisch rechtfertigen? In: Ethik in der Medizin 20 (4), S. 287–299.

Neitzke, Gerald (2008): Unterscheidung zwischen medizinischer und ärztlicher Indikation. Eine ethische Analyse der Indikationsstellung. In: Ralph Charbonnier/Klaus Dörner/Steffen Simon (Hrsg.): Medizinische Indikation und Patientenwille. Behandlungsentscheidungen in der Intensivmedizin und am Lebensende. Stuttgart: Schattauer, S. 53–66.

Pollmann, Arnd (2007): Ein Recht auf Unversehrtheit? Skizze einer Phänomenologie moralischer Integritätsverletzungen. In: Sibylle an der Walt/Christoph Menke (Hrsg.): Die Unversehrtheit des Körpers: Geschichte und Theorie eines elementaren Menschenrechts. Frankfurt: Campus, S. 214–236.

Rebane, Gala (2012): Anorexia nervosa: psychische Störung oder Selbstoptimierung? In: Anna Sieben/Katja Sabisch-Fechtelpeter/Jürgen Straub (Hrsg.): Menschen machen. Die hellen und die dunklen Seiten humanwissenschaftlicher Optimierungsprogramme. Bielefeld: transcript, S. 211–233.

Schramme, Thomas (2006): Freiwillige Verstümmelung. Warum eigentlich nicht? In: Johann S. Ach/Arnd Pollmann (Hrsg.): no body is perfect. Baumaß-

nahmen am menschlichen Körper – Bioethische und ästhetische Aufrisse. Bielefeld: transcript, S. 163–184.
Slatman, Jenny/Widdershoven, Guy (2009): Being whole after amputation. In: American Journal of Bioethics 9 (1), S. 48–49.
Sorene, Elliot D./Heras-Palou, Carlos/Burke, Frank D. (2006): Self-amputation of a healthy hand: A case of Body Integrity Identity Disorder. In: Journal of Hand Surgery (British and European Volume) 31 (6), S. 593–595.
Stemmer, Peter (1998): Was es heißt, ein gutes Leben zu leben. In: Holmer Steinfath (Hrsg.): Was ist ein gutes Leben? Philosophische Reflexionen. Frankfurt: Suhrkamp, S. 47–72.
Stirn, Aglaja/Thiel, Aylin/Oddo, Silvia (2010): Body Integrity Identity Disorder (BIID). Störungsbild, Diagnostik, Therapieansätze. Weinheim: Beltz.
Wehling, Peter (2011): Biopolitik in Zeiten des Enhancements. Von der Normalisierung zur Optimierung. In: Sascha Dickel/Martina Franzen/Christoph Kehl (Hrsg.): Herausforderung Biomedizin. Gesellschaftliche Deutung und soziale Praxis. Bielefeld: transcript, S. 233–250.
Wiesing, Urban (2006): Die ästhetische Chirurgie: Eine Skizze der ethischen Probleme. In: Zeitschrift für medizinische Ethik 52 (2), S. 139–154.

Schmerz und Leid in der Palliativmedizin

Hans Christof Müller-Busch

Komm du, du letzter, den ich anerkenne,
heilloser Schmerz im leiblichen Geweb:
wie ich im Geiste brannte, sieh, ich brenne
in dir; das Holz hat lange widerstrebt,
der Flamme, die du loderst, zuzustimmen,
nun aber nähr' ich dich und brenn in dir.
Mein hiesig Mildsein wird in deinem Grimmen
ein Grimm der Hölle nicht von hier.
Ganz rein, ganz planlos frei von Zukunft stieg
ich auf des Leidens wirren Scheiterhaufen,
so sicher nirgend Künftiges zu kaufen
um dieses Herz, darin der Vorrat schwieg.
Bin ich es noch, der da unkenntlich brennt?
Erinnerungen reiß ich nicht herein.
O Leben, Leben: Draußensein.
Und ich in Lohe. Niemand der mich kennt.
R. M. Rilke, 1926

Rainer Maria Rilke starb am 29. Dezember 1926 an einer seltenen Form der Leukämie, die erst sehr spät erkannt wurde, obwohl sie ihm schon lange Beschwerden machte. Er lehnte bis zuletzt jede medizinische Intervention und die Einnahme von Schmerzmitteln ab, weil er fürchtete, dass diese sein Bewusstsein beeinträchtigen würden[1]. Am 8. Dezember 1926 schrieb er an seine Freundin Nanny Wunderley, die ihn in seiner letzten Lebensphase »palliativ« umsorgte:

»Tag und Nacht, Tag und Nacht: ... die Hölle! Man wird sie erfahren haben! [...] Das Schwerste, das Langwierigste: abzudanken, ›der Kranke‹ zu werden. Der kranke Hund ist noch immer ein Hund. Wir, sind wir von einem gewissen Grade unsinniger Schmerzen an noch wir?«[2]

---

[1] Selg (2007), S. 94.
[2] Ingold (2004), S. 41.

Rilke wollte den »eigenen Tod« und nicht den »Tod der Ärzte« – »ich will meine Freiheit haben«[3]. Seit dem 21. Dezember hatte Rilke permanent hohes Fieber und lag ruhig mit halbgeschlossenen Augen in seinem Bett. Er ließ sich Gedichte in französischer Sprache vorlesen und schrieb in sein Tagebuch als letzten Eintrag am 26. Dezember in Ergänzung zu dem obigen Gedicht: »Verzicht. Das ist nicht so wie Krankheit war einst in der Kindheit. Aufschub. Vorwand um größer zu werden. Alles rief und raunte. Misch nicht in dieses was dich früh erstaunte«.[4]

Schmerzen gehören zu den Beschwerden, die neben einer Reihe anderer Symptome am Lebensende von Menschen in der Palliativsituation und deren Angehörigen besonders gefürchtet sind. Die Vorstellung, unter Schmerzen und anderen quälenden Symptomen am Lebensende leiden zu müssen, macht vielen Menschen Angst, die allerdings oft verdrängt wird und über die ungern gesprochen wird. Die Angst vor dem Sterben und unter Schmerzen zu sterben hat in der modernen Medizin die Angst vor dem Tod verdrängt. Das gilt besonders für Menschen mit Krebs, die Erkrankung, die derzeit am meisten mit Leiden und Siechtum in Verbindung gebracht wird – auch wenn durchaus auch andere Krankheiten am Lebensende, wie neurologische Erkrankungen oder Krankheiten der Lunge und des Herzens, mit Schmerzen verbunden sind.

Was ist Schmerz?

Grundsätzlich lassen sich beim Phänomen Schmerz vier Ebenen unterscheiden: 1. die leibliche Ebene, sie betrifft die sensorisch-physiologische Dimension, 2. die Befindensebene, sie umfasst die Wahrnehmungsdimension, 3. die Verhaltensebene, sie beinhaltet die kommunikative Dimension und 4. die biographische Ebene, die kulturelle und existentielle Hintergründe berührt. Nach der Definition der International Association for the Study of Pain (IASP) ist Schmerz »ein unangenehmes Sinnes- und Gefühlserlebnis, das mit tatsächlicher oder potenzieller Gewebeschädigung verbunden ist oder in Begriffen

---

[3] Selg (2007), S. 95.
[4] Vgl. Selg (2007).

einer solchen Schädigung beschrieben wird.«[5] Die Definition der IASP stützt sich in einem hohen Maße auf die Annahme einer direkten Verbindung bzw. Übereinstimmung zwischen der Erlebensdimension des Schmerzes und der Fähigkeit zu verbaler Schmerzexpressivität. Der Psychiater Merskey[6] wies in diesem Zusammenhang darauf hin, dass jedes Individuum den Gebrauch und die Bedeutung des Wortes Schmerz durch eigene, in frühen Lebensperioden gemachte Verletzungen und Erfahrungen erlernt hat und versteht.

Auch wenn wir neben den verbalen auch averbale Formen der Schmerzmanifestation unterscheiden können, weist die Anzahl der verbalen Möglichkeiten, Schmerz bzw. die Qualitäten des Schmerzes zum Ausdruck zu bringen, große kulturelle Unterschiede auf. So umfasst das Repertoire der Schmerzsprache in den indoeuropäischen Kulturen nach einer Untersuchung von Lehrt mehrere tausend Wörter,[7] während es nach Bagchi[8] im Hebräischen, Arabischen, in einigen afrikanischen Sprachen, im Japanischen, Koreanischen und Chinesischen nur ganz wenige Verben gibt, um Schmerz auszudrücken. Bei einigen afrikanischen Volksstämmen gibt es nach Schiefenhövel[9] sogar für Schmerz überhaupt keinen Begriff, während bei den Eipos Neuguineas im selben Wort, das Schmerz kennzeichnet, auch Möglichkeiten der Linderung enthalten sind. So bedeutet z.B. »foana« nicht nur heller Schmerz, sondern auch Blasen oder Bestreichen. Im Chinesischen kann das für Schmerz häufig gebräuchliche Wort »tong« lediglich durch mäßig oder stark ergänzt werden. Ots[10] sah einen Zusammenhang zwischen dem von chinesischen Patienten im Vergleich zu anderen weniger häufig angegebenen Symptom »Schmerz« und den geringen linguistischen Ausdrucksmöglichkeiten, während andere Beschwerden wie Blähungen, Druck und Schwindel häufiger waren.

Meist wird Schmerz als kognitives Signal für eine körperliche Schädigung angesehen: »Es ist etwas nicht in Ordnung«. Das gilt vor allem für den akuten Schmerz. Bei einer phänomenologischen Betrachtung des akuten Schmerzgeschehens lassen sich die verschie-

---

5 Vgl. Loeser (2004).
6 Vgl. Merskey (1991).
7 Vgl. Lehrt (1983).
8 Vgl. Bagchi (1987).
9 Vgl. Schiefenhövel (1980).
10 Vgl. Ots (1987).

denen Komponenten dieses Signals gut erkennen: Schmerz hat in der Form gesteigerten Bewusstseins einerseits Wahrnehmungscharakter, andererseits hat er im Schmerzverhalten (Abwehrbewegungen, Vermeidungsverhalten, Hilfesuche) einen Willensaspekt, im Wesentlichen ist Schmerz jedoch ein Gefühlsprozess, der dadurch zum Ausdruck kommt, dass der subjektiv empfundene Schmerz sich zwar der objektiven Beschreibung entzieht, aber durchaus durch die Erfahrung der mit dem Schmerz verbundenen Veränderungen nachempfunden und gemessen werden kann: ein verstärktes Fühlen, das sich so sehr an die Körperlichkeit bindet, dass es zu Veränderungen der Atmung, des Kreislaufs, zur Destabilisierung bis zum Schock kommen kann.

Die Komplexität des Phänomens Schmerz kann allerdings nur verstanden werden, wenn der Begriff Schmerz nicht nur auf seine pathophysiologischen Mechanismen, die durch die Reizung von Nozizeptoren hervorgerufen werden, und die kognitive Manifestation von Schmerzimpulsen reduziert wird. Schmerz ist Ausdruck einer besonderen Form der Kommunikation sowohl mit dem eigenen Körper als auch mit dem sozialen Umfeld. Dies gilt in einer besonderen Weise für den chronischen Schmerz, der inzwischen zu einer besonderen therapeutischen Herausforderung geworden ist, die viele Spezialisten und Professionen beschäftigt.

Schmerz – eine besondere Form der Kommunikation

Wenn Schmerz chronisch wird, spielen Fehlinterpretationen von Körpersignalen eine wichtige Rolle. Die »Sprache« des Schmerzes als Teil der subjektiven Realität des eigenen Körpers wird nicht oder nicht richtig verstanden, weder in seiner Bedeutung für den eigenen Körper noch als Leiden im sozialen Kontext.

Viktor von Weizsäcker hat darauf hingewiesen, dass in der Begegnung mit dem Schmerz des anderen immer auch die eigene schmerzhafte Selbsterfahrung bzw. das eigene pathische Verständnis mit einbezogen ist. Im »therapeutischen Gestaltkreis« werden wir in einer dialektischen Interaktion nicht nur Objekt eines hilfesuchenden Subjekts, sondern, indem wir agieren und reagieren, auch Subjekt.[11] Die Art und Weise unserer Wahrnehmung wird immer auch von den paradigmatischen Voraussetzungen beeinflusst, mit denen uns selbst

---

[11] Vgl. von Weizsäcker (1950).

das Phänomen Schmerz zum Problem geworden ist bzw. wir dieses Phänomen erlebt haben.

Das Sprechen über den Schmerz bedeutet, sich über individuelle Erfahrungen, aber auch über ein in besonderem Maße kulturbestimmtes Konstrukt zu verständigen. Das bedeutet, dass wir uns semantisch, eventuell sogar semiotisch darüber einigen müssen, was wir unter Schmerz verstehen. Da Schmerz in einem hohen Maße eine subjektive Erfahrung ist, über die nur derjenige reden kann, der diese Erfahrung auch kennt, ist die Verständigung darüber immer wieder von den durch Erziehung, Vorerfahrungen, Familie und kulturellen Hintergrund bestimmten Ausdrucksmöglichkeiten abhängig. Es ist ein Unterschied, ob z. B. ein naturwissenschaftlich orientierter Physiologe, ein Philosoph, ein Musiker, ein katholischer Theologe, ein tibetischer Mönch, ein Künstler, ein türkischer Mitbewohner, eine seit Jahren unter chronischen Beschwerden leidende Witwe oder ein kleiner Junge über Schmerzen sprechen. Bei der Benutzung des Wortes Schmerz handelt es sich nach Sternbach und Degenaar um einen linguistischen Parallelismus, mit dem Phänomene beschrieben werden, die unterschiedliche präwissenschaftliche Perspektiven einbeziehen.[12]

In kaum einem Bereich der Medizin spielt eine verständnisvolle und vermittelnde Kommunikation eine so große Bedeutung wie in der Begegnung mit an Schmerzen leidenden Menschen. Das gilt in besonderem Maße auch für die Diagnostik, die Bewertung und den angemessenen Umgang mit dem Schmerz bei sterbenskranken Menschen. Der Abschiedsschmerz des Sterbenden ist eine Erfahrung, für die es bei den Überlebenden kein empirisches Äquivalent gibt.

Sinndeutungen und Theorien des Schmerzes

Die Bewertung und Deutung der Schmerzerfahrung hat die Menschen zu allen Zeiten beschäftigt. Dämonisch-magische Vorstellungen über das Eindringen übernatürlicher Kräfte, die den Schmerz auslösen, finden sich ja auch heute noch bei uns im Sprachgebrauch, z. B. im Wort »Hexenschuss« bzw. in vielen, den Schmerz beschreibenden Items wie »stechend«, »bohrend«, »wahnsinnig« etc. Während Homer vom »bellenden Wachhund der Gesundheit« sprach,

[12] Vgl. Degenaar (1979).

nannte Demokrit ihn des »Wohlbefindens Verscheucher« und hat damit die negative Qualität des Phänomens hervorgehoben. Für Demokrit und Platon und auch Aristoteles waren Schmerz wie auch andere Empfindungen Eigenschaften der im Herzen lokalisierten Seele, wobei Aristoteles den Schmerz ebenso wie die Freude erstmals als Wahrnehmungsphänomen kennzeichnete, aber von den fünf anderen Sinnesqualitäten deutlich abgrenzte. Bei Augustinus bekam Schmerz eine zentrale Bedeutung im kreatürlichen Sein, er nannte ihn »Ausdruck des Lebendigen im Allgemeinen«, und Thomas von Aquin kann als der Begründer der sicherlich auch heute noch in vielen Bereichen zu findenden, aber auch in Laufe der Geschichte mystifizierten Auffassung einer christlichen Leidensethik und der Sinnhaftigkeit des Schmerzes auf dem Weg zur geistigen Welt angesehen werden.[13] Die Herangehensweise des Abendlandes an den Schmerz wurde sehr stark von der christlichen Leidensethik bestimmt. Brodniewiecz hat z. B. darauf hingewiesen, dass sich in den Konzepten der modernen analytischen und verhaltenstherapeutischen Psychotherapie Parallelen zu den Anweisungen Thomas von Aquins zum Umgang mit Affekten finden.[14] In den Ländern des asiatischen Raumes bestimmte dagegen die regulative bzw. dynamische Funktion des Schmerzes im Rahmen polarer Beziehungen sehr viel stärker auch die therapeutische Herangehensweise, was sich nicht nur in unterschiedlichen nosologischen Kriterien in der Schmerzdiagnostik manifestiert, sondern auch in andersartigen Methoden der Schmerzlinderung. Die große Tradition der Akupunktur ist dazu das bekannteste Beispiel.[15]

Die Grundlagen für die modernen, physiologisch und psychologisch orientierten Schmerztheorien, die eine somatische und psychische Ebene unterscheiden, wurden im 17. Jahrhundert v. a. von Descartes (1596–1650) und Spinoza (1632–1677) sowie den englischen Empirikern, besonders Locke (1632–1704), gebildet. Die von Locke in der Auseinandersetzung mit Descartes entwickelte Assoziationstheorie, nach der alle Tätigkeiten der Seele durch besondere Reflexionen wahrgenommen werden können, hat die wissenschaftliche Behandlung des Themas »Schmerz« ebenso bestimmt wie Descartes'

---

[13] Vgl. Müller-Busch (1997).
[14] Vgl. Brodniewicz (1994).
[15] Vgl. Müller-Busch (2010).

und Spinozas mechanistische Affektenlehre. Descartes' Trennung von erkennendem Subjekt und beobachtetem Objekt hat eine neue Epoche wissenschaftlicher Erkenntnisbemühungen eingeleitet, die durch ein rational-analytisches Herangehen an das Problem der Schmerzempfindung gekennzeichnet ist. Obwohl die meisten Einzelaussagen Descartes' zum Schmerz durch empirische Untersuchungen nicht bestätigt werden konnten, hat der »cartesianische Dualismus«, d. h. die methodische Trennung des Leibes, der Körperwelt (»res extensa«), von der Seele und dem Bewusstsein (»res cogitans«), die im – mit einer Maschine verglichenen – menschlichen Organismus in komplexer Wechselwirkung miteinander stehen, die entscheidende theoretische Grundlage für die Vorstellung von Schmerz als Alarmsignal für körperliche oder seelische Fehlfunktionen gebildet. Die mechanistische Trennung von physischem Schmerz und psychischem Leiden in der Folge von Descartes hat zwar das Verständnis über die positive funktionelle Bedeutung des Schmerzes für pathologische körperliche Vorgänge erleichtert, sie hat aber auch dazu geführt, dass die Auffassung vom Schmerz als Ausdruck einer individuellen körperlichen und reparaturbedürftigen Funktionsstörung die Einstellung und Herangehensweise an den Schmerz weitgehend geprägt hat.[16]

Trotz aller Erkenntnisfortschritte der letzten 200 Jahre, das Phänomen Schmerz zu analysieren und zu objektivieren und dadurch beherrschbar zu machen, ist auch das soziale Leben unserer Zeit immer noch durch die Erfahrung und den Umgang mit Schmerz und Leid wesentlich bestimmt.

Das *»Schmerzbewusstsein« des 20. und 21. Jahrhunderts* ist zumindest in den westlichen industrialisierten Ländern dadurch gekennzeichnet, dass Schmerz als fremdes, störendes Übel verstanden wird, das durch entsprechende Techniken und spezielle Therapien »bekämpft« werden muss. In Ivan Illichs (1981) provokativem Essay *Das Abtöten von Schmerz* wird das moderne Schmerzverständnis so charakterisiert, dass Schmerz nicht mehr als unvermeidbarer Teil der subjektiven Realität des eigenen Körpers erlebt und akzeptiert wird. Die modernen iatrotechnischen, pharmakochemischen und psychotherapeutischen Möglichkeiten haben zu einer eher passiven Einstellung des zivilisierten Menschen gegenüber dem Schmerz geführt, so dass die Menschen es zunehmend verlernt haben, mit Schmerzen als

[16] Vgl. Toellner (1971).

existentieller Erfahrung und bewusstseinsmäßigem Bestandteil des Lebens umzugehen.[17]

Gate-Control Theorie, Biopsychosoziales Modell und Total Pain Konzept

Für das moderne neurobiologisch und psychosozial begründete Verständnis des Phänomens Schmerz haben die 1965 von dem britischen Neurophysiologen Patrick Wall und dem kanadischen Psychologen Ronald Melzack vorgestellte Gate-Control Theory (Tor-Kontroll-Theorie) sowie das bio-psycho-soziale Modell des englischen Psychiaters Georg L. Engels eine große Bedeutung. Nach der Gate-Control-Theorie muss ein Schmerzreiz auf seinem Weg bis zur Wahrnehmung im Gehirn zahlreiche »Tore« überwinden. Die Weiterleitung der Schmerzimpulse im Rückenmark kann sowohl von anderen peripheren Impulsen als auch von absteigenden Bahnen aus dem Gehirn gehemmt werden. Der Organismus verfügt über körpereigene Schmerzhemmsysteme, die individuell und situationsabhängig mehr oder weniger stark aktiv sind. Wie weit die »Tore« für den Schmerzreiz geöffnet sind, hängt davon ab, ob zur selben Zeit noch andere Reize und Empfindungen das Gehirn erreichen wollen.

Verschiedene sensorische und affektive Reize konkurrieren nach der Gate-Control-Theorie miteinander darum, vom Gehirn wahrgenommen zu werden: Je stärker der Reiz, desto größer ist die Chance, dass er in das Bewusstsein vordringt. Ein Netzwerk neuronaler Strukturen ist für die Wahrnehmung von Schmerz im Gehirn zuständig. Dazu gehört das Geflecht von Nervenzellen und Nervenverbindungen in verschiedenen Gehirnregionen, in denen die dort ankommenden Informationen zum Schmerz vielfach modifiziert und strukturiert werden. Durch die Gate-Control-Theorie lassen sich die schmerzlindernden Effekte zahlreicher Medikamente, beispielsweise der Opioide, erklären, die hemmende Wirkmechanismen auf die Tore unterstützen, so dass nozizeptive Impulse unterdrückt werden, die normalerweise zur Schmerzwahrnehmung führen würden. Auch die mentale und affektive Aktivierung körpereigener Systeme, der endogenen Opioide, durch die die Schmerzwahrnehmung ebenfalls vermindert oder sogar ausgeschaltet werden kann, lässt sich durch die

[17] Vgl. Illich (1981).

Gate-Control-Theorie erklären. Wenn es Menschen gelingt, durch Meditation oder durch ekstatische Trance in eine andere Form des Bewusstseins zu geraten, werden dadurch die körpereigenen Opioide so aktiviert, dass Schmerzen nicht wahrgenommen werden.

Auch die analgetische Wirkung von Akupunktur, von Druck, Wärme und Kälte, Massage, aber auch von Musik, Hypnose, Autosuggestion, Placebos und anderen Verfahren, die zur Linderung von Schmerzen eingesetzt werden, kann durch diese Theorie erklärt werden.

Das bio-psycho-soziale Modell von G. E. Engel spielt für die Diagnostik ebenso wie für die Behandlung von Schmerzen in der Palliativsituation, aber auch von chronischen Schmerzen, eine besonders große Rolle. In der Palliativsituation manifestieren sich Schmerzen oft nicht nur als körperliches Phänomen, sondern in weiteren Zusammenhängen. Die Begründerin der modernen Hospizbewegung und Palliativmedizin – Cicely Saunders – hat mit ihrem Total Pain-Konzept wichtige Impulse für das Verständnis von Schmerzen und Leid in palliativen Erkrankungssituationen gesetzt.

Das Total Pain-Konzept geht davon aus, dass Schmerz nicht nur Ausdruck einer körperlichen Funktionsstörung ist, sondern dass sich das Phänomen Schmerz ähnlich wie im bio-psycho-sozialen Modell auf verschiedenen Ebenen manifestiert, wobei körperliche, seelische, soziale und spirituelle Bedürfnisse zum Ausdruck gebracht werden. Existentielle Fragestellungen, soziale Probleme, Sorgen und Ängste können in gleicher Weise wie körperliche Schädigungen oder Reizzustände Schmerzen auslösen und bestimmen, wobei Intensität, Qualität und Belastung des »totalen« Schmerzes von dem physischen Schmerz oft kaum zu unterscheiden sind. Während meist nur von körperlichem (physischem) und seelischem (emotionalem) Schmerz gesprochen wird, wenn wir die unterschiedlichen Entstehungsbedingungen und Manifestationsformen zum Ausdruck bringen wollen, zeigt sich gerade am Beispiel des »Total-Pain«, dass diese Einteilung bzw. Unterscheidung dem Phänomen Schmerz zu wenig gerecht wird.

Noch mehr als beim emotionalen Schmerz werden im Total Pain-Konzept spirituelle Bedürfnisse und existentielle soziale Sorgen im Schmerzverständnis berücksichtigt, die die Situation des schwerstkranken und sterbenden Menschen begleiten und sich oft auch auf das soziale Miteinander auswirken. Die Theologin Dorothee Sölle hat darauf hingewiesen, dass das Unglück des Leidens umso schlimmer ist, wenn die physische, die psychische und die soziale Dimension des Schmerzes gemeinsam betroffen sind, während Schmerzen, die nur eine Dimension betreffen, leichter überwunden oder vergessen werden können.[18]

Im Total Pain-Konzept begegnen sich Schmerz und Leid, die sicherlich nicht identisch sind. Auch wenn Schmerzen in der Palliativsituation ein häufiger Grund für das Leiden am Lebensende darstellen, ist Leiden mehr als der Schmerz durch die damit verbundene Bedrohung oder Verletzung individueller Integrität charakterisiert bzw. als ein »state of severe distress associated with events that threaten the intactness of a person«.[19]

Deswegen gehört zur medikamentösen Schmerztherapie bei lebensbegrenzenden Erkrankungen und in der Palliativbetreuung immer auch die soziale und spirituelle Begleitung.

Neben Lernprozessen, der unterschiedlichen kulturellen Sozialisation, familiären Determinanten und frühen Schmerzerfahrungen im Umgang mit Schmerz spielen sicherlich auch religiöse Paradigmen eine Rolle, durch die die individuelle Schmerzerfahrung in der Palliativsituation bewertet und gedeutet wird. Sowohl in der christlichen als auch in der jüdischen Glaubenslehre gelten Schmerz und Leid als Folge des Sündenfalls – auch heute finden wir noch häufig die Auffassung, dass Schmerz beispielsweise bei einer Krebserkrankung als Strafe empfunden wird. Im Islam ist die Haltung zum Schmerz viel stärker von der Vorstellung bestimmt, dass dieser als schicksalhafte Erfahrung im Vertrauen auf die Gnade Allahs in Geduld und Ausdauer angenommen werden kann. In der buddhistischen Weltanschauung bekommt die 4-fache Wahrheit des Schmerzes, die in der Meditation erkannt werden kann, einen Schulungscharakter auf dem Weg zu Erlösung und Erleuchtung, sodass Menschen mit buddhistischem Glauben bewusstseinsdämpfende Medikamente zur Schmerzlinderung häufig ablehnen. In der chinesisch-konfuzianischen Tradition wird Schmerz – dem Leben zugehörig – als Störung energetischer Prozesse angesehen. Der Mensch steht im Zentrum einer kosmischen Ordnung, Schmerz ist weniger göttliches Schicksal, sondern Wesensmerkmal einer sich in polaren Beziehungen regulierenden Existenz.

---

[18] Vgl. Sölle (1973).
[19] Lack (2005), S. 4 sowie Cassel (1982).

Bedeutungsaspekte von Schmerz und Leiden in der Palliativmedizin

Wenn wir von Schmerz sprechen, so kommen damit immer auch Bedeutungszusammenhänge zum Ausdruck, die auf kulturell unterschiedliche etymologische Bezüge verweisen, mit denen das Wort »Schmerz« in den verschiedensten Lebenszusammenhängen gebraucht wird. Der Bedeutungswandel, den das Wort Schmerz durchgemacht hat, wird offensichtlich, wenn der Begriff Schmerz als Synonym in der Begegnung unterschiedlicher Fachgebiete verwendet wird und sich aus neurophysiologischer, medizinischer, philosophischer, psychologisch-literarischer oder religiös-theologischer Sicht unterschiedliche Grundverständnisse begegnen. Der multiprofessionelle Ansatz in der Palliativmedizin macht deswegen auch den Umgang mit dem Phänomen Schmerz zu einem besonderen Problem, wenn sich z.B. im Rahmen einer Teamkonferenz zwischen Ärzten verschiedener Fachdisziplinen, Pflegenden, Krankengymnasten, Theologen, Psychologen und anderen Berufsgruppen unterschiedliche Vorstellungen, Erfahrungen und Behandlungsansätze begegnen. Schon in Sätzen wie »Ich habe Schmerzen« oder »Ich empfinde Schmerzen über etwas« kommen unterschiedliche Bedeutungen des Wortes Schmerz zum Ausdruck. Bei Krebserkrankungen ist das Phänomen Schmerz häufig ein Spätsymptom, das schon die Irreversibilität des Krankheitsgeschehens anzeigt. Insofern weist Schmerz bei fortgeschrittenen Krebserkrankungen häufig mehr auf psychosoziale und spirituelle Probleme als auf die physische Verfassung eines Patienten hin. Der Frankfurter Arzt und Theologe Niemann hat darauf hingewiesen, dass es in der deutschen Sprache wohl kaum ein Synonym gibt, das die Zusammenhänge von körperlicher Empfindung, begleitenden Affekten, individuellen Vorstellungen und Phantasien sowie sozialen Konflikten so selbstverständlich voraussetzt wie der Begriff Schmerz.[20] Mit Schmerz wird ein Phänomen bezeichnet, das in seiner individuellen und existentiellen Bewusstseins- und Bedeutungsdimension letztlich genauso wenig kommunizierbar ist wie Freude, Glück, Lust, Schönheit und Wohlbefinden und nur in Analogie zur eigenen sinnlichen Erfahrung verstanden werden kann.

Die Wurzel des neuhochdeutschen Wortes *Schmerz* geht zurück auf das lateinische *mordere* (beißen) und das griechische *smerdnos,*

[20] Vgl. Niemann (1993).

das am ehesten mit »grässlich« zu übersetzen ist. Das indogermanische *smerd* (reiben) wandelte sich im mittelhochdeutschen Sprachgebrauch in den *smerze* und findet im Englischen eine Entsprechung in dem Wort *smart*, das auch »scharf« und »beißend« bedeutet. Das Wort *schmertz* findet sich erst ab dem 16. Jahrhundert in der Schriftsprache, während zuvor noch Begriffe wie *not* oder *seer* üblich waren, wobei sich allerdings auch heute noch in einigen nördlichen Landstrichen Deutschlands Begriffe wie *Liefsehr* (Bauchschmerzen) und *Koppsehr* (Kopfschmerzen) gehalten haben.[21] Während sich das Wort Schmerz vor allem im Norden Deutschlands und in Mitteldeutschland durchsetzte, wurden in Bayern, Württemberg und Österreich lange Zeit die Wörter »Pein« und »Weh« zur Kennzeichnung körperlicher Schmerzen verwendet. Das englische *pain* geht wie *Pein* zurück auf das griechische *ponos* (Last, Buße) und das lateinische *poena* (Strafe), das althochdeutsche *pina* wurde im mittelhochdeutschen *pine* und häufig mit Bestrafung für irdische Sünden in Beziehung gesetzt.[22] Das auch im Deutschen gebräuchliche *weh*, verwandt mit *wei* und *au* (neuhochdeutsch *auweh)*, gilt als onomapoetische Urschöpfung, um schmerzhafte Empfindungen zum Ausdruck zu bringen. Unser deutsches *weh* ist verwandt mit dem im Sanskrit verwendeten *Wedana*. So könnte es möglich sein, dass aus solchen unbestimmten Natur- oder Empfindungslauten im Laufe der Sprachentwicklung Verben und Wörter gebildet wurden wie »ächzen« oder »Wehen«.

Auch das Wort *Leiden* hat unterschiedliche etymologische Bezüge, so einerseits *leit* (das Schändliche, Widerwärtige) und *liden* (Fahren, Leiten). So sprechen wir ja auch immer von »mitleiden«, aber nie von »mitschmerzen«.

Schmerzäußerungen beinhalten häufig auch moralische Wertungen, z.B. verdiente, unverdiente Schmerzen, leichte, furchtbare, unerträgliche, schlimme Schmerzen werden auf Strafe, Last und Verletzung bezogen. So verweist das u.a. im Sanskrit gebräuchliche *»Kasta«* auf das Wort *castigar* (züchtigen). Das in der französischen Sprache verwendete Wort *douleur* oder *dolor* im Spanischen und Italienischen bzw. im Portugiesischen gebräuchliche *dor* geht zurück auf das lateinische *dolor*, mit dem neben Schmerz auch Reue, Betrübnis und Trauer zum Ausdruck gebracht wurde, das aber ursprünglich

---

[21] Vgl. Janzen (1968).
[22] Vgl. Leiss (1983).

mehr »Zerreißen« und »Behauen« bedeutet haben soll.[23] Das im Persischen für Schmerz gebräuchliche *Dard* bedeutet Gift und Gegengift gleichzeitig, es ist neben Liebe und Tod eines der bedeutendsten und in vielfältigen Bedeutungszusammenhängen verwendete Wort, das auf Qualen des Körpers, der Seele, des Herzens und des Geistes verweist. Im Russischen wird zwischen Schmerz und Kranksein nicht getrennt: Das Wort *bolet* wird gleichzeitig für »Ich habe Kopfschmerzen« und »mein Kopf ist krank« verwendet, während im Deutschen kaum jemand sagen würde »mein Kopf ist krank«, wenn er Kopfschmerzen hat.[24]

Palliative Care und Palliativmedizin

Mit dem Begriff »palliativ« verbindet sich ein Grundverständnis therapeutischen Handelns, welches eine lange Tradition hat, aber erst in der zweiten Hälfte des 20. Jahrhunderts wieder neu entdeckt wurde.

Die meisten Menschen können mit dem Wort »palliativ« nur wenig anfangen. Palliativ wird in der Regel auf das lateinische Wort *pallium* (Mantel, Umhang) bzw. *palliare* (bedecken, tarnen, lindern) zurückgeführt. In der vormodernen Medizin verband man mit dem Wort *palliare* allerdings nicht nur die Vorstellung eines bloßen »Bemäntelns«. Es wurde auch für eine Behandlung benutzt, die äußere Makel oder gar die Unfähigkeit des Heilkundigen zu einer wirksamen Behandlung verbergen sollte. Die Verwendung des Wortes im Sinne von dämpfend, erleichternd, lindernd, täuschend war bis ins 19 Jahrhundert in gebildeten Kreisen geläufig und lässt sich in deutschen, englischen und französischen Zitaten der schöngeistigen Literatur nachweisen. Mit am eindrucksvollsten ist die Verwendung des Wortes »palliativ« im politischen Kontext. So finden wir das Wort mehrfach bei Karl Marx, später auch bei Rosa Luxemburg im Sinne von ›das Übel nicht kurierend, nicht ursächlich, bei der Wurzel packend, oberflächlich bleibend‹.[25]

Während in den englischsprachigen Ländern die Begriffe Palliative Care und Hospice Care fast synonym verwendet werden, gibt es in Deutschland die Begriffe Palliative Care, Palliativversorgung, Pal-

[23] Vgl. Kluge (1975).
[24] Vgl. Müller-Busch (1996).
[25] Vgl. Müller-Busch (2012).

liativbetreuung, Palliativmedizin und hospizliche Begleitung, mit denen unterschiedliche Aufgaben beschrieben werden, obwohl die Prinzipien und Ziele sehr ähnlich sind. Sowohl der Begriff »Hospiz« wie auch »palliativ« sind in Deutschland bei vielen Menschen allerdings immer noch eher negativ besetzt und werden mit Aussichtslosigkeit, »Nichts mehr tun können« und Tod in Verbindung gebracht.

Palliative Care, Hospizarbeit, Palliativmedizin und Palliativversorgung sind in der auf vielen verschiedenen Ebenen geführten Diskussion um medizinische, soziale, ökonomische, juristische und ethische Probleme am Ende des Lebens zentrale und beliebte Begriffe geworden, obwohl die wenigsten eine klare Vorstellung haben, was sich eigentlich dahinter verbirgt. Für viele wird Palliative Care als Synonym für Schmerzmedizin, Sterbemedizin und -begleitung bei unheilbarer Krebserkrankung und als Sterbehilfeersatz angesehen. Palliative Care ist jedoch nicht nur Schmerzmedizin, ist nicht nur Sterbebegleitung, ist nicht nur für unheilbar Krebskranke und stellt mit Sicherheit auch keinen Ethikersatz für die vielen Probleme dar, mit denen wir durch die Möglichkeiten der modernen Medizin heute konfrontiert werden.

Der palliative Ansatz ist neben Prävention, Kuration und Rehabilitation eigentlich ein unverzichtbarer Teil einer menschengemäßen Gesundheitsbetreuung und der Begleitung schwerstkranker Menschen.

Palliative Aspekte sollten nicht erst dann erwogen werden, »wenn nichts mehr getan werden kann«, sondern sie sollten kurative Behandlungsstrategien begleiten und ergänzen, falls dies erforderlich ist. Neben fachlicher Kompetenz zu einer umfassend angelegten Beschwerdelinderung erfordern palliativmedizinische Konzepte auch eine multiprofessionelle und interdisziplinäre und bedürfnisorientierte Herangehensweise an die Sorgen und Probleme der Patienten und ihrer Angehörigen. Palliative Care gilt nicht nur für Menschen mit Krebserkrankungen, sondern – trotz der großen Fortschritte in der Medizin – inzwischen auch für viele Menschen mit anderen lebensbegrenzenden und belastenden Krankheiten des Herzens, der Lunge, des Nervensystems in fortgeschrittenen Erkrankungsstadien und besonders auch für alte Menschen, die an körperlichen, seelischen und sozialen Belastungen der Multimorbidität leiden.

Neben der Linderung körperlicher Symptome steht im Vordergrund, dass mit Menschen in der Palliativsituation und deren Angehörigen ausführlich über ihre Bedürfnisse und Vorstellungen gesprochen wird. Medizinisches Handeln sollte jederzeit transparent und für den Patienten nachvollziehbar sein. Zu den besonderen Herausforderungen gehört, die individuelle Lebenssituation des Patienten zu berücksichtigen und die existentiellen Fragen des Krankseins und Sterbens offen ansprechen zu können. Für Patienten mit fortgeschrittenen Erkrankungen und deren Zu- bzw. Angehörige ist dieser Ansatz besonders wichtig. Leiden und Schmerzen im Sterben können nur dann effektiv gemindert werden, wenn neben den körperlichen Symptomen auch die kommunikativen und spirituellen Dimensionen des Leidens frühzeitig berücksichtigt werden.

Die Gründung des St. Christopher Hospice in London durch die Sozialarbeiterin und Ärztin Cicely Saunders im Jahre 1967 gilt allgemein als der historische Impuls für die Entwicklung der modernen Hospizbewegung und von Palliative Care. Cicely Saunders hat insbesondere mit der Definition des Tumorschmerzes als somato-psycho-sozio-spirituellem Phänomen bzw. »Total Pain« auch den ersten Impuls gegeben, dass Palliative Care mehr ist als nur die Behandlung körperlicher Beschwerden, sondern ein umfassendes Verständnis für die existentielle Situation und das Leiden der Betroffenen und ihrer Familien beinhaltet (Abb. 1). In Deutschland konzentrierte sich Palliative Care zunächst stark auf die Spezialversorgung im stationären Sektor. Erst in den letzten Jahren sind zunehmend auch ambulante Versorgungsmodelle entwickelt worden. Das Wort »Palliative Care« hat sich lange Zeit nicht durchsetzen können. Die verschiedenen Dimensionen des englischen *Care*, das im Deutschen sowohl Sorge, Kümmern, Fürsorge, Pflege wie auch Behandlung bedeutet, lassen sich nur teilweise ins Deutsche übertragen. So wird bei der professionellen Betreuung schwerstkranker Menschen häufig von Palliativmedizin und bei der ehrenamtlichen Begleitung von Hospizarbeit gesprochen.[26]

Aufgaben von Palliative Care und chronischer Schmerz

Leitgedanken von Palliative Care bzw. der Palliativmedizin sind die Prävention des Leidens sowie die würdige Begleitung der letzten Lebensphase und des Sterbens bei schwerstkranken Menschen.

Schmerz gehört immer noch zu den häufigsten Symptomen, un-

[26] Vgl. Müller-Busch (2012).

ter denen Menschen mit fortschreitenden und weit fortgeschrittenen Erkrankungen sowie im Alter leiden.[27] Dies gilt besonders auch für hochbetagte und alte Menschen in Pflegesituationen. Unter den gesundheitlichen Problemen, an denen pflegebedürftige Menschen über 85 Jahren leiden, stehen chronische Schmerzen mit 60–80 Prozent ganz oben.[28] Bei Patienten mit Tumorerkrankungen und mit fortgeschrittenen neurologischen Erkrankungen sind Schmerzen die häufigsten Gründe für eine stationäre Aufnahme.[29] Die sorgfältige Diagnostik und effektive Behandlung von Schmerzen und anderen Symptomen in der Terminalphase[30] (Abb. 2) stellt eine der vordringlichsten Aufgaben in der allgemeinen Palliativversorgung dar, denn eine optimale Linderung belastender Symptome ist die wichtigste Grundlage für eine gute Lebensqualität von Menschen, deren Lebenszeit durch eine lebenslimitierende Erkrankung begrenzt ist. Vor allem die modernen Möglichkeiten der Schmerztherapie, die in den 70er Jahren des 20. Jahrhunderts entwickelt wurden, haben dazu beigetragen, dass Palliative Care zunehmend Anerkennung und Bedeutung erlangte. So können beispielsweise mit einer leitliniengerechten medikamentösen Schmerzbehandlung nach dem WHO-Stufenschema in 90 Prozent der Fälle Schmerzen bei Menschen mit Krebserkrankungen befriedigend gelindert werden. Auch wenn diese Möglichkeiten noch keineswegs konsequent und lange nicht überall zum Einsatz kommen, gehört die Schmerzbehandlung zu den wichtigsten medizinischen Aufgaben von Palliative Care. Durch eine differenzierte Berücksichtigung der verschiedenen Dimensionen des Schmerzes und durch den Einsatz von präventiven Maßnahmen kann auch die Angst vor quälenden Schmerzen und unerträglichem Leid am Lebensende gemindert werden. Leidenslinderung bzw. Prävention des Leidens mit den Möglichkeiten der modernen Medizin bedeutet aber nicht nur optimale Symptomlinderung und Verbesserung der Lebenssituation des Sterbenskranken, sondern es geht in der Palliativbegleitung auch darum, Sterben und Tod als etwas dem Leben Zugehöriges erfahrbar zu machen. Diese Aufgabe reicht sicherlich über eine professionell und kompetent durchgeführte Auftragsleistung hinaus, sie stellt eine Herausforderung in der Begegnung mit existen-

---

27 Vgl. van den Beuken-van Everdingen et al. (2007) und Higginson (1997).
28 Vgl. Böhm/Tesch-Römer/Ziese (2009).
29 Vgl. O'Brien/Welsh/Dunn (1998).
30 Vgl. Solano/Gomes/Higginson (2006).

tiellen Fragen in Todesnähe und in der Annäherung an Ungewisses dar. Die christlich-karitativen Traditionen, auf die sich die moderne Hospizbewegung besinnt, machen die Begleitung des Sterbenden und seiner Familie zu einer Sinn bestimmenden Aufgabe, durch die die *Ars moriendi* als lebensbegleitende Vorbereitung auf das Sterben auch für die Sinnbestimmung des eigenen Lebens wichtig wird.

In Abhängigkeit von der Prognose der Grunderkrankung lassen sich in der Palliativbetreuung unterschiedliche Stadien von der Rehabilitation über die Präterminal- und Terminalphase bis zur eigentlichen finalen Sterbephase unterscheiden.

Diese Unterscheidung erleichtert die Kommunikation, die Entwicklung von Behandlungskonzepten sowie die Bestimmung individueller Therapieziele (Abb. 3). In der Rehabilitationsphase kann der palliativ Erkrankte seinen Alltag beispielsweise durch eine gute Schmerzbehandlung weitgehend selbstständig gestalten. Die Lebenserwartung liegt bei vielen Monaten bis Jahren. In der Präterminalphase ist eine selbständige Lebensgestaltung nur mit Hilfe und eingeschränkt möglich und es bleiben noch Wochen oder Monate zum Leben. Die Terminalphase dauert meist wenige Tagen bis Wochen. Der Patient ist schwach, häufig bettlägerig, für längere Zeit schläfrig und kann sich nur schwer konzentrieren. Zunehmend möchte er nicht mehr essen und trinken. Die Behandlung in dieser Phase konzentriert sich auf Komfort, besonders dann, wenn Schmerzen, Atemnot, Übelkeit, Schlafstörungen die Lebensqualität beeinträchtigen. In der folgenden Sterbephase, die Stunden bis Tage andauern kann, kann es zu weiteren Symptomen wie Schwäche, Unruhe, Verwirrtheit, Inkontinenz und Rasselatmung aufgrund des Versagens von Leber, Nieren und Herzfunktion kommen, und die Hilfestellung orientiert sich ausschließlich daran, den Sterbeprozess zu begleiten und das Sterben nicht zu belasten.[31]

Es ist wichtig, Palliative Care nicht nur als symptomlindernde Medizin zu verstehen. Neben optimaler Symptomlinderung können der kontinuierliche Dialog sowie die Unterstützung bei schwierigen Entscheidungen über den Wert und Sinn medizinischer Maßnahmen, aber auch transparentes (nachvollziehbares) Handeln dazu beitragen, die letzten Lebensabschnitte im Leben eines Menschen als lebenswert zu erfahren, gleichzeitig aber auch die Grenzen von potentiell möglichen Maßnahmen zu respektieren.

---

[31] Vgl. Jonen-Thielemann (2006).

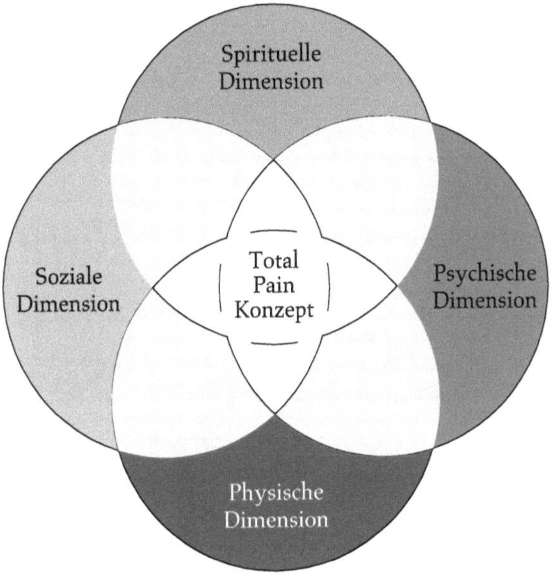

Abb. 1: Total Pain-Konzept von Cicely Saunders

Deswegen werden effektive Kommunikation, reflektiertes Entscheiden und Transparenz neben einer optimalen Symptomlinderung als Kernelemente von Palliative Care angesehen.

Palliative Care steht nicht – wie oft missverstanden – im Gegensatz zur kurativen Medizin, sondern stellt eine Ergänzung dar, die darauf verweist, dass die Worte »Care« und »Cure« gemeinsame Wurzeln haben und dass sich hinter dem umfassenden Ansatz, der mit dem Wort »palliativ« verbunden wird, ein für die Medizin insgesamt wichtiges, wieder neu entdecktes Verständnis des Heilens verbirgt, das auf einen Aspekt verweist, der auch in dem umfassenden Begriff Heilung als ganzheitliches (wholesome) »Gesundsein« zu finden ist. Insofern hat der Leitgedanke von Palliative Care einen durchaus über den speziellen Versorgungsauftrag hinausreichenden gesellschaftlichen Wert, der von dem Greifswalder Wirtschaftswissenschaftler Steffen Fleßa als »Letztverlässlichkeit« bezeichnet wurde.[32] Auch in der von der Deutschen Gesellschaft für Palliativmedizin, dem Deutschen Hospiz- und Palliativverband und der Bundesärzte-

[32] Vgl. Fleßa (2014).

	Krebs	HIV	Herz	Lunge	Niere
Schmerz	35–96 %	63–80 %	41–77 %	34–77 %	47–50 %
Depression	3–77 %	10–82 %	9–36 %	37–71 %	5–60 %
Angst	13–79 %	8–34 %	49 %	51–75 %	39–70 %
Delir	6–93 %	30–65 %	18–32 %	18–33 %	–
Fatigue	32–90 %	54–85 %	69–82 %	68–80 %	73–87 %
Atemnot	10–70 %	11–62 %	60–88 %	90–95 %	11–62 %
Schlaf	9–69 %	74 %	36–48 %	55–65 %	31–71 %
Übelkeit	6–68 %	43–49 %	17–48 %	–	30–43 %
Obstipation	23–65 %	34–35 %	38–42 %	27–44 %	29–70 %
Diarrhoe	3–29 %	30–90 %	12 %	–	21 %
Anorexie	30–92 %	51 %	21–41 %	35–67 %	25–64 %

Abb. 2: Schmerz und andere Symptome
in der Terminalphase verschiedener Erkrankungen

kammer im Jahre 2008 initiierten »Charta zur Betreuung schwerstkranker und sterbender Menschen« – einer Initiative, die das Thema »Sterben und Tod« und den Stellenwert von Palliative Care zum selbstverpflichtenden Thema macht – kommt dieser Anspruch zum Ausdruck.[33]

Bewertung von Schmerzwahrnehmung und Schmerzverhalten in der Palliativmedizin

»Hört man vom Schmerz eines anderen Menschen, so mag das, was in dessen Körper geschieht, ähnlich fremd und fern erscheinen wie ein Ereignis tief irgendwo in der Erde, wie die Beben in einer unsichtbaren Geographie, die – so ungeheuerlich sie auch sein mögen – noch keine erkennbaren Spuren auf der Erde gezogen haben […]. Spricht man über die eigenen Schmerzen und über die Schmerzen eines andern, so hat es bisweilen den Anschein, als spräche man über zwei gänzlich verschiedene Dinge […] [F]ür einen

[33] Deutsche Gesellschaft für Palliativmedizin e. V./Deutscher Hospiz- und Palliativ-Verband e. V./Bundesärztekammer (Hrsg.) (2010): Charta zur Betreuung schwerstkranker und sterbender Menschen. Abruf unter: http://www.charta-zur-betreuung-sterbender.de/ [Oktober 2014].

Rehabilitation Optimale Medikation und psychosoziale Unterstützung: Lebensqualität – Lebensziele finden
Präterminal Optimale Medikation und psychosoziale Unterstützung – Sinn und Bedeutung von Beziehungen fördern
Terminal Optimale Medikation evtl. Sedierung – individueller Komfort – Notsituationen angemessen behandeln – spirituelle Fragen aufnehmen – Trauerunterstützung
Final Opiate, Benzodiazepine und Neuroleptika – keine Belastungen – Sterben nicht verzögern

Abb. 3: Therapieziele in unterschiedlichen Palliativstadien (nach Müller-Busch 2012)

Menschen, der Schmerzen hat, sind diese fraglos und unbestreitbar gegenwärtig, sodass man sagen kann, ›Schmerzen zu haben‹, sei das plausibelste Indiz dafür, was es heißt ›Gewissheit zu haben‹ […].«[34]

Die Art, wie Schmerzen beschrieben werden, lässt unterschiedliche Formen der Bewertung, der emotionalen Abhängigkeit und des Umgangs mit dem Schmerz erkennen. Dabei werden diskriminative (unterscheidende), deskriptive (beschreibende), affektive (emotional bestimmte) und evaluierende (bewertende) Begriffe unterschieden. Beispielsweise lässt schon die Beschreibung eines Schmerzes als z. B. dumpf, drückend oder bohrend Rückschlüsse auf seine Entstehung zu. Während in solcher Art beschriebene Schmerzen eher auf eine Reizung der empfindlichen Rezeptoren (Nozizeptoren) hinweisen, sind Schmerzen, die als stechend, elektrisierend, einschießend beschrieben werden, mehr ein Hinweis auf eine Schädigung weiterleitender Nervenstrukturen, d. h. der neuralen Afferenzen.

Im Schmerzverhalten bzw. im Umgang mit dem Schmerz manifestiert sich zudem ein Willensaspekt. Gemeint ist damit die Art und Weise, wie seitens des Betroffenen mit den Schmerzen verbal und non-verbal umgegangen wird. Es ist ein Unterschied,

– ob ein Betroffener über die Schmerzen redet oder sie in sich »hineinfrisst«,

[34] Scarry (1992), S. 12.

- ob er stöhnt oder seufzt,
- ob er Schmerzen leugnet oder sich schuldig fühlt,
- ob er Schonhaltungen einnimmt,
- ob er sich trotz der Schmerzen aktiv bewegt oder sich hinlegt,
- ob er vorbeugend Schmerzmedikamente einnimmt oder erst dann, wenn die Schmerzen nicht mehr zu ertragen sind,
- ob er Schmerzen zu vermeiden sucht oder
- ob er seinen Schmerz immer wieder »herausfordert«.

Die in verbalen Schmerzäußerungen zum Ausdruck gebrachten sensorisch-kognitiven, affektiven und evaluativen Komponenten verweisen auch auf kulturelle und existentielle Determinanten. Sowohl die primären als auch die sekundären bzw. sensorisch-kognitiven und affektiv-evaluativen Schmerzbegriffe enthalten eine Vielzahl von ätiologischen Vorstellungen und emotionalen Inhalten, die in verbalen Schmerzäußerungen erkannt werden müssen. Die Sprache des Schmerzes ist Widerspiegelung der subjektiven Wirklichkeit des eigenen Körpers. »Schmerz ist das, was der Patient als Schmerz bezeichnet und was er als Schmerz definiert«, heißt es in einer berühmten Definition der amerikanischen Pflegewissenschaftlerin Margo McCaffery.[35] Dies gilt ganz besonders für Palliativpatienten. Die Schmerzerfahrung hängt einerseits von der subjektiven Wahrnehmung ab, andererseits von den durch Erziehung, Vorerfahrungen, Familie und kulturellen Hintergrund bestimmten Ausdrucksmöglichkeiten. Eine besondere Herausforderung ergibt sich allerdings, wenn Menschen in ihren verbalen Ausdrucksmöglichkeiten eingeschränkt sind, und das ist bei Patienten in der Palliativsituation häufig der Fall, wenn das Bewusstsein in sterbenahen Situationen gedämpft ist.

In den nonvokalen motorischen Reaktionen, z. B. in Mimik und Gestik, aber auch in den nichtverbalen vokalen Reaktionen (Schreien, Weinen, Schluchzen, Winseln, Jammern und andere Paralinguismen), die bei kognitiv eingeschränkten, beispielsweise dementen Menschen für die Schmerzdiagnostik und die Beurteilung von Schmerzen wichtig sind, sind diese existentiellen Determinanten nicht zu erkennen. Das gilt natürlich auch für die funktionalen Verhaltensantworten, die Schmerzen zugeordnet wurden, die immer der Fremdevaluation bedürfen.

[35] Vgl. McCaffery/Robinson (2002).

Palliative Care bedeutet in einem besonderem Maße auch Wertorientierung, indem sie die Grenzen der Medizin respektiert und die Kommunikation über die in den letzten hundert Jahren schmerzlich missachteten und vernachlässigten ethischen Grundlagen medizinischer Moral und menschlichen Miteinanders wieder ins Bewusstsein zu bringen versucht. Menschen in der letzten Lebensphase erwarten nicht nur hohe fachliche Kompetenz, Zuwendung, Erreichbarkeit, Wahrhaftigkeit, wertfreies Interesse, Unvoreingenommenheit und Empathie, sondern sie erwarten auch, dem Konflikt mit der eigenen Identität nicht auszuweichen. Wenn Menschen in Grenzsituationen sich in ganz unterschiedlicher Weise mit den Sinnfragen des Weiterlebens beschäftigen, ist es häufig schwierig, in den verschiedenen Phasen einer nicht heilbaren Erkrankung Aspekte der Hoffnung zu vermitteln und Perspektiven zu entwickeln. Palliative Care bedeutet, sich der mythischen und häufig tabuisierten Trennungslinie zwischen Krankheit und Tod anzunähern und die Schicksalshaftigkeit, vielleicht auch die Sinnfrage von Gesundheit und Krankheit, Schmerz, Lust und Freude, Leben und Tod, aber auch die Frage eines »autonomen Sterbens« wieder im Zusammenhang mit der Gewissheit des Todes unter ethischen Gesichtspunkten zu reflektieren und zu thematisieren.

»Wenn ich wirklich einem Menschen helfen will, muss ich mehr verstehen als er, aber zu allererst muss ich begreifen, was er verstanden hat […]. Der Helfer muss zuerst knien vor dem, dem er helfen möchte. Er muss begreifen […], dass die Absicht zu helfen einem Willen gleichkommt, bis auf weiteres zu akzeptieren, im Unrecht zu bleiben und nicht zu begreifen, was der andere verstanden hat.«[36]

Literaturverzeichnis

Bagchi, Asoke K. (1987): Pain and Language. In: Acta Neurochirurgica, Suppl. 38, S. 182–184.

Böhm, Karin/Tesch-Römer, Clemens/Ziese, Thomas (2009): Gesundheit und Krankheit im Alter. Gesundheitsberichterstattung des Bundes. Berlin: Robert Koch Institut. Abruf unter: http://www.rki.de/DE/Content/Gesundheitsmonitoring/Gesundheitsberichterstattung/GBEDownloadsB/alter_gesundheit.pdf?__blob=publicationFile [Juni 2015].

Brodniewicz, Jacek (1994): Über das Schmerzphänomen. Frankfurt: Lang.

[36] Kierkegaard (1998), S. 45 (eigene Übersetzung).

Cassel Eric J. (1982): The nature of suffering and the goals of medicine. *NEJM 306 (11):* S. 639–645.

Degenaar, Johan J. (1979): Some philosophical considerations on pain. In: Pain 7 (3), S. 281–304.

Deutsche Gesellschaft für Palliativmedizin e. V./Deutscher Hospiz- und PalliativVerband e. V./Bundesärztekammer (Hrsg.) (2010): Charta zur Betreuung schwerstkranker und sterbender Menschen. Abruf unter: http://www.charta-zur-betreuung-sterbender.de/ [Oktober 2014].

Fleßa, Steffen (2014): Letztverlässlichkeit als Ressource – Der Wert der Palliativmedizin für die Volkswirtschaft. In: Zeitschrift für Palliativmedizin 15 (2), S. 78–83.

Higginson, Irene J. (1997): Prevalence of symptoms in the last year of life. New York: Radcliffe Medical Press.

Illich, Ivan (1981): Die Nemesis der Medizin: Die Kritik der Medikalisierung des Lebens. Reinbek: Rowohlt.

Ingold, Felix Philipp (2004): Im Namen des Autors: Arbeiten für die Kunst und Literatur. München: Wilhelm Fink.

Janzen, Rudolf (1968): Über den Schmerz. In: Rudolf Janzen (Hrsg.): Schmerzanalyse als Wegweiser zur Diagnose. Stuttgart: Thieme, S. 1–8.

Jonen-Thielemann, Ingeborg (2006): Terminalphase. In: Eberhard Aulbert/Friedemann Nauck/Lukas Radbruch (Hrsg.): Lehrbuch der Palliativmedizin. Stuttgart: Schattauer, S. 1019–1028.

Loeser John, Ralf Treede (2008) The Kyoto protocol of IASP basic pain terminology. Elsevier.

Kierkegaard, Søren (1998): The Point of View. In: Howard Vincent Hong/Edna Hatlestad Hong (Hrsg.): Kierkegaard's Writings. Princeton University Press.

Kluge, Friedrich (1975): Etymologisches Wörterbuch der deutschen Sprache. Berlin: de Gruyter.

Lack, Peter (2005): Der Umgang mit Leiden – Herausforderungen an Palliative-Care-Einrichtungen. In: Palliative-Ch 2, S. 4–8.

Lehrl, Siegfried (1983): Viele Worte für den Schmerz. Struktur der Schmerzsprache. In: Forschungsmitteilungen der DFG 2, S. 21–22.

Leiss, Johannes (1983): Sprache und Schmerz, eine medizinsoziologische Studie. [Dissertation] München.

McCaffery, Margo/Robinson, Eileen S. (2002): Your Patient Is In Pain – Here's How You Respond. In: Nursing, 32 (10), S. 36–45.

Merskey, Harold (1991): The definition of pain. In: Eur J of Psychiatry 86, S. 153–159.

Müller-Busch, Hans Christof (1996): Kulturgeschichtliche Bedeutung des Schmerzes. In: Heinz Dieter Basler et al. (Hrsg.): Psychologische Schmerztherapie. Berlin: Springer, S. 193–211.

Müller-Busch, Hans Christof (1997): Schmerz und Musik. Stuttgart: Fischer.

Müller-Busch, Hans Christof (2010): Kulturgeschichtliche Bedeutung des Schmerzes. In: Birgit Kröner-Herwig et al. (Hrsg.): Schmerzpsychotherapie. Heidelberg: Springer, S. 165–182.

Müller-Busch, Hans Christof (2012): Abschied braucht Zeit. Berlin: Suhrkamp.

Niemann, Ulrich. (1993): Integration und Verantwortung: Theologische, anthropologische und ethische Aspekte des Schmerzphänomens. In: Michael Zenz/Ilmar Jurna (Hrsg.): Lehrbuch der Schmerztherapie. Stuttgart: VWG, S. 107–114
O'Brien, Tony/Welsh, John/Dunn, Francis G. (1998): ABC of palliative care: Non-malignant conditions. In: BMJ 316, S. 286–289.
Ots, Thomas (1987): Medizin und Heilung in China. Berlin: Reimer.
Scarry, Elaine (1992) Der Körper im Schmerz. Die Chiffren der Verletzlichkeit und die Erfindung der Kultur. Frankfurt: Fischer.
Schiefenhövel, Wulf (1980): Verarbeitung von Schmerz und Krankheit bei den Eipo, Hochland von West-Guinea. In: Medizinische Psychologie 6, S. 219–234.
Selg, Peter (2007): Rainer Maria Rilke und Franz Kafka. Lebensweg und Krankheitsschicksal im 20. Jahrhundert. Dornach: Pforte-Verlag.
Solano, Joao P./Gomes, Barbara/Higginson, Irene J. (2006): A Comparison of Symptom Prevalence in Far Advanced Cancer, AIDS, Heart Disease, Chronic Obstructive Pulmonary Disease and Renal Disease. In: JPSM 31 (1), S. 58–69.
Sölle, Dorothee (1973): Leiden. Freiburg: Herder.
Toellner, Richard (1971): Die Umbewertung des Schmerzes im 17. Jahrhundert in ihren Voraussetzungen und Folgen. In: Med. Hist. 6, S. 36–45.
Van den Beuken-van Everdingen, Marieke et al. (2007): Prevalence of pain in patients with cancer: a systematic review of the past 40 years. In: Annals of Oncology 18, S. 1437–1449.
Von Weizsäcker, Viktor (1950): Der Gestaltkreis. Stuttgart: Thieme.

Brompton-Cocktail gegen Sinnschmerz?

Anmerkungen zur palliativen Tiefensedierung bei existentieller Not im Gespräch mit Albert Camus und Emmanuel Lévinas

Mathias Wirth

Verständlich ist der Wunsch des Menschen nach einem leichten Tod. Der bis in die 1970er gebräuchliche ›Brompton-Cocktail‹ aus Morphin, Kokain, Alkohol, Sirup und Chloroform galt als Elixier eines solchen Todes und erscheint heute in gewisser Hinsicht als alter Wein in neuen Schläuchen palliativer Sedierung.[1] In der aktuellen Debatte ist die Ausweitung des psycho-physischen Schmerzparadigmas auf menschliches Leiden[2] bisher kaum wahrgenommen worden,[3] das in der Palliativmedizin als ›existentielle Not‹ bezeichnet wird und in der klinischen Praxis palliative Tiefensedierung (pTS) legitimiert, wie 2010 die European Association for Palliative Care (EAPC) betont hat. Allerdings evoziert die pTS heute intrikate (ethische) Probleme.[4] Wenn ein Krebspatient in terminaler Phase auf einer Palliativstation nicht aufgrund schwerer Schmerzen tiefensediert ist, sondern weil er an der Situation eines zu frühen Todes leidet,[5] bedarf es dringend einer Debatte, ob eine Narkose probate Antwort auf menschliches Erleben von Krankheit, Sinnlosigkeit, Angst und Sterben ist.[6] Hier

---

[1] Vgl. Ten Have/Welie (2013), S. 11. Erwähnung findet der Brompton-Cocktail auch in England bei Cicely Saunders *The management of terminal illness.* In ihrer Pionierarbeit als Palliativmedizinerin erweist sich der genannte Cocktail als »Standardmittel«. Neben den Basisingredienzen Morphin, Kokain und Alkohol konnte auch Chlorpromazin oder Prochlorperazin zur Beruhigung und als Antidepressivum beigegeben werden, vgl. Saunders (1994) und Stollberg (2011), S. 237–238.

[2] Vgl. Bozzaro (2015), S. 98. Jean-Pierre Wils unterscheidet zwischen Schmerz und Leid, weil man kaum sagen könne, Leiden tue in dem Sinne weh, wie es physischer Schmerz vermag. Leiden ist nach ihm eine Form des positiven Umgangs mit Schmerzen, eine Haltung gegenüber dem Schmerz, der in eine Form des Lebens überführt ist, vgl. Wils (2007), S. 73. Den Schmerz will Wils dabei nicht verharmlosen, er charakterisiert ihn als zerstörerisch (S. 75), beschreibt ihn als stechend bis pochend (S. 76), totalitär (S. 78–79), destabilisierend (S. 81), feindlich (S. 105) und ubiquitär (S. 79, S. 82).

[3] Vgl. Kreß (2009), S. 283.

[4] Vgl. Janssens et al. (2012), S. 664 und Maltoni et al. (2013), S. 360.

[5] Vgl. Zernikow (2005), S. 24–25.

[6] Ob Psychostimulanzien als Antidot gegen Depressionen, Angst und Trauer Ster-

soll in vornehmlich philosophischer Perspektive untersucht werden, ob nicht auch palliative Patienten mit reduzierten Fähigkeiten weiterhin Sinn in Begegnung mit Anderen erfahren können und ob nicht in Krankheit und Sterben Sinnerleben möglich ist, weil es dort noch ein *inter hominem esse* (Arendt) und die Option der Liebe gibt.

Folgender Argumentationsgang ist vorgesehen: (1) Die bisher eher *mezza voce* und allein in Fachzirkeln erörterte Praxis und Ethik der pTS ist vorzustellen, (2) gefolgt von möglicher Kritik an der pTS, zu der Hinweise zur alten *ars moriendi* ebenso gehören wie zur notorischen Sterblichkeit des Menschen und seinem (neurotischen) Umgang mit dem Tod, aber auch zu berühmten Modellen des Sterbeprozesses, die in der Überzeugung übereinkommen, dass Sterbende nach Phasen der Krise existentielle Ruhe finden können.[7] Unter (3) sollen prominente Ansätze gehört werden, die die Sinnfrage so erörtert haben, dass auch Kranken und Sterbenden Sinn nicht abgesprochen werden muss; dies sind Albert Camus mit seiner »metaphysischen Revolte« und seinen an Aktualität und Präzision nicht überholten Analysen des *homme absurde*[8] und Emmanuel Lévinas mit seinem Plädoyer, Sinn nicht im Selbst zu suchen. Mit Lévinas geht es um die Frage, ob jene ethische Verwiesenheit auf den Anderen mit ihrer Sinnevidenz nicht auch Sterbende davor bewahrt, ihr Leben als sinnlos zu verwerfen. Schließlich folgt unter (4) ein Fazit, das den Zusammenhang des Gesprächs zwischen Palliativmedizin und den Lebensdeutungen von Camus und Lévinas für die Frage nach dem Schmerz des Sterbens und des Sinns summarisch erhellt.

1. Die palliative Tiefensedierung (pTS) als Antidot gegen »existentielle Not«

Ihren eigentlichen »Sitz im Leben« hat die palliative Sedierung mit Benzodiazepinen oder Neuroleptika (Antipsychotika)[9] gemäß der Leitlinie der European Association for Pallative Care (EAPC) als Be-

bender eine probate Antwort auf die Not des Sterbens sind, kann hier zwar nicht ausführlich diskutiert werden, *grosso modo* erscheinen Sie aber als pTS mit umgekehrten Vorzeichen, da sie das Bewusstsein durch Exaltation etc. eintrüben, vgl. Anquinet et al. (2014), S. 545 und Rayner/Hotopf (2012).

[7] Vgl. Dreßke (2012), S. 116.

[8] Vgl. Pieper (1984), S. 180.

[9] Vgl. Cherny/Radbruch (2010), S. 119.

handlungsform bei refraktären Symptomen.[10] Die Leitlinie listet sieben Indikationsgruppen für intermittierende oder permanente palliative Sedierungen, wobei sich die letzte Gruppe deutlich von den anderen unterscheidet, weil sie sich nicht auf ein physisches Leiden bezieht:

Indikationsgruppen zur palliativen Sedierung	
bei belastungsintensiven Behandlungen (»respite sedation«)	Nr. 1
bei Brandverletzungen	Nr. 2
bei Entwöhnung nach künstlicher Beatmung in terminaler Phase (»terminal weaning«)	Nr. 3
bei refraktären Symptomen in terminaler Phase	Nr. 4
in Notfallsituationen (Atemnot etc.)	Nr. 5
zur Erholung nach belastungsintensiven Behandlungen (»respite sedation«)	Nr. 6
bei »psychischen oder existentiellen Krisen«	Nr. 7

(Quelle: N. I. Cherny/L. Rabruch, Sedierung in der Palliativmedizin, S. 113.)

Im Gegensatz zu dieser allgemeinen palliativen Sedierung unterscheidet sich die tiefe Sedierung in der palliativen Medizin durch höhere Wirkstoffgabe, die zu einer vollständigen Bewusstlosigkeit von Patientinnen und Patienten führt, die besonders in Todesnähe erwünscht scheint. Folgt man hier wieder der Leitlinie der EAPC, dann ist von fünf Indikationsgruppen auszugehen, wobei wiederum die letzte Gruppe allein den Willen von Patientinnen und Patienten als Grund gelten lässt und so als »individuelle Indikation« von einer »medizinischen Indikation« unterschieden werden kann:[11]

Indikationsgruppen zur palliativen Tiefensedierung	
bei schweren Leiden	Nr. 1
bei refraktären Leiden	Nr. 2
wenn das Versterben innerhalb weniger Tage und Stunden zu erwarten ist (Terminalphase)	Nr. 3
bei Extremzuständen am Lebensende wie massivem Blutverlust	Nr. 4
bei explizitem Wunsch von Patientinnen und Patienten	Nr. 5

(Quelle:N. I. Cherny/L. Rabruch, Sedierung in der Palliativmedizin, S. 117.)

---

[10] Vgl. ebd., S. 112 und Maltoni (2013), S. 362.
[11] Vgl. Kreß (2013), S. 9.

Gleichzeitigt merkt die Leitlinie die ethische Abrutschgefahr palliativer Sedierung an, wann immer sie aus nicht-indizierten Gründen zum Einsatz kommt (z. B. »slow euthanasia«) oder alternative Behandlungsformen und Ressourcen ungenutzt bleiben.[12] Genannt werden in der Leitlinie explizit psychische, spirituelle und soziale Potentiale,[13] wobei bisher Studien zum Missbrauch der palliativen Sedierung kaum vorliegen.[14] Aber auch aufgrund von Nebenwirkungen (z. B. Unmöglichkeit der Kommunikation, paradoxer Agitation, Aspiration, Komplikationen laufender Therapien[15]) und Belastungen für Angehörige und Pflegepersonal gilt die palliative Sedierung nur als *ultima ratio*.[16]

Für die pTS gilt, dass sie bei genannten Indikationsgruppen nur in der letzten Lebensphase angewandt werden kann oder bei sehr fulminanten Schmerzen.[17] Dabei betont die Leitlinie der EAPC den noch fehlenden Konsens zum Usus der palliativen Sedierung bei ›existentieller Not‹.[18] Unüberhörbar sind Stimmen, etwa die des *National Ethics Committee of the Veterans Health Administration* (2006), die alleine existentielles Leiden, ohne somatoforme und refraktäre Symptome, als Indikation für eine pTS auch deshalb nicht gelten lassen, weil einerseits die Unterscheidung zwischen behandelbaren psychiatrischen Zuständen wie Depressionen und existentieller Not nicht sicher zu fassen sei, andererseits aber bezweifelt werden könne, ob existentielles Leiden *in periculum mortis* überhaupt in den Kompetenzbereich der Medizin falle.[19]

Konsens dürfte darüber herrschen, dass eine terminale Sedierung bei unerträglichem Leiden in physischer und psychischer Hinsicht indiziert sein kann und Patientinnen und Patienten nicht vor-

---

12 Vgl. Strohscheer (2006), S. 10 und Schmiedebach/Woellert (2006), S. 1138; Letztere weisen auf die Gefahr einer Konfusion von aktiven, passiven, direkten und indirekten Sterbehilfeformen durch terminale Sedierung hin.

13 Vgl. Cherny/Radbruch (2010), S. 114.

14 Vgl. ebd., S. 112–113.

15 Vgl. ebd., S. 116–117.

16 Vgl. ebd., S. 113 und Anquinet et al. (2014), S. 539, sowie Kreß (2009), S. 283 und Strohscheer (2006), S. 8–9.

17 Vgl. Cherny/Radbruch (2010), S. 116.

18 Vgl. ebd., S. 115 und dazu Müller-Busch (2004b), S. 373.

19 Vgl. National Ethics Committee (2006), S. 6–7.

enthalten werden darf, also nicht *per se* ethische Güter verletzt,[20] sondern womöglich sogar ein Beitrag zu einem würdigen, weil gefassten und angstfreieren Sterben geleistet wird.[21] Insgesamt ist der palliativ-medizinische und ethische Diskurs zum Problembereich der Sedierung existentieller Nöte noch nicht ausreichend geführt.[22]

2. Kritik an einer Praxis der Palliation

Die Plausibilität des Gesprächs zwischen Palliativmedizin und den Philosophien von Camus und Lévinas hängt allerdings davon ab, ob überhaupt (ethischer) Bedarf an einer Alternative zur üblichen Praxis in der Palliativmedizin besteht. Folgende kritischen Hinweise zur Indikationsgruppe palliative Sedierung bei »existentieller Not« beanspruchen dabei keine Vollständigkeit:

a) Gegen pTS bei »existentieller Not« kann ein Dammbruch-Argument angeführt werden, denn warum sollte nur der existentielle Schmerz des Sterbens tiefe Sedierung rechtfertigen? Wenn man die entsprechende Schmerzgruppe für sedierungswürdig hält, dürften dann nicht ebenso Personen in anderen Zuständen existentiellen Leids Anspruch erheben, unter ärztlicher Verantwortung schlafen gelegt zu werden? Es gibt seelischen Schmerz, der so brennend und proliferativ ist, dass Menschen sich sogar das Leben nehmen wollen. Die Malaise des Liebeskummers wäre ein Zustand existentieller Not, der eine passable Analogie zur psychischen Not des Sterbens darstellt.[23] Jedenfalls evoziert die Vorstellung mit Hilfe von Sedativa für eine gewisse Zeit »eingeschläferter« Menschen mit existentiellen Leiden ethisches Unbehagen, weil es als ein »Zuviel« erscheint. Avancierte Tiefensedierung zum Allheilmittel, hätte dies eine sedierte Gesellschaft zur Folge, da Leiderfahrungen notorisch sind. Eine pharmakologische Intervention bei menschlichem, existentiellem Schmerz kann nur als Ausnahme gedacht werden. Mag die pTS »bei existen-

[20] Vgl. Beck (2004), S. 340; Birnbacher (2004), S. 367–368; Müller-Busch (2004b), S. 375 und Müller-Busch (2004a), S. 110.
[21] Vgl. Kreß (2009), S. 283; Müller-Busch (2004a), S. 107–108 und Strohscheer (2006), S. 9.
[22] Vgl. Anquinet et al. (2014), S. 545.
[23] Vgl. Höffe (2012), S. 414.

tieller Not« auch eine seltenere Indikation der pTS sein,[24] hat sie es doch fast kommentarlos in die Indikationsliste geschafft, obwohl gewichtige Stimmen daran erinnern: »Zur Würde des Menschen gehört es, dass er dem Tod entgegen gehen kann, ihn bewusst wahrnehmen und gestalten kann.«[25]

b) Eine Studie zum klinischen Einsatz der pTS über einen längeren Zeitraum konnte aufweisen, dass ein Zusammenhang zwischen überforderten, gestressten Ärzten und in der Behandlung von Schwerstkranken unerfahrenen Ärzten sowie dem Einsatz kontinuierlicher pTS besteht.[26] Es gibt außerdem Hinweise auf missbräuchlichen, weil standardmäßigen Gebrauch von Sedativa am Lebensende, unabhängig von tatsächlichen Schmerzzuständen. Sterben *per se* als sedierungswürdig und den Morphinperfusor als notorischen Companion zu bestimmen (siehe Nr. 3 Indikationsgruppen zur palliativen Tiefensedierung), ist ein Rückschritt gegenüber der differenzierten Wahrnehmung von Sterben und Tod,[27] wie sie die Hospizbewegung mit ihrem Abweichen von einer Praxis des »shameful death«[28] geprägt hat.[29] Außerdem handelt sich klinische Praxis den Verdacht der Leichtfertigkeit ein, die das Sterben ohne Prüfung der konkreten Situation für sedierungsnötig hält; das mag für die meisten Schmerzen gelten, für das Sterben an sich ist dies keineswegs sicher.

c) Albert Camus, dessen Denken unten Thema ist, hat auf das Problem aufmerksam gemacht, dass Menschen so lebten, als wüsste niemand vom Tod, der jeden ereilen wird.[30] Dieses verbreitete Atanasio-

---

[24] Prognosen deuten allerdings auf einen zunehmenden Usus der terminalen Sedierung hin, da Sterben wie im Schlaf heute sehr wünschenswert erscheint, vgl. Zahn (2012), S. 258–259.

[25] Rendtorff (2011), S. 556. Vgl. Müller-Busch (2004a), S. 111.

[26] Vgl. Morita et al. (2002), S. 758–764 und Strohscheer (2006), S. 9. Insgesamt zeigt sich ein viel umfassenderer Anwendungsbereich der pTS innerhalb der letzten Jahre als zunächst angenommen wurde, vgl. Beck (2004), S. 339 und Müller-Busch (2004b), S. 372. Der Hinweis ist wichtig für den ethischen Diskurs, da es klinische Einrichtungen gibt, die eine terminale Tiefensedierung aus ethischen Gründen gänzlich ablehnen, vgl. Beck (2004), S. 339.

[27] Vgl. Janssens et al. (2012), S. 667 und Schmiedebach/Woellert (2006), S. 1140.

[28] Kellehear (2007), S. 213–215 und dazu Feldmann (2012), S. 77.

[29] Vgl. Neitzke/Frewer (2004), S. 327 und Müller-Busch (2004b), S. 369 sowie Wils (2007), S. 47 und Woellert/Schmiedebach (2008), S. 83–88.

[30] Vgl. Camus (1999), S. 25.

Phantasma kann als neurotische Reaktion auf den Tod aufgefasst werden, der zeitlebens unterdrückt wird,[31] im Zustand der Unabwendbarkeit aber übersprungartig gesucht wird.[32] Die pTS bei »existentieller Not« kann als Folge eines neurotischen Zugangs zu Sterben und Tod aufgefasst werden und als Prolongation eines Fluchtverhaltens vor dem, was nicht zu leugnen ist. Hier wäre nach einer *ars moriendi* zu fragen,[33] weil Menschen verschiedener Epochen, aber auch in der Gegenwart, positive Bewältigungsstrategien in Konfrontation mit dem Tod entwickelt haben.

d) Das pulsierende und geschäftige Leben hasst die Unterbrechung durch den Tod, der als unliebsamer Gast die finale Absurdität des »Geschaftlhuber« (Hannah Arendt) in Erinnerung ruft. Jedenfalls, folgt man Emmanuel Lévinas, empfindet man heute den Tod als eine »Taktlosigkeit«[34] und es stellt sich die Frage, ob dieses Empfinden schon so internalisiert ist, dass die pTS bei »existentieller Not« zur Milderung dieser Taktlosigkeit funktionalisiert werden kann, weil der Sterbende glaubt, er sei als ein Schlafender besser zu ertragen.[35]

e) Zugleich kann *terminal sedation* dem Gefühl der Sinnlosigkeit Vorschub leisten,[36] obwohl es weiterhin Sinnpotentiale zu erschließen gäbe,[37] wie besonders Studien zum Bereich »*meaning maintainance*« oder »*dignity therapy*« belegen.[38]

---

31 Vgl. Rendtorff (2011), S. 556.

32 Vgl. Zernikov (2005), S. 25 und Beckmann (2009), S. 415. In der Optik psychologischer Phasen-Modelle wird deutlich, wie auf Stadien des Schocks und der Negation Stadien der Beruhigung und Affirmation folgen können, vgl. Spiegel (1973), S. 57–86. Dieser Hinweis weckt Zweifel, ob Modelle permanenter Sedierung oder Bewusstseinsabschirmung adäquat sind und der Wunsch nach Sedierung und Ende nicht passager ist, was allerdings nicht bedeutet, dass betroffene Patienten weniger der Betreuung bedürfen.

33 Zur Geschichte der *ars moriendi*, vgl. Ricken (2012), S. 318–324 und Schottroff (2012), S. 13–17 sowie Woellert/Schmiedebach (2008), S. 15.

34 Vgl. Lévinas (1996), S. 59.

35 Vgl. Rendtorff (2011), S. 557.

36 Vgl. Beck (2004), S. 337 und Anquinet et al. (2014), S. 539.

37 Vgl. Fegg (2012), S. 81 und Müller-Busch (2004b), S. 370.

38 *Per saldo* laufen die meisten psychologischen Studienergebnisse zum Konnex von Sterben und Sinnerleben darauf hinaus, Sinn- und Würdepotentiale auch bei terminal erkrankten Patientinnen und Patienten auszumachen, vgl. Chochinov et al. (2005), S. 5520–5521; Heine et al. (2006), S. 89–90 und Lee (2006), S. 3140–3142. Anders als Viktor E. Frankl mit seiner Logotherapie übersehene Sinnpotentiale offenlegt,

f) Besonders schwer wiegt aber die Kritik an der pTS, die ihr formale Verwandtschaft zum ärztlich-assistierten Suizid *(hastened death)* diskutiert, denn eine Person wird im Fall der pTS in Todesnähe für immer eingeschläfert. Rien Janssens spricht in seiner Studie in diesem Zusammenhang vom »sozialen Tod« durch pTS und insgesamt gegen eine Verharmlosung palliativer Sedation.[39]

3. Plädoyers gegen die Resignation bei Sinnschmerz bei Camus und Lévinas

Auch wenn (noch) von einem eher seltenen Gebrauch der pTS bei Zuständen »existentieller Not« auszugehen ist, belegt ihr Usus die nicht zu bagatellisierende Verfassung sterbender Menschen mit lebenslimitierenden Krankheiten jenseits ihrer physischen Schmerzzustände. Dem erwähnten terminalen Krebspatienten hilft kein billiger Trost und kein zynischer Appell zur Tapferkeit in einer Situation, die kaum anders denn als ungerechter Abbruch empfunden werden kann.

Eine konstruktive Kritik der pTS bei existentieller Not findet im Gespräch mit Albert Camus und Emmanuel Lévinas Horizonte des Sinns, die auch und gerade im Angesicht der Not des Sterbens bleiben.[40] Insofern intendiert das hier arrangierte Gespräch zwischen der Praxis der Palliativmedizin und den philosophischen Sinnkonzeptionen von Camus und Lévinas anthropologische Einsichten in den Zusammenhang von Sinn, Leid und Sterben mit ihren unterschiedlichen Voten, gerade im Erleben von Leid nicht zu verstummen. Dies wie-

ohne in der Regel das reale Übel zu bonisieren, besteht die Gefahr von »meaning maintainance« in einer Ästhetisierung oder Funktionalisierung von Übel im Sinne eines *»benefit finding«*, vgl. Davis et al. (1998), S. 561–563 und Fegg (2012), S. 67. Dies geschieht immer dann, wenn nicht vom Übel weg auf das verbleibende Nicht-Übel geblickt wird, sondern wenn das Übel an sich neu betrachtet werden muss. Dies hat besonders Elisabeth Kübler-Ross getan, wenn sie sich zu vorkritisch-religiösen Sentenzen hinreißen lässt wie »Und Gott schickt Ihnen nicht mehr Prüfungen als Sie brauchen« oder »Alles Schlimme, das Ihnen zustößt, ist eine Chance, eine Möglichkeit, die Ihnen gegeben wird: die Möglichkeit zu wachsen und reif zu werden«. Menschliches Leid wird dabei funktionalisiert und verharmlost und Gott zum Agenten dieses Übels erklärt, von dem sie als einem »jemand« spricht, der eine »ganz besondere Absicht verfolgt«, vgl. insgesamt E. Kübler-Ross (1992), S. 50–51.

[39] Vgl. Janssens et al. (2012), S. 664–665, S. 667.

[40] Vgl. Heine et al. (2006), S. 89.

derum kann nicht anders denn als anthropologische Kritik der Sedierung existentieller Nöte gelesen werden, wie im Folgenden kursorisch und in Auseinandersetzung mit den beiden französischen Denkern expliziert wird:

a) Albert Camus' Diagnose der Absurdität von Welt und Mensch ergibt sich aus der Näherbestimmung der Sinnfrage, die Camus keineswegs verhöhnt, sondern zu Beginn von *Der Mythos des Sisyphos* als Grundfrage des Menschen ausweist.[41] Das Gewahrwerden der Absurdität geschieht nach Camus in plötzlicher Evidenz: »Manchmal stürzen Kulissen ein. [...] Eines Tages [...] erhebt sich das ›Warum‹, und mit diesem Überdruß [...] fängt alles an.«[42] Dem absurden Mensch bei Camus ist dieses Erleben zur Grundstimmung geworden, der absurde Mensch fliehe aber nicht, sondern markiere Sterben und Tod des Menschen als »verachtungswürdig«.[43] Damit ist Zweifaches gesagt: Einerseits gelange der Mensch unter dem notorischen Verdikt des Todes zu ungeschminkter Realitätswahrnehmung, anderseits bedeute das Urteil der Verachtungswürdigkeit Protest, der im Sichstemmen ein »Gefühl von Treue«, »Pflicht«, »metaphysischem Glück« und menschlicher Würde schaffe, die eben jemand in einer Schlacht erlangen könne, die längst verloren ist.[44] Notabel, dass der ungetrübte Blick des absurden Menschen auf den verlorenen Kampf nicht zu Resignation führt.[45] Die Würde des Menschen besteht bei Camus in seiner Wachheit, die es möglicherweise auch palliativen Patienten ermöglicht, im Sinne Camus ihre Würde nicht zu verlieren, obwohl ihr Kampf wie kaum ein anderer verloren ist: »Selbst die Menschen ohne Evangelium haben ihren Ölberg. Und auch auf ihrem Ölberg dürfen sie nicht einschlafen. Für den absurden Menschen geht es nicht mehr um Erklärungen und Lösungen, sondern um Erfahrungen und Beschreibungen. Alles beginnt mit einer scharfsinnigen Gleichgültigkeit.«[46]

Bezogen auf die Situation palliativer Patienten in der Endphase ihres Lebens kann man der Haltung des absurden Menschen eine

---

41 Vgl. Camus (1999), S. 12 und dazu Pieper (1994), S. 1.
42 Vgl. Camus (1999), S. 22–23.
43 Vgl. ebd., S. 101 und Kampits (1968), S. 17–23.
44 Vgl. Camus (1999), S. 123 und Wernicke (1984), S. 102.
45 Vgl. Schlette (1994), S. 101 und Mairhofer (1990), S. 33 sowie Wirth (2014), S. 535–538.
46 Camus (1999), S. 125.

gewisse Legitimität auch dann nicht absprechen, wenn es gelingen sollte, das Erleben von Schönem zu fokussieren. Eine sogar glückliche Figur nennt Camus Sisyphos, der zeitlebens den berüchtigten Marmorstein einen Berg hinaufwälzt, obwohl er stets wieder hinabrollt.[47] Obwohl die Götter in der Steinaufgabe eine der grausamsten Strafen wähnten, weil es sich um eine völlig sinnlose und nie endende Aufgabe handelt, entdeckt Camus Glück im Tun des Sträflings. Dieses Glück erwachse keinesfalls aus der Hoffnung, der Felsblock könne doch einmal auf dem Gipfel liegen bleiben, Camus' Sisyphos weiß, dass es kein Entkommen gibt; genau in dieser Erkenntnis aber liegt nach Camus bereits sein Sieg.[48] Dieser Sieg besteht einmal darin, das Wesen des Absurden nicht für schiere Finsternis zu halten:

»Wenn der Abstieg an manchen Tagen von Schmerz, so kann er an manchen Tagen doch auch von Freude begleitet sein. [...] Wenn die Bilder der Erde zu sehr im Gedächtnis haften, wenn das Glück zu dringend mahnt, dann steht im Menschen die Trauer auf: das ist der Sieg des Steins [...]. Aber die erdrückenden Wahrheiten verlieren an Gewicht, sobald sie erkannt werden.«[49]

Der Sieg besteht für Sisyphos aber auch darin, das Schicksal zu entmachten und das eigene Leben als eigene Aufgabe anzunehmen *(amor fati*[50]*)*, das niemals nur finster sei:

»Glück und Absurdität sind Kinder ein und derselben Erde. Sie sind untrennbar. [...] [Das Gefühl des Absurden] lehrt, dass noch nicht alles ausgeschöpft wurde. Es vertreibt aus dieser Welt einen Gott, der in sie eingedrungen war [...] mit dem Gefallen an sinnlosen Schmerzen. Es macht aus dem Schicksal eine menschliche Angelegenheit, die unter Menschen geregelt werden muss. Darin besteht die verborgene Freude des Sisyphos. Sein Schicksal gehört ihm. Sein Fels ist seine Sache.«[51]

Camus' tragischer Held ist nicht a-pathisch, wie antike Glückslehren vorschlagen und keinesfalls immun gegen das Erleben von Absurdität und Glück. Aber das augenscheinlich Sinnlose seines Lebens hat Ca-

---

47 Vgl. Oei (2010), S. 27–28 und Pieper (1994), S. 1–3.
48 Vgl. Camus (1999), S. 155–157, S. 160.
49 Ebd., S. 158.
50 Vgl. Oei (2010), S. 66. Diese unbedingte Liebe zum Schicksal des Sisyphos bei Camus speise sich nach Bernd Oei daraus, das schiere Dasein als Glück zu empfinden und nicht das Werden einer unbestimmten Zukunft zum Maß des Glücks zu erheben, vgl. ebd., S. 68 und Rosenthal (1977), S. 45–76.
51 Camus (1999), S. 159.

mus' Sisyphos umgemünzt und den Stein zum Mittel seiner Freiheit gemacht (»Mittelfunktion«), indem er von der fremdzugewiesenen teleologischen Perspektive Abstand nahm (»Zielfunktion«), der Stein müsse auf dem Gipfel liegen bleiben:[52] »Das Glück des Sisyphos besteht darin, dass ihm Sinngebung seines Lebens geglückt ist, dass es ihm gelungen ist, der totalen Determination durch den Stein seine Freiheit entgegenzusetzen und sich damit zum Herrn des Universums zu machen.«[53]

Was bleibt aber einem immer schon zum Tode verurteilten Menschen, wenn die Vollstreckung des Urteils nah ist? In *Der Mensch in der Revolte* ist es nach Camus das ethisch relevante Nein, das bleibt. In diesem Nein des Menschen deckt Camus mehr als nur Negation auf, aus der Menschen kaum leben könnten. Das hier in Rede stehende Nein entstammt der »metaphysischen Revolte«[54] und beginnt dort, wo Menschen sich zur Wehr setzen. Mögen sie auch lange Qualen ertragen haben, nach Camus gibt es einen Punkt, ab dem revoltiert der Mensch *(l'homme révolté)* und bestimmt für sich eine Grenze, die nicht überschritten werden darf:[55] »Er demonstriert hartnäckig, dass es in ihm etwas gibt, das ›die Mühe lohnt‹, das beachtet zu werden verlangt.«[56] So folgt auf das Nein der Revolte mit dem Erleben der Grenze, die zu schützen ist, das Moment der Affirmation eines Teils des Selbst, um dessen willen revoltiert wird.[57] Fundamen-

---

[52] Vgl. Pieper (1984), S. 121.

[53] Ebd. Fraglich an dieser Haltung ist allerdings, ob sie nicht ein Leben aus imaginierten Verhältnissen bedeutet, was zwar als Technik der Psychohygiene funktional sein kann, zugleich aber das Übel ästhetisiert und den Protest verstummen lässt, den Camus an anderer Stelle zur Grundsignatur des Menschen erklärt. Jedenfalls vermag Camus' Votum für die Konstruktion von Sinn (vgl. ebd., S. 182) zuweilen zu helfen, steht aber auf einer äußerst fragilen Basis.

[54] Vgl. Ellison (1990), S. 126. Im Unterschied zur Revolution komme die Revolte ohne Mittel der Gewalt aus, vgl. Oei (2010), S. 239; S. 242–249. Metaphysisch sei diese Revolte, insofern sie »[…] sich als etwas Heiliges, als ein von Gnade und Liebe getragenes unendliches Revoltieren [versteht], in der alle Handlungen bzw. Antworten menschlich und damit an sich gut sein müssen.« (Ebd., S. 239) Vgl. auch Marin (1998), S. 85–91.

[55] Vgl. Camus (1961), S. 17 und Ellison (1990), S. 123–125; Kampits (1968), S. 137; Marin (1998), S. 10–11; Pieper (1984), S. 130 und Schlette (1994), S. 22.

[56] Camus (1961), S. 17. Vgl. auch Pieper (1984), S. 102.

[57] Vgl. Camus (1961), S. 17. Camus spricht in diesem Zusammenhang von der »metaphysischen Revolte«, die er von politischen, bzw. historischen Revolten unterscheidet, vgl. ebd., S. 28: »Die metaphysische Revolte ist die Bewegung, mit der ein Mensch sich gegen seine Lebensbedingungen und die ganze Schöpfung auflehnt. Sie

tal für die Frage nach der pTS bei »existentieller Not«, die in ihrer pharmakologisch herbeigeführten Bewusstlosigkeit[58] bereits einen kleinen Tod darstellt, ist Camus' Zurückweisung der Selbsttötung als angemessener Haltung gegenüber der Absurdität des Lebens, zumal er *solidarité* für stärker erachtet als den Tod.[59] Die Camus-Exegetin Annemarie Pieper betont deswegen,

> »[…] dass der freiwillige oder unfreiwillig herbeigeführte Tod keine gültige Schlussfolgerung aus dem Absurden darstellt, dass im Gegenteil die Aufforderung, zu leben, das einzige vom Absurden zugelassene Postulat ist, weil das Absurde sich sonst negieren würde: Mit dem Tod des Menschen wird auch das Absurde aufgehoben, dessen Existenz unabtrennbar mit der Existenz des Menschen verbunden ist.«[60]

Mit Camus' »Logik des Absurden« kann gefragt werden, ob die pTS bei »existentieller Not« als eine Variante der Lebensverleugnung zu gelten habe und Camus' Folgerung aus dem absurden Charakter menschlichen Lebens unberücksichtigt lässt, weil sich selbst verleugnet, wer das Absurde (auch durch Bewusstlosigkeit) auslöscht:

---

ist metaphysisch, weil sie die Ziele des Menschen und der Schöpfung bestreitet.« Anders gesagt: Die »metaphysische Revolte« protestiert gegen die Sterblichkeit des Menschen, dagegen, dass jeder zum Tode verurteilt ist. In diesem Sinne leugnet sie nach Camus Gott nicht, aber lästert und hält sein Werk für absurd, vgl. ebd., S. 29. Vgl. auch Kampits (1968), S. 104–116. Besonders gegen den Atheismusvorwurf wendet Camus ein sogar religiöses Gefühl innerhalb der »metaphysischen Revolte« ein, vgl. Pieper (1984), S. 30: »Der Revoltierende fordert eher heraus, als dass er leugnet. Am Anfang wenigstens beseitigt er Gott nicht, er spricht einzig als Ebenbürtiger mit ihm. Doch handelt es sich nicht um ein höfliches Zwiegespräch.« Vgl. auch Marin (1998), S. 79.

58 Vgl. Neitzke/Frewer (2004), S. 324.

59 Vgl. Wernicke (1984), S. 101.

60 Pieper (1984), S. 95. Anders gewendet, diesmal zugespitzt auf den Selbstwiderspruch, in den der Mensch sich verwickelt, wenn er das Leben verneint, vgl., ebd. S. 101: »Wer das Leben verleugnet, verleugnet das Absurde; das Absurde verleugnen heißt sich selbst widersprechen; sich selbst widersprechen schließlich ist gleichbedeutend mit dem Sieg des Irrationalen über die Menschlichkeit. Die einzige Schlussfolgerung mithin, die die Logik des Absurden zulässt, ist die Anerkennung des Lebens als eines notwendigen Gutes […].« Vgl. Pieper (1994), S. 7 sowie Kamptis (1968), S. 20 und Mairhofer (1990), S. 47. Piper hält außerdem Camus' Unterscheidung zwischen einer »logischen Unmöglichkeit« und einer faktischen Möglichkeit der Negation von Leben in Suizid und Mord fest. Gemessen an den Regeln der Logik könne weder ein Suizident noch ein Mörder Gründe anführen, die vor dem Vorwurf des Irrationalismus bestehen könnten, vgl. Pieper (1984), S. 110.

»Sich gegen das Unvermeidliche zu stemmen und zu empören ist der einzige Weg, Schicksal für sich zu ertragen, Leid erträglicher zu machen. Hat er [Camus] nicht selbst gesagt, die besten Jahre sind die schlimmsten gewesen, die Pestjahre seiner Jugend, als er, von Tuberkulose gezeichnet, mehrfach dem (absurden) Tod ins Auge schaute?«[61]

Nicht zu verzweifeln ist die Aufgabe des Menschen angesichts des Absurden,[62] aber es gibt Unerträgliches, und dagegen wendet sich das apotropäische Nein des *homme révolté*.[63]

Camus hat das »mittelmeerische Denken« besonders gelobt und für seine eigene Philosophie aufgeschlossen.[64] Diesem Denken entstammen die drei mythischen Figuren Nemesis, Sisyphos und Prometheus. Nemesis ist die Göttin des Maßes und der Gerechtigkeit,[65] Sisyphos ist der (tragische) Held des Absurden, der doch nicht verzweifelt, und Prometheus Protagonist des Protests gegen die Götter.[66] Maß (Nemesis), Nicht-Verzweiflung (Sisyphos) und Protest der Revolte (Prometheus) erscheinen bei Camus als Antidot gegen menschliches *fallissement* und beschreiben Möglichkeiten des Lebens in seiner terminalen Phase trotz seines agonalen Charakters.[67] Sinnressourcen des »mittelmeerischen Denkens« wecken Zweifel an der Humanität der pTS bei »existentieller Not« und fragen nach einer möglichen existentiellen Desorientierung im Umgang mit der Absurdität des Todes.

b) Emmanuel Lévinas weist auf Sinnpotentiale menschlichen Lebens hin, die nicht an Vitalität und ein langes Leben gebunden sind, son-

---

[61] Ebd., S. 153.

[62] Vgl. ebd., S. 83. Nach Bernd Oei, für den medizinalen Kontext dieser Studie wichtig, gibt es nichts »Schändlicheres« als das Kranksein. Daran aber nicht verzweifeln bedeutet bei Camus, es zwar als Ungerechtigkeit auffassen, es aber gleichzeitig zu affirmieren, denn: »Wer das Kranke nicht ehrt, achtet den Tod nicht. Wer den Tod nicht achtet, ehrt die Freiheit nicht genug.« (Ebd., S. 150)

[63] Vgl. Marin (1998), S. 73.

[64] Vgl. Schlette (1994), S. 8.

[65] Vgl. Ellison (1990), S. 134. Gerade in der Mäßigung liegt Camus' Sinn der Revolte, vgl. Schlette (1994), S. 100.

[66] Zur Bedeutung dieser drei Figuren für das Werk Camus', vgl. Crochet (1973), S. 53–87; Marin (1998), S. 95 und Schlette (1994), S. 16–52. Etwas abgewandelt könnte man auch von Auflehnung (Prometheus), Freiheit (Nemesis) und Leidenschaft (Sisyphos) als den Programmbegriffen sprechen, vgl. Rosenthal (1977), S. 45.

[67] Elisabeth Kübler-Ross berichtet vom friedlichen Sterben derer, die zuvor protestierten, sich auflehnten und weinten, vgl. Kübler-Ross (1991), S. 14–15.

dern in der Bedürftigkeit des Anderen liegen.[68] Ist das Absurde Hauptthema bei Camus, so ist es bei Lévinas das Antlitz *(le visage)*. Als Epiphanie der Andersheit des Anderen begegne ein »unendlich verpflichtender« Anspruch, dem sich das Objekt der Begegnung, das angesprochene Ich, nur um den Preis des Traumas entledigen kann.[69]

Trotz der fulminanten Priorisierung des Anderen und seiner Sterblichkeit, übergeht Lévinas gleichwohl nicht das eigene Sterben, das nicht antizipiert oder in einer »Vorahnung« vorweggenommen werden könne. Allerdings betont Lévinas neben dem Vernichtenden des Todes das Beziehungsmoment im Sterben und opponiert gegen die verbreitete Furcht vor Einsamkeit.[70] Das Verständnis des eigenen Sterbens ist nach Lévinas fundamental von der Beobachtung geprägt, nach der das Sein des Menschen nicht primär eigenes Seinwollen bedeutet *(conatus essendi)*, so als stünde der eigene Lebenswille im Vordergrund,[71] sondern das Sein des Menschen sei eigentlich Sein für den Anderen, was sich in der Methaphorologie Lévinas' als Geiselschaft ausspricht.[72] Die Angst Sterbender sei folglich keine Angst vor dem Untergang des eigenen Seins, sondern Sorge um den Anderen.[73] Für den Sterbeprozess wie für das Leben des Menschen insgesamt gilt daher nach Lévinas, dass es behagliche Ruhe oder einen Augenblick allein für sich angesichts der Not des Anderen nicht geben kann.[74] Explizit hebt Lévinas hervor, auch im Sterben bleibe das ethische Erwachen und ein vermeintlich tugendhaftes »Sich-Einrichten« in Geduld etc. vor der Erfordernis des Anderen wäre ein Missverständnis.[75] Radikaler könnte Lévinas' Alteritätskonzeption kaum sein, weil er das Ich des Sterbens nicht einmal frei lässt, um sich im Sinne des Überlebensdrangs um sich selbst zu sorgen. Wie aber insgesamt gilt, dass sich das Ich in der verzehrenden Sorge für den Anderen nicht verliert,[76] so verliert es sich auch im Sterben nicht, wenn

---

68 Zur Bedeutung des Sinns im Denken Lévinas', vgl. Lévinas (1989), S. 9–15, S. 28–32, S. 37–47 und dazu Letzkus (2002), S. 413–419.

69 Vgl. Lévinas (1992), S. 51 und dazu Wirth (2013), S. 186–189.

70 Vgl. Lévinas (1996), S. 29.

71 Vgl. Krause (2009), S. 45, der hier besonders die Differenz zwischen Heidegger und Lévinas herausarbeitet, wobei er Lévinas' »Liebe zum Leben« von einer »Sorge um das Sein« unterscheidet.

72 Vgl. Casper (2009), S. 19–20 und Rütter (2000), S. 141.

73 Vgl. Lévinas (1996), S. 31 und Wolfs (2008), S. 303–319.

74 Vgl. Rütter (2000), S. 142–144.

75 Vgl. Lévinas (1996), S. 32–33.

76 Denn bei Lévinas prägt eine Dialektik von Aufgabe und Aufrichtung des Ichs das

es dort den Blick von sich auf die Not des Anderen richtet, um so an die Lebendigkeit des Einstehens für den Anderen anzuknüpfen, die nach Lévinas das Leben und nicht den Tod ausmacht.

Der entscheidende Satz der Thanato-Ethik Lévinas', »Ich bin für den Tod des Anderen in einem solchen Maße verantwortlich, dass ich mich in den Tod einbeziehe«[77], bzw. »Ich bin für den Anderen verantwortlich, insofern er sterblich ist«[78], kreiert in mehrfacher Hinsicht ein humanes Ambiente menschlichen Sterbens und Todes und kann zur Reflexion existentieller Nöte und Schmerzen im Umfeld des Todes animieren.[79] Die ethische Verwiesenheit des Ich auf das Nicht-Ich (»radikale Kehre« zur »non-in-différence«[80]) bedeutet ein lebenslanges Gehaltensein in die Bitternis des anstehenden Todes des Anderen, den ich durch Zuwendung und Gabe stets abzuwenden suche. Sterben und Tod sind keine finale Überraschung und plötzlich auftretende Hässlichkeit, sondern im ethischen Denken notorisch präsent (»Sterben für den Anderen«[81]). Zur Humanität trägt weiter bei, dass auch der Siechende und Sterbende bei Lévinas nicht aus dem Lebensimpuls der Alteritätssorge entlassen und schließlich auf sich, seine Vulnerabilität und Krankheit zurückgeworfen wäre. Auch im eigenen Sterben bleibt nach Lévinas die Sorge um den Anderen maßgeblich, so scheine weiter in der Begegnung mit dem Antlitz des Anderen eine Not auf, der sich auch das Ich des Sterbens nicht entziehen kann: »Die Gegenwart des Antlitzes bedeutet […] eine unabweisbare Anordnung – ein Gebot […]. Die Heimsuchung besteht darin, gerade den Egoismus des Ich, das diese Umwandlung erträgt, umzustürzen. […] Das Ich angesichts des Anderen ist unendlich verantwortlich.«[82] Wie für den Vitalen bedeutet dies auch für den Sterbenden Sinnerleben, nicht weil eine Ego-Technik so gelingen kann, sondern weil die Not des Anderen strikt vom Ich wegführt und es dem verzweifelten Hadern über sich selbst entzieht, ohne annihilierend zu wirken:

Phänomen Liebe, vgl. Lévinas (1984), S. 59: »Die Liebe ist nicht eine Möglichkeit, sie verdankt sich nicht unserer Initiative, sie ist ohne Grund, sie überfällt uns und verwundet uns und dennoch überlebt in ihr das Ich.« Vgl. dazu Han (1998), S. 53.

[77] Lévinas (1996), S. 52.

[78] Ebd., S. 52–53. Vgl. auch Lévinas (1995), S. 182–183 und Rütter (2000), S. 159.

[79] Vgl. Han (1998), S. 56–57.

[80] Lévinas (1995), S. 258. Vgl. auch Krause (2009), S. 52.

[81] Vgl. ebd., S. 248–249.

[82] Lévinas (1989), S. 42.

»In der Angst vor meinem Tod oder meinem Sein bleibe ich [...] die Geisel meiner selbst. Sie führt, verführt zur Selbstliebe. Ich muss meinem Tod gegenüber indifferent sein, um gütig sein zu können. Die Indifferenz gegenüber meinem Tod ist die Nicht-Indifferenz gegenüber dem Anderen.«[83]

Insgesamt haben Sterben und Tod bei Lévinas mehr als nur exemplarische Bedeutung, weil hier kulminiert, was die ethische Beziehung des Menschen insgesamt ausmacht:

»Die Bedeutung des Todes liegt in der ganz konkreten Unmöglichkeit für mich, den Anderen in seiner Einsamkeit im Stich zu lassen, in dem an mich ergehenden Verbot, ihn im Stich zu lassen. Der Sinn des Todes nimmt seinen Anfang zwischen den Menschen. Die Bedeutung des Todes liegt, primordial, in der Nähe des anderen Menschen, oder in der Gemeinschaft mit ihm.«[84]

Das Sterben und sein Schmerz werden so nicht banalisiert, aber unter Rekurs auf Antlitzhaftigkeit und Gemeinschaft im Sterben muss kein Sinn- und Lebensvakuum gefürchtet werden, mithin scheint es möglich, in Wachheit und Proexistenz zu sterben. Folgt man Lévinas' ethischer Aufmerksamkeit, erscheint das Sterben und der sich darin ankündigende Tod als Skandal, nicht aber als Abgrund, in den man nur betäubt und mit geschlossenen Augen steigen kann, denn im Sterben bleibt nach Lévinas das Woraufhin der Freiheit im Antlitz des Anderen virulent.

4. Fazit: Warum man nicht sterben muss wie im Schlaf

Vor dem Hintergrund der Gefahr einer sedierten Gesellschaft und im Gespräch mit Camus und Lévinas ging es in diesem Beitrag darum, Freiheitsräume sterbender Menschen auszuweisen und Horizonte zu erinnern, wobei Sterben und Tod nicht *per se* als Inferno oder schieres Leid begriffen werden müssen, sosehr sie das sein können und der Wunsch nach Sterben im Schlaf verständlich ist. Mit Camus und Lévinas kann aber denen eine Brücke gebaut werden, die der Option von Freiheit zuneigen, in einem vigilanten Tod gegen den Tod zu protestieren oder Gemeinschaft zu suchen, um dem Anspruch und der Not des Anderen bis zum letzten Atemzug zu entsprechen – was in Som-

---

83 Han (1989), S. 61–62. Anders als die Indifferenz-Lehre des Ignatius von Loyola fehlt der *indifferentia* bei Lévinas keineswegs ethisches Format.

84 Lévinas (1995), S. 183. Vgl. Letzkus (2002), S. 416.

nolenz schlechterdings unmöglich wäre. Dieser Position hätte wohl auch Thomas Mann zugeneigt: »Der Mensch soll um der Güte und der Liebe willen dem Tod keine Herrschaft einräumen über seine Gedanken.«[85]

Literaturverzeichnis

Anquinet, Livia et al. (2014): Physicians' experiences and perspectives regarding the use of continuous sedation until death for cancer patients in the context of psychological and existential suffering at the end of life. In: Psycho-Oncology 23, S. 539–546.

Beck, Dietmar (2004): Ist terminale Sedierung medizinisch sinnvoll oder ersetzbar? In: Ethik Med 16, S. 334–341.

Beckmann, Jan P. (2009): Ethische Herausforderungen der modernen Medizin. Freiburg/München: Alber.

Birnbacher, Dieter (2004): Terminale Sedierung, Sterbehilfe und kausale Rollen. In: Ethik Med 16, S. 358–368.

Bozzaro, Claudia (2015): Der Leidensbegriff im medizinischen Kontext: Ein Problemaufriss am Beispiel der tiefen palliativen Sedierung am Lebensende. In: Ethik Med 27, S. 93–106.

Camus, Albert (1961): Der Mensch in der Revolte. Essays. Reinbek: Rowohlt.

Camus, Albert (1999): Der Mythos des Sisyphos. Reinbek: Rowohlt.

Casper, Bernd (2009): Angesichts des Anderen. Emmanuel Levinas – Elemente seines Denkens. Paderborn: Schöningh.

Cherny, Nathan I./Radbruch, Lukas (2010): Sedierung in der Palliativmedizin – Leitlinien für den Einsatz sedierender Maßnahmen in der Palliativversorgung. In: Z Palliativmed 11, S. 112–122.

Chochinov, Harvey May et al. (2005): Dignity Therapy: A Novel Psychotherapeutic Intervention for Patients near the End of Life. In: J Clinic Onco 24, S. 5520–5525.

Crochet, Monique (1973): Les mythes dans l'œvre de Camus. Paris: Éd. Univ.

Davis, Chris et al. (1998): Making sense of loss and benefiting from the experience: Two construals of meaning. In: J Pers Soc Psychol 75, S. 561–574.

Dreßke, Stefan (2012): Das Hospiz als Einrichtung des guten Sterbens. Eine soziologische Analyse der Interaktion mit Sterbenden. In: Daniel Schäfer/Christian Müller-Busch/Andreas Frewer (Hrsg.): Perspektiven zum Sterben. Auf dem Weg zu einer Ars moriendi nova? Stuttgart: Franz Steiner, S. 103–119.

Ellison, David R. (1990): Understanding Albert Camus.Columbia: Univ. of South Carolina Press.

Fegg, Michael (2012): Lebenssinn am Lebensende. In: Franz-Josef Bormann/Gian Domenico Borasio (Hrsg.): Sterben. Dimensionen eines anthropologischen Grundphänomens. Berlin: De Gruyter, S. 65–81.

[85] Mann (1991), S. 679.

Feldmann, Klaus (2012): Sterbekultur in der modernen Gesellschaft. Soziologische Perspektiven zur Ars moriendi nova. In: Daniel Schäfer/Christian Müller-Busch/Andreas Frewer (Hrsg.): Perspektiven zum Sterben. Auf dem Weg zu einer Ars moriendi nova? Stuttgart: Franz Steiner, S. 77–88.

Han, Byung-Chul (1998): Todesarten. Philosophische Untersuchungen zum Tod. München: Fink.

ten Have, Henk/Welie, Jos V. M. (2013): Palliative Sedation Versus Euthanasia: An Ethical Assessment. In: J Pain Symptom Manage 46, S. 1–14.

Heine, Steven J./Proulx, Travis/Vohs, Kathleen D. (2006): The Meaning Maintenance Model: On the Coherence of Social Motivations. In: Person Social Psycho Rev 10, S. 88–110.

Höffe, Otfried (2012): Der Tod von eigener Hand: Ein philosophischer Blick auf ein existentielles Problem. In: Franz-Josef Bormann/Gian Domenico Borasio (Hrsg.): Sterben. Dimensionen eines anthropologischen Grundphänomens. Berlin: De Gruyter, S. 411–427.

Janssens, Ronald et al. (2012): Palliative sedation: not just normal medical practice. Ethical reflections on the Royal Dutch Medical Association's guideline on palliative sedation. In: J Med Ethics 38, S. 664–668.

Kampits, Peter (1968): Der Mythos vom Menschen. Zum Atheismus und Humanismus Albert Camus'. Salzburg: Müller.

Kellehear, Allan (2007): A social history of dying.Cambridge: Cambridge Univ. Press.

Krause, Walter Hubertus (2009): Das Ethische, Verantwortung und die Kategorie der Beziehung bei Levinas. Würzburg: Königshausen & Neumann.

Kreß, Hartmut (2009): Medizinische Ethik. Gesundheitsschutz – Selbstbestimmungsrechte – heutige Wertkonflikte. Stuttgart: Kohlhammer.

Kreß, Hartmut (2013): Palliative Medizin in ethischer Perspektive. Abruf unter: www.sozialethik.uni-bonn.de/kress/…/Palliativmedizin_29_3_06.pdf [Oktober 2013].

Kübler-Ross, Elisabeth (1992): Erfülltes Leben – würdiges Sterben. Gütersloh: Gütersloher Verlagshaus Mohn.

Kübler-Ross, Elisabeth (1991): Leben bis wir Abschied nehmen. Gütersloh: Gütersloher Verlagshaus Mohn.

Lee, Virginia et al.(2006): Meaning-making intervention during breast or colorectal cancer treatment improves self-esteem, optimism, and self-efficacy. In: Social Science & Medicine 62, S. 3133–3145.

Letzkus, Alwin (2002): Dekonstruktion und ethische Passion. Denken des Anderen nach Jaques Derrida und Emmanuel Lévinas. München: Fink.

Lévinas, Emmanuel (1984): Die Zeit und der Andere. Hamburg: Meiner.

Lévinas, Emmanuel (1989): Humanismus des anderen Menschen. Hamburg: Meiner.

Lévinas, Emmanuel (1992): Jenseits des Seins oder anders als Sein geschieht. Freiburg/München: Alber.

Lévinas, Emmanuel (1995): Zwischen uns. Versuche über das Denken des Anderen. München/Wien: Alber.

Lévinas, Emmanuel (1996): Gott, der Tod und die Zeit. Wien: Passagen-Verlag.

Mairhofer, Elisabeth (1990): Hang und Verhängnis. Der Gegensatz der beiden Thesen in Camus' Früh- und Spätphilosophie. Innsbruck: Universitätsdruck.
Maltoni, Manuela et al. (2013): Palliative sedation in end-of-life care. In: Curr Opin Oncol 25, S. 360–367.
Mann, Thomas (1991): Der Zauberberg. Frankfurt: Fischer.
Marin, Lou (1998): Ursprung der Revolte. Albert Camus und der Anarchismus. Heidelberg: Verlag Graswurzelrevolution.
Morita, Takeshi et al. (2002): Practises and attitudes of Japanese oncologists and palliative care physicians concerning terminal sedation. A nationwide survey. In: J Clin Oncol 20, S. 758–764.
Müller-Busch, H. Christian (2004a): Sterbende sedieren? In: Z Palliativmed 5, S. 107–112.
Müller-Busch, H. Christian (2004b): »Terminale Sedierung«. Ausweg im Einzelfall, Mittelweg oder schiefe Ebene? In: Ethik Med 16, S. 369–377.
National Ethics Committee of the Veterans Health Administration (2006): The Ethics of Palliative Sedation. A Report by the National Ethics Committee of the Veterans Health Administration. Abruf unter: www.ethics.va.gov/docs/necrpts/NEC_Report_20060301_The_Ethics_of_Palliative_Sedation.pdf [Juni 2014].
Neitzke, Gerd/Frewer, Andreas (2004): Sedierung als Sterbehilfe? Zur medizinethischen Kultur am Lebensende. In: Ethik Med 16, S. 323–333.
Oei, Bernd (2010): Camus. Sisyphos zwischen dem Absurden und der Revolte. Berlin: LIT.
Pieper, Annemarie (1984): Albert Camus. München: Beck.
Pieper, Annemarie (1994): Camus' Verständnis des Absurden in Der Mythos von Sisyphos: In: Dies. (Hrsg.): Die Gegenwart des Absurden. Studien zu Albert Camus. Tübingen: Francke, S. 1–16.
Rayner, Lauren/Hotopf, Matthew (2012): Better-but good enough? The first randomised controlled trial of psychostimulants for depressive symptoms in advanced cancer. In: Support Palliat Care 2, S. 290–291.
Rendtorff, Trutz (2011): Ethik. Grundelemente, Methodologie und Konkretionen einer ethischen Theologie, hrsg. v. Reiner Anselm u. Stephan Schleissing. Tübingen: Mohr Siebeck.
Ricken, Friedo (2012): Ars moriendi – zu Ursprung und Wirkungsgeschichte der Rede von der Sterbekunst: In: Franz-Josef Bormann/Gian Domenio Borasio (Hrsg.): Sterben. Dimensionen eines anthropologischen Grundphänomens. Berlin: De Gruyter, S. 309–324.
Rosenthal, Bianca (1977): Die Idee des Absurden. Friedrich Nietzsche und Albert Camus. Bonn: Bouvier.
Rütter, Susanne (2000): Herausforderung angesichts des Anderen. Von Feuerbach über Buber zu Lévinas. Freiburg/München: Alber.
Saunders, Cicerly (1994): The management of terminal malignant diseases. London: Arnold [Nachdruck].
Schlette, Heinz Robert (1994): Zur Interpretation der Natur bei Camus. In: Annemarie Pieper (Hrsg.): Die Gegenwart des Absurden. Studien zu Albert Camus: Tübingen: Francke, S. 87–102.

Schmiedebach, Heinz-Peter/Woellert, Katharina (2006): Sterbehilfe, Patientenautonomie und Palliativmedizin. In: Bundesgesundheitsbl – Gesundheitsforsch – Gesundheitsschutz 49, S. 1132–1141.
Schottroff, Luise (2012): Die Bereitung zum Sterben. Studien zu den frühen reformatorischen Sterbebüchern. Göttingen: Vandenhoeck & Ruprecht.
Spiegel, Yorick (1973): Der Prozess des Trauerns. Analyse und Beratung. München: Kaiser.
Stollberg, Michael (2011): Die Geschichte der Palliativmedizin. Medizinische Sterbebegleitung von 1500 bis heute. Frankfurt: Mabuse.
Strohscheer, Imke (2006): Terminale Sedierung – praktische und ethische Aspekte. In: Facharzt Anästhesie/Intensivmedizin 4, S. 8–10.
Wernicke, Horst (1984): Albert Camus. Aufklärer – Skeptiker – Sozialist. Hildesheim: Olms.
Wils, Jean-Pierre (2007): ars moriendi. Über das Sterben. Frankfurt: Insel.
Wirth, Mathias (2013): Die Gabe von Brot, Haut und Eingeweiden. Emmanuel Lévinas' Philosophie der Not des Anderen und eine Ethik der Organgabe. In: ZEE 57, S. 183–194.
Wirth, Mathias (2014): Absurdität, Solidarität und Sinn. Albert Camus und die Freiheitsanalyse Thomas Pröppers. In: ThPh 89, S. 534–550.
Wolfs, Torben (2008): Levinas, Euthanasia and the Presence of Non-Sense. In: Roger Burggraeve (Hrsg.): The Awakening to the Other. A Provocative Dialogue with Emmanuel Levinas. Leuven: Peeters, S. 303–319.
Woellert, Katharina/Schmiedebach, Heinz-Peter (2008): Sterbehilfe. München/Basel: UTB.
Zahn, Nina (2012): Medizinische, juristische und ethische Aspekte der terminalen Sedierung. Münster: LIT.
Zernikov, Boris (2005): Sterbende Kinder und ihre Eltern versorgen – Hilft uns das Wissen um die kindlichen Vorstellungen vom Tode weiter? In: Neuropaediatrie in Klinik und Praxis 4, S. 22–26.

Der Leidensbegriff und seine Belastbarkeit – eine kritische Analyse vor dem Hintergrund der niederländischen Sterbehilfe-Gesetzgebung

Jeremy Wenninger

In den wissenschaftlichen Disziplinen der Medizin und Ethik spielt der Leidensbegriff seit jeher eine große Rolle. In letzter Zeit findet der Begriff des Leidens vor dem Hintergrund neuer medizinischer Möglichkeiten und sich wandelnder gesellschaftlicher Wertvorstellungen zunehmend Eingang in die Rechtswissenschaft und die nationale Gesetzgebung einzelner Länder. Bekannte rechtliche Beispiele sind die sogenannten Sterbehilfe-Gesetze aus den Niederlanden, Belgien, Luxemburg, Oregon (USA) und Washington (USA). Alle genannten Gesetze rekurrieren zur Rechtfertigung aktiver Sterbehilfe und/oder assistierten Suizids in der einen oder anderen Weise auf den Begriff des Leidens. Als Sorgfaltskriterium kommt dem Leidensbegriff dabei die Aufgabe zu, rechtlich legitime Forderungen nach aktiver Sterbehilfe und assistiertem Suizid von illegitimen Sterbehilfeforderungen zu differenzieren.

Der vorliegende Beitrag möchte die Belastbarkeit des Leidensbegriffs zur rechtlichen Differenzierung der genannten Sterbehilfe-Formen am Beispiel der Niederlande klären. Hierzu wird der Begriff des Leidens zunächst im niederländischen Sterbehilfe-Gesetz verortet und kurz vorgestellt. Die anschließende kritische Untersuchung des Leidensbegriffs, wie er dem niederländischen Sterbehilfe-Gesetz zugrunde liegt, soll zeigen, ob und inwieweit dieser für die Differenzierung im Bereich aktiver Sterbehilfe/assistierten Suizids geeignet ist.

1. Der Leidensbegriff im niederländischen Sterbehilfe-Gesetz

Bevor sich dieser Beitrag dem Leidensbegriff im niederländischen Sterbehilfe-Gesetz zuwendet, sind einige einführende Erläuterungen notwendig. Aktive Sterbehilfe und assistierter Suizid wurden in den Niederlanden, entgegen der landläufigen Meinung, durch das niederländische Sterbehilfe-Gesetz im Jahre 2002 nicht legalisiert, sondern sind nach wie vor gemäß Artikel 293 nlStGB[1] (Lebensbeendigung auf Verlangen) und Artikel 294 nlStGB (Hilfe bei der Selbsttötung) grundsätzlich strafbar. Durch das niederländische ›Gesetz zur Kontrolle der Lebensbeendigung auf Verlangen und der Hilfe bei der Selbsttötung‹[2] erfolgte lediglich die Aufnahme eines Strafausschließungsgrundes in das niederländische Strafgesetzbuch.[3] Danach sind die Lebensbeendigung auf Verlangen (aktive Sterbehilfe) und Hilfe bei der Selbsttötung (assistierter Suizid) dann nicht nach Artikel 293 f. nlStGB strafbar, wenn

- diese durch einen Arzt vorgenommen,
- die gesetzlich vorgeschriebenen Sorgfaltskriterien eingehalten und
- die Gewährung dieser Sterbehilfe-Formen dem Leichenbeschauer der Gemeinde gemäß Artikel 7 II des ›Gesetzes über Leichen- und Bestattungswesen‹ gemeldet

werden.[4] Die Einhaltung der erforderlichen Sorgfaltsbedingungen überprüft dabei eine von fünf regionalen Kontrollkommissionen, denen alle Fälle einer Lebensbeendigung auf Verlangen (aktive Sterbehilfe) und Hilfe bei der Selbsttötung (assistierter Suizid) durch den Leichenbeschauer gemeldet werden müssen.[5] Für die straffreie Gewährung dieser Sterbehilfe-Formen sind insgesamt sechs gesetzlich vorgeschriebene Sorgfaltskriterien einzuhalten:

»Die in Artikel 293 Absatz 2 Strafgesetzbuch genannten Sorgfaltskriterien beinhalten, dass der Arzt

a) zu der Überzeugung gelangt ist, dass der Patient seine Bitte freiwillig und nach reiflicher Überlegung gestellt hat,

b) zu der Überzeugung gelangt ist, dass der Zustand des Patienten aussichtslos und sein Leiden unerträglich ist,

c) den Patienten über dessen Situation und über dessen Aussichten aufgeklärt hat,

---

[1] Die Abkürzung nlStGB steht für ›niederländisches Strafgesetzbuch‹.

[2] Eerste Kamer der Staten-Generaal (2001); Deutsche Gesellschaft für Palliativmedizin (2010).

[3] Siehe hierzu die Präambel des ›Gesetzes zur Kontrolle der Lebensbeendigung auf Verlangen und der Hilfe bei der Selbsttötung‹: Eerste Kamer der Staten-Generaal (2001), S. 1; Deutsche Gesellschaft für Palliativmedizin (2010), S. 1.

[4] Siehe Artikel 293 II nlStGB und Artikel 294 II 2 i. V. m. 293 II nlStGB.

[5] Siehe zum Meldeverfahren, der Aufgabe der Kontrollkommissionen und deren Zusammensetzung die Ausführungen bei: Regionalen Kontrollkommissionen für Sterbehilfe (2013), S. 32 ff.; Regionale Kontrollkommissionen für Sterbehilfe (2012), S. 30 f.; Regionale Kontrollkommissionen für Sterbehilfe (2011), S. 35 f.

d) gemeinsam mit dem Patienten zu der Überzeugung gelangt ist, dass es für dessen Situation keine andere annehmbare Lösung gibt,

e) mindestens einen anderen, unabhängigen Arzt zu Rate gezogen hat, der den Patienten untersucht und schriftlich zu den unter den Buchstaben a bis d genannten Sorgfaltskriterien Stellung genommen hat, und

f) bei der Lebensbeendigung oder bei der Hilfe bei der Selbsttötung mit medizinischer Sorgfalt vorgegangen ist.«[6]

Nach *Sorgfaltskriterium b)* muss für eine straffreie Gewährung aktiver Sterbehilfe/assistierten Suizids ein *unerträglicher* und *aussichtsloser Leidenszustand* auf Seiten des Sterbewilligen vorliegen. Bei Betrachtung dieses Sorgfaltskriteriums fällt eine Kleinigkeit sofort auf: Der geforderte Leidenszustand ist begrifflich nicht auf körperliche Leidenszustände (z.B. terminale Krankheit in Gestalt einer unheilbaren Krebserkrankung) begrenzt, sondern vollkommen offen und kann damit theoretisch jeden Zustand als aktive Sterbehilfe/assistierten Suizid legitimierenden Leidenszustand aufnehmen. Ob und inwieweit ein individueller Zustand ein Leidenszustand im Sinne des niederländischen Sterbehilfe-Gesetzes ist, hängt damit letztlich davon ab, wie Leiden definiert wird. Obwohl dem Leidensbegriff dadurch im niederländischen Sterbehilfe-Gesetz eine immense Bedeutung zukommt, findet sich dort seltsamerweise keine Definition dieses wichtigen Begriffs. Auch die internationale wissenschaftliche Debatte, welche die jahrzehntelange Tolerierung aktiver Sterbehilfe/

[6] Abteilung Auslandsinformation des Ministeriums für auswärtige Angelegenheiten (2001), S. 25. Diese Sorgfaltskriterien sind keine Errungenschaft des niederländischen Gesetzgebers. Sie wurden durch die niederländische Rechtsprechung, in Zusammenarbeit mit den Strafverfolgungsbehörden und Vertretern der Ärzteschaft, in einer jahrzehntelangen Phase der rechtlichen Tolerierung aktiver Sterbehilfe/assistierten Suizids entwickelt, die dem Erlass des Sterbehilfe-Gesetzes in den Niederlanden vorausging. Die durch die Rechtsprechung in Zusammenarbeit mit den Strafverfolgungsbehörden und Vertretern der Ärzteschaft entwickelten Sorgfaltskriterien wurden durch den niederländischen Gesetzgeber in das Sterbehilfe-Gesetz übernommen und kodifiziert. Aus diesem Grund kann zur Auslegung und inhaltlichen Bestimmung der einzelnen Sorgfaltskriterien auf die niederländische Rechtsprechung in diesem Bereich zurückgegriffen werden, auch wenn diese unter Umständen aus der Zeit vor Inkrafttreten des Sterbehilfe-Gesetzes im Jahre 2002 stammt. Dies gilt jedoch nur soweit, wie die (prägesetzliche) sterbehilfespezifische Rechtsprechung mit den Aussagen bzw. der Intention des niederländischen Gesetzgebers in Einklang steht. Siehe in diesem Zusammenhang: Fokkens (2003), S. 147 ff., 161; Widdershoven (2003), S. 131 f.; Regionale Kontrollkommissionen für Sterbehilfe (2011), S. 6 f.

assistierten Suizids und das Gesetzgebungsverfahren des Sterbehilfe-Gesetzes in den Niederlanden begleitete, hat keine allgemein akzeptierte und belastbare Leidensdefinition hervorgebracht,[7] die eine objektive Beurteilung oder Klassifizierung individueller Leidenszustände erlaubt.[8] In der medizinischen, (medizin-)ethischen und rechtlichen Literatur konkurriert eine Vielzahl verschiedenster Definitionen,[9] die nicht immer miteinander kompatibel sind.

Im Folgenden werden der Leidensbegriff wie auch die Kriterien der Unerträglichkeit und Aussichtslosigkeit des Leidens nacheinander dargestellt und unter Berücksichtigung der niederländischen Erfahrungen mit der Sterbehilfe-Praxis auf ihre Leistungsfähigkeit untersucht.

2. Der Begriff des Leidens

Vor dem Hintergrund konkurrierender und kontroverser Leidensdefinitionen versuchte *DeGrazia*, unabhängig vom niederländischen Sterbehilfe-Gesetz, zumindest eine Beschreibung des Leidensbegriffs zu formulieren, die als Minimalkonsens mit allen gängigen und vertretenen Definitionen vereinbar sein dürfte. Danach ist *Leiden* ein höchst unangenehmer emotionaler Zustand, der mit nicht unwesentlichem Schmerz oder Elend einhergeht.[10] Diese Beschreibung entzieht sich aber aufgrund ihrer Fixierung auf emotional und damit subjektiv-individuell empfundene Zustände von vornherein einer objektiven Beurteilung durch Ärzte und Kontrollkommissionen, denn ob und inwieweit ein Zustand als Leidenszustand empfunden wird, hängt von der Persönlichkeit und Empfindsamkeit des einzelnen Individuums ab. Was für den einen Menschen schon ein Leidenszustand ist, kann ein anderer noch als unbedeutende Einschränkung ansehen und empfinden.[11] Wenn überhaupt, kann objektiv nur – und lediglich eingeschränkt – beurteilt werden, ob der Sterbewillige selbst

---

[7] Interessant in diesem Zusammenhang: Dees/Vernooij-Dassen/Dekkers et al. (2009), S. 4.

[8] Vergleiche hierzu die Ausführungen bei: Emanuel (1999), S. 632; Gessert/Baines/Kuross et al. (2004), S. 522.

[9] Siehe: Dees/Vernooij-Dassen/Dekkers et al. (2009), S. 5, Table 1.

[10] DeGrazia (1998), S. 213; DeGrazia (2000), S. 870.

[11] Vergleiche in diesem Zusammenhang: Rietjens/van Tol/Schermer et al. (2009), S. 502 f.; van Baarsen (2008), S. 192.

seinen Zustand subjektiv-individuell als emotional höchst unangenehm empfindet. Gerade hierfür existiert aber keinerlei Beurteilungsinstrumentarium, auf das die zur Beurteilung berufenen Ärzte zurückgreifen könnten.[12] Ärzte sind zur objektiven Beurteilung des individuell empfundenen Leidenszustands damit auf die subjektiv-individuelle Einschätzung und autonome Äußerung des Sterbewilligen angewiesen, der in einem intersubjektiven Kommunikationsprozess zwischen Sterbewilligem und Arzt die Empfindung eines Leidenszustands behaupten und glaubhaft machen muss.[13] Nur dieser intersubjektive Kommunikationsprozess bzw. die darin vorgebrachte subjektiv-individuelle Einschätzung des Sterbewilligen ist einer objektiven und externen Beurteilung zugänglich,[14] der subjektiv-individuelle Leidenszustand selbst hingegen nicht. Es ist jedoch ein wesentlicher Unterschied, ob der Einzelne einen subjektiv-individuellen Leidenszustand intersubjektiv gegenüber Dritten behauptet und glaubhaft machen kann oder ob ein derartiger Zustand für Dritte objektiv nachweisbar auf Seiten des Einzelnen vorliegt.

Kurioserweise muss ein subjektiv-individueller Leidenszustand des Sterbewilligen an sich nach dem niederländischen Sterbehilfe-Gesetz nicht einmal vorliegen, damit der Arzt straffrei bleibt. Diese zunächst abstrus und seltsam klingende Behauptung wird dabei durch den Gesetzestext selbst gestützt. Denn das gesetzlich kodifizierte Sorgfaltskriterium b) fordert lediglich, dass der Arzt »zu der Überzeugung gelangt ist, dass der Zustand des Patienten aussichtslos und sein Leiden unerträglich ist«.[15] Damit muss der Sterbewillige einen Leidenszustand lediglich behaupten, glaubhaft machen und dadurch die Überzeugung beim Arzt hervorrufen, dass ein subjektiv-individueller Leidenszustand in seiner Person vorliegt.[16] Diese Überzeugung

---

[12] Emanuel (1999), S. 632. Siehe auch: Gessert/Baines/Kuross et al. (2004), S. 522.

[13] Vergleiche hierzu die Ausführungen bei: Rietjens/van Tol/Schermer et al. (2009), S. 503.

[14] Dabei darf jedoch nicht vergessen werden, dass die zur *ex post*-Kontrolle berufenen regionalen Kontrollkommissionen an diesem intersubjektiven Kommunikationsprozess nicht beteiligt sind, sondern das Vorliegen eines Leidenszustands aufgrund der Aktenlage beurteilen. Die Mitglieder der niederländischen Kontrollkommissionen haben den im Wege aktiver Sterbehilfe/assistierten Suizids Verstorbenen nie gesehen oder selbst gesprochen.

[15] Abteilung Auslandsinformation des Ministeriums für auswärtige Angelegenheiten (2001), S. 25.

[16] In diesem Zusammenhang darf natürlich nicht vernachlässigt werden, dass der Sterbewillige nach Sorgfaltskriterium e) neben dem Sterbehilfe gewährenden Arzt

des Arztes, der theoretisch kein subjektiv-individueller Leidenszustand des Sterbewilligen entsprechen muss, ist dann im nachrangigen Kontrollverfahren durch die zuständige regionale Kontrollkommission für die Strafbarkeit aktiver Sterbehilfe/assistierten Suizids von Bedeutung. Der Arzt muss nun seinerseits der Kontrollkommission mithilfe der zu übermittelnden Dokumente (sterbehilfespezifische Meldeunterlagen/Stellungnahmen, Patientenakte etc.) und im Bedarfsfall auch im Rahmen eines persönlichen Gesprächs glaubhaft machen, dass er im Einzelfall vom Vorliegen eines Leidenszustands aufgrund der Aussagen des Sterbewilligen überzeugt war bzw. überzeugt sein durfte.[17]

Der Leidensbegriff bleibt damit im Sterbehilfe-Gesetz der Niederlande recht konturlos und kann nahezu jeden subjektiv-individuellen, höchst unangenehm empfundenen oder lediglich als höchst unangenehm behaupteten und glaubhaft gemachten Zustand als aktive Sterbehilfe/assistierten Suizid legitimierenden Leidenszustand aufnehmen.

3. Die Unerträglichkeit und Aussichtslosigkeit des Leidens

Im niederländischen Sterbehilfe-Gesetz wird der recht konturlose Leidensbegriff durch die beiden Kriterien der *Unerträglichkeit* und *Aussichtslosigkeit* ergänzt und komplettiert. Obwohl diese beiden Kriterien im Verbund mit dem Leidensbegriff letztlich über die Strafbarkeit aktiver Sterbehilfe/assistierten Suizids entscheiden, werden beide im niederländischen Sterbehilfe-Gesetz interessanterweise aber nicht definiert, geschweige denn ausgestaltet oder gar beschrieben. Vor diesem Hintergrund ist es nicht weiter verwunderlich, dass auch

---

auch (mindestens) einen weiteren, unabhängigen Konsiliararzt von seinem subjektiv-individuell empfundenen Leidenszustand überzeugen muss. Siehe hierzu: Regionalen Kontrollkommissionen für Sterbehilfe (2013), S. 25 ff.; Abteilung Auslandsinformation des Ministeriums für auswärtige Angelegenheiten (2001), S. 25.

17 Vergleiche hierzu die Ausführungen der regionalen Kontrollkommissionen im Zusammenhang mit der Forderung eines unerträglichen Leidenszustands: »Für die Beurteilung seitens der Kommissionen ist es von zentraler Bedeutung, ob der Arzt glaubhaft darlegen kann, dass die Unerträglichkeit des Leidens für ihn nachvollziehbar war.« (Regionalen Kontrollkommissionen für Sterbehilfe (2013), S. 18). Siehe auch: Regionale Kontrollkommissionen für Sterbehilfe (2011), S. 7, 18; Regionale Kontrollkommissionen für Sterbehilfe (2012), S. 14, 30; Regionalen Kontrollkommissionen für Sterbehilfe (2013), S. 32 f.

diese beiden durch das Sterbehilfe-Gesetz nicht näher bestimmten Kriterien keine objektive und qualitative Beurteilung des individuellen Leidenszustands eines Sterbewilligen ermöglichen.

3.1. *Die Unerträglichkeit des Leidens*

Das Merkmal der *Unerträglichkeit* teilt das Schicksal des Leidensbegriffs. Denn die Unerträglichkeit eines individuellen Leidenszustands hängt erneut von der subjektiv-individuellen Empfindung des Einzelnen ab und kann objektiv nur sehr eingeschränkt beurteilt werden. Ob und inwieweit ein Leidenszustand als unerträglich empfunden wird, ist von der individuellen Leidensfähigkeit, -toleranz und -akzeptanz abhängig.[18] Diese individuellen Parameter sind subjektiv verhaftete Persönlichkeitsmerkmale, die sich von Mensch zu Mensch stark unterscheiden und allein deshalb einer objektiven Beurteilung entziehen. Da es bislang auch keinerlei Beurteilungsmethoden oder -instrumente für die objektive Feststellung der Unerträglichkeit eines Leidenszustands gibt,[19] kann objektiv wiederum nur beurteilt werden, ob der Sterbewillige selbst seinen Leidenszustand subjektiv als unerträglich empfindet. Diese objektive Beurteilung basiert erneut auf einem intersubjektiven Kommunikationsprozess zwischen Sterbewilligem und Arzt, in dessen Verlauf der Sterbewillige das als unerträglich empfundene Leiden behaupten und dem Arzt glaubhaft machen muss.[20] Gerade die Behauptung und Glaubhaftmachung

[18] Vergleiche hierzu: Buiting/Gevers/Rietjens et al. (2008), S. 1; Rietjens/van Tol/Schermer et al. (2009), S. 502f.; Regionale Kontrollkommissionen für Sterbehilfe (2011), S. 6, 18; Regionale Kontrollkommissionen für Sterbehilfe (2012), S. 14; Regionalen Kontrollkommissionen für Sterbehilfe (2013), S. 18. Siehe in diesem Zusammenhang auch die differenzierten Ausführungen bei: van Heijst (2004), S. 258.

[19] Rietjens/van Tol/Schermer et al. (2009), S. 502.

[20] Vergleiche die Ausführungen bei: A.a.O., S. 503. Siehe in diesem Zusammenhang auch: Lindemann (2005), S. 220. Die Feststellung und Beurteilung individuellen Leidens wird noch weiter erschwert, falls der Einzelne nicht mehr ansprechbar und ein intersubjektiver Kommunikationsprozess dadurch unmöglich ist. In diesem Fall kann der Einzelne das Vorliegen eines subjektiv-individuell als unerträglich empfundenen Leidenszustands nicht mehr kommunizieren. Dabei ist schon fraglich, ob ein z.B. tief komatöser Patient überhaupt leiden bzw. unerträglich leiden kann. Dennoch sind die regionalen Kontrollkommissionen der Ansicht, dass im Fall eines derartigen Komapatienten die Gewährung aktiver Sterbehilfe unter Umständen durchaus im Einklang mit den Sorgfaltskriterien möglich ist. Die subjektive Unerträglichkeit des individuellen Leidens scheint dann der Arzt zu bestimmen. »Nach verbreiteter Auffassung in

eines subjektiv als unerträglich empfundenen Leidenszustands stellt aber sowohl Ärzte wie auch Kontrollkommissionen in den Niederlanden vor große praktische Probleme, wie Ergebnisse einer Studie und Erfahrungen aus der Sterbehilfe-Praxis zeigen:

- Mehr als ein Viertel (28 %) der beurteilenden Ärzte hatte Probleme bei der Feststellung, ob der einzelne Patient sein Leiden selbst als unerträglich empfindet.[21]
- Zudem hatte mehr als die Hälfte (53 %) der beurteilenden Ärzte Probleme zu bestimmen, ob sie selbst vom Vorliegen eines unerträglichen Leidenszustands auf Seiten des Sterbewilligen überzeugt waren.[22]
- Die Kontrollkommissionen bezeichneten in ihren Jahresberichten die Beurteilung der Unerträglichkeit des individuellen Leidens im Einzelfall »wiederholt als ›eines der größten Dilemmas in Praxis und Kontrolle der Euthanasie‹«.[23]

An dieser Problematik ändert sich auch nichts, falls der Sterbewillige an einer physischen Krankheit (z. B. terminale Krebserkrankung mit körperlichen Ausfallerscheinungen) leidet. Auch bei körperlich manifestierten Krankheiten können durch Dritte nur die krankheitsbedingten körperlichen Ausprägungen objektiv festgestellt und bezüglich Grad und Schwere beurteilt werden. Aufzufindende, wenn auch stark beeinträchtigende, körperliche Ausprägungen einer Krankheit lassen aber selbst keinen automatischen Rückschluss darüber zu, ob und inwieweit der Einzelne diese krankheitsbedingten Be-

der Medizin kann ein Patient in tief komatösem Zustand nicht (unerträglich) leiden […]. Dennoch können nach Auffassung der Kontrollkommissionen besondere Umstände des Einzelfalles Anlass sein zu beschließen, dass der Arzt bei der Ausführung aktiver Sterbehilfe bei einem Komapatienten in Übereinstimmung mit den Sorgfaltsanforderungen gehandelt hat.« (A. a. O., S. 222). Interessant sind in diesem Zusammenhang auch die differenzierten Ausführungen bei: Regionalen Kontrollkommissionen für Sterbehilfe (2013), S. 23; Regionale Kontrollkommissionen für Sterbehilfe (2012), S. 16 f.

[21] Buiting/Gevers/Rietjens et al. (2008), S. 3.

[22] Ebd.

[23] Lindemann (2005), S. 220, Fn. 47 mit weiteren Nachweisen. Dies verwundert nicht, denn die Kontrollkommissionen sind zur Eruierung der Unerträglichkeit des individuellen Leidens darauf angewiesen, dass »der Arzt glaubhaft darlegen kann, dass die Unerträglichkeit des Leidens für ihn nachvollziehbar war.« (Regionalen Kontrollkommissionen für Sterbehilfe (2013), S. 18). Der Sterbewillige steht im Rahmen der *ex post*-Kontrolle durch die Kontrollkommission selbst als Erkenntnisquelle bzgl. seines individuellen Leidens nicht mehr zur Verfügung, sondern ist aufgrund gewährter aktiver Sterbehilfe oder gewährten assistierten Suizids bereits verstorben.

gleiterscheinungen selbst bzw. die diesen Auswirkungen zugrunde liegende Krankheit als unerträglichen Leidenszustand empfindet.[24] Derartige Ausprägungen machen nur die Behauptung der Unerträglichkeit eines individuellen Leidenszustands für Dritte nachvollziehbar und dürften in den meisten Fällen lediglich die Glaubhaftmachung eines als unerträglich empfundenen Leidenszustands in einem intersubjektiven Kommunikationsprozess erleichtern. Krankheitsbedingte körperliche Ausprägungen sind letztlich lediglich Indizien, die auf die Unerträglichkeit eines Leidenszustands hinweisen, einen unerträglichen Leidenszustand aber keinesfalls beweisen können.

Noch problematischer wird es, falls der Sterbewillige nicht an wahrnehmbaren Symptomen einer physischen Krankheit leidet, sondern ein unerträgliches psychisches Leiden behauptet. Und sollte dieses psychische Leiden nicht aus einer psychischen Erkrankung resultieren, stehen Ärzten und Kontrollkommissionen zur objektiven Überprüfung der behaupteten Unerträglichkeit des psychischen Leidenszustands keinerlei Krankheitssymptome als Indizien zur Verfügung. Ärzte und Kontrollkommissionen sind zur objektiven Beurteilung, ob und inwieweit der Sterbewillige seinen Zustand als emotional höchst unangenehmen unerträglichen Leidenszustand empfindet bzw. empfunden hat, allein auf die (autonomen) Äußerungen des Sterbewilligen im Rahmen eines intersubjektiven Kommunikationsprozesses angewiesen. Lebensmüdigkeit, Lebensüberdruss und reiner Weltekel können damit unter Umständen durchaus einen unerträglichen Leidenszustand begründen, falls der Sterbewillige die Unerträglichkeit eines daraus resultierenden oder zugrunde liegenden Leidenszustands glaubhaft machen kann. Dieser Umstand dürfte auch erklären, warum zunehmend geistige, gesellschaftliche, spirituelle, soziale und existenzielle Zustände als unerträgliche, Sterbehilfe im Einzelfall legitimierende, Leidenszustände angedacht und teilweise bereits akzeptiert werden.[25] Die Begrifflichkeit des ›unerträglichen

[24] Vergleiche in diesem Zusammenhang auch die Ausführungen bei: Rietjens/van Tol/Schermer et al. (2009), S. 502 f. Anderer Ansicht scheint insoweit *Lindemann* unter Umständen bei Krebspatienten zu sein: Lindemann (2005), S. 220.

[25] Nach Schätzungen werden Ärzte in den Niederlanden jährlich mit ca. 400 Bitten um aktive Sterbehilfe/assistierten Suizid von alten Menschen konfrontiert, die lediglich an verschiedenen Altersgebrechen leiden und nicht ernsthaft erkrankt sind. Dabei kommen niederländische Ärzte dieser Bitte in ca. 5–15 % der Fälle auch nach. Siehe mit Nachweisen: Lindemann (2005), S. 224. Nach *Jochemsen* wurden Ärzte in den Niederlanden im Jahre 2005 mit ca. 500 Bitten um aktive Sterbehilfe/assistierten

Leidens‹ schließt derartige Leidenszustände nicht aus, sondern kann diese vielmehr problemlos aufnehmen.[26]

Zudem schließt selbst ein pathologischer psychischer Zustand, also ein Zustand, der der Heilung bedarf und damit krankhaft ist, nach Ansicht des Hohen Rats der Niederlande[27] die Annahme der Unerträglichkeit eines Leidenszustands nicht von vornherein aus.[28] Eine psychische Erkrankung des Sterbewilligen verlangt von Ärzten aber eine besondere, gesteigerte Sorgfalt bei der Prüfung, ob die gesetzlich kodifizierten Sorgfaltskriterien im spezifischen Einzelfall erfüllt sind. Die Einhaltung dieser besonderen, gesteigerten Sorgfalt erschwert die vorgeschriebene (Über-)Prüfung eines subjektiv-individuell unerträglichen Leidenszustands für Ärzte und Kontrollkommissionen zusätzlich.

3.2. *Die Aussichtslosigkeit des Leidens*

Nach dem niederländischen Sterbehilfe-Gesetz muss der Leidenszustand aber nicht nur unerträglich, sondern auch aussichtslos sein. Man könnte nun der Ansicht sein, dass die *Aussichtslosigkeit* des individuellen Leidens – Ärzten und Kontrollkommissionen – endlich ein objektiv prüfbares Kriterium zur Verfügung stellt.[29] Dies könnte z. B. für physische Krankheiten in einem terminalen Stadium (Standardbeispiel: austherapierte terminale Krebserkrankung) durchaus angenommen werden. Aussichtslosigkeit wäre dann die Tatsache, dass der Einzelne mit an Sicherheit grenzender Wahrscheinlichkeit sterben wird, ohne Aussicht auf Besserung oder Heilung durch die

---

Suizid aufgrund von Lebensmüdigkeit konfrontiert. Dabei ist nicht bekannt, in welchem Umfang diesen Bitten nachgekommen wurde. *Jochemsen* geht jedoch nur von wenigen Fällen aus. Siehe mit Nachweisen: Jochemsen (2008), S. 240.

[26] Dabei muss unerträgliches Leiden nach dem niederländischen Sterbehilfe-Gesetz nicht einmal tatsächlich im Einzelfall vorliegen, sondern der Sterbewillige muss nur die Überzeugung des Vorliegens eines derart qualifizierten Leidenszustands beim Arzt hervorrufen. Dieses interessante, bislang aber vernachlässigte Faktum wurde bereits in den vorangegangenen Ausführungen zum Begriff des Leidens dargelegt.

[27] Der *Hohe Rat der Niederlande* (Hoge Raad der Nederlanden) ist der oberste niederländische Gerichtshof mit Sitz in Den Haag. Siehe mit weiterführenden Nachweisen und Links: rechtspraak.nl (2014).

[28] Vergleiche: Fokkens (2003), S. 151 ff.

[29] Siehe: Lindemann (2005), S. 220.

Vornahme medizinischer Maßnahmen.[30] Da aber das niederländische Sterbehilfe-Gesetz bzw. das Kriterium der Aussichtslosigkeit keine zeitliche Begrenzung aufweist, befindet sich damit jeder Mensch von Geburt an in einem derart aussichtslosen Zustand. Falls der Einzelne diesen aussichtslosen Zustand noch als unerträglich und emotional höchst unangenehm empfindet, leidet er lediglich aussichtslos und unerträglich am Leben selbst. Denn das Leben führt mit Sicherheit zum Tode, ohne dass die Medizin dies durch Therapie- oder Heilmethoden bislang verhindern könnte. Etwas anderes würde nur gelten, falls die autonome Inanspruchnahme aktiver Sterbehilfe/assistierten Suizids auf bestimmte Leidenszustände begrenzt wäre. Eine derartige Begrenzung versuchte die niederländische Rechtsprechung einzuführen und der Hohe Rat der Niederlande hat vor dem Hintergrund des sozialen Leidenszustands der Lebensmüdigkeit entschieden, dass

- nur aussichtslose, medizinisch klassifizierbare, physische und psychische Krankheiten zur Inanspruchnahme aktiver Sterbehilfe/assistierten Suizids berechtigen *(Brongersma-Fall)*[31] und
- allein die autonome Ablehnung realistischer Alternativen der Leidlinderung keinesfalls die Aussichtslosigkeit eines Leidenszustands herbeiführen kann *(Chabot-Fall)*.[32]

Als Folge dieser Rechtsprechung müsste eine aussichtslose, medizinisch klassifizierbare, physische oder psychische Krankheit vorliegen und geistige, gesellschaftliche, spirituelle, soziale und existenzielle Leidenszustände wären zur Legitimation aktiver Sterbehilfe/assistierten Suizids an sich ausgeschlossen.[33] Zudem wäre es dem Einzel-

---

[30] Vergleiche hierzu: Regionalen Kontrollkommissionen für Sterbehilfe (2013), S. 18; Regionale Kontrollkommissionen für Sterbehilfe (2012), S. 14; Regionale Kontrollkommissionen für Sterbehilfe (2011), S. 18.

[31] Rietjens/van Tol/Schermer et al. (2009), S. 502; Lunshof/Visser (2004). Kritische Anmerkungen zu der Auffassung und Rechtsprechung des Hohen Rats finden sich bei: Huxtable/Möller (2007), S. 117 ff.

[32] Siehe: Fokkens (2003), S. 154. Kritisch hierzu: Huxtable/Möller (2007), S. 122 f.

[33] Nach Ansicht des Hohen Rats verfügt der Arzt nicht über die entsprechenden Fachkenntnisse zur Beurteilung eines geistigen, gesellschaftlichen, spirituellen, sozialen und existenziellen Leidens. Mangels Kompetenz kann und darf sich der einzelne Arzt deshalb kein Urteil über die Aussichtslosigkeit wie auch Unerträglichkeit derartiger Leidenszustände anmaßen. Siehe: Regionale Kontrollkommissionen für Sterbehilfe (2011), S. 7; Regionalen Kontrollkommissionen für Sterbehilfe (2013), S. 18 f.; Lunshof (2005), S. 113. Kritisch hierzu: Huxtable/Möller (2007), S. 123 f. Obwohl die regionalen Kontrollkommissionen der Auffassung des Hohen Rats zustimmen, schei-

nen nicht möglich, selbst über das Merkmal der Aussichtslosigkeit zu entscheiden bzw. dieses Merkmal durch eine autonome Ablehnung jeglicher leidlindernder Alternativen oder Hilfsangebote herbeizuführen.

Aus dem Versuch des Hohen Rats, die Inanspruchnahme aktiver Sterbehilfe/assistierten Suizids auf aussichtslose, medizinisch klassifizierbare, physische und psychische Krankheiten zu begrenzen und damit Leidenszustände wie Lebensmüdigkeit, Lebensüberdruss und Weltekel aus dem Bereich zulässiger Sterbehilfemotivationen zu entnehmen, lässt sich keine richtungsweisende Wirkung für zukünftige Fälle ableiten. Obwohl dem Gesetzgeber das Problem der Lebensmüdigkeit bzw. die Problematik geistigen, gesellschaftlichen, spirituellen, sozialen und existenziellen Leidens bei Diskussion und Erlass des Sterbehilfe-Gesetzes durchaus bekannt war, wurde diese Problematik im niederländischen Sterbehilfe-Gesetz 2002 nicht geregelt. Dabei war der *Chabot-Fall* im Jahre 2002 bereits abgeurteilt und der *Brongersma-Fall* zu dieser Zeit in letzter Instanz beim Hohen Rat anhängig. Der niederländische Gesetzgeber sah aber von einer Regelung ab, da eine Entscheidung, ob und inwieweit derartige Zustände zur Inanspruchnahme aktiver Sterbehilfe und assistierten Suizids berechtigen, erst nach einer abgeschlossenen gesellschaftlichen Diskussion dieser Thematik erfolgen sollte. Bis dahin sollten derartige Fälle durch das Sterbehilfe-Gesetz noch nicht abschließend geregelt werden. Ob und inwieweit Lebensmüdigkeit, Lebensüberdruss oder Weltekel dem Sterbehilfe-Gesetz letztlich unterfallen, ist damit davon

---

nen diese die Inanspruchnahme aktiver Sterbehilfe/assistierten Suizids bei existenziellem Leiden im Einzelfall seltsamerweise dennoch für gerechtfertigt zu erachten. Ein derartiger Fall ist gegeben, wenn der Sterbewillige aufgrund hohen Alters mit kumulativen Altersgebrechen zu kämpfen hat. Altersgebrechen sind aber keine Krankheiten. Sie resultieren nicht aus einer krankhaften Veränderung, sondern sind lediglich normale, gerade nicht krankhafte, altersbedingte Begleiterscheinungen des Lebens und Ausdruck altersbedingter Defektierung und Degeneration des menschlichen Körpers. Wer an altersbedingten Gebrechen leidet, leidet nicht an einer Krankheit, sondern am Leben bzw. Alter(n) oder Alterungsprozess selbst. Den Kontrollkommissionen genügen die Altersbeschwerden der schweren Müdigkeit, eines immer schwächer werdenden Herzens, der Abnahme der Hör- wie Sehfähigkeit und die reelle Angst vor Knochenbrüchen als Folge eines möglichen Sturzes, um die Gewährung aktiver Sterbehilfe/assistierten Suizids für gesetzeskonform und damit gerechtfertigt zu erachten. Siehe hierzu: Regionalen Kontrollkommissionen für Sterbehilfe (2013), S. 20. Dabei scheint den Kontrollkommissionen durchaus bewusst zu sein, dass altersbedingte Gebrechen eine existenzielle (Leidens-)Natur aufweisen. Vergleiche: Regionale Kontrollkommissionen für Sterbehilfe (2011), S. 20 ff., 24.

abhängig, wie sich die gesellschaftliche Debatte zu dieser Thematik entwickelt und wie sich der niederländische Gesetzgeber vor dem Hintergrund des Ergebnisses dieser gesellschaftlichen Debatte entscheidet.[34]

Zudem widerspricht die *Dijkhuis*-Kommission, die im Jahre 2003 im Anschluss an die gerichtliche Entscheidung im Brongersma-Fall durch die *Königlich Niederländische Gesellschaft zur Förderung der Medizin* (KNMG) ins Leben gerufen wurde, den Aussagen des Hohen Rats mit beachtlichen Argumenten. In ihrem Gutachten legt die Kommission dar,[35] dass die Quelle des Leidens für den individuellen Leidenszustand nicht wesentlich und eine Verengung der Gewährung aktiver Sterbehilfe/assistierten Suizids auf aussichtslose medizinisch klassifizierbare Krankheiten argumentativ kaum haltbar ist. Wenn das niederländische Sterbehilfe-Gesetz die eigene Lebensbeendigung im Falle eines unerträglichen und aussichtslosen Leidenszustands ermöglichen soll, dann muss dies für alle unerträglichen und aussichtslosen Leidenszustände gelten:[36] Das Leiden entscheidet, nicht dessen Ursache.[37]

Wer bestimmt nun aber im Einzelfall die Aussichtslosigkeit des individuellen Leidens, der Einzelne oder der Arzt? Dem Wortlaut des Sterbehilfe-Gesetzes lässt sich hierzu keine Aussage entnehmen, wenn überhaupt nur der Rechtsprechung des Hohen Rats im Chabot-Fall. Danach kann der Einzelne keinesfalls im Wege einer autonomen Entscheidung durch die autonome Ablehnung realistischer Alternativen zur Linderung des individuellen Leidens über das Kriterium der Aussichtslosigkeit entscheiden.[38] Nun stellt sich die Frage, was eine ›realistische Alternative‹ ist und welche realistischen Alternativen zur Linderung des individuellen Leidens durch den Einzelnen in Anspruch genommen werden müssen. Es ist aber schon fraglich,

---

[34] Vergleiche die Ausführungen bei: Regionale Kontrollkommissionen für Sterbehilfe (2011), S. 7.

[35] Commissie Dijkhuis (2004).

[36] Der Hohe Rat bestreitet nicht einmal, dass Leidenszustände, denen keinerlei medizinisch klassifizierbare Krankheit zugrunde liegt (wie z. B. dem nicht-pathologischen Leiden am Leben selbst), durchaus unerträglich und aussichtslos sein können. Siehe hierzu den Kommentar des Advocaat-Generaal *Schalken* zum Urteil des Hohen Rats im Brongersma-Fall, wiedergegeben bei: Lunshof/Visser (2004).

[37] Vergleiche in diesem Zusammenhang auch die Ausführungen bei: van Baarsen (2008), S. 203 f., 209; Huxtable/Möller (2007), S. 121 f.

[38] Siehe: Fokkens (2003), S. 154. Anderer Ansicht sind: Huxtable/Möller (2007), S. 122 f.

ob der Einzelne überhaupt eine realistische Alternative (z. B. in Gestalt einer medizinischen Heilbehandlung) gegen seinen Willen in Anspruch nehmen muss. Der Zwang zur Inanspruchnahme einer medizinischen Maßnahme, und zwar unabhängig davon, wie aussichtsreich und minimalinvasiv die Maßnahme ist, lässt sich vor der rechtlichen und medizinischen Praxis der Sterbehilfe, wenn auch der passiven, kaum begründen.[39] Im Bereich des Rechts und der Medizin ist seit langem anerkannt, dass der Einzelne auf jede medizinische Behandlung verzichten kann und zwar ohne Rücksicht auf ihre Heilungswahrscheinlichkeit und Eingriffsintensität. Allein der Schutz der individuellen Autonomie und körperlichen Integrität versetzt den Einzelnen in die Lage, jede medizinische Maßnahme ablehnen zu können und zu dürfen.[40] Diese Möglichkeit der autonomen Ablehnung jeder medizinischen Behandlung wird dabei meist noch strafrechtlich geschützt.[41]

Demgegenüber scheint der Hohe Rat im Vorfeld aktiver Sterbehilfe/assistierten Suizids von einer Pflicht zur Inanspruchnahme medizinischer Maßnahmen bzw. realistischer Alternativen unabhängig von deren Heilungswahrscheinlichkeit und Eingriffsintensität auszugehen. Dann wäre die legale Inanspruchnahme und Gewährung aktiver Sterbehilfe/assistierten Suizids erst möglich, nachdem alle möglichen medizinischen Maßnahmen bzw. realistischen Alternati-

---

[39] Dies schien auch das niederländische Parlament im Rahmen der parlamentarischen Debatte zum niederländischen Sterbehilfe-Gesetz derart beurteilt zu haben. Denn dort wurde scheinbar davon ausgegangen, dass der Einzelne durchaus mögliche medizinische Behandlungen ablehnen kann, ohne dadurch automatisch die Möglichkeit der Inanspruchnahme aktiver Sterbehilfe/assistierten Suizids zu verlieren. Lediglich im Fall möglicher minimalinvasiver Maßnahmen sollte der Arzt die Möglichkeit haben, die Gewährung aktiver Sterbehilfe/assistierten Suizids wegen einer vorhandenen vernünftigen und realistischen Alternative abzulehnen. Siehe die Ausführungen bei: Buiting/Gevers/Rietjens et al. (2008), S. 1. Ähnlicher Ansicht dürften auch die niederländischen regionalen Kontrollkommissionen für Sterbehilfe sein. Siehe die Nachweise bei: Lindemann (2005), S. 225.

[40] Verrel (2003), S. 451; Orentlicher (2001), S. 31, 67; Beauchamp (2008).

[41] Die deutsche und schweizerische Rechtsprechung erachten eine, wenn auch erfolgreich und lege artis durchgeführte, eigenmächtige medizinische Behandlung als strafbare Körperverletzung im Sinne der § 223 ff. deutsches und Artikel 122 ff. schweizerisches Strafgesetzbuch. Siehe mit weiteren Nachweisen: Jäger (2000), S. 34 f.; Fingerhuth (2008), S. 574 f. In Österreich statuiert § 110 österreichisches Strafgesetzbuch die Strafbarkeit einer eigenmächtigen Heilbehandlung: Bundeskanzleramt Rechtsinformationssystem (RIS) (2010). Siehe zur englischen Rechtspraxis: Fateh-Moghadam (2007), S. 725 ff.

ven in Anspruch genommen wurden und sich als wirkungslos erwiesen haben. Damit könnte der Einzelne aber z. B. verpflichtet sein, eine (eingriffsintensive) medizinische Maßnahme hinzunehmen, die lediglich eine Heilungswahrscheinlichkeit von 5 % hat, aber schwerste Nebenwirkungen (wie akutes Leberversagen, Lungenembolie etc.) mit einer Häufigkeit von $\geq 1/10$ aufweist, solange diese medizinische Maßnahme eine realistische Alternative im Sinne des Hohen Rats ist. Und sollten 5 % Heilungswahrscheinlichkeit noch nicht für die Annahme einer realistischen Alternative ausreichen, stellt sich die Frage, ab welchem prozentualen Grenzwert eine Alternative zu einer realistischen Alternative wird und welche Nebenwirkungen mit welcher Häufigkeit dabei in Kauf genommen werden müssen.

Vor diesem Hintergrund ist fraglich, wann eine Alternative auch eine realistische Alternative darstellt. Es dürfte aber unbestritten sein, dass die Entscheidung, ob eine Alternative auch eine realistische Alternative ist, nicht ohne die Berücksichtigung der individuellen *Zumutbarkeit* beurteilt werden kann.[42] Gerade an dieser Stelle wird aber die subjektiv-individuelle Empfindung bzw. Fähigkeit des Einzelnen, weitere medizinische Maßnahmen – unter Hinnahme all ihrer (Neben-)Wirkungen – ertragen zu können und zu wollen, relevant. Wie der individuelle Leidenszustand ist auch die individuelle Zumutbarkeit nicht objektiv bestimmbar und kann nicht ohne Berücksichtigung der individuellen Belastbarkeit und Bewältigungsfähigkeit des Einzelnen beurteilt werden. Damit bestimmt der Einzelne, vermittelt durch das bislang meist vernachlässigte Merkmal der Zumutbarkeit, die Menge aller möglichen Heilungsalternativen durch eine autonome Entscheidung selbst. Sollten dem Einzelnen keine weiteren medizinischen Maßnahmen mehr zumutbar erscheinen, ist die Menge der realistischen Heilungsalternativen schlicht leer und der Leidenszustand infolgedessen aussichtslos.[43] Auf diese Weise entscheidet der

---

[42] Dieser Ansicht dürften auch der niederländische Gesetzgeber und die niederländischen regionalen Kontrollkommissionen für Sterbehilfe sein. Vergleiche die Ausführungen bei: Lindemann (2005), S. 225; Buiting/Gevers/Rietjens et al. (2008), S. 1. Siehe in diesem Zusammenhang auch: Regionale Kontrollkommissionen für Sterbehilfe (2011), S. 24.

[43] Dabei findet diese Auffassung sogar eine Stützung im niederländischen Sterbehilfe-Gesetz selbst: »Die in Artikel 293 Absatz 2 Strafgesetzbuch genannten Sorgfaltskriterien beinhalten, dass der Arzt […] gemeinsam mit dem Patienten zu der Überzeugung gelangt ist, dass es für dessen Situation keine andere annehmbare Lösung gibt, […].« (Abteilung Auslandsinformation des Ministeriums für auswärtige Angelegenheiten (2001), S. 25). Es darf für den Patienten keine andere annehmbare Lösung

Einzelne aber auch subjektiv-individuell mittels einer autonomen Entscheidung indirekt darüber, ob und inwieweit der vorliegende unerträgliche Leidenszustand aussichtslos ist.[44] Gerade diese autonome Entscheidung des Einzelnen kann durch Ärzte und Kontrollkommissionen erneut nur anhand eines intersubjektiven Kommunikationsprozesses zwischen Sterbewilligem und Arzt beurteilt werden, in dessen Verlauf der Sterbewillige dem Arzt die fehlende individuelle Zumutbarkeit bestehender Heilungsalternativen behaupten und damit die Aussichtslosigkeit des Leidens glaubhaft machen muss.[45]

4. Fazit

Wenn aussichtsloses und unerträgliches Leiden lediglich von einem höchst unangenehmen emotionalen Zustand abhängt und der Leidenszustand wie auch die Kriterien der Unerträglichkeit und Aussichtslosigkeit vor dem Hintergrund subjektiv-individueller Empfindungen letztlich autonom bestimmt werden, dann ist die Forderung eines derart qualifizierten Leidenszustands zur Legitimierung aktiver Sterbehilfe/assistierten Suizids neben einer autonomen Entscheidung zur Inanspruchnahme dieser Sterbehilfe-Formen überflüssig. Dies gilt umso mehr, als ein unerträglicher und aussichtsloser Leidenszustand nach dem Wortlaut des niederländischen Sterbehilfe-Gesetzes theoretisch nicht einmal vorliegen muss. Arzt und Kontrollkommission müssen lediglich vom Vorliegen eines derartigen Zustands überzeugt werden bzw. sein. Nicht das Leiden des Sterbewilligen, sondern die Überzeugung von Arzt und Kontrollkommission entscheidet damit letztlich über die Strafbarkeit des Arztes.

Bei der aufzufindenden inhaltlichen Unbestimmtheit der Leidensbegrifflichkeit im niederländischen Sterbehilfe-Gesetz verwun-

(mehr) geben. Damit ist die subjektive Annehmbarkeit bzw. individuelle Zumutbarkeit letztlich entscheidend, auch wenn der Arzt dem Einzelnen beratend zur Seite stehen und mit ihm gemeinsam zur entsprechenden Überzeugung gelangen muss. Instruktiv sind in diesem Zusammenhang die Ausführungen bei: Regionale Kontrollkommissionen für Sterbehilfe (2011), S. 25 f.

44 Anderer Ansicht scheinen insoweit *Buiting/Gevers/Rietjens et al.* zu sein. Siehe: Buiting/Gevers/Rietjens et al. (2008), S. 4 f.

45 Nur nebenbei sei erwähnt, dass Ärzte, laut einer niederländischen Studie, in 18 % der Fälle Probleme hatten festzustellen, ob der Leidenszustand auf Seiten des Sterbewilligen wirklich aussichtslos ist. Siehe: A. a. O., S. 3.

dert es nicht, dass in den Niederlanden zunehmend die Ausweitung aktiver Sterbehilfe/assistierten Suizids z. B. auf geistige, gesellschaftliche, spirituelle, soziale und/oder existenzielle Leidenszustände angedacht wird. Dabei ist schon fraglich, ob hierbei der Begriff der Ausweitung richtig gewählt ist, denn letztlich muss der Leidensbegriff seinen eigenen Anwendungs- und Geltungsbereich aufgrund seiner Unbestimmtheit im niederländischen Sterbehilfe-Gesetz erst selbst im Rahmen der Anwendung festschreiben. Dies wäre eigentlich die Aufgabe des Gesetzgebers gewesen, der eine endgültige Entscheidung mit Erlass des Sterbehilfe-Gesetzes noch nicht fassen wollte und hierzu erst noch die gesellschaftliche Diskussion zu strittigen Fallgruppen[46] abwartet. Als Sorgfaltskriterium zur Differenzierung legitimer von illegitimen Bitten um aktive Sterbehilfe und assistierten Suizid ist die Forderung eines unerträglichen und aussichtslosen Leidens bis zu einer klärenden Konturierung dieser Begrifflichkeiten durch den Gesetzgeber aber ungeeignet.

Literaturverzeichnis

Abteilung Auslandsinformation des Ministeriums für auswärtige Angelegenheiten (2001): FAQ Sterbehilfe. Fragen und Antworten zum niederländischen Gesetz über die Lebensbeendigung auf Verlangen und der Hilfe bei der Selbsttötung. Beziehbar über das niederländische Ministerium für auswärtige Angelegenheiten. Unter Mitarbeit des Ministeriums für Gesundheit, Gemeinwohl und Sport und des Ministeriums der Justiz.

Beauchamp, Tom (2008): The Principle of Beneficence in Applied Ethics. Stanford Encyclopedia of Philosophy. Abruf unter: http://plato.stanford.edu/entries/principle-beneficence/ [November 2009].

Brudermüller, Gerd/Marx, Wolfgang/Schüttauf, Konrad (Hrsg.) (2003): Suizid und Sterbehilfe. Würzburg: Königshausen & Neumann.

Buiting, Hilde/Gevers, Joseph/Rietjens, Judith et al. (2008): Dutch criteria of due care for physician-assisted dying in medical practice: a physician perspective. In: Journal of Medical Ethics 34 (9), S. e12.

Bundeskanzleramt Rechtsinformationssystem (RIS) (2010): Bundesrecht: Gesamte Rechtsvorschrift für Strafgesetzbuch, Fassung vom 11. 03. 2010. Bundesgesetz vom 23. Jänner 1974 über die mit gerichtlicher Strafe bedrohten Handlungen (Strafgesetzbuch - StGB). Abruf unter: http://www.ris.bka.gv.at/GeltendeFassung.wxe?Abfrage=Bundesnormen&Gesetzesnummer=10002296 [März 2010].

---

[46] Siehe in diesem Zusammenhang die Ausführungen bei: Fokkens (2003), S. 162 ff.

Commissie Dijkhuis (2004): Op zoek naar normen voor het handelen van artsen bij vragen om hulp bij levensbeëindiging in geval van lijden aan het leven. Verslag van de werkzaamheden van een commissie onder voorzitterschap van prof. J. H. Dijkhuis. Abruf unter: http://www.uni-muenster.de/imperia/md/content/hausderniederlande/zentrum/projekte/niederlandenet/dossiers/commissie_dijkhuis_rapport_euthanasie.pdf [Februar 2008].

Craig, Edward (Hrsg.) (1998): Routledge encyclopedia of philosophy. 10 Bände. London/New York: Routledge.

Craig, Edward (Hrsg.) (2000): Concise Routledge encyclopedia of philosophy. London: Routledge.

Dees, Marianne/Vernooij-Dassen, Myrra/Dekkers, Wim et al. (2009): Unbearable suffering of patients with a request for euthanasia or physician-assisted suicide: an integrative review. Early View. Published Online: 21.09.2009. In: Psycho-Oncology, S. 1–14. Abruf unter: http://www3.interscience.wiley.com/cgi-bin/fulltext/122579881/PDFSTART [Dezember 2009].

DeGrazia, David (1998): Suffering. In: Edward Craig (Hrsg.): Routledge encyclopedia of philosophy, Bd. IX. London/New York: Routledge, S. 213–215.

DeGrazia, David (2000): Suffering. In: Edward Craig (Hrsg.): Concise Routledge encyclopedia of philosophy. London: Routledge, S. 870.

Deutsche Gesellschaft für Palliativmedizin (2010): Niederlande. Gesetz über die Kontrolle der Lebensbeendigung auf Verlangen und der Hilfe bei der Selbsttötung. Abruf unter: http://www.dgpalliativmedizin.de/images/stories/pdf/euthanasie.pdf [August 2010].

Eerste Kamer der Staten-Generaal (2001): Wet van 12 april 2001, houdende toetsing van levensbeëindiging op verzoek en hulp bij zelfdoding en wijziging van het Wetboek van Strafrecht en van de Wet op de lijkbezorging (Wet toetsing levensbeëindiging op verzoek en hulp bij zelfdoding). Nr. 194. In: Staatsblad van het Koninkrijk der Nederlanden 2001, S. 1–8. Abruf unter: http://www.eerstekamer.nl/9370000/1/j9vvhwtbnzpbzzc/vfvdcl20todb/f=y.pdf [Juni 2010].

Emanuel, Ezekiel (1999): What Is the Great Benefit of Legalizing Euthanasia or Physican-Assisted Suicide? In: Ethics 109 (3), S. 629–642. Abruf unter: http://philosophy.ucsd.edu/faculty/rarneson/Courses/EMANUELwhatisthebenefit.pdf [Februar 2010].

Fateh-Moghadam, Bijan (2007): Grundstrukturen des englischen Arztstrafrechts. In: Claus Roxin/Ulrich Schroth (Hrsg.): Handbuch des Medizinstrafrechts. 3., völlig neu bearbeitete Aufl. Stuttgart: Boorberg, S. 715–757.

Fingerhuth, Thomas (2008): Vorbemerkung Art. 122–126. In: Stefan Trechsel (Hrsg.): Schweizerisches Strafgesetzbuch. Praxiskommentar. Zürich/St. Gallen: Dike Verlag, S. 573–576.

Fokkens, Jan (2003): Sterbehilfe im niederländischen Recht. In: Gerd Brudermüller/Wolfgang Marx/Konrad Schüttauf (Hrsg.): Suizid und Sterbehilfe. Würzburg: Königshausen & Neumann, S. 147–164.

Gessert, Charles/Baines, Barry/Kuross, Steven et al. (2004): Ethical Wills and Suffering in Patients with Cancer: A Pilot Study. In: Journal of Palliative Medicine 7 (4), S. 517–526.

Huxtable, Richard/Möller, Maaike (2007): ›Setting a principled boundary‹ ? Euthanasia as a response to ›life fatigue‹. In: Bioethics 21 (3), S. 117–126.
Jäger, Christian (2000): Die Delikte gegen Leben und körperliche Unversehrtheit nach dem 6. Strafrechtsreformgesetz – Ein Leitfaden für Studium und Praxis. In: Juristische Schulung 40 (1), S. 31–39.
Jans, Jan (Hrsg.) (2004): Für die Freiheit verantwortlich. Festschrift für Karl-Wilhelm Merks zum 65. Geburtstag. Freiburg (Schweiz): Academic Press Fribourg.
Jochemsen, Henk (2008): Die aktuelle Situation der Sterbehilferegelung in den Niederlanden – Daten und Diskussion. In: Theodor Junginger/Axel Perneczky/Christian-Friedrich Vahl et al. (Hrsg.): Grenzsituationen in der Intensivmedizin. Entscheidungsgrundlagen. Berlin/Heidelberg: Springer, S. 237–243.
Junginger, Theodor/Perneczky, Axel/Vahl, Christian-Friedrich et al. (Hrsg.) (2008): Grenzsituationen in der Intensivmedizin. Entscheidungsgrundlagen. Berlin/Heidelberg: Springer.
Lindemann, Michael (2005): Zur Rechtswirklichkeit von Euthanasie und ärztlich assistiertem Suizid in den Niederlanden. In: Zeitschrift für die gesamte Strafrechtswissenschaft 117 (1), S. 208–235.
Lunshof, Jeantine/Visser, Jaap (2004): Sterbehilfe in den Niederlanden. Abruf unter: https://www.uni-muenster.de/NiederlandeNet/nl-wissen/soziales/vertiefung/sterbehilfe/fallbeispiele.html [Januar 2014].
Lunshof, Jeantine (2005): Lebensbeendigung auf Verlangen – Praxis, Hintergründe und Perspektiven in den Niederlanden. In: Felix Thiele (Hrsg.): Aktive und passive Sterbehilfe. Medizinische, rechtswissenschaftliche und philosophische Aspekte. Paderborn/München: Wilhelm Fink Verlag, S. 99–115.
Orentlicher, David (2001): Matters of life and death. Making moral theory work in medical ethics and the law. Princeton: Princeton University Press.
rechtspraak.nl (2014): Hoge Raad der Nederlanden. Abruf unter: http://www.rechtspraak.nl/Organisatie/Hoge-Raad/Pages/default.aspx [Juni 2014].
Regionale Kontrollkommissionen für Sterbehilfe (2011): Jahresbericht 2010. Abruf unter: http://www.euthanasiecommissie.nl/Images/JV%20RTE%202010%20DUITS%20(EU11.01)_tcm52-30363.pdf [Januar 2014].
Regionalen [sic] Kontrollkommissionen für Sterbehilfe (2012): Jahresbericht 2011. Abruf unter: http://www.euthanasiecommissie.nl/Images/RTE.JV2011.duits DEF_tcm52-38661.pdf [Mai 2014].
Regionalen Kontrollkommissionen für Sterbehilfe (2013): Jahresbericht 2012. Abruf unter: http://www.euthanasiecommissie.nl/Images/JV.RTE2012.du DEF2_tcm52-39101.pdf [Mai 2014].
Rietjens, Judith/van Tol, Donald/Schermer, Maartje et al. (2009): Judgement of suffering in the case of a euthanasia request in The Netherlands. In: Journal of Medical Ethics 35 (8), S. 502–507.
Roxin, Claus/Schroth, Ulrich (Hrsg.) (2007): Handbuch des Medizinstrafrechts. 3., völlig neu bearbeitete Aufl. Stuttgart: Boorberg.
Schumpelick, Volker (Hrsg.) (2003): Klinische Sterbehilfe und Menschenwürde. Ein deutsch-niederländischer Dialog. Akten des Symposiums vom 5.–8. Oktober 2002 in Cadenabbia. Freiburg/Basel/Wien: Herder.

Thiele, Felix (Hrsg.) (2005): Aktive und passive Sterbehilfe. Medizinische, rechtswissenschaftliche und philosophische Aspekte. Paderborn/München: Wilhelm Fink Verlag.

Trechsel, Stefan (Hrsg.) (2008): Schweizerisches Strafgesetzbuch. Praxiskommentar. Zürich/St. Gallen: Dike Verlag.

van Baarsen, Berna (2008): Suffering, Loneliness, and the Euthanasia Choice: An Explorative Study. In: Journal of Social Work in End-of-Life & Palliative Care 4 (3), S. 189–213.

van Heijst, Annelies (2004): Über die Verantwortung von Ärzten bei ›unerträglichem Leiden‹: eine moraltheologische Reflexion. In: Jan Jans (Hrsg.): Für die Freiheit verantwortlich. Festschrift für Karl-Wilhelm Merks zum 65. Geburtstag. Freiburg (Schweiz): Academic Press Fribourg, S. 251–264.

Verrel, Torsten (2003): Mehr Fragen als Antworten. Besprechung der Entscheidung des XII. Zivilsenats des BGH vom 17.3.2003 über die Einstellung lebenserhaltender Maßnahmen bei einwilligungsunfähigen Patienten. In: Neue Zeitschrift für Strafrecht 23 (9), S. 449–453.

Widdershoven, Guy (2003): Leiden und Mitleiden aus ethischer Sicht. In: Volker Schumpelick (Hrsg.): Klinische Sterbehilfe und Menschenwürde. Ein deutsch-niederländischer Dialog. Akten des Symposiums vom 5.–8. Oktober 2002 in Cadenabbia. Freiburg/Basel/Wien: Herder, S. 130–143.

III. Schmerz, Leid und Sprache

»Ich habe Schmerzen.«

Anthropologische Grundlagen des Verhältnisses von Schmerz und Sprache[1]

Julia Dietrich

Der Ausgangspunkt meiner Überlegungen ist der Zweifel, ob die wirkmächtige These Elaine Scarrys haltbar ist, dass Schmerz und Sprache unverträglich seien (I.). Anhand einer alltäglichen Schmerzerfahrung entwerfe ich Grundzüge einer Anthropologie des Schmerzes, die verschiedene Positionen der phänomenologischen Tradition zusammenführt und eine alternative Interpretation aufzeigt: Versteht man Schmerz als eine sämtliche Ordnungen des Menschen herausfordernde Störung der Interaktion mit der Welt, so erscheint Schmerz als eine Erfahrung, die wir mit anderen teilen können und die allererst vor dem Hintergrund dieser Möglichkeit in ihrer Verbindlichkeit ambivalent und fragwürdig werden kann (II.).

I. Das Verhältnis von Schmerz und Sprache bei Elaine Scarry

Die Einschätzung des Verhältnisses von Schmerz und Sprache ist in der Fachliteratur höchst ambivalent: Einerseits wird die Vielfältigkeit der »Schmerzsprache« betont, und es werden die geographische Ausdifferenzierung,[2] die kulturelle Unterschiedlichkeit[3] und der Reichtum des Schmerzvokabulars[4] hervorgehoben. Auch werden die Funktion von Schmerzdarstellungen in der Arzt-Patient-Kommunikation[5]

---

[1] Bei dem Artikel handelt es sich um einen Wiederabdruck von: Dietrich, Julia (2009): ›Ich habe Schmerzen.‹ Anthropologische Grundlagen des Verhältnisses von Schmerz und Sprache. In: Hans Werner Ingensiep/Theda Rehbock (Hrsg.) (2009): ›Die rechten Worte finden …‹ Sprache und Sinn in Grenzsituationen des Lebens. Würzburg: Königshausen & Neumann, S. 107–122.

[2] Vgl. Hoffmann (1956).

[3] Vgl. Diller (1980).

[4] Vgl. Bagchi (1987).

[5] Vgl. Lalouschek (2009).

und ihre psychologische Aussagekraft,[6] die literarische und literaturwissenschaftliche Produktivität der Schmerzmetaphorik[7] und die Macht der sprachlichen Topoi[8] herausgearbeitet. Andererseits aber wird immer wieder die These aufgestellt, dass Schmerz und Sprache in einem zumindest prekären, wenn nicht eigentlich unmöglichen Verhältnis stünden: Es wird gefordert, dass »die Ansätze einer Sprache der Leiden«[9] überhaupt erst entwickelt und ernst genommen werden müssten, wobei allerdings zu bedenken gegeben wird, dass der Schmerz »wegen seiner leiblichen Verankerung und seiner Unfassbarkeit« ein Medium sei, »in dem diese Ordnung [der Sprache, J. D.] subversiv unterlaufen werden kann«.[10] Es wird von der »natürlichen Undefinierbarkeit von Schmerz«[11] ausgegangen und die Ansicht vertreten, »daß Krankheit keine eigene Sprache hat«,[12] sondern stets nur metaphorisch ausgedrückt werden könne. Besonders wirkmächtig ist die radikale These Elaine Scarrys geworden, dass Schmerz nicht nur etwas »Nichtkommunizierbares«[13] darstelle, sondern darüber hinaus »die Sprache zerstört«.[14] Dieser These möchte ich mich jetzt widmen, da allererst ihre Infragestellung die Auseinandersetzung mit den anderen Positionen ermöglicht. Das Ziel ist es, Scarrys Voraussetzungen und Argumente so heraus zu arbeiten, dass im nächsten Abschnitt mögliche Alternativen zu ihnen sichtbar werden können.

Elaine Scarry stellt die These auf, dass die Schwierigkeit, körperlichen Schmerz auszudrücken, einen wesentlichen Anteil an der Entstehung der Kultur habe. Ihr methodischer Ausgangspunkt ist die Untersuchung der Funktion des Schmerzes in der Folter und der Rolle körperlicher Schädigung im Krieg, um anhand der Mechanismen der Auflösung die Mechanismen der Entstehung von Kultur zu rekonstruieren. Ich werde mich hier allein ihren schmerz- und sprachtheoretischen Annahmen widmen.

Scarry definiert nicht explizit, was sie unter »Ausdrückbarkeit«

---

6 Vgl. Kütemeyer (2002).
7 Vgl. Hermann (2006).
8 Vgl. Christians (1999).
9 Rathmayr (1998), S. 32.
10 List (1998), S. 152.
11 Morris (1994), S. 27.
12 Goltz (1969), S. 264.
13 Scarry (1992), S. 12.
14 Ebd., S. 82.

oder »Sprache« versteht, sondern lässt ihre Studie mit einem Vergleich beginnen, der entscheidende Vorannahmen zusammenfasst:

»Hört man vom Schmerz eines anderen Menschen, so mag das, was in dessen Körper geschieht, ähnlich fremd und fern erscheinen wie ein Ereignis irgendwo tief in der Erde, wie die Beben in einer unsichtbaren Geographie, die, so ungeheuerlich sie auch sein mögen, noch keine erkennbaren Spuren auf der Erdoberfläche gezogen haben [...].«[15]

Scarry geht in diesem Vergleich davon aus, dass, erstens, zwei Menschen zwei körperlich vollkommen distinkte Einheiten sind, dass körperlicher Schmerz, zweitens, »in« einem Körper geschieht, der, drittens, dieses Geschehen vor den Blicken anderer verbirgt und es deshalb, viertens, auch dann noch fremd und fern erscheinen lässt, wenn man davon hört, das heißt, fünftens, es mitgeteilt oder erzählt bekommt. Der Vergleich ist also von einem grundlegenden körperlichem Individualismus, der Gegenüberstellung eines körperlichen Innen und Außen, der Unsichtbarkeit des Schmerzes, dem Erkenntnisprimat des Sehens vor dem Hören sowie der Vorstellung von Sprache als verbaler Aussage (und nicht etwa auch nonverbalem sprachlichem oder körperlichem Ausdruck) geprägt. Der Vergleich beschreibt außerdem die Perspektive einer Person, die vom Schmerz eines anderen hört, so dass die Studie in ihrer einleitenden »Urszene« mit Aussagen in der dritten und nicht mit Aussagen in der ersten Person einsetzt.

An diesen Vergleich schließt Scarry starke erkenntnistheoretische, ontologische und sprachtheoretische Thesen an, welche die in dem Vergleich gemachten Voraussetzungen insofern erläutern, als sie ohne sie unverständlich wären. Scarry konstatiert, dass, während für den Schmerzleidenden der Schmerz gewiss sei, dieselbe Erfahrung für den anderen »so schwer faßbar [ist], daß ›von Schmerzen hören‹ als Paradebeispiel für Zweifeln gelten kann«.[16] Der Schmerz errichtet »zwischen der eigenen Realitätswahrnehmung und der Realität der anderen eine unüberwindbare Mauer«,[17] die durch die Sprache nicht überwunden werden kann. Darüber hinaus ist der Schmerz »nicht nur resistent gegen Sprache, er zerstört sie; er versetzt uns in einen Zustand zurück, in dem Laute und Schreie vorherrschen, derer

15 Scarry (1992), S. 11.
16 Ebd., S. 12.
17 Ebd.

wir uns bedienten, bevor wir sprechen lernten«.[18] Programmatisch formuliert sie: »Die radikale Subjektivität von Schmerz anerkennen heißt, die schlichte und absolute Unvereinbarkeit von Schmerz und Welt anerkennen. Beide, Schmerz und Welt, haben nur so lange Bestand, wie sie voneinander getrennt bleiben. Wer sie zusammenbringt, wer den Schmerz in die Welt holt, indem er ihn in der Sprache objektiviert, der zerstört eines von beiden«.[19] Wenn daher Scarry eine Reihe von Personen und Institutionen anführt, die als »Schöpfer einer Sprache für den Schmerz«[20] wirken, nämlich die Schmerzleidenden selbst, die Medizin, die Politik, die Rechtsprechung und die Kunst, so stellt deren Arbeit die Unvereinbarkeit von Schmerz und Sprache nicht etwa, wie man denken könnte, in Frage, sondern bestätigt sie, insofern die Sprache nicht primär dem Ausdruck, sondern der Bekämpfung des Schmerzes dient. Scarry geht nämlich davon aus, »daß der Arbeit von Amnesty ebenso wie der Arbeit des Mediziners der Gedanke zugrunde liegt, der Akt des sprachlichen Ausdrucks von Schmerz sei das unerläßliche Anfangszeichen des kollektiven Projekts, den Schmerz zu verringern. Und genauso wie in der Medizin gilt hier die Forderung, daß die Sprache sich an der materiellen Wirklichkeit messen müsse«.[21] Die Leistungsfähigkeit der Sprache wird hier anscheinend an ihrer Fähigkeit gemessen, körperlichen Schmerz unmittelbar zu vermindern. Zugleich scheint aber auch der Akt der Benennung für sie zentral zu sein, da anhand dieses Kriteriums das Verhältnis von körperlichem Schmerz und Sprache vom Verhältnis zwischen psychischem Leid und Sprache abgegrenzt wird: »*Psychisches* Leid mag zwar für den Einzelnen oft schwer auszudrücken sein, aber es hat einen Inhalt, der als Referent dienen kann, es ist der sprachlichen Objektivierung fähig«.[22] Körperlicher Schmerz dagegen hat »keinen Referenten. Er ist nicht *von* oder *für* etwas. Und gerade weil er kein Objekt hat, widersetzt er sich mehr als jedes andere Phänomen der sprachlichen Objektivierung«.[23] Wenn über ihn gesprochen wird, so ist die Sprache durch eine »›Als-ob‹-Struktur«[24] des Vergleichs geprägt, in der Schmerz auf einen Urheber zurückgeführt

[18] Ebd., S. 13.
[19] Ebd., S. 77.
[20] Ebd., S. 15.
[21] Ebd., S. 20.
[22] Ebd., S. 22.
[23] Ebd., S. 14.
[24] Ebd., S. 28.

oder mit einer körperlichen Verletzung verbunden wird, die »einem Dritten, der den Schmerz nicht empfindet, etwas von den empfundenen Schmerzen anzeigt«.[25] Erst, wenn der Schmerz auf einen real existierenden oder einen vorgestellten Urheber oder auf einen Gegenstand, der eine Verletzung verursacht, bezogen wird, wird er für einen Dritten erkennbar:

»[…] weil er Form, Ausdehnung und Farbe besitzt, weil er entweder existiert […] oder als an der äußeren Begrenzung des Leibes existierend vorgestellt werden kann […], beginnt er sich zu externalisieren, sich zu objektivieren und macht auf diese Weise mitteilbar, was ursprünglich ein inneres, nicht mitteilbares Empfinden war«.[26]

Vor diesem Hintergrund interpretiert Scarry die Tatsache, dass das englische Wort »pain« auf das lateinische »poena« der Strafe zurückgeht, nicht etwa so, dass Schmerz ursprünglich in einem sozialen Zusammenhang stünde, sondern gerade umgekehrt so, »daß selbst der Akt der Benennung dieses ganz und gar inneren Geschehens mit einem unvermittelten geistigen Sprung verbunden ist: heraus aus dem Leib und hinein in eine äußere soziale Welt, von der man sich vorstellen kann, daß sie die Verletzung verursacht hat«.[27] Gleichwohl bleibt die Verbindung zwischen Schmerz und Körper aus der Perspektive eines Dritten prekär, weil es auch geschehen kann,

»daß die Schmerzempfindung zwar in den Bereich des Sichtbaren gehoben worden ist, aber einem anderen Referenten als dem menschlichen Leib zugeordnet wird. Das heißt, die Empfindungsqualitäten des Schmerzes – zu denen seine unabweisbare Lebendigkeit, seine unbestreitbare Wirklichkeit oder ›Gewißheit‹ gehören – können vom Körper fort auf andere Träger übertragen werden (auf etwas, das selbst nicht lebendig, wirklich und gewiß erscheint)«.[28]

Genau diese Übertragung – so die kulturhistorische These – findet in der Folter und im Krieg statt, um einem imaginierten oder labilen Herrschaftsanspruch reale Macht zu verleihen. Obwohl Scarry konzediert, dass die »Situation dessen, der gefoltert wird, […] sich allerdings radikal von der eines Menschen [unterscheidet], der unter religiösen Vorzeichen eine Schmerzerfahrung macht«,[29] stellt für sie die

[25] Ebd., S. 29.
[26] Scarry (1992), S. 29.
[27] Ebd., S. 31.
[28] Ebd., S. 26.
[29] Ebd., S. 54.

Schmerzerfahrung der Folter dennoch ein Paradigma für die Beschreibung der Schmerzerfahrung dar. Sie arbeitet – implizit nunmehr aus der Perspektive der ersten Person – acht Eigenschaften der Schmerzerfahrung heraus, die in der Folter für den Machtgewinn Dritter ausgenutzt werden. Als erstes Attribut nennt sie die »schiere Widerwärtigkeit« des Schmerzes, er ist die »reine physische Erfahrung der Negation, eine Sinneswahrnehmung des ›gegen‹, die Wahrnehmung von etwas, das gegen uns ist, und von etwas, gegen das man sein muß«.[30] Die zweite und dritte Eigenschaft des Schmerzes besteht in einer »zweifachen Erfahrung von Agentenschaft«:[31] Einerseits scheint der Schmerz durch »jenes ›etwas‹« verursacht zu werden, »das sich gegen uns stellt«,[32] und andererseits zugleich durch den eigenen Körper selbst: »man meint, von innen und außen gleichermaßen bedrängt und zerstört zu werden«.[33] Die vierte Eigenschaft des Schmerzes besteht dementsprechend in einer »Verwischung der Grenze zwischen Innen und Außen«.[34] Am Beispiel künstlerischer Darstellungen zeigt Scarry, dass im Schmerz eine »obszöne Vermengung des Privaten mit dem Öffentlichen«, die Verbindung »der Einsamkeit absoluter Privatheit mit der Selbstentblößung in unbeschränkter Öffentlichkeit«[35] stattfindet – ohne allerdings zu klären, wie sich diese These zu ihrer Ausgangsthese von der puren Innerlichkeit des Schmerzes verhält. Der Schmerz zeichnet sich außerdem, fünftens und sechstens, nicht nur durch die bereits genannte Fähigkeit aus, Sprache zu zerstören, sondern auch dadurch, dass er zu einer »Zerrüttung der Bewußtseinsinhalte«[36] führt. Diese sechs Eigenschaften kulminieren in seiner siebten, seiner »Totalität«,[37] die Scarry vor allem als seine Steigerbarkeit zu einer räumlichen Allgegenwart und der Dominanz über alle anderen Empfindungen interpretiert. Seine achte Eigenschaft schließlich ist

> »sein Widerstand gegen jegliche Objektivierung […]. Obwohl er für den Leidenden unbestreitbare Realität hat, ist er für die anderen nicht real, so-

---

30 Ebd., S. 79.
31 Ebd., S. 80.
32 Ebd.
33 Ebd.
34 Ebd., S. 81.
35 Ebd.
36 Ebd., S. 83.
37 Ebd.

fern keine beobachtbaren Verletzungen oder Krankheitssymptome mit ihm einhergehen«.[38]

Erneut wird deutlich, dass Scarrys Analyse durch die Kategorien der Gegenständlichkeit und Sichtbarkeit und dass ihr Verständnis der Sprache durch die Funktion der Benennung (eines sichtbaren Gegenstands) geprägt ist. Dementsprechend können die Infragestellung ihrer Thesen und die Eröffnung einer Diskussion darauf basieren, dass plausible Alternativen zu Scarrys Basiskategorien und Vorgehen aufgewiesen werden.

II. Grundzüge einer Anthropologie des Schmerzes

Anhand einer Analyse einer alltäglichen Schmerzerfahrung (1.) versuche ich, unter Rückgriff auf verschiedene phänomenologische Positionen anthropologische Kategorien herauszuarbeiten, die für die Beschreibung von Schmerz notwendig sind und zugleich Alternativen zum Vorgehen und zur Position Scarrys darstellen (2.). Bereits der Ausgangspunkt bei der Rekonstruktion einer alltäglichen Erfahrung impliziert eine zweifache Abgrenzung zum Vorgehen Scarrys, das durch die Perspektive der 3. Person und durch das Paradigma der Folter geprägt war. Ich schließe mich hier Grüny an, der voraussetzt, dass das philosophische Nachdenken über den Schmerz von der Perspektive der 1. Person ausgehen muss, da »Schmerz […] eine Erfahrung [ist], also ein Geschehen für jemanden. Jede andere Betrachtungsweise ist davon abgeleitet«.[39] Er kritisiert außerdem, dass die Folter »nicht als paradigmatisch für jegliche Schmerzerfahrung gelten«[40] kann, konzediert aber andererseits, dass sie als eine mögliche Form der Schmerzerfahrung berücksichtigt werden muss:

»Statt also die Erfahrung vom Schmerz und den Schmerz von der Folter her zu denken, soll hier die Erfahrung *im Horizont* des Schmerzes und der Schmerz *im Horizont* der Folter gedacht werden. Daß wir Schmerzen empfinden können, verbietet es, die leibliche Erfahrung als harmonische Kommunikation mit einer wohlwollenden Welt, als zwangloses Sichfügen zu denken […]. Daß gefoltert wurde und wird, verbietet es, den Schmerz […]

[38] Ebd., S. 85.
[39] Grüny (2004), S. 11.
[40] Ebd., S. 22.

allein vom experimentell zugefügten Nadelstich oder auch der zufällig erlittenen Verletzung zu denken«.[41]

Nimmt man in dieser Weise ernst, wie weit das Spektrum möglicher Schmerzerfahrungen ist, wird deutlich, dass Scarry womöglich voraussetzt, was sie erst zeigen will: Sie untersucht dann nämlich nicht »den« Schmerz im Allgemeinen, sondern sowohl eine Extremform des Schmerzes, nämlich den unerträglichen Schmerz, der schon begrifflich die Auflösung von Bewusstsein und Sprachfähigkeit impliziert, als auch eine Ausnahmesituation, nämlich die Folter, in der die Kommunikation einer extremen Asymmetrie unterliegt. Phänomene wie die, dass es auch leichte und erträgliche Schmerzen gibt, dass wir z. B. auch trotz erheblicher Schmerzen wichtigen Arbeiten nachgehen oder dass wir uns von anderen Menschen in der Beschreibung und Behandlung unserer Schmerzen verstanden und heilsam angenommen fühlen können, geraten dadurch methodisch aus dem Blick. Obwohl ich letztlich Grünys integrativen Ansatz befürworte, dass der Schmerz weder einseitig von der Folter, noch aber einseitig von der zufälligen Verletzung her gedacht werden sollte, so erscheint es mir doch aufschlussreich, hier den zweiten Weg zumindest aus heuristischen Gründen komplementär zu erproben, da die Erkenntnisse, die durch ihn für den Schmerz gewonnen werden, allemal auch für seine stärkeren Formen gelten dürften, während dieser Schluss umgekehrt für Scarrys Vorgehen nicht gilt.

1. *Schmerzerfahrungen*

Als ich neun Jahre alt war, fuhren wir in den Sommerferien an die Nordsee. Ich liebte das Meer! Den ganzen Tag rannte ich am Strand herum und in die Wellen hinein und gegen den Wind, zu meiner Mutter und meiner Schwester in die Strandburg zurück und dann wieder an das Wasser hinunter und in die Wellen hinein – und zertrat auf einmal eine Muschel, deren scharfe Kante meinem linken großen Zeh quer hinüber einen ordentlichen Schnitt verpasste. Fffhhhh, das tat weh! Ich humpelte weinend und blutend zu meiner Mutter zurück, die den Zeh so gut es ging vom Sand säuberte und aus ihrer Tasche in dem Fach, das sich im Fußteil eines Strandkorbs versteckt,

[41] Grüny (2004), S. 22; Hervorhebung im Original.

ein großes Pflaster und eine Wundsalbe heraussuchte und die Wunde versorgte. Wenn ich auch für den Rest des Tages vorsichtiger war und mich vom Herumrennen auf das Muschelsammeln verlegte, so hatte ich doch den Schnitt bis zum Abend schon beinahe vergessen. Meine Mutter bestand aber darauf, nach dem Schnitt zu sehen und wollte das Pflaster abziehen. Ich hatte ihr zwar schon den Fuß entgegengestreckt, aber zugleich auch Angst davor, dass das mit dem Pflasterabziehen weh tun würde: »Lass mich das machen!« bockte ich herum. Meine Mutter ahnte, dass ich mich das vielleicht doch nicht trauen würde und dass das Ganze ziemlich dauern konnte: »Ach Kind, nun lass Dir doch helfen!« Sie riss mit einem beherzten Ruck das Pflaster ab – und mit ihm die ganze Haut, die unter dem Pflaster weich und klebrig geworden war. Ich schrie vor Schmerz und dann vor Vorwurf auf und dachte an mein dickes Winnetou-Buch und dass die Indianer ihren Feinden den Skalp abziehen. »Nun stell' Dich doch nicht so an!« rief meine Mutter erst – bis sie das ganze Blut sah und selbst vor Schreck einen Moment ganz sprachlos war. Den Rest des Urlaubs hatte ich links einen Gummistiefel an und bis heute ziehe ich mir Pflaster immer selber ab.

2. *Die Ordnungen des Schmerzes*

In dem Beispiel geht es zunächst um einen Schmerz, der schnell nachlässt und vergessen ist – und doch ist es ein Schmerz. Wie »schafft« er es, weh zu tun? Welche Kategorien sind notwendig, um seine Qualität beschreiben zu können, und wie spiegeln sie sich in der Sprache wider, mit der wir Schmerz beschreiben? Ich gehe zunächst auf die Ordnungen der Intensität, der Zeit und des Raums ein (2.1) und lege dann den Fokus auf die Ordnung des Bewusstseins und auf ein Phänomen, das ich mit inverser Intentionalität bezeichnen möchte (2.2). Abschließend untersuche ich, wie der Schmerz mit dem Selbstverhältnis auch den Kontakt und dessen moralische Verbindlichkeit gefährdet (2.3).

2.1 Intensität, Zeit und Raum

Ich spiele am Strand: Im Laufen, im Wasser und im Wind spüre ich mich und zugleich nur das Laufen, das Wasser und den Wind, ich bin glücklich. Meine Mutter sitzt im Strandkorb und schaut vielleicht einfach nur aufs Meer und im Augenwinkel ab und zu nach mir und meiner Schwester, es ist Urlaub. Dass die Schmerzerfahrung eine Störung dieses Szenarios bewirkt, lässt deutlich werden, dass in diesem Szenario eine Ordnung liegt, die gestört werden kann – ein Chaos kann nicht gestört werden. Auch der Begriff der Verletzung, der die Störung zu einer (begrenzten) Zerstörung steigert, setzt eine Ordnungsvorstellung voraus[42] – eine Ordnung nicht im Sinne eines beständigen Gefüges, sondern im Sinne einer grundlegenden Gestalt der Erfahrung, die eine durchaus auch wechselnde, dynamische Orientierung ermöglicht. Mag man auch bei »Verletzung« schnell an die durchtrennte Haut, d.h. an die räumliche Ordnung denken, so ist es doch zu allererst eine Ordnung der Intensität und Angemessenheit, die jeder weiteren Störung zugrunde liegt. Solange die Welt und ich uns im rechten Maß begegnen, ist »die Welt in Ordnung«. Doch dann werden mein Lauf und mein Gewicht zu schnell und zu heftig für eine Muschel – sie zerbricht. Die Kante ihrer Schale ist zu scharf für meine Haut – sie wird durchtrennt. Der Schmerz signalisiert eine Unangemessenheit, ein »zu nah« (nämlich hindurch), ein »zu heftig« (nämlich hinein), ein »zuviel« (nämlich eine neue Empfindung), er entsteht, wenn ein dem Kontakt zwischen mir und der Welt angemessenes Maß überschritten wird. Grüny weist darauf hin, »daß jedes sinnliche Übermaß, in dem wir zu stark affiziert werden, als Schmerz erfahren wird, egal in welchem sinnlichen Register es stattfindet«.[43] Die Grenzen des Menschlichen sind also, so legt es dieses Beispiel nahe, als dynamische Grenzen der Intensität zu verstehen, deren Überschreitung sich auch in den Ordnungen der Zeit, des Raums und des Bewusstseins ausdrückt.

Der Schmerz beherrscht die Ordnung der Zeit: Er durchbricht jeden Rhythmus. Das gilt in einer solchen »Notfall-Reaktion«[44] sowohl für den Rhythmus der Atmung und für weitere körperliche Funktionen als auch für die Folge meiner Bewegungen: Ich bleibe abrupt stehen, zucke mit dem Fuß in die Höhe, atme zischend ein, ich werde und bin »getroffen«:[45] »Der Schmerz ist in jedem Fall eine Unterbrechung des geregelten und einigermaßen problemlosen Fort-

[42] Vgl. Buytendijk (1948) und (1955).
[43] Grüny (2004), S. 105.
[44] Vgl. Cannon (1975), auch Bilz (1974).
[45] Buytendijk (1948).

gangs der Erfahrung«.[46] In einem kurzen Moment des Herausgerissen-Seins und der gespannten Dynamik[47] setzt der Schmerz einen Impuls, mit dem alle Rhythmen neu beginnen. Erst mit dem nächsten Ausatmen komme ich wieder in Bewegung, kann ich einen Blick auf den Fuß und die roten Tropfen im Sand werfen und zu meiner Mutter rennen, also mir ein Bild von der Situation machen und den Kontakt suchen. Und auch der Schmerz selbst hat einen Rhythmus, dessen Formen die Sprache präzise unterscheidet: Der Schmerz sticht, hämmert, pulsiert oder pocht; er schwillt an und ebbt ab, er kommt und geht, er gliedert sich in Episoden, Phasen und Verläufe und ordnet Stunden, Tage, Wochen und Jahre zu schmerzfreien und schmerzerfüllten Zeiten. Hermann betont in ihren Prolegomena zu einer Ästhetik des Schmerzes, wie wichtig diese »körperlich-sinnliche Dimension des Sprach*rhythmus*«[48] beim literarischen Ausdruck des Schmerzes ist und dass das »Klingen des Schmerzes« seine Ausdehnung in der Zeit (und die Hoffnung auf sein Ende) betont.[49] Grüny verbindet die zeitliche und räumliche Dimension, indem er den Schmerz als Geschehen und zugleich als Bewegung charakterisiert:

»Der Schmerz ist nicht die bloße Störung […], sondern ein sich zumindest minimal zeitlich erstreckendes Geschehen […]. Die *Erfahrung* des Getroffenseins im Unterschied zu einem von außen zu registrierenden bloßen *Faktum* des Getroffenseins ist eine Verbindung von unvorbereitetem Bruch und vergeblicher Rückzugsbewegung«.[50]

Eine solche Rückzugsbewegung setzt voraus, dass es eine Ordnung des Raums gibt, die von Grüny – in Abgrenzung zu Scarry – nicht anhand der Kategorien eines Innen und Außen, sondern anhand der Kategorien der Ausdehnung und des Rückzugs eines mit der Welt interagierenden Körpers beschrieben wird:

»Mit Buytendijk läßt sich allerdings bezweifeln, daß der Schmerz primär innen stattfindet: […] Das Getroffensein ist eine Erfahrung, die eine Interaktion mit der Welt beinhaltet und diese Interaktion grundlegend verändert«.[51]

[46] Grüny (2004), S. 29.
[47] Vgl. Schmitz (1989) und Straus (1956).
[48] Hermann (2006), S. 240, Hervorhebung J. D.
[49] Ebd., S. 441.
[50] Grüny (2004), S. 31; Hervorhebung im Original.
[51] Grüny (2004), S. 35.

Grüny beschreibt den Schmerz daher alternativ als »Abwendung von der Welt«:[52]

»Die Richtung ist in jedem Fall zentripetal, führt aber nicht von außen nach innen, sondern eher von der Peripherie zum Zentrum. [...] Diese Rede von Ausdehnung und Rückzug erscheint der tatsächlichen Interaktion mit der Welt weit angemessener als die der indirekten Vermittlung zwischen Innen und Außen«.[53]

2.2 Bewusstein und inverse Intentionalität

Mit dem Schmerz entsteht eine neue Stelle, diese bestimmte Region meines Zehs, die sich, soweit der Schmerz reicht, deutlich von ihrer Umgebung abhebt und in der sich mein Leib zentriert.[54] Diese neue Art und Weise der Lokalisierung ist dadurch geprägt, dass nicht ich diese Stelle entdecke, sondern dass diese Stelle sich mir in ihrem Schmerzen entdeckt. Die Richtung meiner Aufmerksamkeit mag dieselbe sein wie in einem Tasten oder Erspüren – von mir zu der Stelle –, aber der Impuls der Bewegung hat sich von einem »Anzielen« zu einem »Angezogen-Sein« gewandelt. Nicht die Empfindung scheint ein Gegenstand meiner Aufmerksamkeit zu sein, sondern ich ein Gegenstand der Empfindung, die mich bearbeitet: Die Rhythmen des Stechens, Brennens und Hämmerns gehören nicht nur zu Waffen, zu Messern, Eisen und Faustkeilen, sondern auch zu Werkzeugen, zu Stecheisen, Lötkolben und Hammern, die mich als ihren »Werkstoff« und wie »einen mechanischen Gegenstand« bearbeiten«[55] – und die ich hoffe abstellen zu können. Die Sprache lässt Krankheit und Schmerz daher nicht nur zu unbestimmt intensiven, sondern auch zu fremden Entitäten eines »so« und »etwas« werden,[56] das heißt zu Handelnden bzw. – wie Scarry schreibt – zu Agenten, die mich attackieren, verfolgen und heimsuchen und die ich bekämpfen, unterdrücken und besiegen muss. Der Schmerz stellt also eine zweifache Gefährdung des Bewusstseins dar, da er das Bild, das es sich von dem Körper gemacht hat, umpolt und zugleich den Akt seiner Aufmerksamkeit selbst herausfordert. Mit Hilfe der Theorien von Hus-

---

[52] Ebd., S. 37.
[53] Grüny (2004), S. 37.
[54] Plessner (1982).
[55] Knipp (1937), S. 22.
[56] Goltz (1969).

serl, Scheler, Plessner, Merleau-Ponty, List und Grüny möchte ich herausarbeiten, welche weiteren begrifflichen Differenzierungen sich hier für die Beschreibung der insbesondere auch moralischen Macht des Schmerzes erschließen lassen.[57]

Paradigmatisch und wirkmächtig ist die fünfte Logische Untersuchung Husserls, in der Husserl intentionale Bewusstseinserlebnisse als einheitliche Klasse genuin psychischer Erlebnisse auszuzeichnen sucht. Lust und Schmerz werden zu den nicht-intentionalen Empfindungen gezählt, die erst in einem Akt der Deutung »als …« als etwas wahrgenommen werden, und den klassischen fünf Sinnen zugeordnet. Husserl macht allerdings darauf aufmerksam, dass es bei Brentano noch einen weiteren Gebrauch der Begriffe der Lust und des Schmerzes gibt, welcher allerdings eine bloße »Äquivokation«[58] darstelle und unter Lust und Unlust nicht Empfindungen, sondern Gefühle verstünde, welche als solche mehr oder minder unbestimmte Intentionen darstellten. Im zweiten Buch der »Ideen zu einer reinen Phänomenologie und phänomenologischen Philosophie« unterscheidet Husserl Empfindungen und leibliche Empfindnisse, d.h. Empfindungen, die am, auf und im Leib lokalisiert sind. Leiblichkeit wird durch eine »Doppelauffassung«,[59] nämlich dadurch konstituiert, dass der tastende Leib sich beim Tasten zugleich selbst ertastet. Hierdurch wird ein Primat des Tastsinnes vor anderen, nicht selbstbezüglichen Sinnen begründet. Husserls Unterscheidung der intentionalen Bewusstseinsakte von den nicht-intentionalen Empfindungen und Empfindnissen sowie die Zuordnung des Schmerzes zu den Empfindungen bedeuten, im Begriff des Schmerzes zwischen der – wie Husserl meint – nicht-intentionalen Schmerzempfindung im engeren Sinne und dem intentionalen Ablehnen oder Begrüßen des Schmerzes zu differenzieren. Auch Scheler setzt Husserls Unterscheidung von intentionalem »Fühlen von …« und den gefühlten Gefühlszuständen voraus und teilt den Schluss, dass Schmerz zu letzteren gehört und selbst nicht intentional ist. Im Unterschied zu Husserl unterscheidet Scheler aber zwischen Empfindungsqualitäten und Empfindungen im engeren Sinne und zeigt, dass die Schmerzempfindung nicht vollständig durch die Addition von Wahrnehmungen wie z.B. »Umfang

[57] Eine ausführliche Darstellung mit einem Vergleich zur Beschreibung sexueller Lust findet sich in Dietrich 2008.
[58] Husserl (1998), S. 54.
[59] Husserl (1952), S. 147.

der Berührung«, »spitze Form« oder »Bewegung von links nach rechts« erklärt werden kann, sondern in ihrer besonderen Qualität erst in Variation und Vergleich zum vorhergehenden »schmerzlosen« Gesamtzustand des Leibes entsteht. Die Schmerzempfindung wird von ihrer Bindung an den Tastsinn befreit und vom Ganzen der leiblichen (sowie auch seelischen und geistigen) Ökonomie her verstanden. In Helmuth Plessners Untersuchung »Lachen und Weinen«[60] zählt der Schmerz zu den Anlässen, aus denen ich weine, weil die exzentrische Position des Menschen in ihrer Verschränkung von Körper-Haben und Leib-Sein überfordert wird:

»Schmerz ist wehrloses Zurückgeworfensein auf den eigenen Körper, so zwar, dass kein Verhältnis mehr zu ihm gefunden wird. Die schmerzende Region scheint übergroß ausgebreitet und die übrigen Regionen zu überlagern und gänzlich zu verdrängen. Man besteht nur noch aus Zahn, Stirn, Magen. Brennend, bohrend, schneidend, stechend, klopfend, ziehend, wühlend, flimmernd wirkt der Schmerz als Einbruch, Zerstörung, Desorientierung, als eine in bodenlose Tiefe einstrudelnde Gewalt«.[61]

Im Schmerz – so lässt sich Plessners Beschreibung deuten – droht sich die exzentrische Position aufzulösen: Es ist der eigene Körper, zu dem kein Verhältnis mehr gefunden wird. Was von Scarry als doppelte Agentenschaft des Körpers bezeichnet wird, kann aus phänomenologischer Sicht als Störung des Verhältnisses zwischen Körper und Leib beschrieben werden. Wenn ich nur noch aus Zahn, Stirn oder Magen bestehe, werde ich zum Gegenstand – nicht ich habe den Körper, sondern der Körper hat und verfügt über mich. Dass eine solche Umkehrung der Intentionalität – in kritischer Abgrenzung zu einem rein bewusstseinsphilosophischen Verständnis der Intentionalität – auch als eine Art räumlicher Reflexion des Leibes auf sich selbst gedacht werden kann, zeigt Merleau-Ponty:

»Denn wenn ich sage, mein Fuß ›tue mir weh‹, so will ich damit nicht etwa ihn als Ursache meines Schmerzes im gleichen Sinne, wie es der ihn verletzende Nagel ist, ansprechen […]. Vielmehr will ich sagen, dass der Schmerz selbst seinen Ort anzeigt, also einen ›Schmerzraum‹ konstituierend. ›Mein Fuß tut mir weh‹ – das heißt nicht: ›Ich denke, mein Fuß ist Ursache des Schmerzes‹, sondern: ›Der Schmerz kommt vom Fuß‹ oder einfacher noch: ›Mein Fuß schmerzt‹.«[62]

---

[60] Vgl. Plessner (1982).
[61] Plessner (1982), S. 352.
[62] Merleau-Ponty (1966), S. 118f.

Die Verhältnislosigkeit, welche die Herrschaft des Ichs über seine Fähigkeit, etwas zu etwas zu machen, zu brechen droht, entsteht also nicht aus einem Mangel an Intentionalität, sondern aus ihrer Fremdbestimmung und ihrem Richtungswechsel. Im Anschluss an Merleau-Ponty beschreibt List Schmerz daher als eine

»Modifikation seiner Grundstruktur der *Intentionalität*, seiner aktiven Gerichtetheit auf etwas – des Zur-Weltseins als der durch die Leiblichkeit vermittelten Beziehung zwischen Selbst und Welt«.[63]

Während die Lust eine »Bewegung auf die Welt hin«[64] darstelle und insofern die Intentionalität bestätige und sozusagen energetisiere – so dass Merleau-Ponty der Sexualität sogar einen vollständig intentionalen Charakter zuschreibt[65] –, wird sie im Schmerz mit einer »Erfahrung von Ohnmacht, des ›nichts-dagegen-tun-Könnens‹« verbunden, die zugleich abgelehnt wird. »Man könnte sagen, der Schmerz ist ein Nein, der ›somatische Signifikant‹ eines Nein«.[66] Auch Grüny arbeitet im Anschluss an Merleau-Ponty sowie an den Psychoanalytiker und Entwicklungspsychologen Stern heraus, dass Schmerz diesseits jeder Deutung

»ersteinmal in einer radikalen, wenn auch nur momenthaften Veränderung des Verhältnisses des Betroffenen zur Welt [besteht], die nicht Teil des alltäglichen Umgangs ist, sondern mit der nur nachträglich umgegangen werden kann«.[67]

Diese Veränderung des Verhältnisses zur Welt besteht in einem körperlichen Geschehen, einem Prozess, der, wie oben schon angeführt, durch den erfolglosen Versuch einer Rückzugsbewegung, einer »Flucht«[68] gekennzeichnet ist. Er stellt nicht nur eine Störung der Erfahrung dar, sondern drückt zugleich eine affektive Bewertung als »Negativität«[69] aus: Die »Erfahrung des vergeblichen Rückzugs und der Störung oder Zerstörung sind keine neutral zu konstatierenden Fakten, sondern haben einen deutlichen wertenden Akzent: eben den der Widrigkeit«.[70] Der Schmerz hat daher einen Aufforderungscha-

[63] List (1998), S. 151; Hervorhebung im Original.
[64] List (2007), S. 15.
[65] Vgl. Merleau-Ponty (1966), S. 188.
[66] List (1998), S. 151.
[67] Grüny (2004), S. 30.
[68] Ebd., S. 28.
[69] Ebd.
[70] Ebd., S. 32.

rakter, der seine »Totalisierung«[71] auslöst und ihn nicht in den Schranken einer lokalisierbaren Empfindung hält:

»Indem etwas zu tun bleibt, dem nichts anderes an Dringlichkeit gleichkommt, lässt die Anstrengung nicht nach und besetzt allmählich die gesamte Aufmerksamkeit. Die Situation ist diejenige einer unausgesetzten Zuwendung zu einer vergeblichen Abwendung«.[72]

Damit geht eine Veränderung des Modus der Leiblichkeit einher, die Grüny als »Materialisierung«[73] zusammenfasst: Der Leib scheint, wie oben bereits im Anschluss an Plessner skizziert, sich fremd zu werden und zu einem Gegenstand, zu einem Fremdkörper zu werden, von dem man sich aber nicht distanzieren kann, sondern dem man ausgeliefert ist. Flucht, Totalisierung und Materialisierung sind als Grundzüge ein und desselben Geschehens zu denken und liegen als grundsätzliche Veränderungen des Verhältnisses zur Welt den Kategorien des Empfindens, des Gefühls und der Motorik noch voraus. Sie können daher von keiner von ihnen allein adäquat erfasst werden:

»Der Schmerz wird vor aller Beschreibung als bestimmte Gestalt erfahren, in der sich die Empfindung, ihr affektiver Wert und die eigene, hier unbestreitbar in erster Linie körperliche »Reaktion« unmöglich voneinander trennen lassen.«[74]

Genau deshalb wird der Schmerz stets synästhetisch beschrieben, das heißt, anhand von Beschreibungen, in denen sich Raum, Zeit/Rhythmus und Bewertung mischen[75] oder die – füge ich hinzu – unbestimmt bleiben und es bei der Wendung, dass »es« »so« weh tue[76], belassen. Dies bedeutet, dass die Sprache der Agentenschaft im Sinne Scarrys und die Als-Ob-Struktur unserer Sprache gerade nicht metaphorisch zu verstehen sind, sondern die ursprüngliche synästhetische Gestalt des Schmerzes widerspiegeln: »Die Qualität des Bohrenden muß der metaphorischen Übertragung vorausgehen«.[77]

Die vermeintlich nicht-intentionale Schmerzempfindung hat also die Kraft, eine inverse Intentionalität[78] aufzubauen, welche in

[71] Ebd., S. 34.
[72] Ebd., S. 35.
[73] Ebd., S. 43.
[74] Ebd., S. 85.
[75] Ebd., S. 83.
[76] Vgl. Goltz (1969).
[77] Grüny (2004), S. 47.
[78] Ich danke Eric Karstens für den Vorschlag für diese Benennung des Phänomens.

Konkurrenz zu der »normalen« Richtung der Intentionalität tritt und mit einer ursprünglichen Bewertung als negativ verbunden ist. Bleibt auch die Differenz zwischen intentionalem Akt und Intendiertem bestehen, so löst doch in diesem Fall das Intendierte selbst den intentionalen Akt aus und fordert ihn als solchen heraus. Ich kann die Schmerzempfindung nicht einfach übergehen und »überfühlen«, ich *muss* – und dies ist die Pointe – mich zu ihr verhalten, ich kann nicht anders, als zu ihr Stellung zu nehmen. Die Macht und die »Wirklichkeit« des Schmerzes beruhen im Rahmen einer solchen Interpretation gerade nicht darauf, dass er, wie Scarry annimmt, keinen Referenten habe und »ein intentionaler Zustand ohne intentionales Objekt« sei,[79] sondern darauf, dass »ich« zum Referenten und intentionalen Objekt des Schmerzes zu werden drohe. Mit der Bedrohung des »ich« ist aber auch eine »Akzentuierung des Ichbewußtseins«[80] verbunden, durch die ich nicht nur mir, sondern auch meines Verhältnisses zur Welt und damit auch der Welt auf besondere, nämlich auf nicht vollständig kontrollierbare Art und Weise gewiss werde: »Um zu wissen, ob man wirklich wacht und nicht träumt, muß man sich eben kneifen. Keine andere Empfindung gibt in solchem Maße die Gewissheit, ›da zu sein‹«.[81] Dabei ist der ursprüngliche Akt der Wertung, der sozusagen noch »innerhalb« der Struktur des Intendierten liegt, nicht mit dem intentionalen Akt zu verwechseln, der sich hierzu noch einmal zu verhalten und den Schmerz zu begehren oder abzulehnen vermag. In diesem Sinne ist das »Nein« des Schmerzes ein unbedingtes, da es jeder weiteren Qualifizierung als ein sozusagen »technisches« Nein, das die Unangemessenheit eines Mittels zu einem Ziel, als ein »kluges« Nein, das die Unangemessenheit für das Gelingen des Lebens, und als ein im engeren Sinne »moralisches« Nein, das die Unangemessenheit im Hinblick auf eine wechselseitige Anerkennung anzeigt, voraus liegt. Das einzige, was zählt, ist, dass Schmerz aufhört – womit, wozu und weshalb, spielt keine Rolle.

2.3 Kontakt

Der Schmerz kann nicht ignoriert werden: Er entfremdet mich in eins von mir und der Welt. Was macht ein Kind, wenn es Schmerzen hat?

---

[79] Scarry (1992), S. 246.
[80] Buytendijk (1948), S. 132.
[81] Ebd.

Es hört auf zu spielen und läuft zu seiner Mutter oder wer auch immer als Garantie für die Beständigkeit der Welt empfunden wird. In der Berührung eines anderen Menschen, im *con-tangere*, im Kontakt, soll die Gefährdung der Welt gebannt werden, die Stelle will gesehen und berührt sein, die Berührung holt sie aus ihrer Isolation und Macht heraus und ordnet sie wieder ein. Ich renne zu meiner Mutter und weine: »Guck mal!« Meine Mutter sagt: »Oh, was ist das denn, hast Du Dich geschnitten, komm, zeig mal, ich tue ein Pflaster darauf!« Auch in literarischen Texten ist das Zeigen ein Grundzug der Ästhetik des Schmerzes: »[D]ie Texte, die den Schmerz zum Mittelpunkt machen, zeigen generell eine deiktische Struktur: Sie zeigen den Schmerz und verzichten zumeist auf Erklärungen«.[82] Etwas zu zeigen impliziert aber, dass es jemanden gibt, dem ich etwas zeige: Die Texte sind durch eine »Dialogizität« geprägt und das »Zeigen des Schmerzes richtet sich an ein Gegenüber«.[83] Das Zeigen hat beim Schmerz zugleich eine appellative Funktion: Meine Mutter soll machen, dass der Schmerz weggeht – und nichts anderes zählt in diesem Augenblick. Die Situation entwickelt somit ein Kontinuum zwischen Ausdruck und Kommunikation des Schmerzes. Die körperlichen Reaktionen des Zurückzuckens und Luftholens wie auch des Aufschreiens, des Weinens oder auch Fluchens gehören einerseits zur körperlichen Gestalt des Schmerzes als Geschehen wie auch zu seiner affektiven Bewertung und werden andererseits von Dritten unmittelbar in ihrem unbedingten Aufforderungscharakter wahrgenommen: »Was auf der einen Seite als Ausdrucksakt an den Grenzen des Sprachlichen verstanden werden muß, erscheint auf der anderen Seite als Appell, dem man eine wie auch immer geartete Antwort schwer versagen kann«.[84] Wenn man also wie Grüny Schmerz als ein Geschehen mit einer körperlichen und affektiven Gestalt versteht, welches zwar eine Störung, aber eben eine Störung der Interaktion mit der Welt darstellt, so ist es unplausibel, »die Erfahrung des Schmerzes kategorial von seinem Ausdruck zu trennen, der sich in der Regel weit diesseits des überlegten kommunikativen Aktes hält«.[85] Man kann dann zu dem Schluss kommen, dass

[82] Hermann (2006), S. 439.
[83] Ebd., S. 441.
[84] Grüny (2004), S. 38.
[85] Ebd., S. 36.

»[i]n der Regel der Schmerz des anderen keinem Zweifel [unterliegt], auch wenn ich seine Ursache nicht unmittelbar wahrnehme. Ein Schmerz ohne Ausdruck entspricht so wenig der Alltagserfahrung wie der Täuschungsversuch eines Ausdrucks ohne Schmerz, und in der Regel gelingen weder das Unterdrücken noch die Täuschung sonderlich überzeugend.«[86]

Wenn man zusätzlich unter »Sprache« nicht nur verbale Aussagen, sondern auch nonverbalen Ausdruck versteht, so wird es vollends unplausibel, dass sich Schmerz und Sprache kategorial entgegenstehen sollen:

»Statt hier von einer schlechthinnigen Unmöglichkeit zu sprechen und im Anschluß daran von einer Zerstörung ›der Sprache‹, müsste zuerst einmal eine pragmatische Differenzierung nach Anlässen und Motiven erfolgen, seinen Schmerz zur Sprache zu bringen«.[87]

Ich möchte in diesem Sinne vier Situationen unterscheiden, in denen die kommunikative Einbettung entweder aus der Perspektive der ersten oder aus der Perspektive der dritten Person zu misslingen droht.

Aus der Perspektive des Schmerzleidenden kann der Schmerz so stark werden, dass das Bewusstsein, wie Scarry schreibt, zerrüttet wird und der Schrei die einzig mögliche Ausdrucksform des Schmerzes wird, die zugleich alle anderen Kommunikationsformen außer Kraft setzt. In diesen Situationen kann Schmerz die Sprache tatsächlich zerstören. Aus der Perspektive des Schmerzleidenden kommt die Sprache aber auch dann an ihre Grenzen, wenn der Appell, der Schmerz möge vergehen, wie z. B. bei chronischen Schmerzen, erfolglos bleibt. Das Versagen der Sprache beruht dann nicht auf ihrer vermeintlichen Metaphorik – welche ja nach Grüny gar keine ist –, sondern dann tatsächlich auf der Forderung, »daß die Sprache sich an der materiellen Wirklichkeit messen müsse«,[88] das heißt daran, dass der Schmerz vergeht – oder aber zumindest daran, dass der andere denselben Schmerz fühlt und auf diese Weise teilt. So genau ich ihr auch meinen Schmerz schildere: Meine Mutter kann eben nicht einschätzen, wann und wie das Abziehen des Pflasters schmerzen könnte, und setzt darauf, dass ein überraschender kurzer Schmerz immer noch besser für mich ist als ein kontrollierter, aber lange dauernder Schmerz. Insofern nur ich in meiner Interaktion mit der Welt gestört

[86] Ebd.
[87] Ebd., S. 160.
[88] Scarry (1992), S. 20.

bin, nicht aber meine Mutter, leben wir diesbezüglich tatsächlich in fremden Welten und ich kann sie so gesehen zu Recht mit einer Bemerkung wie z. B. der, »dass sie ja nicht wissen könne, wie das ist«, durchaus aggressiv aus meiner Welt ausschließen und in ihrer Bedeutung für mich abwerten.

Aus der Perspektive einer Dritten erscheint die Sprache in anderen Situationen unzuverlässig, nämlich dann, wenn eine wie auch immer begründete Diskrepanz zwischen Ausdruck und Schmerz entsteht. Gerade *weil* wir in der alltäglichen Erfahrung von einer unmittelbaren Verbindung von Ausdruck und Schmerz ausgehen, keimt dann ein Zweifel am Schmerz des anderen auf, wenn diese Verbindung entkoppelt zu sein scheint. Mein Schmerzensschrei, als meine Mutter mir das Pflaster abzieht, entspricht nicht ihrer Erwartung, dass es kaum wehtun könne, so dass sie erst denkt, »ich stelle mich an«. Die gefasste Auskunft eines chronisch Schmerzkranken, sein Schmerz sei heute unerträglich, oder die wohlinformierte Hartnäckigkeit, mit der ein chronisch Schmerzkranker die ärztliche Expertise in Frage stellen kann, entspricht nicht der Erwartung eines dramatischen und hilflosen Appells, wie wir ihn aus der alltäglichen Erfahrung kennen. Es gerät dann in Vergessenheit, dass der Schmerzleidende in seiner Intentionalität durch deren Inversion einerseits gefährdet, andererseits aber auch herausgefordert wird. Er wird sich daher gerade im üblichen Fall – wenn der Schmerz nicht schlichtweg unerträglich oder beinahe verschwunden ist – notwendigerweise ambivalent verhalten, insofern er sich unaufhörlich zu ihm verhält und zugleich verhalten muss. Zugleich kann der Zweifel vielleicht auch als Ausdruck der Abwehr gedeutet werden, nämlich der Abwehr des oben geschilderten aggressiven Ausschlusses aus der Welt des Schmerzleidenden oder aber ihrer Alternative, einer »Co-Abhängigkeit« vom Schmerz. In gewisser Weise wird nämlich die Materialisierung, welche der Schmerzleidende erfährt, auf den Dritten übertragen, da dieser ebenfalls vergegenständlicht und entfremdet wird. Im Extremfall wird er ausschließlich als mögliche Quelle der Hilfe, nicht mehr aber als Mensch mit begrenzten Kräften wahrgenommen und wie die Sprache nur noch daran gemessen, ob er in der Lage ist, den Schmerz zu lindern: »Der Andere darf in der Situation starker Schmerzen, insofern er überhaupt wahrgenommen wird, nur der pflegende Andere sein, von dem gerade keine Ansprüche ausgehen«.[89] Die Bereit-

[89] Grüny (2004), S. 157.

willigkeit, mit der wir am Schmerz des Dritten zweifeln, stellt dann vielleicht auch den verständlichen Versuch dar, die Unbedingtheit des Appells durch einen Zweifel an seiner Berechtigung zu begrenzen und sich selbst vor der Entfremdung zu bewahren.

Ich möchte meinen Gedankengang abschließend noch einmal zusammenfassen: Ich habe versucht, Kategorien zur Beschreibung des Schmerzes und seines Verhältnisses zur Sprache zu entwickeln, die plausible Alternativen zu Scarrys Grundannahmen bieten und somit eine Diskussion eröffnen. Statt wie Scarry von der Perspektive der dritten Person und vom Paradigma einer Extrem- und Ausnahmesituation auszugehen, habe ich mich von der Perspektive der ersten Person auf eine eher alltägliche Schmerzerfahrung leiten lassen. Mit Hilfe einer Reihe von phänomenologischen Ansätzen wurde die Negativität und zugleich die Totalität und »Wirklichkeit« des Schmerzes gerade nicht darauf zurückgeführt, dass er, wie Scarry annimmt, keinen Referenten habe und nicht intentional sei, sondern darauf, dass er eine inverse Intentionalität auslöst, in der »ich« Referent und intentionales Objekt des Schmerzes zu werden drohe und mit der ein ursprünglicher Akt der Bewertung als negativ einhergeht. Der Schmerz ist daher mit einem unbedingten Appell seiner Aufhebung verbunden, der noch diesseits spezifisch moralischer Verbindlichkeit liegt, diese aber gerade deswegen zumindest mit aufruft. Mit Grüny wurde Scarrys körperlichem Individualismus die Annahme einer vorgängigen Interaktion zwischen Körper und Welt entgegengesetzt, mit der zugleich ihre Trennung eines unsichtbaren subjektiven »Innen« und eines sichtbaren, objektiven und sozialen »Außen« durch die Idee eines unmittelbaren Ausdrucks des Schmerzes ersetzt wurde. Zusammen mit einem um den Ausdruck erweiterten Verständnis von Sprache weist sie weit verbreitete Formen der synästhetischen Schmerzbeschreibung als nicht-metaphorisch aus und stellt Scarrys kategoriale Trennung von Schmerz und Sprache in Frage. Vor diesem Hintergrund gelten Scarrys Annahmen, dass Schmerz und Sprache unverträglich seien und dass Schmerz Sprache zerstöre, nur für Grenzerfahrungen des Schmerzes, die nicht für alle Formen paradigmatisch sind. Sie lassen übersehen, dass wir gerade dann, wenn wir am Schmerz des anderen zweifeln, durch unseren Zweifel die Verlässlichkeit bestätigen, die wir normalerweise mit dem Ausdruck des Schmerzes verbinden. In Analogie zu Grünys Programmatik, »[nicht] die Erfahrung vom Schmerz und den Schmerz von der Folter her zu denken, [sondern] die Erfahrung *im Horizont* des Schmerzes und den Schmerz *im Horizont* der Folter« zu verstehen, wäre also der Schmerz nicht vom Versagen der Sprache und dieses vom Verlust der Welt her zu denken, sondern in deren Horizont – und damit zugleich auch im Horizont des Gelingens von Sprache in einer geteilten Welt.

Literaturverzeichnis

Bagchi, Asoke K. (1987): Pain and Language. In: Jean Brihaye (Hrsg.): Pain. A Medical and Anthropological Challenge. Acta Neurochirurgia, Suppl. 38. Berlin u. a., S. 182–184.

Bilz, Rudolf (1974): Studien über Angst und Schmerz. Frankfurt: Suhrkamp.

Buytendijk, Frederik J. J. (1948): Über den Schmerz. Aus dem Holl. übers. v. Helmuth Plessner. Bern: Huber.

Buytendijk, Frederik J. J. (1955): Über den Schmerz. In: Psyche IX (6), 1955–1956, S. 436–452.

Cannon, Walter B. (1975): Wut, Hunger, Angst und Schmerz. München: Urban & Schwarzenberg.

Christians, Heiko (1999): Über den Schmerz. Eine Untersuchung von Gemeinplätzen. Berlin: De Gruyter.

Dietrich, Julia (1996): Schmerzgrenze. In: der blaue reiter 4 (2), S. 57–59.

Dietrich, Julia (1999): Chronischer Schmerz aus philosophischer Perspektive. In: Evangelische Akademie Iserlohn (Hrsg.): Schmerz – lass nach! Zur Bedeutung und Behandlung chronischer Schmerzen. Iserlohn.

Dietrich, Julia (2008): Körper, Ethik, Experiment – Überlegungen zur ethischen Relevanz des Unverfügbaren im Erleben von Lust und Schmerz. In: Nicolas Pethes/Silke Schicktanz (Hrsg.): Sexualität als Experiment? Identität, Lust und Reproduktion zwischen Lebenswissenschaft und Populärkultur. Frankfurt: Campus, S. 233–250.

Diller, Anthony (1980): Cross-Cultural Pain Semantic. In: Pain 9, S. 9–26.

Goltz, Dietlinde (1969): Krankheit und Sprache. In: Sudhoffs Archiv. Zeitschrift für Wissenschaftsgeschichte. Bd. 53, S. 225–268.

Grüny, Christian (2004): Zerstörte Erfahrung. Eine Phänomenologie des Schmerzes. Würzburg: Königshausen & Neumann.

Hermann, Iris (2006): Schmerzarten. Prolegomena einer Ästhetik des Schmerzes in Literatur, Musik und Psychoanalyse. Heidelberg: Universitätsverlag Winter.

Hoffmann, Walter (1956): Schmerz, Pein und Weh. Studien zur Wortgeographie deutschmundartlicher Krankheitsnamen. Gießen: Schmitz.

Husserl, Edmund (1952): Ideen zu einer reinen Phänomenologie und phänomenologischen Philosophie. Zweites Buch: Phänomenologische Untersuchungen zur Konstitution. Den Haag: Martinus Nijhoff.

Husserl, Edmund (1998): V. Logische Untersuchung. Nach dem Text der 1. Aufl. von 1901 hrsg., eingel. u. mit Registern versehen v. Elisabeth Ströker. Hamburg: Meiner.

Knipp, Franz (1937): Die Sinnwelt der Schmerzen. Frankfurt: Klostermann.

Kütemeyer, Mechthilde (2002): Metaphorik in der Schmerzbeschreibung. In: Gisela Brünner/Elisabeth Gülich (Hrsg.): Krankheit verstehen: Interdisziplinäre Beiträge zur Sprache in Krankheitsdarstellungen. Bielefeld: Aisthesis Verlag, S. 191–208.

Lalouschek, Johanna: Ärztliche Gesprächspläne und Anliegen von PatientInnen in der chronischen Schmerzbehandlung. Arbeitspapier zum Forschungsprojekt »Schmerzdarstellung und Krankheitserzählung. Abruf unter: http://www.univie.ac.at/linguistics/personal/florian/Schmerzprojekt/downloads/Arbeitspapier_2007_Patientenanliegen_Lalouschek.pdf [Abruf: 22.07.15]

List, Elisabeth (1998): Schmerz – Selbsterfahrung als Grenzerfahrung. In: Maria Wolf et al. (Hrsg.): Körper-Schmerz. Intertheoretische Zugänge. Innsbruck: STUDIA, S. 143–160.

List, Elisabeth: Existentielle Leibhaftigkeit. Lust und Liebe, Schmerz und Tod. Abruf unter: http://www.uni-graz.at/communication/news/archiv/2003/graz2003/projekte/PDF/LISTTXT.PDF [Abruf: 22.07.15]

Merleau-Ponty, Maurice (1966): Phänomenologie der Wahrnehmung. Aus dem Franz. übers. u. eingeführt durch eine Vorrede von Rudolf Boehm. Berlin: De Gruyter.

Morris, David B. (1994): Geschichte des Schmerzes. Frankfurt u. a.: Suhrkamp.

Plessner, Helmuth (1982): Lachen und Weinen. In: Günther Dux et al. (Hrsg.): Gesammelte Schriften. Bd. 7: Ausdruck und menschliche Natur. Frankfurt: Suhrkamp, S. 201–388.

Rathmayr, Bernhard (1998): Leidensgeschichten. In: Maria Wolf et al. (Hrsg.): Körper-Schmerz. Intertheoretische Zugänge. Innsbruck: STUDIA, S. 37–51.

Sator, Marlene: Schmerzdifferenzierung. Eine gesprächsanalytische Annäherung in drei Fallanalysen. Arbeitspapier zum Forschungsprojekt »Schmerzdarstellung und Krankheitserzählung«. Stand 2006 Version 1. Abruf unter: http://www.univie.ac.at/linguistics/personal/florian/Schmerzprojekt/downloads/Schmerzdifferenzierung_Arbeitspapier_Homepage. [Abruf: 22.07.15]

Scarry, Elaine (1992): Der Körper im Schmerz. Die Chiffren der Verletzlichkeit und die Erfindung der Kultur. Frankfurt: Fischer.

Scheler, Max (1966): Der Formalismus in der Ethik und die materiale Wertethik. Neuer Versuch der Grundlegung eines ethischen Personalismus. Bern u. a.: Francke.

Schmitz, Hermann (1989): Leib und Gefühl. Materialien zu einer philosophischen Therapeutik. Hrsg. von Hermann Gausebeck und Gerhard Risch. Paderborn: Junfermann.

Straus, Erwin (1956): Vom Sinn der Sinne. Ein Beitrag zur Grundlegung der Psychologie. 2., vermehrte Aufl. Berlin u. a.: Springer.

Sprechen, worüber es weh tut.

Schmerzkommunikation und medizinethische Implikationen

Lukas Kaelin

»I hurt myself today
To see if I still feel
I focus on the pain
The only thing that's real«
Nine Inch Nails, »Hurt«

I. Schmerz als kommunikative Grenzsituation

Die vorangestellten Zeilen sind dem Lied »Hurt« der Nine Inch Nails bzw. der berühmten Cover-Version von Johnny Cash entnommen. Die Beschreibung der Verletzung bzw. des Sich-Verletzens nimmt dabei einen durchwegs ambivalenten, wenn nicht paradoxen Charakter an. Durch das gesuchte Schmerzempfinden, den selber zugefügten Schmerz, wird im Lied ein wie auch immer gearteter diffuser und entstellter Lustgewinn erzielt. Denn die ersten beiden Zeilen deuten an, dass der Schmerz durchaus einen Zweck hat – nämlich jenen der Selbstvergewisserung, »dass man immer noch des Fühlens fähig ist«. Der Schmerz wird dann die einzige Empfindung, die einzige Realität, die so gewiss und unmittelbar ist, dass sie das Gefühl der Leere und Diffusion durch den Fokus auf die punktuelle Realität des Schmerzes aufzulösen vermag. Seine Intensität kann die Welt jenseits des Schmerzempfindens zum Verschwinden bringen – und gleichzeitig, das ist das Paradoxe an diesen Zeilen, wird damit eine Gewissheit erreicht, die offenbar besser zu ertragen ist, als die anderweitig leidhafte Leere und das mit ihr verbundene Gefühl der absoluten Unfähigkeit zu fühlen.

Psychiatrisch sind diese Zeilen am ehesten im Kontext von Borderline-Erkrankungen zu verstehen. Die Zufügung des Schmerzes erlaubt, in Kontakt mit der Realität zu kommen, und das Erleiden des Schmerzes in dieser Situation ist erträglicher als das diffuse Gefühl der Irrealität.[1] Schon dieser suchende Einstieg zum Thema Schmerz über die alles andere als eindeutigen Zeilen der Nine Inch Nails bzw. Johnny Cash im Kontext von Selbstverletzung und Drogensucht veranschaulicht die kommunikative Sonderstellung des Schmerzes, die Gegenstand dieses Beitrags ist. Schmerz, so beschrieb es Hannah Arendt, lässt sich nicht mehr umformen und mitteilen; er stellt eine Grenzsituation dar und kann daher nicht in der bei Arendt emphatisch verstandenen (stets politisch gedeuteten) Öffentlichkeit in Erscheinung treten: »Es ist, als gäbe es keine Brücke von der radikalsten Subjektivität, in der ich ›unkenntlich‹ bin, zu dem äußeren Vorhandensein von Welt und Leben.«[2] Arendt geht hier offenbar vom akuten, extremen Schmerz aus, der zu dieser »Unkenntlichkeit« führt. Gerade der akute Schmerz erschüttert, ja zerstört die Sprache und mit ihr die Welt. Diese Welt- und Sprachzerstörung des Schmerzes stellt die medizinische Praxis vor eine große Herausforderung, da der Schmerzkommunikation eine diagnostisch und therapeutisch bedeutsame Rolle zukommt. Wie, so lässt sich dann fragen, kann die Kommunikation im medizinischen Kontext gelingen, wenn Schmerzen als »radikalste Subjektivität« die Brücke zur Außenwelt gleichsam abbrechen und Schmerzerfahrungen zumindest der kognitiven Kommunikation entzogen sind? Denn Schmerz bildet häufig den Ausgangspunkt für die Inanspruchnahme ärztlicher Hilfe, und das Sprechen über den Schmerz nimmt einen großen Teil der Kommunikation zwischen Ärztin und Patient ein.[3] Nicht zuletzt ist von der Fähigkeit der Schmerzkommunikation, d.h. der Art und Weise, wie über den eigenen Schmerz gesprochen wird, das diagnostische und therapeutische Vorgehen abhängig: Ob Schmerzen besonders betont oder verkleinert beschrieben, als ertrag- und bewältigbar kommuniziert und wie sie konkret dargestellt werden, all das hat einen erheblichen Einfluss auf die ärztliche Behandlung.[4] Schließlich hat die

---

[1] Vgl. den Beitrag von Boris Wandruszka in diesem Band.

[2] Arendt (1981), S. 64.

[3] Im Folgenden werde ich in Anlehnung an den im englischen Sprachraum üblichen Gebrauch, wo jeweils, wenn von einem *doctor* die Rede ist, alternierend *he* oder *she* verwendet wird, von einer Interaktion von einer Ärztin mit einem Patienten sprechen. Natürlich könnte die imaginierte Situation gleichermaßen zwischen einem Arzt und einer Patientin (bzw. zwischen einer Ärztin und einer Patientin, einem Arzt und einem Patienten und gendermäßig weniger festgelegten Geschlechtern) stattfinden.

[4] Menz (2013), S. 3–18.

Schmerzkommunikation nicht nur den Charakter der Informationsübermittlung, sondern sie hat auch einen appellativen Charakter; sie fordert die Ärztin auf, im Sinne der Schmerzlinderung tätig zu werden. Diese Spannung zwischen Schmerz als kommunikativer Grenzsituation und der Notwendigkeit medizinisch angemessen auf Schmerzen reagieren zu können, stellt die Medizin vor große Herausforderungen und konfrontiert die Ärzteschaft mit den Grenzen ihrer Verstehensfähigkeit.

Dieser Beitrag wird zuerst anhand von Ludwig Wittgensteins Sprachphilosophie in seinem Spätwerk die für die Schmerzkommunikation im medizinischen Kontext maßgeblichen Aspekte rekonstruieren. Dabei bildet die Schmerzempfindung für Wittgenstein das paradigmatische Beispiel, anhand dessen er herkömmliche Modelle des Sprechens über emotionales Befinden als Beschreibung eines »inneren Dinges« in Frage stellt. Davon ausgehend werden in einem zweiten Schritt medizinethische Folgerungen aus einem von Wittgenstein inspirierten Verständnis der Kommunikation von und über Schmerzen gezogen.

II. Wittgenstein und die Schmerzkommunikation

Der vom Schmerz des Anderen ausgehende und als solcher auch wahrgenommene Appell steht in einem seltsamen Spannungsverhältnis dazu, woher wir unser Wissen über die Schmerzen des Anderen nehmen. Im Extremfall *wissen* wir es nicht über die verbale Kommunikation, sondern erfahren es unmittelbarer. Doch wie wissen wir es? »Ich kann nur *glauben*, daß der Andre Schmerzen hat, aber ich weiß es, wenn ich sie habe« – sagt Ludwig Wittgensteins imaginierter Gesprächspartner in den »Philosophischen Untersuchungen«.[5] Dies gibt die verbreitete Vorstellung eines innerpsychischen Erlebens wieder, zu welchem nur das einzelne erlebende Individuum den ultimativen Zugang hat. »Hineinschauen kann man nicht«, sagt der Volksmund. Kommunikation, so die dazu passende Theorie, funktioniert dann dadurch, dass ich mein inneres Erleben in allgemeinverständliche Mitteilungen übersetze, welche der Rezipient der Kommunikation wieder in eigene (analoge) Erlebnisse übersetzt. Doch gerade an-

[5] Wittgenstein (1958), §303.

gesichts des Sprechens über Schmerzen bricht Wittgenstein mit gängigen Vorstellungen davon, wie die Sprache funktioniert.[6]

Die philosophische Grundfrage, die Wittgenstein dabei stellt, ist folgende: »Wenn ich von mir selbst sage, ich wisse nur vom eigenen Fall, was das Wort ›Schmerz‹ bedeutet, – muß ich *das* nicht auch von den Andern sagen? Und wie kann ich denn den *einen* Fall in so unverantwortlicher Weise verallgemeinern?«[7] Was dann folgt, ist das mittlerweile gleichermaßen berühmte (wie auch interpretativ umstrittene) Sinnbild vom Käfer in der Schachtel: Man stelle sich vor, jeder von uns habe eine Schachtel in der Hand, worin sich ein Käfer befindet. Dieser ist nur vom jeweiligen Besitzer der Schachtel zu sehen; niemand hat je den Käfer eines anderen gesehen. Es könnte sein, dass sich der Käfer fortlaufend verwandelt; ja es könnte sein, dass gar kein Käfer in der Schachtel ist. Was kann dann überhaupt noch der Sinn des Wortes »Käfer« im Sprachspiel dieser Gemeinschaft sein? Was auch immer der Sinn ist – so argumentiert Wittgenstein – er könne sich nicht auf den Käfer beziehen. Wittgenstein folgert: »Das heißt: Wenn man die Grammatik des Ausdrucks der Empfindung nach dem Muster von ›Gegenstand und Bezeichnung‹ konstruiert, dann fällt der Gegenstand als irrelevant aus der Betrachtung heraus.«[8] Auch wenn man verständlicherweise die radikale Konsequenz Wittgensteins nicht teilt, so veranschaulicht das Käferbeispiel die sozialen Konstitutionsbedingungen der Kommunikation über den »Käfer«, welcher – so viel sei Wittgenstein entgegengehalten – dennoch funktional auf diesen bezogen ist. Ansonsten ist die Teilnahme am Kommunikationsspiel über den »Käfer« so sinnig (oder unsinnig) wie das Sprechen von Blinden über Farbe.[9]

Was immer wir mit »Käfer« meinen, bezieht seine Bedeutung aus der sozialen Kommunikationssituation. Mit Grammatik meint Wittgenstein nicht bloß die syntaktischen Regeln der Sprache, sondern vielmehr die allgemeine Art und Weise, wie Sprache verwendet wird. Grammatik umfasst das Netzwerk der Regeln – explizit und implizit – die festlegen, welche sprachliche Verwendung in welchem Kontext Sinn ergibt und welche nicht. Sie lässt sich in einem Regelbuch nur unvollständig externalisieren, weil sie der Sprachpraxis als

---

[6] Ebd., § 281 ff.
[7] Ebd., § 293.
[8] Ebd.
[9] Ich bedanke mich für diesen Hinweis bei Jan-Ole Reichhardt.

ganzer eingeschrieben ist. Im *Blauen Buch* – redigierten Mitschriften seiner »mittleren« Phase[10] – wird auf die Gefahr des stetigen Suchens nach einer Substanz hinter jedem Substantiv hingewiesen, und diesem Modell des Funktionierens der Sprache jenes entgegengesetzt, wonach die Bedeutung der Sprache in vielen Fällen in ihrem Gebrauch liegt. Erst der Gebrauch füllt die sprachlichen Zeichen mit Leben.[11]

Der im Gedankenexperiment eingeführte Käfer in der Schachtel steht für Schmerzempfindungen. Für das erfolgreiche Sprechen über Schmerzen und andere Empfindungen (wobei die Schmerzen für Wittgenstein eine herausragende Rolle spielen) muss es folglich geteilte und insofern öffentliche Kriterien geben; denn nur wo es solche gibt, kann auch Kommunikation gelingen. Das Ausdrücken von Schmerzen in der Sprache bezieht sich folglich nicht auf etwas Ostentatives, Inner-psychisches, sondern auf etwas, das wir erlernt haben und das innerhalb eines bestimmten Sprachspiels (und einer bestimmten Lebensform) sinnhaft ist. Trotzdem gibt es einen Zusammenhang mit den Empfindungen, jedoch ist der Ausdruck des Schmerzes sozial erlernt. Wenn ein kleines Kind Schmerzen empfindet, so schreit es, »und nun sprechen ihm die Erwachsenen zu und bringen ihm Ausrufe und später Sätze bei. Sie lehren das Kind ein neues Schmerzbenehmen.«[12] Die Kommunikation über Schmerzen findet dann auf dieser öffentlichen, sozialen Ebene eines erlernten Verhaltens und Sprechens statt.

»Was wir gewöhnlich für private Zustände und Prozesse halten (Schmerz, Ärger usf.), sind Züge unserer menschlichen Natur, die sich auf natürliche Weise im Verhalten ausdrücken […]. Und die sprachlichen Mittel, die wir benutzen, um über sie zu sprechen, sind ein öffentlich erlernter Ersatz für diese natürlichen Ausdrücke im Verhalten.«[13]

---

[10] Nachdem Wittgenstein mit dem Tractatus Logico-Philosophicus die wesentlichen philosophischen Probleme für gelöst erachtet hat, zog er sich aus der Philosophie zurück und arbeitete als Grundschullehrer in der Umgebung Wiens. Nach einigen Jahren war er sich seines idealsprachlichen Ansatzes nicht mehr so sicher und begann in Cambridge zu unterrichten. Aus dieser Zeit stammt das *Blaue Buch;* es ist eine Zeit, in der er seine idealsprachliche Frühphilosophie überwunden hat, jedoch noch nicht die »reife« alltagssprachliche Spätphilosophie voll entwickelt hat.

[11] Vgl. Wittgenstein (1970), S. 20.

[12] Ebd., §244.

[13] Grayling (1999), S. 112.

Wenn also mit dem sprachlichen Ausdruck von Schmerzen nichts Inner-psychisches bezeichnet wird und das Ausdrücken von Schmerzen eine gewissermaßen soziale und öffentliche Angelegenheit ist, so ist die Verständigung abhängig von einem geteilten Sprach- und Sozialisationsprozess; oder, um es in Wittgensteins Begriffen zu sagen, von einem geteilten Sprachspiel und einer gemeinsamen Lebensform. Das Sprechen ist nur verständlich als Teil einer Tätigkeit, einer Lebensform, von denen es unzählige gibt: »Berichten eines Hergangs – Über den Hergang Vermutungen anstellen – Eine Hypothese aufstellen und prüfen – Darstellen der Ergebnisse eines Experiments durch Tabellen und Diagramme – Eine Geschichte erfinden; und lesen – Theater spielen – Reigen singen – Rätsel raten – Einen Witz machen; erzählen«[14] und viele andere mehr. Verständigung setzt – darauf weist Wittgenstein richtigerweise hin – also das Verständnis des jeweiligen Kontexts in Form von Sprachspiel und Lebensform voraus. Durch mannigfaltige nicht-sprachliche Codes muss verstanden werden, ob das Gesagte ein Witz, ein Gebet oder ein wissenschaftlicher Traktat ist, um nur einige Möglichkeiten zu nennen. Nicht verschwiegen sein soll an dieser Stelle die Interpretationsoffenheit dieser beiden Begriffe: Sprachspiele können sowohl die punktuelle soziale Praxis bezeichnen (z.B. einen Witz erzählen) als auch über die Zeit stabile kulturelle Praktiken (z.B. Begrüßungsformen). Die Lebensform ist dann der Kontext, mit dem das Sprachspiel in einer Wechselwirkung steht.

Das Verständnis eines Wortes setzt also nicht nur den Kontext des Satzes voraus, sondern eine Fülle an nicht-sprachlichem, kulturell geprägtem und sozial angeeignetem Wissen. Nur in diesem Kontext ist Verständigung möglich. Wenn man dem lockeren Einstieg ins Gespräch übers Wetter wissenschaftliche Fakten entgegenhält, hat man sich im Sprachspiel geirrt oder sich dem verweigert, worum es beim Reden übers Wetter konkret geht: nämlich nicht um Wahrheitsansprüche, sondern eine Art »soziales Beschnuppern«. Ebenso lässt sich über den Sprachspielbegriff die Erfahrung meines diesbezüglich bedauernswerten Freundes aus den Philippinen deuten: Zum ersten Mal in Deutschland wurde er, überall wo er hinkam, belehrt, dass gerade dort die Trinkwasserqualität am besten sei. Das galt sowohl in Freiburg als auch in München – und wäre er nach Wien gekommen, hätte er auch da von der überragenden Wasserqualität durch die

[14] Wittgenstein (1958), §23.

Wiener Hochquellenwasserleitung aus dem 19. Jahrhundert erfahren. Wobei gerade das Trinkwasserbeispiel zwischen Wahrheitsanspruch und lokalpatriotischer Identitätsbestätigung auch veranschaulichen kann, welche Schwierigkeiten darin liegen können, die Grenzen zwischen unterschiedlichen Sprachspielen zu ziehen.

Gerade wie Small Talk, wissenschaftliche Erkenntnis und der Ausdruck von Lokalpatriotismus unterschiedliche (nicht stets strikt trennbare) Sprachspiele (mit unterschiedlicher Grammatik) sind, so ist auch die medizinische Interaktion zwischen Patient und Ärztin gekennzeichnet durch viele mittransportierte soziale Vorannahmen. Zum einen wird durch das professionelle Setting festgelegt, worüber gesprochen wird, nämlich über Gesundheit bzw. Krankheit des Patienten. Handlungsanweisungen wie »machen Sie sich frei« würden in keinem anderen Kontext befolgt, sind aber in der medizinischen Interaktion üblich. Im Weiteren ist das Gespräch häufig gekennzeichnet durch eine Exploration der (schmerzhaften) Empfindungen des Patienten (»wo tut es weh?«), welche vom Patienten unmittelbar durch Introspektion gewonnene Daten verlangt. Die Ärztin fragt, der Patient gibt Auskunft über sein Befinden. Weder wissenschaftlicher Austausch unter Gleichen, noch gemeinsames Singen von Liedern oder unverfänglicher Small-Talk prägen die medizinische Interaktion, sondern ein klares Rollenverständnis mit jeweils unterschiedlichen Aufgaben.

Gerade interkulturelle Erfahrungen veranschaulichen diese Einbettung von sprachlichen Ausdrücken in Sprachspielen und Lebensformen. Denn zum Verständnis der Sprache gehört notwendigerweise das (oft unbewusste) Vor-Wissen über die Lebensform und das Sprachspiel. Auch wenn man zuweilen eine Fremdsprache gut kennt, so ist in einem unbekannten Kontext doch die Verständigung schwierig, wenn man mit der Lebensform nicht vertraut ist. Die Überlappung und Vertrautheit mit ähnlichen Lebensformen schafft die Möglichkeit der Verständigung; ist diese nicht gegeben, dann scheitert die Verständigung. Das ist die Bedeutung hinter Wittgensteins Diktum, dass wir den Löwen nicht verstehen würden, wenn er sprechen könnte.[15] Und man braucht nicht bis zu uns so fremden Lebenskontexten wie demjenigen des Löwen zu gehen, um der Verständigungsschwierigkeiten über Grenzen unterschiedlicher Lebenswelten ge-

[15] Vgl. Wittgenstein (1958), S. 223.

wahr zu werden. Dazu reicht häufig schon die Übertretung der Grenzen seines eigenen sozialen Milieus.

III. Medizinethische Folgerungen

Mit diesen skizzenhaft wiedergegebenen Überlegungen Wittgensteins können wir uns wieder dem Thema des Schmerzes in der Medizinethik im Allgemeinen und der Kommunikation zwischen Ärztin und Patient im Besonderen zuwenden. Dabei ist es sinnvoll, einige Überlegungen zum grundlegenden Charakter der medizinischen Interaktion voranzustellen. Diese beginnt in vielen Fällen damit, dass ein Patient mit bestimmten Schmerzen zur Ärztin kommt. So sind Schmerzen der Ausgangspunkt – die *illness*-Perspektive des Patienten –, die die Ärztin tätig werden lässt. Aus Sicht des medizinischen Systems kommen also Schmerz und Leiden regulär nur als Leiden *anderer* – nämlich der Patienten – vor: Die medizinische Institution kümmert sich um die Schmerzen der von außen kommenden Menschen, womit sie in ganz anderer Weise, als das Susan Sontag im Sinn hat, mit der *Betrachtung der Leiden anderer* ansetzt.[16] Die Schmerzen des Patienten bilden den Ausgangspunkt der medizinischen Interaktion, und die Betrachtung des Schmerzes folgt dem Zweck, die Ursache der Schmerzen zu identifizieren um diese anschließend beheben und damit auch die Schmerzen beseitigen zu können.

Gleich an den Anfang ihres Essays zur Betrachtung von Schmerz und Leiden im Krieg stellt Susan Sontag die Frage, ob die Betrachtung des Leidens ein gemeinsames »Wir« konstituiert: Bei allen Betrachtern rufe das betrachtete Leiden das gleiche Entsetzen und die gleiche Abscheu hervor, welche eine implizite Handlungsanweisung enthalten. Diese weitreichende doppelte These von identen Betrachtungsweisen und inhärenten Handlungsanweisungen, weist Sontag zurück. Bilder vom Leiden durch die Kriegszerstörungen und Naturkatastrophen können unterschiedliche Reaktionen auslösen; gerade bei kriegerischen Zerstörungen bleibe immer auch »die Frage zu stellen, welche Bilder, wessen Grausamkeiten, welche Tode nicht gezeigt wer-

---

[16] Vgl. Sontag (2003). Interessanterweise wird mit der Übersetzung aus dem Englischen das »Regarding the *Pain* of Others« zum deutschen »Das *Leiden* anderer betrachten« (meine Kursivsetzung).

den.«[17] Mit anderen Worten: Die politische Frage kann selbst bei der »einfachen« Betrachtung und der unmittelbaren Reaktion nicht ohne Weiteres ausgeklammert werden. Während es Sontag um das Leiden im Krieg geht, wo Identitätszuschreibungen unsere Reaktionen entscheidend prägen, so interessiert uns die Betrachtung des Leidens im medizinischen Kontext. Auch hier kann nicht selbstverständlich die *eine* einheitliche Reaktion auf die Schmerzen und das Leiden anderer unterstellt werden. Entscheidend an den Überlegungen Sontags, wenn sie in den medizinischen Kontext übertragen werden, ist zum einen die Kritik an einer naiven Vorstellung, dass Schmerz und Leiden jenseits von historischen, sozialen, kulturellen und politischen Kontexten unmittelbar die gleiche Reaktion hervorrufen. Zum anderen spitzen ihre Überlegungen nochmals die inhärente Problematik jener Spannung zu, die zwischen den radikal unterschiedlichen Perspektiven des erlebten Leidens und der medizinischen Intervention von außen besteht.

Mit Sontags adaptierten Überlegungen und Wittgensteins Sprachphilosophie ergibt sich auf vielfache Weise eine Spezifizierung der Schmerzkommunikation zwischen Patient und Ärztin. Erstens führt die Verlagerung der Artikulation des Schmerzes vom »Käfer in der Schachtel« zu einem sozial konstituierten gemeinsamen Sprachspiel weg von einer prinzipiellen Verständigungs*un*möglichkeit. Wenn also die Kommunikation von Schmerzen etwas Erlerntes, Soziales, Öffentliches und Geteiltes ist, die zwar auf etwas Inner-psychisches verweist, der es aber gerade nicht um die sprachliche Abbildung dieser Sache im jeweils Anderen geht, sondern um eine sprachspielhaft-vermittelte soziale Interaktion – wie die Offenbarung der eigenen Hilfsbedürftigkeit und das Auslösen externer Hilfsmaßnahmen –, so bedeutet dies, dass für das Gelingen der Verständigung zwischen Ärztin und Patient das Verständnis für Sprachspiel und Lebensform zentral sind. Dies führt zum zweiten Punkt: Im Anschluss an Sontag ist nicht nur auf die radikal getrennten Perspektiven von Schmerz*empfindung* und Schmerz*betrachtung* hinzuweisen, sondern – medizinethisch relevanter – auch auf die unterschiedlichen sozial, kulturell und historisch geformten Reaktionen auf den Schmerz. Was das konkret für die medizinische Praxis heißt, soll im Folgenden konkretisiert werden.

Zuerst setzt die Verständigung über Schmerzen voraus, dass

[17] Ebd., S. 21.

man sich in einem gleichen oder zumindest verwandten Sprachspiel befindet. Die grundsätzliche Bedingung ist insofern vorhanden, als die Schmerzerfahrung und der soziale Austausch darüber – davon ist auszugehen – universal sind. Was jedoch nicht mehr universal ist, ist die erlernte Form, in der über Schmerzen gesprochen wird. Diese ist unter anderem von unterschiedlichen sozialen, kulturellen und biographischen Faktoren abhängig, was sich anhand von kulturellen Prägungen am besten veranschaulichen lässt. Wenn also, wie der aus Syrien stammende deutschsprachige Schriftsteller Rafik Schami in einem eindrücklichen Artikel schreibt, jemand aus dem arabischen Raum davon spricht, dass sein Kopf nicht von einem Gartenzaun zu unterscheiden sei, dann ist das kein Fall für den Psychiater, sondern Ausdruck einer anderen Sozialisation von Schmerzkommunikation.[18] Von Wittgenstein wissen wir um die enge Verzahnung von Sprachspiel und Lebensform. Wenn also Schami pointiert schreibt, dass »die Krankheit in Nordeuropa eine intime, im Süden eine gesellschaftliche und familiäre Angelegenheit«[19] ist, so verweist er darauf, dass die Kommunikation über Krankheit und Schmerzen hier innerhalb andersartiger Sprachspiele vollzogen wird, auch wenn sie in beiden Fällen den »Uranlaß der Medizin«[20] verkörpert. Es sind andere soziale Parameter, eine andere Moral, die das Reden über Leid und Schmerz strukturieren. Mit anderen Worten: das Sprachspiel über Krankheit und Schmerz ist an eine andere Lebensform gekoppelt.

Hier ist noch auf zwei verschiedene Tendenzen der Ausbildung eines eigenen an eine bestimmte Lebensform gekoppelten Sprachspiels hinzuweisen; einmal auf Seite der Ärztin, einmal auf Seite des Patienten. Auf der einen Seite bildet sich über lange Jahre des Medizinstudiums ein eigenes klinisch-medizinisches Sprachspiel heraus, welches – wie in jeder wissenschaftlichen Disziplin – von der Alltagssprache entkoppelt ist und mit dem sowohl eine eigene Betrachtungsweise der Welt (vor allem unter der Perspektive von Krankheit) und eine eigene Lebensform einhergeht. Das Medizinstudium führt hin zu einer wissenschaftlichen Betrachtung von Krankheit und Schmerzen und damit zu einer Entfremdung von der intuitiven Schmerzwahrnehmung, welche dem Patienten zu eigen ist. So unerlässlich diese Entfremdung ist, so wichtig ist doch dabei ein Bewusstsein hier-

[18] Schami (2009), S. 106–126, hier S. 120.

[19] Ebd., S. 117.

[20] Von Engelhardt (1999), S. 102.

von und die Übersetzung des klinischen Sprachspiels in die Sprache des Patienten. Auf der anderen Seite kann das Leben in und mit chronischen Schmerzen zu einer eigenen Lebensform werden, wie die Fallstudie von Byron J. Good eindrücklich veranschaulicht.[21] Der Schmerz wird zu einem zentralen Bestandteil der eigenen Wahrnehmung und des eigenen Lebens, so dass man versucht ist, dies als eigene Lebensform zu erachten. Eine verbreitete Klage von chronischen Schmerzpatienten ist dann auch das Nicht-Verstanden-Werden – einerseits vom eigenen Umfeld und andererseits vom medizinischen Personal.[22] Diese beiden Tendenzen zur Entwicklung eigener Sprachspiele über Schmerzen veranschaulichen, dass Schmerzkommunikation keineswegs selbstverständlich ist und dass die Fallstricke keineswegs in einem solipsistischen Schmerzverständnis liegen (wie »man kann in den anderen nicht hineinschauen«), sondern in den unterschiedlichen Bezügen und Logiken von Sprachspielen.

Jenseits von den mit Schami angesprochenen kulturell unterschiedlichen Schmerzexpressionen und -kommunikationen ist mit diesen beiden Tendenzen der Übersetzungsproblematik – einerseits der medizinischen Fachsprache, andererseits der Welt der Schmerzpatienten – auf die unterschiedlichen Lebenswelten und Sprachspiele hingewiesen, welche die Verständigung schwierig gestalten. Und dies liegt nicht am von außen nicht sichtbaren »Käfer«, sondern an den unterschiedlichen Sprachspielen und Lebenswelten. Für den Schmerzpatienten kann daher die Selbsthilfegruppe insofern Abhilfe schaffen, als sie einen Austausch- und Kommunikationsraum schafft, in denen die Erfahrungen kommunizierbar werden.

Die Verständigung über Schmerzen setzt folglich die Verständigung über die Grenzen des Sprachspiels voraus. Jenseits der Übersetzung von einer medizinischen in eine Alltagssprache, ist das Erlernen von Schmerzbenehmen stets in hohem Grade kulturabhängig. Dabei ist Kultur dynamisch und keineswegs essentialistisch als Selbst- und Fremdzuschreibungskategorie zu verstehen, die je nach Kontext Zugehörigkeiten relational markiert.[23] So ist nicht nur an eine, sagen wir, europäische und eine asiatische Kultur zu denken, sondern ebenso an »Arbeiterkultur«, »bürgerliche Kultur« oder »medizinische Kultur«. Diese charakterisieren jeweilige Zugehörigkeiten zu über-

---

[21] Good (1992), S. 29–48.
[22] Vgl. Jackson (1992), S. 139–168.
[23] Vgl. Peters et al. (2014), S. 65–75.

lappenden Lebenswelten mit in unterschiedlichem Grade spezifizierten (und offenen oder hermetischen) Sprachspielen. Es sind also mannigfaltige Übersetzungsprozesse notwendig, damit die sprachliche Verständigung glücken kann, und dazu gehört ein Bewusstsein über die unterschiedliche Prägung der Sprache in verschiedenen Sprachspielen und Lebensformen. Wenn Schmerzen, folgt man Wittgenstein, eine öffentliche Bedeutung haben und deren Ausdruck in der zwischenmenschlichen Kommunikation erlernt werden, heißt das radikaler, dass im Kommunikationsprozess die sozialen Entstehungsbedingungen berücksichtigt werden müssen, damit Verständigung gelingen kann.

Dies alles gilt schließlich nicht nur für die praktische Kommunikation zwischen Patient und Ärztin, sondern auch für die theoretische Kommunikation, wenn etwa die »Unerträglichkeit« des Schmerzes oder die »Ausweglosigkeit« einer Situation verhandelt werden – beides Aspekte, die für Anschlussfragen – etwa nach der Gewährung von Suizidbeihilfe – von großer Tragweite sind. Wer glaubt, diese Termini rein naturwissenschaftlich klären zu können, bleibt hier blind gegenüber der Funktion der Rede von »Unerträglichkeit« in bestimmten Sprachspielen, welche nicht ursprünglich vom Patienten ins (Sprach-)Spiel eingebracht werden und in erster Linie nach kulturwissenschaftlicher Expertise verlangen.

Literaturverzeichnis

Arendt, Hannah (1981): Vita Activa. München/Zürich: Piper.

Engelhardt, Dietrich von (1999): Krankheit, Schmerz und Lebenskunst. Eine Kulturgeschichte der Körpererfahrung. München: Beck.

Good, Byron J. (1992): A Body in Pain – The Making of a World of Chronic Pain. In: Mary-Jo DelVecchio Good et al. (Hrsg.): Pain as Human Experience. Berkeley/Los Angeles/London: University of California Press, S. 29–48.

Grayling, A. C. (1999): Wittgenstein. Freiburg/Basel/Wien: Herder.

Jackson, Jean E. (1992): ›After a While No One Believes You‹: Real and Unreal Pain. In: Mary-Jo DelVecchio Good et al. (Hrsg.): Pain as Human Experience, Berkeley/Los Angeles/London: University of California Press, S. 139–168.

Kaelin, Lukas (2013): Verständigung und Kultur. In: Ders. et al. (Hrsg.): Wie viel Deutsch braucht man, um gesund zu sein? Wien: Verlag Österreich, S. 33–43.

Menz, Florian (2013): Wie viel Kommunikation braucht die Medizin? In: Lukas Kaelin et al. (Hrsg.): Wie viel Deutsch braucht man, um gesund zu sein? Wien: Verlag Österreich, S. 3–18.

Peters, Tim et al. (2014): Grundsätze zum Umgang mit Interkulturalität in Einrichtungen des Gesundheitswesens. In: Ethik in der Medizin 26, S. 65–75.
Scarry, Elaine (1985): The Body in Pain. Oxford: Oxford University Press.
Schami, Rafik (2009): Damaskus im Herzen, Deutschland im Blick. München/Wien: Hanser.
Sontag, Susan (2003): Das Leiden anderer betrachten. München/Wien: Hanser.
Wittgenstein, Ludwig (1958): Philosophische Untersuchungen, Philosophical Investigations [Deutsch mit Englischer Übersetzung]. Oxford: Blackwell.
Wittgenstein, Ludwig (1970): Das Blaue Buch. Eine Philosophische Betrachtung, hrsg. von Rush Rhees. Frankfurt: Suhrkamp.

Kommunikation von Schmerzen bei »nicht-kommunikativen« Patienten

Jessica Pahl

1. Kommunikation von Schmerzen

Laut der Internationalen Gesellschaft zur Erforschung des Schmerzes sind Leid- und Schmerzerleben von Grund auf subjektive Vorgänge, die sich – wenn überhaupt – nur schwer intersubjektiv plausibilisieren lassen.[1] Zudem können wir mit unseren fünf Sinnen allenfalls Indikatoren für Schmerzen erfassen. Aus diesen Gründen lässt sich nur schwerlich greifen, was Schmerz »an sich« eigentlich ist.[2] Die Vermittlung bzw. Mitteilung des Erlebens von Schmerzen und Leid stellt demnach eine große Herausforderung für alle Beteiligten dar – sowohl für den Erleidenden als auch den Interaktionspartner, der darauf in irgendeiner Form reagieren soll.

Viele theoretische Auseinandersetzungen mit dem Thema Schmerz setzen bei der Aporie an, dass sich die Erfahrung eines Schmerzes (unabhängig von seiner Intensität) sprachlich nicht adäquat darstellen und nachvollziehen lässt – der Schmerz gar mit einer ihm eigenen »natürlichen Undefinierbarkeit«[3] einhergeht. So hat der (physische) Schmerz für Elaine Scarry etwas »Nichtkommunizier-

---

1 IASP (1994).

2 Der neurophysiologische Entstehungsprozess von Schmerzen steht im Rahmen dieser Überlegungen nicht im Vordergrund. Medizinisch gesprochen handelt es sich dabei um einen Vorgang, bei dem potentiell schädigende physikalische Reize Nozizeptoren erregen, welche wiederum über afferente Nervenfasern das zentrale Nervensystem über den erfolgten Reiz informieren, vgl. Röscheisen-Hellkamp (2000). Laut der International Association for the Study of Pain (IASP (1994)) wird Schmerz weiterhin wie folgt definiert: »Schmerz ist ein unangenehmes Sinnes- oder Gefühlserlebnis, das mit tatsächlicher oder potenzieller Gewebeschädigung einhergeht oder von betroffenen Personen so beschrieben wird, als wäre eine solche Gewebeschädigung die Ursache.« Mit dieser allgemein anerkannten Definition wird den unterschiedlichen körperlichen, emotionalen und kommunikativen Dimensionen des Schmerzes bereits Rechnung getragen.

3 Morris (1994), S. 27.

bares«, gerade deshalb, weil er »nicht *von* oder *für* etwas«[4] ist und sich daher, wie andere Gehalte phänomenalen Bewusstseins[5], einer Objektivierung entzieht.[6] Das wittgensteinsche Postulat, nach dem man über das, wovon man nicht sprechen kann, zu schweigen habe,[7] erscheint jedoch nicht zielführend, um sich dieser Thematik anzunähern. Zeigt doch bereits die bloße Aussage »Ich habe Schmerzen«, dass eine Schmerzsprache in unserer Wirklichkeit existiert, der es zu begegnen gilt. Für den Schmerzerleidenden ist das, was (dieser) Schmerz ist, fraglos gegenwärtig aufgrund der ihm gegebenen subjektiven Erlebnisgehalte. Er *hat* irgendwo in bzw. an seinem Körper einen Schmerz, der sich irgendwie auch lokalisieren lässt (oder sich, wie im Fall seelischer Schmerzen, als Resultat einer bestimmten Disposition des Subjekts zu seiner Umwelt oder zu sich selbst bestimmen lässt). Der Schmerz *ist* gleichwohl aber selber kein Objekt. Wie ist der Schmerz der Erleidenden nun also dingfest zu machen? Scarry schlägt hier vor, sich zur Objektivierung des Schmerzes einer *Typologie von Schmerzäußerungen* in unterschiedlichen Dimensionen (zeitlich, räumlich, wärmebezogen) zu bedienen (z.B. brennende, stechende oder hämmernde Kopfschmerzen) und dann durch die *Benennung des Schmerzes* den »mentalen Sprung« vom Inneren des Leibes »in eine äußere soziale Welt, von der man sich vorstellen kann, dass sie die Verletzung verursacht hat«[8] zu vollziehen. Sprache bzw. Kommunikation ist in diesem Sinne das Medium intersubjektiver Nachvollziehbarkeit von Schmerz bzw. der Schlüssel zum Schmerzverstehen.

Diese Feststellung führt mich direkt zur zentralen Frage dieses Beitrags: Was passiert, wenn uns der Zugang zu diesem essentiellen Medium der Kommunikation nicht gegeben ist, weil sich unser Gegenüber vermeintlich nicht in den uns vertrauten Formen auszudrücken vermag – und wir ihn (noch) nicht verstehen können? Wie können uns Schmerzen ohne die alltäglichen kommunikativen Gewissheiten überhaupt noch intersubjektiv zugänglich sein? Es ist hier konkret die Rede von Situationen, in denen nicht nur ein Zweifel am

---

4 Scarry (1992), S. 14.

5 Vgl. Nagel (1974).

6 Empfehlenswert ist Julia Dietrichs kritische Auseinandersetzung mit Elaine Scarrys Schmerzkonzeption und ihre daran anschließende Analyse alltäglicher Schmerzerfahrungen in diesem Band, vgl. auch Dietrich (2009).

7 Vgl. Wittgenstein (1979), S. 115.

8 Scarry (1992), S. 31.

Gelingen von Kommunikation vorliegt, sondern bereits am Stattfinden derselben. Solche Kommunikationsprobleme gehen nicht nur mit (wodurch auch immer gesetztem) sogenanntem existentiellen Anderssein einher oder resultieren gar aus einem solchen. Vielmehr konstituiert sich hierbei ein besonderer Typus des Fremden: der Typus jenes befremdlichen (Mit-) Menschen, der, obwohl (in der Regel) unbezweifelbar ein Mensch, allein schon durch seine schlichte Präsenz anderen mehr oder weniger unerbittlich die Grenzen ihrer Sozialwelt vor Augen führt. Konkret ist hier die Rede von Menschen mit schwer(st)en Bewusstseinsstörungen, aber auch von Menschen mit komplexen Sinnesbeeinträchtigungen, mit weitreichenden Entwicklungsstörungen oder mit Totallähmungen.

In diesem Beitrag widme ich mich dem grundlegenden Problem der Kommunikation mit eben solchen »nicht-kommunikativen« Anderen unter besonderer Berücksichtigung der Deutung von Schmerz- und Leidempfindung bei Menschen im sogenannten Wachkoma (»vegetative state«). Vorab sei zu dieser Ausrichtung nur so viel gesagt: Seit einiger Zeit wird in erster Linie aufgrund neuester Erkenntnisse in den Neurowissenschaften auch Wachkomapatienten zunehmend zugeschrieben, zu Schmerzempfinden befähigte Wesen zu sein. Im direkten und alltäglichen Umgang mit einem solchen Patienten sind die verschiedenen Akteure aber gleichwohl auf die Deutung von Appräsentationen oder Techniken basaler Kommunikation (z. B. die Beobachtung von Zittern, Schwitzen etc.) angewiesen bzw. darauf zurückgeworfen.

2. »Nicht-kommunikative« Patienten und Kommunikationsherausforderungen

Seit den 1950er Jahren hat die Intensivmedizin rasante Fortschritte darin gemacht, Technologien und Techniken zu entwickeln, um Menschen mit schwersten neuronalen Schäden am Leben zu erhalten. Diese Entwicklung nahm ihren Anfang in Björn Ibsens nichtinvasiver Überdruckbeatmung in den 1960er Jahren und wurde seitdem durch den flächendeckenden Einsatz von High-Technologien zur künstlichen Aufrechterhaltung des Herzschlags, des Blutkreislaufes und der Atmung weitergeführt.[9] Während früher Menschen nach einem

[9] Vgl. Reisner-Sénélar (2011).

Akutereignis (z. B. infolge eines Schädel-Hirn-Traumas) starben, ist dies mittlerweile nicht mehr zwangsläufig der Fall. So »produziert« diese neue technische Machbarkeit der Intensivmedizin immer mehr Patienten, sozusagen als nicht-intendierte »Artefakte«, die in einem permanenten Zustand der Bewusstseinsstörung oder unter vollständiger Körperlähmung weiterleben (können)[10]. Hierbei handelt es sich beispielsweise um folgende pathologische Daseinsformen:

Manche Patienten mit schwersten neuronalen Schäden können nach Tagen oder Wochen intensivmedizinischer Betreuung im Koma »wiedererwachen«. Geht dieses Wiedererwachen nicht mit einer vollständigen kognitiven Rekonvaleszenz einher, so befindet sich der Patient oft im sogenannten »vegetative state« (VS). Dieser auch als »Wachkoma«, »unresponsive wakefulness syndrome« oder als »apallisches Syndrom« bezeichnete pathologische Zustand beschreibt eine aufgrund schwerster kortikaler Läsionen hervorgerufene Bewusstseinsstörung. Explizit wird Wachkoma als Verlust des Bewusstseins von sich und der Umwelt sowie der Fähigkeit, mit anderen zu kommunizieren, verstanden.[11] Zudem können in diesem Zustand keine zielgerichteten Verhaltensänderungen als Reaktion auf externe Stimuli beobachtet werden. Durch den weitgehend intakten Hirnstamm zeigen diese Patienten aber einen (mehr oder weniger) stabilen Schlaf-/Wachrhythmus und eine (weitestgehend) intakte Steuerung vegetativer Funktionen. Ist nach einem Jahr keine merkliche Änderung dieses Zustands zu beobachten, spricht man vom sogenannten »persistent vegetative state« (PVS).

Mit diesem Krankheitsbild können Wachkoma-Patienten viele Jahre, ja sogar Jahrzehnte überleben – allerdings mit Einschränkung: »Die verbliebene Funktionalität des Hypothalamus und des Hirnstamms ermöglichen ein Überleben *mit medizinischer und pflegerischer Fürsorge*«.[12] So bedürfen wachkomatöse Patienten in Langzeitpflegeeinrichtungen intensiver Zuwendung und oft der Anwendung von Technologien, wie z. B. einer PEG-Sonde, die die üblicherweise auftretende Schluckstörung (Dysphagie) kompensieren soll und die Patienten über Nahrungszufuhr am Leben erhält.

---

[10] Vgl. Pahl & Hitzler (2014).

[11] Vgl. The Multi-Society Task Force on PVS (1994), Laureys (2006).

[12] »[Their] sufficiently preserved hypothalamic and brainstem autonomic functions permit survival *with medical and nursing care.*« (The Multi-Society Task Force on PVS (1994), S. 1500).

Neben den erwähnten Formen von Bewusstseinsstörungen gibt es verwandte – ebenfalls der Klasse von Hirnfunktionsstörungen zuzuordnende – Erkrankungen wie das »Locked-in-Syndrom« (LIS), bei dem der Patient zwar bei Bewusstsein ist, sich aber aufgrund einer (fast) vollständigen Lähmung des Körpers nicht mehr bewegen und sich damit seiner Umwelt nur schwer oder auch gar nicht mehr verständlich machen kann.[13] Oft wird versucht, mit diesen Patienten mittels Augenlidbewegungen zu kommunizieren. Allerdings ist der Grad der Lähmung im LIS bei degenerativen Erkrankungen des motorischen Nervensystems wie der Amyotrophen Lateralsklerose (ALS) zunehmend, so dass irgendwann auch die Willkürmotorik aussetzt. In diesem kritischen Zustand vollständiger Lähmung, dem so genannten »completely locked-in state« (CLIS), den der Patient bei vollem Bewusstsein erfährt, kann ein Überleben nur mit Hilfe technischer Hilfsmittel wie künstlicher Beatmung weiterhin gewährleistet werden.

Auch wenn diese Beschreibung der Krankheitsbilder eine deutliche Unterscheidungsfähigkeit suggeriert, hat sich in der diagnostischen Praxis gezeigt, dass eine Abgrenzung zwischen Wachkoma und Locked-in-Syndrom im Einzelfall sehr schwierig sein kann, da doch in beiden Fällen die Kommunikation mit den Patienten – und damit eben auch eine Verständigung über potentielle Schmerzen wie etwa Lagerungsschmerzen – grundlegend gestört ist.[14] Hinzu kommt, dass sich das behaviorale Erscheinungsbild dieser neuronal Erkrankten ähnelt.

Die Herausforderung der Verhaltensinterpretation bei einem ›nicht-kommunikativen‹ *wachkomatösen* Menschen liegt dabei vor allem in der Differenzierung zwischen nichtintendiertem Appräsentieren und intendiertem Kommunizieren. Dabei geht es nicht darum, dass etwa ein Augenzucken schlichtweg ein defizitäreres Sprachspiel ist als eine Lautäußerung, sondern darum, ob ein bestimmtes Augenzucken überhaupt als intentionale kommunikative Geste zu deuten ist oder aber eine Art behaviorales »Rauschen« und nicht beabsichtigtes Geschehen darstellt. Die zentrale Frage im Umgang mit solchen »nicht-kommunikativen« Patienten lautet dabei: Wie viele Indizien

---

[13] Vgl. Smith & Delargy (2005).

[14] Bei Diagnosen von VS, MCS und LIS und der gegenseitigen Abgrenzung dieser Zustände wird von einer Fehlerrate von bis zu 40 % ausgegangen, vgl. Andrews et al. (1996), Kotchoubey et al. (2011).

für (proto-)kommunikative Kompetenz brauche ich in welcher Dichte, Häufigkeit und Reproduzierbarkeit, um einem Menschen zu attestieren, er sei zwar ein Anderer, als Anderer aber einer wie Ich – und dementsprechend auch noch zur Erfahrung von Schmerzen und Leid befähigt wie ich?

Der Umgang mit diesen Patienten schließt für die involvierten Akteure neben der Notwendigkeit, Zustände von Schmerz- und Leidempfindung des ›nicht-kommunikativen‹ Anderen deuten zu lernen, immer auch mit ein, den alltäglichen Umgang selbst (z.B. die eigenen Therapie- oder Pflegehandlungen) zu plausibilisieren. In diesem Zustand des permanenten Zweifelns entstehen handlungsrelevante Fragen danach, ob Schreie des Patienten ignoriert werden dürfen oder ob man im Beisein des Patienten von der Nicht-Rekonvaleszenz seines Zustands sprechen darf, will man möglichen psychischen Schmerz vermeiden. Allgemein gilt es also zu klären, welcher Deutungsmuster sich Mediziner, Therapeuten oder Pflegepersonal bei der Beurteilung der Erlebensdaten von Schmerzen bedienen und welche Legitimationsstrategien sich im Umgang mit diesen Patienten innerhalb der einzelnen Handlungsfelder manifestieren. Diese Fragestellungen sollen dabei helfen, zu einer systematischen Erfassung des Problem- wie Deutungsspektrums im Kontext von Schmerzerfassung und -vermittlung bei »nicht-kommunikativen« Patienten vorzudringen.

3. Typologie anthropologisch-sozialer Ungewissheiten

Da verbale Kommunikationsversuche typischerweise scheitern, steht am Anfang von Therapie und Pflege von Wachkoma- und Locked-in-Patienten immer zunächst der Versuch, mit dem Gegenüber überhaupt irgendwie in Kontakt zu treten. Dabei werden so grundverschiedene Ansätze wie invasive oder nicht-invasive Neuroprothesen, so genannte »brain-computer-interfaces« (BCIs),[15] oder eher aus der

[15] Bei BCIs wird der Patient aufgefordert, eine bestimmte Situation zu imaginieren oder er wird mit bestimmten Aussagen konfrontiert, wie »Die Hauptstadt von Frankreich ist Paris« bzw. »Die Hauptstadt von Frankreich ist Spanien«. Je nachdem welche Areale im Hirn in diesen Situationen ›feuern‹, ergeben sich mittels EEG oder Messung des Blutflusses in zerebralen Regionen (d.h. funktionaler Nahinfrarotspektroskopie, fNIRS) unterschiedliche neuronale Aktivierungsmuster. Mit Hilfe dieser Muster lernt ein Computer über Klassifikationsalgorithmen im Laufe des Therapieverfahrens ein ›Ja‹-Aktivierungsmuster des Patienten von einem ›Nein‹ zu unter-

Sonderpädagogik stammende Techniken wie Basale Stimulation[16] und Tiertherapie angewendet.[17] Diesen Methoden ist gemein, dass sie Schädel-Hirn-Verletzte entweder durch eine BCI-vermittelte Erkennung neuronaler Aktivierungsmuster oder durch vielfältige sensorische Angebote – wie in den beiden letztgenannten Verfahren – zur Herausbildung non-verbaler Mitteilungsformen befähigen sollen. Die Etablierung von Kommunikation mit dem Gegenüber wird deshalb an den Anfang all dieser Methoden gestellt, weil jegliche handlungsleitende Extrapolation und Analogiebildung von mir auf ihn/sie/es, von meinen Bedürfnissen und Schmerzempfindungen auf seine/ihre in diesem besonderen Zustand zum Scheitern verurteilt bzw. zweifelhaft ist.[18]

Dieser Kommunikationsversuche immer begleitende Zweifel betrifft weitaus mehr als die Frage, welche Therapie- und Pflegepraktiken dem einzelnen Patienten zuträglich sind, sondern begründet sich in einer tieferliegenden Ungewissheit gegenüber dem Anderen, aber auch gegenüber sich selbst und seinen eigenen Kompetenzen. Das schließt die Verunsicherung darüber mit ein, ob der Andere Schmerz empfinden kann und wenn ja, wie er diesen selbst erlebt und ob bzw. auf welche Weise wir diese Situationen des Schmerzerlebens wahrnehmen können. Folgende Dimensionen der Ungewissheit, welche Auswirkungen darauf haben, wie wir den Schmerz eines »nicht-kommunikativen« Gegenübers rekonstruieren, lassen sich unterscheiden:

Ungewissheit (i) gegenüber der personalen Identität des Gegenübers, (ii) gegenüber dem sozialen Status des Gegenübers, und letztendlich als Konsequenz des Vorangegangenen, (iii) gegenüber der ontischen Verfasstheit des Gegenübers als Träger moralischer Werte und Rechte.[19]

Personale Identität verstehe ich im Folgenden als das Vorhandensein eines Ichs, das sich selbst als ein solches betreffen, sich selbst

---

scheiden. Diese computationale Auswertung kann dann z. B. an ein akustisches Signal gekoppelt werden, welches dem Patienten verkündet: »Sie denken ›Ja‹« oder »Sie denken ›Nein‹«, vgl. Ruf et al. (2013), De Massari et al. (2013), Ayala et al. (2014).

16 Vgl. Bienstein & Fröhlich (2003).

17 Vgl. Zieger (2003).

18 Entweder erhalten mit PVS- oder LIS-Patienten betraute Akteure auf durchgeführte Handlungen widersprüchliche Signale – einmal ›antwortet‹ der Patient auf eine wohltuende Massage mit entspannten Gesichtszügen, ein anderes Mal mit heftigen Kontraktionen und Lautieren – oder gar keinen erkennbaren Signalen.

19 Zu diesen anthropologisch-sozialen Herausforderungen, vgl. auch Baedke & Pahl (2015).

Ziele setzen und verwirklichen kann, also z. B. als eines, das einen Schmerz auch als einen solchen Schmerz selbst-reflexiv erfassen, Handlungsstrategien der Schmerzvermeidung entwickeln und umsetzen kann. Die dafür entscheidenden Bedingungen sind das Vorhandensein von Selbstreflexivität bzw. Selbstbewusstsein und Handlungsfähigkeit. In sozialer Hinsicht weist dieses Ich zudem die Fähigkeit auf, andere als ein solches zu betreffen bzw. von diesen betroffen zu werden und mit anderen in sozialen Situationen zu interagieren, kurz: die eigenen Handlungen haben nicht nur Relevanz für den Handelnden, sondern sie finden ein Echo im Sozialen.

Im Umgang mit Schwerst-Hirngeschädigten kommt der Ungewissheit darüber, ob der Gegenüber noch ein sozial relevanter Anderer ist, eine Schlüsselfunktion zu. So versuchen Professionelle (Neurologen, Therapie- und Pflegepersonal) wie An- und Zugehörige zuallererst zu klären, ob dieser scheinbare »Berg Menschenfleisch«[20] als ein soziales »Ich« (und als was für ein »Ich«) adressiert werden kann, also z. B. ob und in welchem Maße der Patient sozusagen zur semantischen Dekodierung sensorischen Inputs fähig ist. Ist Kommunikation möglich, können daraus automatisch Rückschlüsse über die Lebendigkeit und das Vorhandensein personaler Identität bzw. den Status des Anderen als Träger moralischer Werte und Rechte getroffen werden. Im besten Fall lassen sich so Ungewissheiten über die Beantwortung des Kommunikationsproblems auflösen. Dieser Fall tritt jedoch nur selten ein.

Verliert ein Mensch seine personale Identität, ist er zwangsläufig auch kein *soziales »Ich«* mehr. Aber auch wenn der Andere noch ein solches (selbst-)bewusstes Subjekt ist, bleibt unklar, welche Beziehung er zu uns hat bzw. wir zu ihm haben und wie sich seine und unsere Einstellung zu seiner besonderen Lebensform konstituiert. Dies schließt nicht nur die Frage mit ein, anhand welcher Maßstäbe er und wir seine Lebensqualität bemessen. Es zeigt sich, dass der Versuch einer sozialen Interaktion mit dem Gegenüber auch Zweifel gegenüber dem evoziert, was *ich bin* und was *ich tue*. So müssen einfache soziale Handlungsroutinen in diesem ungewohnten Kontext erneut reflektiert und (möglicherweise) modifiziert werden. Man fragt sich unter anderem: »Habe ich überhaupt die Fähigkeit, mit diesem Gegenüber kommunizieren zu können?«, »Wie muss ich ihn berühren, ansprechen etc.?«, »Verursache ich ihm Schmerzen?«,

[20] Hitzler (2012).

»Soll ich seine körperlichen Anzeichen wie Schreie, erhöhter Puls oder Anspannungen ignorieren?«. Damit ist der Einzelne im Versuch des sozialen Miteinanders mit zerebral stark Geschädigten und insbesondere in der Schmerzdiagnose und der Entwicklung von Schmerzvermeidungsstrategien mit einer doppelten Verunsicherung konfrontiert: mit dem Zweifel am Gegenüber und dem Selbstzweifel.

4. Schmerzen verstehen lernen: Deutungsmuster im Umgang mit Wachkomapatienten

Wie aber kommuniziert man mit diesen besonderen Patienten? Dies ist im Fall des LIS prinzipiell einfacher als bei Menschen im sogenannten Wachkoma: Während eine reliable Basiskommunikation mit LIS-Patienten mittels »brain-computer-interfaces« hergestellt werden kann, besteht bei wachkomatösen Patienten die Notwendigkeit, Interpretationsschemata im Umgang mit ihnen zu entwickeln.

Anhand einiger Beispiele aus dem wissenschaftlichen Forschungsfeld sollen nun verschiedene Interpretationsschemata innerhalb des Deutungsmusters im Umgang mit Wachkomapatienten rekonstruiert werden. Diese Ausführungen stützen sich neben der Recherche einschlägiger Fachliteratur auf leitfragengestützte Interviews mit Wissenschaftlern in diesem Forschungsfeld. Die rekonstruierten Interpretationsschemata innerhalb des Deutungsmusters »Wachkoma« sind als direkte Antworten auf die oben beschriebenen Ungewissheiten bei der Ermittlung potentieller Schmerzen des Gegenübers zu verstehen. Sie sind Handlungsstrategien, die auf Fragen reagieren wie »Ist der Andere Träger moralischer Werte und Rechte, wie des Rechts auf körperliche Unversehrtheit bzw. Schmerzfreiheit?« oder: »Empfindet der Andere Schmerzen bewusst/unbewusst?«

In der Fachliteratur zum Thema »Wachkoma« wird von Seiten einiger sogenannter Beziehungsmediziner eine allgemeine Kritik an dem methodischen, insbesondere neurowissenschaftlich ausgerichteten »Mainstream« laut. Dieser kritische Ansatz zielt darauf ab, einen bewussten Gegenentwurf zur naturalisierenden und quantifizierenden Methodologie in Forschung und Therapie von Menschen mit schwersten neurologischen Schädigungen zu präsentieren, und sich stattdessen den betroffenen Menschen ganzheitlich anzunähern. Explizit wird kritisiert, dass die Biomedizin einseitig defektorientiert vorgeht und den Menschen auf eine »aus Organen zusammengesetzte [in diesem Fall: defekte] Maschine«[21] reduziert.

Dieser Logik folgend ließen sich zwei klar voneinander abgegrenzte Deutungsmuster rekonstruieren: Nennen wir sie »*Die defekte Maschine*« und »*Der andere Mensch*«. Das erste Deutungsmuster – das vermeintliche Erklärungs- und Handlungsparadigma der Neurowissenschaften bzw. Schulmedizin – versteht den Menschen im Wachkoma als Ansammlung von Organen, von denen einige defekt sind. Dieses kortikal dysfunktionale Etwas ist keine Person, d.h. kein selbstreferenzielles, handlungsfähiges Subjekt mehr. Es nimmt Schmerzen weder *wie wir*, noch auf eine andere Art *bewusst* wahr. An dieser Stelle kann gefragt werden, ob dieser »bloße Organismus« weiterhin künstlich am Leben erhalten werden sollte.

Das zweite, beziehungsmedizinische Deutungsmuster fordert, die naturalisierende Plausibilisierungsstrategie durch einen Blick auf diese Menschen zu ersetzen, der ihre (möglichen) Kompetenzen in den Vordergrund rückt und sich ihrer Andersartigkeit öffnet. Diese Einstellung begegnet den erwähnten Handlungsherausforderungen und Unsicherheiten in einem Modus des »*Als-ob*« – d.h. vor allen Handlungen anzunehmen, dass ein Dialogaufbau zu diesem zur Wahrnehmung, Empfinden und Äußerung befähigten »Ich« prinzipiell möglich ist: *Als ob* der Andere nicht nur Schmerzen empfindet, sondern sie auch selbstbewusst und für uns verstehbar entäußert. Diese Perspektive impliziert, dem Erkrankten – trotz möglicher Zweifel – eigene Kompetenzen und spezifische Erfahrungen zuzuschreiben und ihn als grundlegend soziale »leib-seelisch-geistige Einheit, […] rückgebunden […] an andere Menschen«[22] zu begreifen. Damit reagieren die Erkrankten nicht einfach auf Reize, sondern antworten auf Zeichen. Ob und welche Antwort gegeben wird, wird als natürlicher Willensausdruck gedeutet. In dieser Lesart bedarf es dafür einer besonderen Interaktionsstrategie, welche den Mediziner (und die Angehörigen) selbst stärker mit einbezieht. So sollen dem immer mit Namen anzusprechenden Patienten insbesondere körperbasierte Spürinformationen angeboten werden. Dass das neurologisch erkrankte Gegenüber diese prinzipiell verarbeiten kann, wird immer schon – sozusagen als erste Prämisse – vorausgesetzt. Damit wird jede noch so kleine und unscheinbare behaviorale Expression zur Kom-

---

[21] Zieger (2006a), S. 9.
[22] Zieger (2006b).

munikation.[23] Fortwährende Kieferbewegungen von Wachkomapatienten sind somit nicht als sinnloses Kauen zu verstehen, sondern als selbstaktivierte Äußerungen. Allerdings können diese Informationen erst dann dekodiert werden, wenn man ein Gefühl für ihr behaviorales, körpereigenes »Vokabular« entwickelt. Dies kann z.B. für Angehörige über Kuscheln mit Wachkomapatienten erfolgen. Solch körperlicher Mitvollzug und individuelles situatives Erleben – insbesondere die Teilhabe an Schmerzerfahrungen des Anderen – soll als Erkenntnisquelle in der Wachkomadiagnostik und -therapie, aber auch in der Forschung gezielt eingesetzt werden.[24]

Eine solche intuitionistische Urteilsfindung ist allerdings mit den Kriterien experimenteller schulmedizinischer Validierung und naturalisierender Argumentation der »evidence based medicine« schwer vereinbar. Zudem ist die intensive permanente Einbeziehung des Mediziners im Rahmen dieser besonderen Deutungsmethodologie – insbesondere in Form der Reflexion über eigene Voraussetzungen und Einstellungen bei der Interpretation von Signalen – sehr anspruchsvoll.

Im Folgenden werden wir sehen, dass das skizzierte dichotome Verständnis der Forschungslandschaft zu Menschen im Zustand des Wachkomas – auf der einen Seite steht die Beziehungsmedizin, auf der anderen die Biomedizin – im Kontext der bei der Schmerzerfassung zu bewältigenden vielschichtigen anthropologischen Ungewissheiten nur schwer aufrecht erhalten werden kann. So zeigt sich, dass es kein allgemeingültiges und disziplinenspezifisches Deutungsmuster von Schmerz bei sogenannten ›nicht-kommunikativen‹ Patienten gibt,[25] sondern Handlungsstrategien äußerst heterogen und selbstwidersprüchlich sein können und situationsspezifisch von unterschiedlichen Akteuren entwickelt werden müssen.

In biomedizinisch ausgerichteten Studien zu Kommunikationskompetenzen schwerst Neuronal-Geschädigter per bildgebender Verfahren oder BCIs werden neben Locked-in-Patienten auch Wachkomapatienten als Testgruppe berücksichtigt, wobei letztere oftmals aber scheinbar nur eine negative Kontrastfolie zu gelingender Kom-

---

[23] Diese Deutung entspricht dem watzlawickschen Kommunikationsverständnis, demzufolge es nicht möglich ist, nicht zu kommunizieren, da jegliche Verhaltensäußerung seiner Deutung zufolge Kommunikation ist, vgl. Watzlawick (1976), (2011).
[24] Vgl. ebd., Zieger (2011).
[25] Vgl. Hitzler & Grewe (2013).

munikation bilden. Entgegen dieser Einschätzung, dass man nicht mit Wachkomapatienten, sondern nur mit Locked-in-Patienten (gemessen am bisherigen technologischen Standard der BCIs) verlässlich, d.h. statistisch reliabel, kommunizieren kann, scheinen einige sogenannte Biomediziner gleichwohl aber anzunehmen, dass es alternative Wege gibt, zu Menschen in diesem besonderen Lebenszustand vorzudringen und zu ihnen eine, wie sie betonen, »Beziehung« aufbauen zu können. Ein interessantes Beispiel hierfür ist die Langzeitstudie von Lotze et al., in der eine funktionale Wiederherstellung neuronaler Areale bzw. eine damit einhergehende Reaktivierung der motorischen Aktivität und Reagibilität der Patienten verbessert werden soll.[26] Hierzu werden über einen Zeitraum von sechs Monaten vielfältige sensorische Stimulationen (»sensory stimulation«, SS) und so genannte sozial-taktile Interventionen (»social-tactile interventions«, STI) durchgeführt. Bei SS werden die Patienten von Therapeuten geleitet und dazu angeregt, verschiedene sensorische Reize zu erfassen. Sie sollen z.B. Holz anfassen oder Objekte wie Tamborines, die Geräusche von sich geben. In erster Linie geht es für den Therapeuten darum, während des langen Therapieverlaufs ein Gespür dafür zu bekommen, welche Umweltreize der Patient verarbeiten kann, um diese dann zu verstärken und eine Interaktion zwischen dem handelnden Patienten und der Reizquelle zu initiieren. Zu dieser Klasse von (wieder-)entdeckten Gegenständen zählen aber explizit auch andere Menschen. Dafür wird eine weitere Therapiephase sozial-taktiler Interventionen (STI) durchgeführt.[27] STI basiert auf der Idee, spontane (»voluntary«) aktive Körperbewegungen des Patienten über einen langen Lernprozess erkennen zu lernen und zu verstärken. Dieser Prozess, in dem es gilt, schrittweise ein sehr enges Patienten-Therapeuten-Verhältnis aufzubauen, vollzieht sich über ein gegenseitiges Wahrnehmen des anderen Körpers.[28] »STI ist ein umsichtigerer Ansatz, bei dem ausreichend Zeit vorhanden ist, um eine therapeutische *Beziehung* aufzubauen. Sobald die *Beziehung* gefestigt ist, kann SS seine Wirkung entfalten«.[29]

Eine solche Beziehung kann aber nicht zu einer defekten neuro-

---

[26] Vgl. Lotze et al. (2011).

[27] Vgl. Feuser (2002).

[28] »very close and intensive therapist–patient interaction«, Lotze et al. (2011), S. 235.

[29] »STI is a more delicate intervention that provides enough time to build up a therapeutic relationship. As soon as the *relationship* has been established, SS can exert its effect« (ebd., S. 234; Herv. hinzugefügt).

nalen Maschine aufgebaut werden, sondern nur zu Menschen – genauer: *zwischen* Menschen. Das bedeutet, auf irgendeine Weise muss auch der Patient sein menschliches Gegenüber, dessen Körper, angebotene Reize und verbale Aufforderungen, wahrnehmen können – bewusst oder unbewusst. Diese Wahrnehmungskompetenz steht am Anfang eines kognitiven Lernprozesses, bei dem z. B. wie im obigen Fall durch kontingente Verstärkung zielgerichteten Denkens der Wunsch zur spontanen behavioralen Entäußerung *reaktiviert* werden soll. Damit wird dieser Lebenszustand zugleich als weniger statisch begriffen als der Fachterminus »persistent/permanent vegetative state« vermuten lässt, kann doch im Therapieverlauf eine deutliche Veränderung hin zu verbesserter Reagibilität beobachtet werden. Diese Veränderlichkeit stellt eine anthropologische Grundvoraussetzung dafür dar, um nicht nur als humanes Wesen, sondern als Person mit eigener Biographie angesprochen werden zu können. Die Interaktion mit dem wachkomatösen Menschen ist gleichwohl aber so fragil, dass sie nicht nur von den Patienten, sondern auch von den Professionellen erst erlernt werden muss. Auch sie müssen den neuen sensorischen Input erst deuten und verarbeiten lernen, um situationsadäquat das Verhalten des Gegenübers verstärken zu können. Damit lässt sich diese besondere Interaktionssituation als eine aus gegenseitigem Lernen bestehende Rückkopplungsschleife begreifen.

Darüber hinaus schreiben einige Biomediziner Menschen im Wachkoma durchaus zu, Schmerzen wahrnehmen zu können – eine Annahme mit ethischer Relevanz für ihre alltäglichen Handlungsmuster: im obigen Fall von Lotze et al. rechtfertigen die Wissenschaftler die nicht-invasive, beziehungsmedizinische Methodologie ihrer neurowissenschaftlichen Langzeitstudie mit den Worten »Aus ethischen Gründen wurden keine Schmerzreize angewandt«.[30] Interessant ist: diese Einschätzung steht in direktem Widerspruch zur neurobiologisch fundierten Definition des Symptomkomplexes als pathologische Bewusstseinsstörung in Folge kortikaler Dysfunktion. Dennoch werden diese Menschen – basierend auf der Zuschreibung, Schmerzen (so wie wir?) erleben und bei entsprechender Hilfestellung prinzipiell auch vermitteln zu können – eindeutig als Träger bestimmter moralischer Werte identifiziert.

Dieser scheinbar hybride Deutungsansatz steht zudem im Widerspruch dazu, dass den Patienten von Rechtswegen abgesprochen

[30] »For ethical reasons no pain stimuli were applied«, Lotze et al. (2011), S. 231.

wird, eine eindeutige Einwilligung zur Teilnahme an dem eingeschlagenen Behandlungsprozess geben zu können, was eine intensive Rücksprache mit Angehörigen oder anderen rechtlichen Bezugspersonen erfordert. Die an dieser Stelle entstehende Angst der Angehörigen davor, den Patienten verhungern zu lassen bzw. vor rechtliche Konsequenzen gestellt zu werden, stellt laut Kühlmeyer et al. einen Grund dafür dar, warum üblicherweise nicht auf die künstliche Ernährung und Beatmung des Patienten verzichtet wird.[31] Diese Ängste zeigen jedoch, so Kühlmeyer et al. weiter, dass die Angehörigen nicht über genügend Kenntnisse des *eigentlichen* Krankheitszustands des Patienten verfügen: »An Hunger kann ein Patient nur dann *leiden*, wenn er sich dessen tatsächlich bewusst wäre«.[32] Diese mit der aktuellen Rechtslage konforme Annahme, dass der vermeintlich bewusstlose Wachkomapatient bewiesenermaßen keine Schmerzen erfahren kann, wenn man ihm Nahrung und Flüssigkeit entzieht, ist angesichts des dargestellten biomedizinischen Deutungspluralismus eine gewagte These.[33] So offenbart das Interpretationsmuster von Biomedizinern (d.h. Neurowissenschaftlern) – entgegen der Kritik der Beziehungsmedizin – kein einheitlich defektorientiertes Verständnis von Menschen im Zustand des Wachkomas im Allgemeinen, noch von deren Kompetenz zur Schmerzerfahrung und -vermittlung im Besonderen.

5. Zusammenfassung

Der Frage »Wie empfinden ›nicht-kommunikative‹ Patienten Schmerzen?« liegt noch eine allgemeinere zu Grunde, nämlich »Gibt es überhaupt Schmerz jenseits von Kommunikation?«. Wie ich versucht habe zu zeigen, stehen Akteure, die sich diesen Fragen – oft alltäglich – ausgesetzt sehen, vor einem Abgrund anthropologisch-sozialer Ungewissheiten, denen irgendwie begegnet werden muss. Zu dieser Gruppe von Akteuren zählen im Fall von Schädel-Hirnverletzten An- und Zugehörige, Therapeuten, Pflegekräfte, Psychologen, Mediziner und Neurowissenschaftler. Insbesondere das inten-

[31] Vgl. Kühlmeyer et al. (2012).

[32] »Suffering from starvation could only be the case if the patient was indeed aware« (ebd., S. 4.).

[33] Vgl. u.a. Markl et al. (2013).

sivmedizinische Artefakt »Wachkoma« stellt für die letztgenannten beiden Personengruppen ein Kuriosum dar, welches mit den zur Verfügung stehenden technischen Mitteln und/oder einem reduktiven, auf die Mechanismen von Symptomen fokussierten Erklärungsansatz alleine nicht eingeholt werden kann. So geben diese doch keine Antwort darauf, ob phänomenale Eigenschaften des Erkrankten wie Schmerzerleben überhaupt vorliegen – d.h. ob der in der Regel intensivmedizinisch »erzeugte« und erhaltene Andere ein reflexives und handlungsfähiges Subjekt ist und ob er sein Erleben bzw. seine Bedürfnisse intersubjektiv (mit)teilen kann. Zudem bleibt unklar, auf welcher Grundlage sein Erleben und seine Bedürfnisse als *menschliche* – also als unseren ähnlich – begriffen werden können und folglich aus ethischen Gründen zu schützen sind.

Die Vielzahl an beziehungs- und biomedizinischen Behandlungstechniken für Schädel-Hirnverletzte – von BCI bis zu basalen Kommunikationsformen – ist nur ein Resultat dieser vielschichtigen Herausforderungen. Ein anderes ist ein Pluralismus an Interpretationsschemata innerhalb des Deutungsmusters »Wachkoma« sowie an Handlungsstrategien im Umgang mit dem »stummen« Anderen. Darüber hinaus zeigt sich, entgegen der weit verbreiteten Annahme, dass die unterschiedlichen Handlungsmodelle und Plausibilisierungskonzepte zu Wachkomapatienten in Diagnose-, Therapie- und Pflegekontexten eindeutig voneinander unterscheidbar und selbst disziplinär lokalisierbar seien, keineswegs haltbar ist. Diese oft propagierte disziplineigene ›Deutungsmusterdichotomie‹ – hier »Schmerz-Verstehen« von Biomedizinern und dort von Beziehungsmedizinern – ist für die Handlungsfindung im wissenschaftlichen Alltag von eher untergeordneter Rolle. Die wirklich handlungsrelevanten Deutungsmuster stimmen nur selten mit einem der oben beschriebenen Idealtypen überein – sie sind eher hybride *Deutungscluster*, die weder kohärent aufgebaut, noch eindeutig voneinander abgrenzbar sind.

So ist die neurowissenschaftliche Forschungsmethodologie zwar üblicherweise am Erklärungsideal der Quantifizierung physiologischer Mechanismen orientiert, in Anbetracht der beschriebenen Ungewissheiten wird aber auch zunehmend eine neue »dialogische Beziehung« mit dem Gegenüber angestrebt und verständlich gemacht, wie der Andere sein Leben erlebt (z.B. mit oder ohne Schmerz und seelischem Leid) und ob ihm menschliche Grundrechte zukommen. Mit diesem Bewusstsein für die ethische Dimension von Handlungen gegenüber Wachkomapatienten kann auch ein Neurowissenschaftler im Einzelfall zu der Überzeugung gelangen, dass z. B. mit allen (auch rechtswidrigen) Mitteln verhindert werden muss, dass eine Patientenverfügung Berücksichtigung findet. Dies zeigt einmal mehr, dass Antworten auf die komplexe Handlungsproblematik »Schmerzerfassung nicht-kommunikativer Patienten« durchaus selbst-widersprüchliche Gebilde sein können. Mithilfe dieser Deutungscluster versucht der Einzelne sich z. B. im Rahmen seiner Forschung oder Therapiepraktiken dem Untersuchungs-»Gegenstand« bestmöglich zu nähern.

Die verschiedenen Akteure sind hier also dazu aufgefordert, auch sich selbst zum »Forschungsgegenstand« zu machen und ihre Handlungen und Handlungsmotive zu hinterfragen. Diesem selbstreflexiven Akt scheint oft auch die bereits erwähnte Annahme des *»Als-ob«* zu entspringen, dem Anderen also zuzuschreiben, er sei einer wie ich. Sie ist zugleich eine hilfreiche Strategie, um die *eigenen* Handlungen vor *sich selbst* (sowie vor anderen) zu legitimieren. Oft lassen die involvierten Akteure aber sogar diesen sicheren Interpretationsmodus des *»Als-ob«* hinter sich und beziehen gegenüber Themen wie der Lebensqualität von Wachkomapatienten oder der Existenz eines personalen Ichs klar Stellung. Es scheint in diesen Fällen, als machten die komplexen alltäglichen Handlungsprobleme und Ungewissheiten ein tiefergehendes Verständnis bzw. eine »Verortung« sowohl des Gegenübers als auch der eigenen Praxis notwendig. Mit anderen Worten: Der »nicht-kommunikative« Mensch im Wachkoma fordert ein, konsequent Stellung zu ihm zu beziehen. Er setzt sein Umfeld somit unter einen permanenten Deutungsdruck. Im Zentrum dieses Problems steht die Frage nach den Möglichkeiten zur Kommunikation mit diesem Anderen, um zu seinem phänomenalen Schmerzerleben vordringen zu können.

Literaturverzeichnis

Andrews, Keith/Murphy, Lesley/Munday, Ros/Littlewood, Clare (1996): Misdiagnosis of the Vegetative State: Retrospective Study in a Rehabilitation Unit. In: British Medical Journal 313, S. 13–16.

Gallegos-Ayala, Guillermo/Furdea, Adrian/Takano, Kouji/Ruf, Carolin A./Flor, Herta/Birbaumer, Niels (2014): Brain Communication With a Completely Locked-in Patient Using Bedside Near-infrared Spectroscopy. In: Annals of Neurology 82, S. 1930–1932.

Baedke, Jan/Pahl, Jessica: Grenzen des Menschseins (im Erscheinen): Intensivmedizinische Herausforderungen und anthropologische Ungewissheiten. In: Jan Baedke/Christina Brandt/Hans-Ulrich Lessing (Hrsg.): Anthropologie 2.0. Münster: LIT.
Berger, Peter L./Luckmann, Thomas (1980): Die gesellschaftliche Konstruktion der Wirklichkeit. Eine Theorie der Wissenssoziologie. Frankfurt: Fischer.
Bienstein, Christel/Fröhlich, Andreas (2003): Basale Stimulation in der Pflege. Die Grundlagen. Seelze: Kallmeyer.
Birbaumer, Niels (2006): Breaking the Silence: Brain-Computer Interfaces (BCI) for Communication and Motor Control. In: Psychophysiology 43, S. 517–532.
De Massari, Daniele/Ruf, Carolin A./Furdea, Adrian/Matuz, Tamara/Van der Heiden, Linda/Halder, Sebastian/Silvoni, Stefano/Birbaumer, Niels (2013): Brain Communication in the Locked-in State. In: Brain: a Journal of Neurology 136, S. 1989–2000.
Dietrich, Julia (2009): ›Ich habe Schmerzen‹. Anthropologische Grundlagen des Verhältnisses von Schmerz und Sprache. In: Hans Werner Ingensiep/Theda Rehbock (Hrsg.): ›Die rechten Worte finden …‹ Sprache und Sinn in Grenzsituationen des Lebens. Würzburg: LIT, S. 107–122.
Duttge, Gunnar (2012): End-of-Life-Decisions in Cases of Vegetative State from the Legal Point of View. In: Ralf J. Jox/Katja Kuehlmeyer/Georg Marckmann/Eric Racine (Hrsg.): Vegetative State – A Paradigmatic Problem of Modern Societies. Medical, Ethical, Legal and Social Perspectives on Chronic Disorders of Consciousness. Berlin: LIT, S. 141–152.
Duttge, Gunnar (2007): Was ist der rechtlich und ethisch angemessene Umgang mit so genannten Wachkomapatienten? Die strafrechtliche Perspektive. In: Wolfram Höfling (Hrsg.): Das sog. Wachkoma. Rechtliche, medizinische und ethische Aspekte. Berlin: LIT, 91–102.
Feuser, Georg (2002): Substituierend Dialogisch-Kooperative Handlungs-Therapie (SDKHT). Aspekte ihrer Grundlagen, Theorie und Praxis. In: Geistige Behinderung 41, S. 4–26.
Giacino, Joseph T./Ashwal, Stephen/Childs, Nancy/Cranford, Ron/Jennett, Bryan/Katz, Douglas I./Kelly, James P./Rosenberg, Jay H./Whyte, John/Zafonte, Ross D./Zasler, Nathan D. (2002): The Minimally Conscious State. Definition and Diagnostic Criteria. In: Neurology 58, S. 349–353.
Hitzler, Ronald (2012): Hirnstammwesen? Das Schweigen des Körpers und der Sprung in den Glauben an eine mittlere Transzendenz. In: Robert Gugutzer/Moritz Böttcher (Hrsg.): Körper, Sport und Religion. Wiesbaden: Springer, S. 125–139.
Hitzler, Ronald/Grewe, Henny Annette (2013): Wie das Bewusstsein (der einen) das Sein (der anderen) bestimmt. Über ungleiche Lebensbedingungen von Menschen im Wachkoma. In: Oliver Berli/Martin Endreß (Hrsg.): Wissen und soziale Ungleichheit. Weinheim/Basel: Beltz Juventa, S. 240–259.
Internationale Gesellschaft zur Erforschung des Schmerzes/International Association for the Study of Pain IASP (1994): Part III: Pain Terms, A Current List with Definitions and Notes on Usage. In: Harold Merskey/Nikolai Bogduk (Hrsg.): Classification of Chronic Pain, Second Edition, IASP Task Force on Taxonomy. Seattle: IASP Press, S. 209–214.

Jox, Ralf J. (2011): Sterben lassen. Über Entscheidungen am Ende des Lebens. Hamburg: Edition Körber-Stiftung.

Karim, Ahmed A./Birbaumer, Niels (2013): Motorische Neuroprothesen. In: Joseph Claßen/Alfons Schnitzler (Hrsg.): Interventionelle Neurophysiologie. Grundlagen und therapeutische Anwendungen. Stuttgart: Thieme, S. 291–297.

Kotchoubey, Boris/Yu, Tao/Markl, Alexandra/Müller, Friedeman/Birbaumer, Niels/Lang, Simone (2011): Differentiation Between Disorders of Consciousness and Disorders of Movement Using Functional MRI. In: Grand Rounds 11, S. 60–65.

Kühlmeyer, Katja/Borasio, Gian D./Jox, Ralf J. (2012): How family caregivers' medical and moral assumptions influence decision making for patients in the vegetative state: a qualitative interview study. Abruf unter: http://www.ncbi.nlm.nih.gov/pmc/articles/PMC3359521/pdf/medethics-2011–100373.pdf [Juni 2015].

Laureys, Steven (2006): Hirntod und Wachkoma. In: Spektrum der Wissenschaft (Februar), S. 62–72.

Laureys, Steven/Pellas, Frédéric/Van Eeckhout, Philippe/Ghorbel, Sofiane/Schnakers, Caroline/Perrin, Fabien/Berré, Jacques/Faymonville, Marie-Elisabeth/Pantke, Karl-Heinz/Damas, Francois/Lamy, Maurice/Moonen, Gustave/Goldman, Serge (2005): The Locked-in Syndrome?: What Is It Like to Be Conscious but Paralyzed and Voiceless? In: Progress in Brain Research 150, S. 495–511.

Lotze, Marint/Schertel, Karin/Birbaumer, Niels/Kotchoubey, Boris (2011): A Long-term Intensive Behavioral Treatment Study in Patients with Persistent Vegetative State or Minimally Conscious State. In: Journal of Rehabilitation Medicine: Official Journal of the UEMS European Board of Physical and Rehabilitation Medicine 43 (3), S. 230–236 [doi:10.2340/16501977–0653].

Markl, Alexandra/Yu, Tao/Vogel, Dominik/Müller, Friedemann/Kotchoubey, Boris/Lang, Simone (2003): Brain Processing of Pain in Patients with Unresponsive Wakefulness Syndrome. In: Brain and Behavior 3 (2), S. 95–103.

De Montaigne, Michel (1992): Essais. Erster Teil, zweiter Band. Zürich: Diogenes.

Morris, David B. (1994): Geschichte des Schmerzes. Frankfurt: Insel.

The Multi-Society Task Force on PVS (1994): Medical Aspects of the Persistent Vegetative State. In: New England Journal for Medicine 330, S. 1499–1508.

Nagel, Thomas (1974): What Is It Like to Be a Bat? In: The Philosophical Review 83, S. 435–450.

Pahl, Jessica/Hitzler, Ronald (im Erscheinen): Ein peinliches Artefakt. Zur Debatte über die Entsorgung von Menschen, die im sogenannten Wachkoma leben. In: Martina Löw (Hrsg.): Vielfalt und Zusammenhalt. Verhandlungen des 36. Kongresses der Deutschen Gesellschaft für Soziologie 2012. Wiesbaden.

Pantke, Karl-Heinz/Mrosack, Gudrun/Kühn, Christine/Scharbert, Gerhard (Hrsg.) (2011): Das Locked-in-Syndrom. Geschichte, Erscheinungsbild, Diagnose und Chancen der Rehabilitation. Frankfurt: Mabuse.

Putz, Wolfgang/Gloor, Elke (2011): Sterben dürfen. Hamburg: Hoffmann und Campe.

Reisner-Sénélar, Louise (2011): The Birth of Intensive Care Medicine: Björn Ibsen's Records. In: Intensive Care Medicine 37, 1084–1086.

Röscheisen-Hellkamp, Bärbel (2003): Die Verborgenheit des Unzerstörbaren. Ein anthropologischer Versuch über Krankheit und Gesundheit. Münster: LIT.

Ruf, Carolin A./De Massari, Daniele/Furdea, Adrian/Matuz, Tamara/Fioravanti, Chiara/Halder, Sebastian/Birbaumer, Niels (2013): Semantic Classical Conditioning and Brain-Computer Interface Control: Encoding of Affirmative and Negative Thinking. In: Frontiers in Neuroprosthetics 7 (23), S. 1–13.

Scarry, Elaine (1992): Der Körper im Schmerz. Frankfurt: Fischer.

Schütz, Alfred (1971): Symbol, Wirklichkeit und Gesellschaft. In: Ders. (Hrsg.): Gesammelte Aufsätze, Band 1. Das Problem der sozialen Wirklichkeit. Den Haag: M. Nijhoff, S. 331–411.

Smith, Eimear/Delargy, Mark (2005): Locked-in Syndrome. In: British Medical Journal 330, S. 406–409.

Von Uexküll, Thure/Wesiack, Wolfgang (1988): Theorie der Humanmedizin. Grundlagen ärztlichen Denkens und Handelns. München: Urban und Schwarzkopf.

Watzlawick, Paul (1976): Wie wirklich ist die Wirklichkeit – Wahn, Täuschung, Verstehen. München: Piper.

Watzlawick, Paul (2011): Man kann nicht nicht kommunizieren. Bern: Huber.

Wittgenstein, Ludwig (1979): Tractatus logico-philosophicus. Logisch-philosophische Abhandlung. Frankfurt: Suhrkamp.

Zieger, Andreas (2003): Erfahrungen mit Tieren in der Betreuung von schwersthirngeschädigten Menschen im Koma und Wachkoma und ihren Angehörigen. In: Erhard Olbrich/Carola Otterstedt (Hrsg.): Menschen brauchen Tiere. Grundlagen und Praxis der tiergestützten Pädagogik und Therapie. Stuttgart: Kosmos, S. 214–227.

Zieger, Andreas (2006a): Projekt Tierbesuch und tiergestützte Therapie für Schwerst-Schädel-Hirngeschädigte (insbesondere Wachkoma), Folien zum Vortrag bei der Rainer Wolf Stiftung. Abruf unter: http://www.a-zieger.de/Dateien/Vortraege/FolienVortragEschwege_R2006.pdf. [Juni 2015].

Zieger, Andreas (2006b): Medizinisches Wissen und Deutung in der ›Beziehungsmedizin‹. Konsequenzen für Transplantationsmedizin und Gesellschaft. Ms. In: Alexandra Manzei/Werner Schneider (Hrsg.): Transplantationsmedizin. Kulturelles Wissen und gesellschaftliche Praxis. Münster: Agenda Verlag, S. 157–181.

Zieger, Andreas (2011): Wachkoma – eine medizinische Einführung. In: Peter Nydahl (Hrsg.): Wachkoma: Betreuung, Pflege und Förderung eines Menschen im Wachkoma. München/Jena: Urban & Fischer/Elsevier, S. 4–17.

Die Heilkraft des Erzählens bei Hannah Arendt und Martin Buber

Regine Romberg

> *»All sorrows can be borne if you put them into a story or tell a story about them.«*
> Isak Dinesen,
> zitiert nach Hannah Arendt[1]

> *»›… berichte mir alles, was dich stört und verstört.‹«*
> Rabbi Schalom von Belz,
> zitiert nach Martin Buber[2]

Wenn wir Hannah Arendt und Martin Buber auf die Bedeutung des Erzählens hin befragen, so lernen wir eine philosophische Perspektive humanistischer und literarischer Prägung kennen.[3] Diese kann unserem Verständnis des Medizinischen dienlich sein, da es hier trotz allen wissenschaftlichen Fortschritts und der realen ökonomischen Zwänge immer eine Dimension des Menschseins geben wird, die existentiell ist, nämlich die Erfahrung von Schmerz und Leid. Diese Dimension lässt sich in besonderer Weise im Bangen und Hoffen erkennen und erlangt dabei im wechselseitigen Respekt auf der Basis des Vertrauens und in der Dankbarkeit für engagiertes, zugewandtes

---

[1] Arendt (2007a), S. 213.

[2] Buber (1949), S. 690.

[3] Kurz erwähnt sei: Die beiden großen jüdischen Persönlichkeiten Hannah Arendt und Martin Buber haben sich in ihrem intellektuellen Werk wenig aufeinander bezogen, doch handelten sie solidarisch zusammen, sowohl im Kulturellen als auch im Politischen. Sie waren 1955 beteiligt an der Gründung des *Leo Baeck-Instituts* in Jerusalem, das sich bewahrend und erforschend der Geschichte des deutschsprachigen Judentums widmet, schrieben für die Zeitung *Aufbau*, jenes 1934 erstmals in New York erschienene deutsch-jüdische Emigrantenmagazin, und engagierten sich bei der Generalversammlung der Vereinten Nationen 1947 mit weiteren prominenten Mitstreitern wie Erich Fromm und Ernst Simon für einen jüdisch-arabischen Zweivölkerstaat in Palästina.

Handeln ihren humanen Ausdruck. In meinem Beitrag soll es darum gehen, die Erfahrung von Schmerz und Leid von ihrem Erleben her zu reflektieren und einen Weg des Umgangs aufzuzeigen, der sowohl in unserem Alltag bewährt ist als auch tagtäglich Anwendung im medizinischen Handeln findet. So ist der erste Schritt des Arzt-Patienten-Gespräches, welches der Anamnese gewidmet ist, die ärztliche Einladung, den kranken Menschen erzählen zu lassen, um nicht nur die für die Diagnostik vorbereitenden Informationen zu erhalten, sondern um auch einen Eindruck davon zu gewinnen, wie die Krankheit erlebt wird. Dies ermöglicht, »ein Vertrauensverhältnis mit dem Patienten aufzubauen«[4], und ist für das therapeutische Vorgehen wichtig.

Im Allgemeinen kann mit dem Verständnis von Schmerz und Leid als Phänomene der Kommunikation ein besonderer Aufforderungscharakter verbunden sein, denn werde ich durch mein Gegenüber einbezogen in sein Leid, so verlangt dies ein sorgendes Sich-Kümmern um den Anderen. Es entspricht der Erfahrung von kranken Menschen und ist zudem medizinisch erwiesen, dass Sprechen und Erzählen entscheidend Einfluss auf das persönliche Erleben der Krankheit nehmen und sogar wesentlich für den Krankheitsverlauf sein können. Die Erfahrungen von Zuwendung, Ansprache und Unterstützung sind dabei förderlich für den Heilungsprozess und auch für den besonnenen, geduldigen Umgang mit unabänderlichen Diagnosen. Somit können in verschiedener Hinsicht Schmerz und Leid als normative Konzepte in der Medizin angesehenen werden, die unser gemeinsames Menschsein in einer dem Leben zugehörigen Grenzsituation betreffen und zur gelingenden Gestaltung in Wort, Dialog und Anteilnahme herausfordern.

Die Methode der Darstellung und Analyse des Beitrages, der dem Erzählen bei Hannah Arendt und Martin Buber in der heilenden Bedeutung gewidmet ist, folgt dessen Gegenstand selbst: Das Narrative leitet wegweisend durch die Reflexion der *conditio humana,* die das argumentative Fundament und den hermeneutischen Rahmen für das Verständnis der beiden humanistischen Perspektiven bilden soll.

---

[4] Hope u.a. (1990), S. 22.

1. Die Finsternis des Leidens und das Licht des Erzählens

Hannah Arendt wurde einer breiten Öffentlichkeit bekannt durch ihren Bericht, ja ihre Erzählung des Jerusalemer Eichmann-Prozesses aus dem Jahre 1961. Dort erlebte sie selbst eine Erzählung in ihrer besonderen Wirkungsmächtigkeit gegenüber dem »sprachlosen Entsetzen« – jene zunächst unreflektierte »adäquate Reaktion« auf die unbegreiflichen Verbrechen des Nationalsozialismus –,[5] das bei den Befragungen der schwer traumatisierten Opfer als Zeugen auf erschütternde Weise zu qualvollen Zusammenbrüchen im Gerichtssaal führte. In dieser spürbaren Dunkelheit des Prozesses erzählte Abba Kovner, die charismatische Persönlichkeit der jüdischen Untergrundbewegung im litauischen Wilna, jene Geschichte, wie ihm und anderen Juden vom österreichischen Feldwebel Anton Schmid auf vielfache Weise geholfen wurde, bevor man diesen im April 1943 hinrichtete. Die Erzählung der Geschichte durch Abba Kovner hatte im Gerichtssaal ihre nachhaltige Wirkung:

> »Und in diesen zwei Minuten, die wie ein plötzlicher Lichtstrahl inmitten dichter, undurchdringlicher Finsternis waren, zeichnete ein einziger Gedanke sich ab, klar, unwiderlegbar, unbezweifelbar: wie vollkommen anders alles heute wäre, in diesem Gerichtssaal, in Israel, in Deutschland, in ganz Europa, vielleicht in allen Ländern der Welt, wenn es mehr solcher Geschichten zu erzählen gäbe.«[6]

Denn »wenn es mehr derartige Geschichten zu erzählen gäbe«, so Arendt, könnten diese der »Wiedererlangung des inneren Gleichgewichts« dienen,[7] also dem Traditions- und Zivilisationsbruch durch den Totalitarismus Brücken bauend als große Beispiele aktiver Menschlichkeit vorbildhaft gegenübergestellt werden. Das historische Bewusstsein des unvorstellbaren individuellen und kollektiven Leidens durch Krieg und Vernichtung erfordert eine Erinnerungskultur, die einerseits den Opfern ihre Namen und ihre Lebensgeschichte im erinnernden Erzählen zurückgibt und andererseits die Geschichten des Widerstands zu erzählen vermag. Doch dies stellt auch besondere Anforderungen an die Erzählerin und den Erzähler: Arendt gibt als Zeugin der zutiefst berührenden Erzählung des selbstlosen Helfens zu bedenken, dass es für das wahrhaftige Erzählen »einer Rein-

[5] Vgl. Arendt (2007b), S. 18–22.
[6] Arendt (1999), S. 345. Vgl. dazu Ludz (2001), S. 54f.
[7] Vgl. Arendt (1999), S. 347.

heit der Seele, einer ungespiegelten und unreflektierten Unschuld des Herzens und Geistes bedarf, die nur die Gerechten besitzen.«[8]

2. Das Erzählen von Geschichten angesichts der menschlichen Bedingtheit

Das Geschichtenerzählen ist für Arendt ganz allgemein Ausdruck der Treue zur Erfahrung.[9] Sie war selbst eine leidenschaftliche Geschichtenerzählerin; ihre Begeisterung hierfür wurde geweckt besonders durch ihren Großvater, Max Arendt – einen engagierten Kommunalpolitiker in Königsberg, wo er der Repräsentantenversammlung der jüdischen Gemeinde vorstand –, der ihr als Kind viele Geschichten erzählt hatte. In ihrem gesamten Werk misst sie dem Erzählen von Geschichten größte Bedeutung zu, da wir auf diese Weise lernen können, unsere Erfahrungen zu verstehen, »denn«, so betont sie in ihrem Essay über die dänische Schriftstellerin Tania Blixen, »die Welt steckt voller Geschichten, [...] die nur darauf warten, erzählt zu werden«.[10] Arendt geht sogar so weit, ihre eigene Methode des politischen Denkens im Dienste des Verstehens als »my old-fashioned story-telling«[11] zu bezeichnen. Die außerordentliche Betonung des Geschichtenerzählens verbindet sie zudem mit einem tiefen Misstrauen gegenüber Theorien, da diese zum Beispiel in Ideologien eine »hypnotische Wirkung« entfalten können mit der Gefahr, dass wir uns durch schlüssige Erklärungen »weiter und weiter von der Wirklichkeit [...] entfernen«.[12]

Wie aber ermöglicht uns das Erzählen von Geschichten, die Nähe zur Wirklichkeit zu wahren und dadurch Aufschluss über unsere Zugehörigkeit zu einer gemeinsamen Welt zu gewinnen? Und: Wie begegnet das Erzählen den Erfahrungen von Schmerz und Leid? Wie und in welcher Weise wird die Passivität dieser Erfahrungen im aktiven Geschehen des Erzählens verwandelt? Diese Fragen an Arendt

---

[8] A. a. O., S. 343.

[9] Zu den Konzepten der Narrativität und Dichtung bei Arendt vgl. u. a. Benhabib (1988); Disch (1993); Disch (1994); Nordmann (1994); Kristeva (2001); Straßenberger (2005); Schestag (2006); Heuer/von der Lühe (Hrsg.) (2007); Romberg (2011); Schröter (2014).

[10] Vgl. Arendt (1989b), S. 115.

[11] Arendt (1962), S. 10.

[12] Vgl. Arendt (1990), S. 12.

müssen im Kontext ihres Denkens beantwortet werden, das seine besondere Prägung durch die Analyse der Grundbedingungen menschlichen Daseins erhält und hier weitreichende Implikationen birgt.

Die »Bedingungen […], unter denen die Menschen das Leben empfangen« und was ihnen »bei der Geburt als freie Gabe geschenkt« wird,[13] sind Arendts zentrale philosophische Themen, die auch den Rahmen für ihr Konzept des Erzählens darstellen. Als »ein lebendes Wesen bleibt der Mensch dem Reich des Lebendigen verhaftet«, doch ist er »der Natur nicht absolut verpflichtet«.[14] Ersteres bedeutet, dass wir Menschen dem Kreislauf der Natur angehören, dem Werden und Vergehen ausgesetzt sind; Letzteres hingegen verweist zum einen auf den technischen Umgang mit der Natur mit allen Herausforderungen, Versuchungen und Gefahren – im Hinblick auf die ethische Frage, ob wir das wollen, was wir können – und zum anderen auf jene entscheidende Grundbedingung der Pluralität von uns Menschen mit der Grundtätigkeit des Handelns. Arendt betont: »Das Handeln ist die einzige Tätigkeit der Vita activa, die sich ohne die Vermittlung von Materie, Material und Dingen direkt zwischen Menschen abspielt. Die Grundbedingung, die ihr entspricht, ist das Faktum der Pluralität, nämlich die Tatsache, daß nicht ein Mensch, sondern viele Menschen auf der Erde leben und die Welt bevölkern.«[15] Das Handeln, zu dem auch das Sprechen gehört, beschreibt Arendt mit der Metapher des Bezugsgewebes. Dieses sei aus vielen Fäden geknüpft, die der menschlichen Gabe zum Neuanfang entsprechen, da der Mensch mit Bezug auf Augustinus als Neuankömmling verstanden werden könne, der in der Welt ein Anfang sei, worin seine Freiheit begründet liege. »Sind die Fäden erst zu Ende gesponnen, so ergeben sie wieder klar erkennbare Muster bzw. sind als Lebens*geschichten* erzählbar.«[16]

Mit Arendt können wir also festhalten, dass die erzählbaren Geschichten die Produkte des Handelns sind. In ihnen gestaltet sich das Unvorhersehbare, denn: »Wir fangen etwas an; wir schlagen unseren Faden in ein Netz der Beziehungen. Was daraus wird, wissen wir nie.«[17] Aber dem Unvorhersehbaren des Zukünftigen als ein wesentlicher Grundzug des Handelns steht andererseits die Unabänderlich-

---

[13] Vgl. Arendt (2007a), S. 9 f.
[14] Vgl. a. a. O., S. 9.
[15] A. a. O., S. 17.
[16] A. a. O., S. 226.
[17] Arendt (1996), S. 70.

keit des Vergangenen gegenüber. Wir können das Vergangene nicht ändern, was für den Menschen oftmals eine leidvolle Einsicht ist und sich im Alltag in Überlegungen und Äußerungen kundtut: ›Ach, hätte ich doch‹, ›wenn ich gewusst hätte, dann hätte ich‹ usw. Diese Erwägungen sind Ausdruck des Erleidens von Unabänderlichem, sie verweisen auf die Schicksalhaftigkeit und Tragik menschlichen Handelns im Unterschied zur Absurdität, die einen menschlichen Sinn des Geschehens zurückweist.[18] Jenen Sinn aber gilt es durch das Erzählen in Worte zu fassen, wodurch das uns Menschen mögliche Sichabfinden mit dem Unabänderlichen, Schmerzlichen und Leidvollen begünstigt wird und sprachliche Gestaltung in Alltag und Dichtung gewinnt. Arendt führt in ihrer Rede anlässlich der Verleihung des Lessing-Preises der Stadt Hamburg im Jahre 1959 aus:

»Bewältigen können wir die Vergangenheit so wenig, wie wir sie ungeschehen machen können. Wir können uns aber mit ihr abfinden. Die Form, in der das geschieht, ist die Klage, die aus aller Erinnerung steigt. Es ist, wie Goethe gesagt hat:

Der Schmerz wird neu, es wiederholt die Klage
Des Lebens labyrinthisch irren Lauf.

Die tragische Erschütterung der wiederholenden Klage betrifft eines der Grundelemente allen Handelns; sie legt seinen Sinn und die in die Geschichte eingehende, bleibende Bedeutung fest. […] Sofern es überhaupt ein ›Bewältigen‹ der Vergangenheit gibt, besteht es in dem Nacherzählen dessen, was sich ereignet hat […]. Und wir, die wir gemeinhin weder Dichter noch Historiker sind, kennen das, was hier vorgeht, aus unserer eigenen Lebenserfahrung sehr gut, in der wir ja auch das Bedürfnis haben, uns das, was in unserem Leben eine Rolle spielte, in die Erinnerung zu rufen, indem wir es nach- und uns vorerzählen.«[19]

Erinnern heißt mit Arendt Zurückkehren, »wie das hebräische Verb ›shav‹ andeutet«[20] – und dies ist auch als ein emotionaler Prozess zu verstehen, wenn wir an die Klage denken, die sich wiederholend dem Schmerz zuwendet, wie es in Goethes *Zueignung* zu *Faust* geschrieben steht. Dann offenbart das Geschichtenerzählen rückblickend den Sinn von Ereignissen, »ohne den Fehler zu begehen, ihn zu benennen; es führt zu Übereinstimmung und Versöhnung«[21] und ermög-

---

[18] Vgl. Arendt (2007a), S. 467 f.
[19] Arendt (1989a), S. 37.
[20] Arendt (2007b), S. 75.
[21] Arendt (1989b), S. 125.

licht ein Sichabfinden mit dem Unabänderlichen: »Dieses Sichabfinden kann man auch Wahrhaftigkeit nennen«[22].

Doch der Mensch gewinnt im Erzählen mehr als den akzeptierenden Bezug zur Wirklichkeit. Das Erzählen dient der Verbindung *und* Versöhnung mit der Realität einerseits und der verstehenden Aneignung von Erfahrung als ein sinnbezogenes Geschehen andererseits, was nun auf die besondere Heilkraft des Erzählens in der Rückkehr des Erinnerns verweist. Das nachträgliche Erleben von Schmerz und Leid in einer Geschichte begünstigt nämlich durch die Wiederholung – im wörtlichen Sinne als eine Wieder-Holung im Unterschied zur Wiederholung des ungeklärten Vergangenen in neuen Situationen – Erlösung und Heilung und verleiht somit in der Transformation eine Distanz zum Erlittenen, die der Entwicklung der individuellen, nicht-entfremdeten Persönlichkeit dienen kann. Dieser existentielle Sinn des Narrativen als *Katharsis* geht, so Arendt, zurück auf Homers *Odyssee*, wo

»Odysseus am Hofe des Phäakenkönigs der Geschichte der eigenen Taten und Leiden zuhört, der Geschichte seines Lebens […]. Was bloßes Geschehen gewesen war, ist zur Geschichte geworden. […] Und sie trug sich zu in den Tränen der Erinnerung. Der Vorgang ist von unvergleichlicher Reinheit, weil der Handelnde, der Duldende und der Zuhörende ein und dieselbe Person sind, so daß alle Motive bloßer Neugier und Lernbegier […] automatisch fortfallen. Bestünde Geschichte in nichts anderem als interessanten Nachrichten und wäre Dichtung vorwiegend zur Unterhaltung da, so wäre Odysseus nicht erschüttert, sondern gelangweilt gewesen.«[23]

Hier wird eine durch die Kunst der Dichtung realisierte und durch sowohl die Wissenschaft als auch Praxis der Psychologie bestätigte menschliche Grunderfahrung geschildert, nämlich die mitunter schmerzhafte und doch heilsame Rückkehr zum Ort des Erlebten, und zwar nicht primär als Opfer, sondern in der Distanz des Betrachters, der durch die versöhnende Erinnerung verwandelt werden kann und sich dadurch als freie Persönlichkeit weiterentwickelt. Denn: »Die Belohnung für das Geschichtenerzählen liegt darin, etwas loslassen zu können.«[24]

Die griechische Erfahrung der Rückkehr und Versöhnung mit der Möglichkeit des Loslassens kann in Verbindung mit dem Finden

---

[22] Arendt (1987), S. 90.

[23] Arendt (1994), S. 61 f.

[24] Arendt (1989b), S. 115.

von Worten, also dem In-Sprache-Fassen dessen, was ansonsten unausgesprochen bliebe, auch als grundlegend für das therapeutische Gespräch verstanden werden – im Sinne von Hippokrates: Wofür ich Worte habe, darüber bin ich schon hinweg. Wir Menschen sind nach Arendt unbedingt darauf angewiesen, unser emotionales Erleben in Worte zu fassen: »Und nicht nur Kummer und Leid, sondern auch Freude und Glück und all die anderen Gefühle würden unerträglich sein, wenn sie stumm, unartikuliert zu bleiben hätten.«[25] Schmerz und Leid erfahren durch mitteilbare Worte somit eine menschliche Dimension, die insbesondere als Gegenstand des Gesprächs eine entlastende Wirkung haben kann. Ein Gespräch, das der vertrauensvollen Mitteilung gewidmet ist, eröffnet meistens neue Perspektiven, schenkt Hoffnung und dient mit dem Erzählen zur Klärung des eigenen Erlebens und der persönlichen Sichtweise. Das Erzählen also verleiht nach Arendt unserem Dasein in der Welt eine besondere Würde und Humanität, denn als sprachbegabte Wesen mit der Fähigkeit zum Neuanfang können wir gemeinsam unserem Erleben und Erleiden Sinn und Tiefe sowie Weite und Zugehörigkeit geben.

3. Wege der Heilung durch Gespräch und Erzählung

Nun soll mit dem jüdischen Philosophen Martin Buber auf das therapeutische Erzählen näher eingegangen werden, um auch hier die allgemein menschliche Bedeutung des Erzählens wiederzufinden und seine heilsame Wirkung aufzuzeigen. So beruht in besonderer Weise die von der Dialogphilosophie Bubers inspirierte Ausrichtung der Psychotherapie auf der Heilkraft des Erzählens in der Begegnung »des innersten Lebensentwurfes eines Heilenden, seiner Lebenszuversicht und seiner Kraft, mit der entmutigten und verworrenen Lebensrichtung eines irgendwie Verletzten«[26], wie wir von dem Theologen und Psychotherapeuten Lorenz Wachinger erfahren, der als vorzüglicher Kenner von Bubers Werk ebenso wie der jüdischen Geistestradition mit ihrer einzigartigen Prägung durch das Narrative und Dialogische sein therapeutisches Wirken im »Gespräch mit der jüdischen Tradition«[27] entfaltet hat. Die heilsame Wirkung des Er-

[25] Arendt (2007b), S. 78.
[26] Wachinger (1991), S. 22.
[27] Wachinger (2002), S. 119.

zählens besteht gerade auch mit der Überwindung von Isolation und Sprachlosigkeit in der »Begegnung von Mensch zu Mensch«[28], wie Wachinger schreibt, wobei es Ziel des therapeutischen Gesprächs ist, das individuell Erlebte und Erlittene verständlich und sinnvoll in die Lebensgeschichte zu integrieren, um dadurch eine »reife, geduldige, aber aktive Haltung«[29] gegenüber dem Geschehen zu fördern. Wachinger nimmt zudem den interpersonalen Aspekt des Erzählens in den Blick:

> »Es geht beim Erzählen also nicht nur um Inhalte, die ich objektiv vermitteln würde, sondern um mich und meine Beziehung zu dem, dem ich erzählen will. Das macht das Erzählen kompliziert, darin liegt aber auch seine Chance. Indem ich etwas erzähle, gestalte ich meine Beziehung zu dem Gegenüber *und* bringe mich selbst zur Sprache; ich identifiziere mich in und aus den erzählten Zusammenhängen«[30].

Besondere Bedeutung für den therapeutischen Prozess hat dabei

> »das Prinzip der Antwort-Geschichte [...]: Einem menschlichen Schmerz begegnet ein Wissender und Befugter nicht mit einer direkten und kausalen Therapiemaßnahme, sondern mit einer geeigneten Geschichte, die beruhigt und im Kranken Hoffnung und Heilung aufruft, wohl auch eigene Kräfte zur Heilung mobilisiert.«[31]

Die Tatsache, dass im therapeutischen Erzählen Heilung von der zwischenmenschlichen Begegnung ausgeht, verweist auf die allgemein menschliche Bedeutung des Geschichtenerzählens: Gerade im Erzählen offenbart sich der Mensch als des Menschen Medizin und akzeptiert wesentliche Grundbedingungen seiner Existenz, nämlich sein oft tragisches ›In-Geschichten-verstrickt-Sein‹ mit der Möglichkeit von Wachstum und Entwicklung in menschlicher Kommunikation. Dabei gibt es »die ganz normalen Heilungsvorgänge im Hin und Her der alltäglichen Kommunikation«, betont Wachinger: »Sie rufen unser aller heilende Kompetenz auf, die sich im Zuhören und Erzählen zeigt«.[32] So stellt das Erzählen als veränderndes, kraftspendendes Geschehen eine Herausforderung an den Alltag dar, wo es zunächst überhaupt erst um die gebotene Sensibilität gegenüber Schmerz und Leid, Kummer und Sorgen geht, um dann in einem warmherzigen

---

[28] Wachinger (1991), S. 24.
[29] A. a. O., S. 54.
[30] A. a. O., S. 57.
[31] A. a. O., S. 54.
[32] Vgl. a. a. O., S. 62.

Klima der Wertschätzung und des echten Interesses geduldig zum Erzählen einzuladen,[33] auch manchmal »ein mühsames Worte-Suchen gegen das Vergessen und Verstummen, das viele Gründe haben kann«[34], begleiten zu können oder selbst lebendig zu erzählen. Ein schönes, berührendes Beispiel hierfür ist der alte jüdische Arzt und ehemalige Talmud-Schüler Doktor Langsam in Samuel Agnons Roman *Eine einfache Geschichte* (1935), der stets aufs Neue besonnen erzählt und dadurch – in Verbindung mit Ruhe und Erholung, dem schönen Garten zum Genießen und Gestalten, ganz wenigen wohlbedachten Medikamenten und nur leichten Mahlzeiten – den jungen verstörten Hirschel gesund werden lässt.[35] Das Erzählen soll dazu dienen, Hirschel »zur Teilnahme anzuregen«[36]; und so geschieht es auch: »Der Arzt redete mit Hirschel von tausenderlei Dingen; von seiner Krankheit sprach er nicht mit ihm. Hirschel erzählte dem Arzt von tausend Dingen«[37]. Die Motivation des Arztes wiederum, der selbst Schweres im Leben erfahren hat, ist eine Haltung des Mitgefühls und der Verbundenheit von Angesicht zu Angesicht: »Drei Merkmale, die Hirschel im Gesicht geschrieben standen – Bescheidenheit, Schicksalsergebung und Trauer – erwarben ihm die Zuneigung des alten Arztes.«[38]

4. Zur Kultur des Erzählens in Tradition und Gegenwart

Buber schreibt: »[…] echtes Erzählen ist schon fast ein Erlösen«,[39] es ist also eine Befreiung, um die Person zu werden, zu der der Mensch in seiner Einzigartigkeit von Gott erschaffen wurde. Diesen Sinn des

---

[33] Hier kann auf die humanistische Psychologie und Klientenzentrierte Psychotherapie von Carl R. Rogers hingewiesen werden, der zu bedenken gibt: »[…] der Berater, Arzt oder Beamte, dessen emotionales und expressives Verhalten von Wärme getragen ist, der seine eigene Individualität wie auch die des anderen respektiert, der eine nicht-besitzergreifende Anteilnahme zeigt, fördert die Selbstrealisierung« (Rogers 2012, S. 55).

[34] Wachinger (2002), S. 248.

[35] Vgl. Agnon (1998). Vgl. dazu Wachinger (1991), S. 60–62. Der hebräische Schriftsteller Samuel Joseph Agnon (1888–1970) erhielt 1966 gemeinsam mit Nelly Sachs den Nobelpreis für Literatur; er war mit Buber befreundet.

[36] Agnon (1998), S. 218.

[37] A.a.O., S. 220.

[38] A.a.O., S. 213.

[39] Vgl. Wachinger (1991), S. 59.

Zwischenmenschlichen hebt der Religionsphilosoph immer wieder hervor – auch in seinem 1957 an der Universität von Michigan öffentlich geführten Gespräch mit dem humanistischen Psychotherapeuten Carl R. Rogers.[40] Das Werden in der Einzigartigkeit, das der Ich-Du-Beziehung mit den wesentlichen Momenten von Begegnung, Gespräch, Akzeptanz und Bestätigung – im Sinne des Bestärkens – bedarf, da nach Buber der »Mensch am Du zum Ich«[41] wird, kann als weghaftes Ziel des Erzählens angesehen werden, wobei dieses dann in seiner besonderen Qualität eine tiefe Menschlichkeit, Zugehörigkeit und Verbindlichkeit in gemeinsamer Erfahrung »mit der uns anvertrauten kleinen Welt«[42] birgt. Durch Buber können wir diese Bedeutung des Erzählens auf wunderbare Weise verstehen: Er hat uns mit der großen Sammlung chassidischer Geschichten, jener Erzählungen des Ostjudentums, reich beschenkt und gibt bei seiner Reflexion des Erzählens zu bedenken: »Das erzählende Wort ist mehr als Rede, es führt das was geschehen ist faktisch in die kommenden Geschlechter hinüber, ja das Erzählen ist selber Geschehen, es hat die Weihe einer heiligen Handlung.«[43] In den chassidischen Geschichten geht es vielfach um Heilung, dies aber in einer Weise, die sich dem Mangel, den Beschränkungen und dem Schmerz so zuwendet, dass das Erleiden verwandelt wird und Genesung durch das oftmals Unerwartete geschieht und sich damit so ganz anders als vielleicht zunächst angenommen und erhofft einstellt. Es ist wesentlich, so Buber, »daß die chassidische Lehre […] den ganzen Menschen meint«[44].

Zur Bedeutung des Chassidismus als jener zugleich lebensfrohen und tiefgründigen, ebenso weltverbundenen und innerlichen mystisch-religiösen Bewegung des Ostjudentums, die sich ab dem 18. Jahrhundert vor allem in Polen, der Ukraine, Weißrussland, Ungarn und Rumänien insbesondere als vitale Herzensfrömmigkeit des Alltags entfaltet hat, schreibt der 1928 geborene Schriftsteller und Friedensnobelpreisträger Elie Wiesel, der die Konzentrationslager Auschwitz und Buchenwald überlebte, in seinem Werk *Geschichten gegen die Melancholie. Die Weisheit der chassidischen Meister:* »Der augenfälligste Erfolg des Chassidismus bestand darin, daß er dem

---

[40] Vgl. Rogers/Buber (1992), S. 198f. Vgl. dazu Kramer (2013), S. 16, 39 u. 80.
[41] Buber (1995), S. 28. Vgl. hierzu Wojcieszuk (2010), S. 51–110.
[42] Buber (2014), S. 57.
[43] Buber (1949), S. 5.
[44] Buber (2014), S. 35.

einzelnen wieder die Fähigkeit schenkte, zu bewundern, zu glauben, zu vertrauen – und zu lieben.«[45] Wiesel selbst begann seine Vorlesungen und Vorträge mit den Worten: »Erlauben Sie, daß ich Ihnen eine Geschichte erzähle.«[46] Er gab auch zu bedenken: »Gott schuf den Menschen, weil er Geschichten liebt.«[47]

Die chassidischen Geschichten nun beruhen stets auf einem dialogischen Geschehen zwischen dem Zaddik, also dem chassidischen Rabbi, den eine »reife, harmonische und Werte verkörpernde Haltung«[48] auszeichnet, und der Gemeinde. Werden in den Geschichten Trost und Hilfe durch die Zaddikim, »die in ihrem Rechtsein Erwiesenen, die Bewährten«[49], mit Rat, Zuspruch und Ermutigung bei Krisen und Schicksalsschlägen gewährt, so ist dabei eine wechselseitige Angewiesenheit erkennbar. Buber hebt hervor:

> »Es ist ein großer Grundsatz des Chassidismus, daß der Zaddik und die Menge aufeinander angewiesen sind. […] Hier rühren wir an jenen vitalen Grund des Chassidismus, aus dem das Leben zwischen Begeisternden und Begeisterten gewachsen ist. Das Verhältnis zwischen dem Zaddik und seinen Schülern ist nur dessen stärkste Konzentration. In diesem Verhältnis entfaltet sich die Wechselseitigkeit zur größten Klarheit. Der Lehrer hilft den Schülern, sich zu finden, und in Stunden des Niedergangs helfen die Schüler dem Lehrer, sich wiederzufinden. Der Lehrer entzündet die Seelen der Schüler; nun umgeben sie ihn und leuchten ihm. Der Schüler fragt, und durch die Art seiner Frage erzeugt er, ohne es zu wissen, im Geiste des Lehrers eine Antwort, die ohne diese Frage nicht entstanden wäre.«[50]

Dieses Zitat weist neben der Einsicht in eine »Kultur der Angewiesenheit«[51] jene Licht-Metaphorik auf, die auch das Erzählen treffend charakterisiert. Das Erzählen erhellt die erdrückende Finsternis von Schmerz und Leid, es ist ein Begreifen im menschlichen, mitteilbaren Sinne, ohne sich dabei allgemeiner, zeitenthobener Kategorien des Erklärens von Logik und Begriff zu bedienen. Sehend hingegen wird der Mensch, wenn er seine Begrenztheit und Zeitlichkeit erkennt: »Wer, Mensch oder Volk, der Erkenntnis seiner Mängel keinen Zutritt gewährt, zu dem hat die Erlösung keinen Zutritt. Wir werden in

[45] Wiesel (1984), S. 114.
[46] Elie Wiesel, zitiert nach Norman Stern (1986), S. 7.
[47] Elie Wiesel, zitiert nach Wachinger (2002), S. 131.
[48] Holm (2005), S. 143.
[49] Buber (1949), S. 16.
[50] A. a. O., S. 23–25.
[51] Giovanni Maio, zitiert nach Raspels (2013), S. 16.

dem Maße erlösbar, in dem wir uns selber sichtbar werden«[52], so heißt es in einer chassidischen Geschichte. Und die Geschichte vom erblindeten Rabbi, der eine Wunderheilung als Zurückholung des Lichtes, wie es in der Erzählung *Das Licht* bei Buber geschrieben steht, ablehnt mit der Begründung, dass es dessen nicht bedarf, denn »was zu sehen mir nottut, sehe ich«,[53] verweist mit dem an sich Unmöglichen auf das eigentliche Wunder, nämlich »über mich hinauszuwachsen«[54]. Dies können wir in der nächsten Erzählung über jenen blinden Rabbi Bunam lesen, der auch nicht mit Abraham tauschen möchte, weil der Mensch ein einzigartiges Geschöpf bleibt. Denn »jeder Mensch ist aufgerufen, seine nie dagewesene, nie wiederkehrende Einzigartigkeit zu erfüllen«[55], kommentiert Kenneth P. Kramer in seinem Werk *Martin Buber. Der Weg des Herzens in der jüdischen Mystik*.

Die Verknüpfung der Bedeutsamkeit des Erzählens mit der unbedingten Wertschätzung jedes einzelnen Menschen zeigt als Grundhaltung des sorgenden Verstehens vielfältige Wege auf, mit Schmerz und Leid in menschlicher Weise umzugehen, sowohl im Alltag als auch in den Situationen des professionellen Helfens und Heilens. Buber ermahnte zeitlebens mit Bezug auf das 5. Buch Mose (Dtn 22,3), dass der Mensch sich nicht »vorenthalten« dürfe. Besonders hervorzuheben ist das aktive und von echtem Interesse begleitete Zuhören, um zu erfahren, was mir der Andere wirklich erzählen will, und dies durchaus mit Befremdlichem und Widersprüchlichem, das zum Menschsein dazugehört und den Reichtum von Erfahrung widerspiegelt. Eine Kultur des Erzählens rückt sodann den einzelnen Menschen in seiner unwiederholbaren Lebensspanne zwischen Geburt und Tod in den Mittelpunkt, sein stetiges Eingebundensein in weltliche, zwischenmenschliche Bezüge und seine oftmals sehr persönlichen Erfahrungen von Schmerz und Leid, die geteilt werden können. Wer in Seattle die Klinik *Harborview Medical Center* betritt, kann in der Eingangshalle, auf dem Boden eingefügt in ein Mosaik, Lebensweisheiten lesen, die jeden Menschen ansprechen und die jeder sofort versteht. Man trifft dort auch auf den Spruch: »Geteiltes Leid ist halbes Leid, geteilte Freude ist doppelte Freude«. Geht man weiter, so stehen

52 Buber (1949), S. 665.
53 Vgl. a.a.O., S. 754.
54 Ebd.
55 Kramer (2013), S. 80.

da auf einer Wand geschrieben, die viel Licht durchscheinen lässt, die Aussprüche von Patienten – gleichsam als kleine Geschichten. Leid zu teilen mindert es nicht nur, es wird gemildert; darüber zu sprechen stiftet Verbindlichkeit. Und: Das Erzählen lässt eine Heilkraft erwachsen, die als Gabe des Menschen doch letztlich wie alle Heilung zugleich Wunder und Geschenk bleibt.

Diesen wundersamen Sinn des Erzählens erblicken wir abschließend in einer chassidischen Geschichte, die eindrucksvoll und berührend geprägt ist von hingebungsvoller Begeisterung und Zugewandtheit sowie vom Vertrauen in die Kraft der Überlieferung und den Bund der Generationen – und uns dabei ein geradezu fröhliches Hinauswachsen über die eigenen Grenzen in gemeinschaftlicher Verbundenheit vor Augen führt. Es stellt sich nämlich auch die Frage, *wie* wir erzählen sollen. Buber beantwortet diese Frage mit jener Erzählung, die einen Rabbi beschreibt, der gebeten worden ist, eine Geschichte zu erzählen:

»›Eine Geschichte‹, sagte er, ›soll man so erzählen, daß sie selber Hilfe sei‹. Und er erzählte: ›Mein Großvater war lahm. Einmal bat man ihn, eine Geschichte von seinem Lehrer zu erzählen. Da erzählte er, wie der heilige Baalschem beim Beten zu hüpfen und zu tanzen pflegte. Mein Großvater stand und erzählte, und die Erzählung riß ihn so hin, daß er hüpfend und tanzend zeigen mußte, wie der Meister es gemacht hatte. Von der Stunde an war er geheilt. So soll man Geschichten erzählen.‹«[56]

Literaturverzeichnis

Agnon, Samuel Joseph (1998): Eine einfache Geschichte. Aus dem Hebräischen von Karl Steinschneider. Frankfurt: Jüdischer Verlag.

Arendt, Hannah (1962): Action and the ›Pursuit of Happiness‹. In: Dempf, Alois/Arendt, Hannah/Engel-Janosi, Friedrich (Hrsg.): Politische Ordnung und menschliche Existenz. Festgabe für Eric Voegelin zum 60. Geburtstag. München: Beck, S. 1–16.

Arendt, Hannah (1987): Wahrheit und Lüge in der Politik. Zwei Essays. 2. Auflage. München: Piper.

Arendt, Hannah (1989a): Gedanken zu Lessing. Von der Menschlichkeit in finsteren Zeiten. In: Menschen in finsteren Zeiten. Herausgegeben von Ursula Ludz. München: Piper, S. 17–48.

Arendt, Hannah (1989b): Isak Dinesen (1885–1962). In: Menschen in finsteren Zeiten. Herausgegeben von Ursula Ludz. München: Piper, S. 113–130.

[56] Buber (1949), S. 6.

Arendt, Hannah (1990): Macht und Gewalt. Aus dem Englischen von Gisela Uellenberg. 7. Auflage. München: Piper.

Arendt, Hannah (1994): Natur und Geschichte. In: Zwischen Vergangenheit und Zukunft. Übungen im politischen Denken I. Herausgegeben von Ursula Ludz. München: Piper, S. 54–79.

Arendt, Hannah (1996): Fernsehgespräch mit Günter Gaus. In: Ich will verstehen. Selbstauskünfte zu Leben und Werk. Mit einer vollständigen Bibliographie. Herausgegeben von Ursula Ludz. München: Piper, S. 44–70.

Arendt, Hannah (1999): Eichmann in Jerusalem. Ein Bericht von der Banalität des Bösen. Aus dem Amerikanischen von Brigitte Granzow. Mit einem einleitenden Essay von Hans Mommsen. 9. Auflage. München: Piper.

Arendt, Hannah (2007a): Vita activa oder Vom tätigen Leben. 5. Auflage. München: Piper.

Arendt, Hannah (2007b): Über das Böse. Eine Vorlesung zu Fragen der Ethik. Aus dem Nachlaß herausgegeben von Jerome Kohn. Aus dem Englischen von Ursula Ludz. Nachwort von Franziska Augstein. München: Piper.

Benhabib, Seyla (1988): Hannah Arendt und die erlösende Kraft des Erzählens. In: Diner, Dan (Hrsg.): Zivilisationsbruch. Denken nach Auschwitz. Frankfurt: Fischer, S. 159–171.

Buber, Martin (1949): Die Erzählungen der Chassidim. Mit einer Einführung des Verfassers. Zürich: Manesse.

Buber, Martin (1995): Ich und Du. Nachwort von Bernhard Casper. Stuttgart: Reclam.

Buber, Martin (2014): Der Weg des Menschen nach der chassidischen Lehre. Mit einem Nachwort von Albrecht Goes. 18. Auflage. Gütersloh: Gütersloher Verlagshaus.

Buber, Martin/Rogers, Carl Ransom (1992): Carl Rogers im Gespräch mit Martin Buber. In: Jahrbuch für personzentrierte Psychologie & Psychotherapie, Bd. III, S. 184–201.

Disch, Lisa Jane (1993): More Truth than Fact. Storytelling as Critical Understanding in the Writings of Hannah Arendt. In: Political Theory 21 (4), S. 665–694.

Disch, Lisa Jane (1994): Hannah Arendt and the Limits of Philosophy. Ithaca: Cornell UP.

Heuer, Wolfgang/von der Lühe, Irmela (Hrsg.) (2007): Dichterisch denken. Hannah Arendt und die Künste. Göttingen: Wallstein.

Holm, Ute (2005): Die chassidischen Geschichten und ihre implizite Didaktik. In: Friedenthal-Haase, Martha/Koerrenz, Ralf (Hrsg.): Martin Buber: Bildung, Menschenbild und Hebräischer Humanismus. Paderborn: Schöningh, S. 129–147.

Hope, R. Anthony u.a. (1990): Oxford Handbuch der Klinischen Medizin. 3. überarbeitete Auflage. Bern: Huber.

Kramer, Kenneth Paul (2013): Martin Buber. Der Weg des Herzens in der jüdischen Mystik. Amerang: Crotona.

Kristeva, Julia (2001): Das weibliche Genie. Hannah Arendt. Aus dem Französischen von Vincent von Wroblewsky. Berlin: Europäische Verlagsanstalt.

Ludz, Ursula (2001): ›Ich konnte nicht denken und half …‹ Anton Schmid, einer der ›Gerechten unter den Völkern‹, wurde geehrt. In: Hannah Arendt Newsletter, Nr. 4, S. 54f.
Nordmann, Ingeborg (1994): Hannah Arendt. Frankfurt: Campus.
Norman Stern, Ellen: (1986): Wo Engel sich versteckten. Das Leben des Elie Wiesel. Mit dem Text der Rede Elie Wiesels anläßlich der Verleihung der Goldmedaille des Kongresses. Freiburg: Herder.
Raspels, Bernhard (2013): Für eine ›Kultur der Angewiesenheit‹. Elfte Joseph-Höffner-Vorlesung zur ›Sorge am Ende des Lebens‹. Bericht über die Vorlesung von Professor Dr. Giovanni Maio. In: Kirchenzeitung für das Erzbistum Köln, 23/13, S. 16.
Rogers, Carl Ransom (2012): Entwicklung der Persönlichkeit. Psychotherapie aus der Sicht eines Therapeuten. Aus dem Amerikanischen übersetzt von Jacqueline Giere. Mit einem Vorwort von Reinhard Tausch. 18. Auflage. Stuttgart: Klett-Cotta.
Romberg, Regine (2011): Antike Autoren. In: Heuer, Wolfgang/Heiter, Bernd/Rosenmüller, Stefanie (Hrsg.): Arendt-Handbuch. Leben – Werk – Wirkung. Stuttgart: J. B. Metzler, S. 183–185.
Schestag, Thomas (2006): Die unbewältigte Sprache. Hannah Arendts Theorie der Dichtung. Basel: Engeler.
Straßenberger, Grit (2005): Über das Narrative in der politischen Theorie. Berlin: Akademie Verlag.
Schröter, Esther (2014): Erzählen, (Lebens-)Geschichte und Identität im Werk Hannah Arendts. Berlin: Lit.
Wachinger, Lorenz (1991): Wie Wunden heilen. Sanfte Wege der Psychotherapie. Freiburg: Herder.
Wachinger, Lorenz (2002): Erinnern, Erzählen, Deuten. Zwischen Psychotherapie, Literatur und Theologie. Herausgegeben von Felix Billeter und Barbara Wachinger. Mit einem Nachwort von Jürgen Werbick. Mainz: Grünewald.
Wiesel, Elie (1984): Geschichten gegen die Melancholie. Die Weisheit der chassidischen Meister. Freiburg: Herder.
Wojcieszuk, Magdalena Anna (2010): ›Der Mensch wird am DU zum ICH‹. Eine Auseinandersetzung mit der Dialogphilosophie des XX. Jahrhunderts. Freiburg: Centaurus.

Die Autorinnen und Autoren

Galia Assadi, Dr., studierte Sozialpädagogik, Soziologie und promovierte in Philosophie an der LMU München. Nach Tätigkeiten als wissenschaftliche Mitarbeiterin am Lehrstuhl für Philosophie und Ökonomik (LMU) und am Institut für Ethik, Geschichte und Theorie der Medizin (LMU), forscht sie aktuell am Institut Technik-Theologie-Naturwissenschaften in München über die Rolle von Emotionalität in der Mensch-Technik-Interaktion. Ihre Monographie *Ordnung durch Verantwortung. Neue Perspektiven auf einen philosophischen Grundbegriff* erschien 2013 bei Campus, der von ihr mitherausgegebene Sammelband *Organ Transplantation in Times of Donor Shortage. Challenges and Solutions* 2015 bei Springer.

Claudia Bozzaro, Dr. phil., studierte Philosophie und Kunstgeschichte in Freiburg und Paris und wurde 2011 in Freiburg promoviert. Seit 2010 ist sie als wissenschaftliche Mitarbeiterin am Institut für Ethik und Geschichte der Medizin an der Universität Freiburg tätig. 2014 Nachwuchspreis der Akademie für Ethik in der Medizin. Ihre Forschungsinteressen sind: Medizinethik (Begriffe von Schmerz und Leiden, Ethik am Lebensende, Alternsforschung, Ethikberatung, Reproduktionsmedizin), Philosophische Anthropologie und Existenzphilosophie.

Julia Dietrich, Dr., ist Philosophin und Ethikerin und leitet den Arbeitsbereich Ethik und Bildung am Internationalen Zentrum für Ethik in den Wissenschaften (IZEW) der Eberhard Karls Universität Tübingen.

Tobias Eichinger, Studium der Philosophie und Filmwissenschaft in Erlangen und an der Freien Universität Berlin. Von 2006 bis 2015 tätig als wissenschaftlicher Mitarbeiter am Institut für Ethik und Geschichte der Medizin der Universität Freiburg (D). 2010 MTZ-Förderpreis für Bioethik. 2013 Promotion zu philosophisch-ethischen Fragen der wunscherfüllenden Medizin (Dr. phil.), erschienen bei transcript unter dem Titel »Jenseits der Therapie«. Seit 2014 Oberassistent am Institut für Biomedizinische Ethik und Medizingeschichte der Universität Zürich. Forschungsinteressen: Ziele und Rolle der Medizin, Enhancement und Medikalisierung, ethische und anthropologische Fragen der modernen Medizin (Organspende, Reproduktionsmedizin, Anti-Aging etc.), Medizin und Medizinethik im Film.

Saulius Geniusas ist außerordentlicher Professor für Philosophie an der Chinese University of Hong Kong. Seine Forschungsschwerpunkte sind Phänomenologie und Hermeneutik. Er ist der Autor des Werks The Origins of the Horizon in Husserl's Phenomenology (Springer, Contributions to Phenomenology, Vol. 67, 2012) und von mehr als 35 Artikeln in verschiedenen philosophischen Zeitschriften und Anthologien.

Christian Grüny studierte Philosophie und Linguistik in Bochum, Prag und Berlin, promovierte an der Ruhr-Universität Bochum und habilitierte sich an der Universität Witten/Herdecke. Von 2008-2014 war er Juniorprofessor für Philosophie an der Universität Witten/Herdecke und 2014/15 Gastwissenschaftler am Max-Planck-Institut für empirische Ästhetik in Frankfurt. Seine Forschungsschwerpunkte sind Ästhetik, Musikphilosophie, Phänomenologie, Theorien der Leiblichkeit, Sprachentwicklung, Semiotik.

Martin Hähnel, Dr., seit 2014 wissenschaftlicher Mitarbeiter an der Professur für Bioethik an der KU Eichstätt-Ingolstadt. 2010–2013 Stipendiat der Konrad-Adenauer-Stiftung, Promotion zum Dr. phil. mit einer Arbeit im Bereich Philosophische Anthropologie und Tugendethik. Studium der Philosophie, Romanistik und Wirtschafts- und Sozialgeschichte an der Technischen Universität Dresden. Laufendes Habilitationsprojekt zum ethischen Naturalismus. Publikationen u.a.: *Das Ethos der Ethik. Zur Anthropologie der Tugend,* Springer: Wiesbaden 2015 (Dissertationspublikation); mit Markus Rothhaar (Hg.), Normativität des Lebens – Normativität der Vernunft?, De Gruyter: Berlin/Boston 2015.

Alexander M. Heil, M.A. promoviert mit einer Arbeit zur Phänomenologie der Verletzbarkeit an der Freien Universität Berlin. Er studierte Philosophie und Neuere deutsche Literaturwissenschaft an der TU Dresden und der FU Berlin. Seine Arbeitsschwerpunkte sind Phänomenologie, Leibphilosophie, Verletzbarkeit und Medizinethik.

Lukas Kaelin, Dr. phil., studierte Philosophie in München und London und promovierte 2006 mit einer Arbeit zur Biotechnik am Beginn menschlichen Lebens analysiert mit Adornos Gesellschaftstheorie an der Hochschule für Philosophie S.J. in München. Nach Lehr- und Forschungsaufenthalten in Manila und Wien ist er zur Zeit Visiting Professor an der Ateneo de Manila Universität auf den Philippinen. Sein Habilitationsprojekt widmet sich dem medialen Wandel der demokratischen Öffentlichkeit. Forschungsinteresse: Politische Philosophie (vor allem Theorien der Öffentlichkeit), Bioethik (vor allem Fragen kultureller Aspekte von Medizin und Medizinethik).

Steffen W. Lange, M.A., kam über den 2. Bildungsweg zum Studium der Philosophie, Geschichte und Germanistik. Er schloss sein Studium in Jena mit einer Arbeit zu F. W. J. Schelling und Lorenz Oken ab. Seit 2012 ist er Dozent und promoviert an der TU Kaiserslautern zur Naturphilosophie bei Arthur Schopenhauer. Seine Forschungsinteressen sind: Wissenschaftstheorie und -geschichte, Erkenntnistheorie, Naturphilosophie, Geschichte der Philosophie, Philosophie der Existenz und Philosophie des Geistes.

Miriam Leidinger, geb. 1985, ist Promovendin und Wissenschaftliche Mitarbeiterin bei Prof. Dr. Saskia Wendel am Institut für Katholische Theologie an der Universität zu Köln. Sie hat die Fächer Spanisch und Katholische Theologie in Münster und Lima (Peru) studiert. Von 2012 bis 2015 war sie Stipendiatin der Promotionsförderung der Bischöflichen Studienförderung Cusanuswerk. Im Rahmen ihres Promotionsvorhabens erschließt sie den Begriff »Verletzbarkeit« für die Theologie, und zwar mittels einer Relecture der christologischen Ansätze von Jürgen Moltmann, Jon Sobrino und Graham Ward. Ihre Forschungsschwerpunkte liegen zum einen im Bereich systematischer Theologie (Christologie, Inkarnationslehre, Soteriologie), sowie zum anderen an der Schnittstelle von »Körper und Religion«, im Bereich der Gender/Queer Studies und der theologischen Geschlechterforschung.

Giovanni Maio, Prof. Dr. med. M.A., ist Arzt und Philosoph. Seit 2005 ist er Professor für Medizinethik, seit 2006 Direktor des Instituts für Ethik und Geschichte der Medizin, an der Albert-Ludwigs-Universität in Freiburg und Direktoriums-Miglied des Interdisziplinären Ethik-Zentrums Freiburg. Er ist Berater der Deutschen Bischofskonferenz und als Mitglied in verschiedenen überregionalen Ethikgremien tätig.

H. Christof Müller-Busch, Prof. Dr. med., war bis 2008 Leiter der Abteilung für Anästhesiologie, Schmerztherapie und Palliativmedizin am Gemeinschaftskrankenhaus Havelhöhe, Berlin. Er lehrte an der Universität Witten/Herdecke, der Humboldt Universität-Berlin und schuf Masterstudiengänge Palliative Care am Institute Universitaire Kurt Boesch, Sion Schweiz sowie an der Dresden International University (DIU). Von 2006–2010 war er Präsident der Deutschen Gesellschaft für Palliativmedizin (DGP). Im Jahre 2012 erhielt er für seine Verdienste um die Palliativversorgung und Hospizbewegung das Bundesverdienstkreuz.

Jessica Pahl, M.A., ist wissenschaftliche Mitarbeiterin am Lehrstuhl für Allgemeine Soziologie an der Technischen Universität Dortmund und arbeitet dort im DFG-Projekt »Deutungsmuster Wachkoma«. Sie studierte Philosophie und Soziologie in Bochum und Antwerpen. Derzeit promoviert sie zur metaphorischen Konstruktion von Wachkoma. Zu ihren Forschungsinteressen zählen: hermeneutische Wissenssoziologie, Soziologie des Körpers, Metaphernforschung und Randgebiete der Sozialität.

Jan-Ole Reichardt, Dr. phil., studierte Philosophie, Wissenschaftstheorie und Logik in Leipzig und wurde 2013 ebenda promoviert. Seit 2011 ist er als wissenschaftlicher Mitarbeiter am Institut für Ethik, Geschichte und Theorie der Medizin an der Universität Münster tätig und assoziiertes Mitglied der Kollegforschergruppe ›*Normenbegründung in Medizinethik und Biopolitik*‹. Seine Forschungsinteressen sind: Medizinethik (Krankheitstheorien, Fragen des guten Lebens, Herausforderungen von Wissenschaftsorientierung, Ökonomisierung und Digitalisierung der Medizin), Politische Philosophie und Erkenntnistheorie.

Regine Romberg, Dr. phil., studierte Philosophie, Soziologie und Pädagogik an der Universität zu Köln. Dort promovierte sie 2005 zum Thema *Athen, Rom oder Philadelphia? Die politischen Städte im Denken Hannah Arendts* (erschienen 2007). Sie war Graduiertenstipendiatin des Landes NRW. Forschungsreisen führten sie nach Washington D.C. und Tokio. Ihre Forschungsschwerpunkte liegen in den Bereichen von Sozialphilosophie und Ästhetik mit besonderem Interesse an der Verbindung von Philosophie und Literatur. Sie lehrt und forscht am Philosophischen Seminar der Universität zu Köln, wo sie sich derzeit als wissenschaftliche Mitarbeiterin einem Forschungsprojekt über das philosophische Werk von Friedrich Schiller widmet. Von ihr als Herausgeberin erschein 2014 der interdisziplinäre Sammelband *Friedrich Schiller zum 250. Geburtstag. Philosophie, Literatur, Medizin und Politik.*

Marcus Schiltenwolf, geboren in Kaiserslautern, Verheiratet, drei Kinder. Seit 1987 an der Orthopädischen Universitätsklinik Heidelberg. Dort Leiter der Konservativen Orthopädie. Schwerpunkte orthopädische Psychosomatik, Schmerztherapie und Begutachtungsfragen.

Boris Wandruszka, Dr.med., Dr.phil., geb. 5.2.57, tätig in eigener psychotherapeutisch-ärztlicher Praxis in Stuttgart und als Dozent der Philosophie in Heidelberg und Stuttgart. Bücher: »Logik des Leidens«, »Der Traum und sein Ursprung«, »Philosophie des Leidens« (3 Bände), »Das religiöse Apriori«, »Philosophie der Methode«, »Der Sinn des Mythos«, Aufsätze zur Psychopathologie u.a.m.

Jeremy Wenninger, Studium der Rechtswissenschaften in Augsburg und München mit einem Studienaufenthalt in Paris. Seit 2004 wissenschaftliche Auseinandersetzung mit philosophischer Ethik, vor allem angewandter Ethik in Gestalt von Bioethik; u. a. Promotion zum Thema: Die ökonomische und politische Instrumentalisierung aktiver Sterbehilfe und assistierten Suizids. Eine prinzipienethische Analyse anhand des Ansatzes von Beauchamp/Childress.

Mathias Wirth, Dr. des., Jahrgang 1984, wissenschaftlicher Mitarbeiter am Institut für Geschichte und Ethik der Medizin, Universitätsklinikum Hamburg-Eppendorf, Post-Doc-Projekt mit der Fritz Thyssen Stiftung »Krankheit im Horizont der Sinnfrage« in Kooperation mit dem Centre for Humanities and Health am King's College in London, Studium der evangelischen und katholischen Theologie sowie der Philosophie in Bonn, Rom und Hannover, Promotion 2014, Auszeichnung mit dem Wissenschaftspreis Hannover 2014.

FSC
www.fsc.org
MIX
Papier | Fördert gute Waldnutzung
FSC® C083411

Kolibri 360 GmbH
Ferdinand-Jühlke-Straße 7
99095 Erfurt, Deutschland
produktsicherheit@kolibri360.de